TRAITÉ THÉRAPEUTIQUE

DES

EAUX MINÉRALES

DE FRANCE ET DE L'ÉTRANGER.

Librairie médicale de Germer Baillière.

Ouvrages du même auteur.

Traité du ramollissement du cerveau (ouvrage couronné par l'Académie royale de médecine). 1843, 1 vol. in-8. 7 fr.

Mémoire sur les réactions acides ou alcalines présentées par l'urine des malades soumis au traitement par les eaux de Vichy. 1849, in-8. 1 fr. 50.

Des eaux de Vichy, considérées sous les rapports clinique et thérapeutique, et spécialement dans les maladies des organes de la digestion, la goutte et les maladies de l'Algérie. 1851, 1 vol. in-8. 3 fr. 50 c.

Du développement spontané de gaz dans le sang, considéré comme cause de mort subite. 1852, in-8.

De l'alcalisation de l'urine, considérée comme phénomène d'élimination chez les malades soumis au traitement thermal de Vichy. 1853, in-8.

Traité clinique et pratique des maladies des vieillards. 1854, 1 vol. in-8 de 900 pages. 9 fr.

Lettres médicales sur Vichy. 1855, 1 vol. gr. in-18. 2 fr. 50 c.

Auber (Édouard). Hygiène des femmes nerveuses, ou Conseils aux femmes pour les époques critiques de leur vie. 1844, 2ᵉ édit., 1 vol. gr. in-18 de 540 pages. 3 fr. 50 c.

Auber (Édouard). Guide médical du baigneur à la mer. 1851, 1 vol. in-18. 3 fr. 50 c.

Becquerel. Traité des applications de l'électricité à la thérapeutique médicale et chirurgicale. 1857, 1 vol. in-8 avec 6 fig. 5 fr.

Béraud. Éléments de physiologie de l'homme et des principaux vertébrés, répondant à toutes les questions physiologiques du programme des examens de fin d'année ; revus par M. ROBIN, agrégé de la Faculté de médecine de Paris. 1856-1857, 2 vol. grand in-18, 2ᵉ édit. refondue. 12 fr.

Brierre de Boismont. Des Hallucinations, ou Histoire raisonnée des apparitions, des visions, des songes, de l'extase, du magnétisme et du somnambulisme. 1852, 1 vol. in-8, 2ᵉ édit. 6 fr.

Brierre de Boismont. Du suicide et de la folie-suicide, considérés dans leurs rapports avec la statistique, la médecine et la philosophie. 1856, 1 vol. in-8. 7 fr.

Foy. Manuel d'hygiène, ou Histoire des moyens propres à conserver la santé et à perfectionner le physique et le moral de l'homme. 1845, 1 vol. in-18. 4 fr. 50 c.

Gaudet. Recherches sur l'usage et les effets hygiéniques et thérapeutiques des bains de mer. 3ᵉ édit., 1844, 1 vol. in-8. 6 fr.

Paris. — Imprimerie de L. MARTINET, rue Mignon, 2.

TRAITÉ THÉRAPEUTIQUE

DES

EAUX MINÉRALES

DE FRANCE ET DE L'ÉTRANGER,

ET DE LEUR EMPLOI

DANS LES MALADIES CHRONIQUES,

TELLES QUE

LES SCROFULES, LES MALADIES DE LA PEAU,
LES AFFECTIONS CATARRHALES, LA PHTHISIE, LE RHUMATISME,
LA GOUTTE, LA DYSPEPSIE, LA GASTRALGIE, L'ENTÉRITE,
LES MALADIES DU FOIE, LES CALCULS BILIAIRES, LA GRAVELLE,
LE CATARRHE VÉSICAL, LES MALADIES DE MATRICE,
LES PARALYSIES, LA SYPHILIS, LA CHLOROSE, LES FIÈVRES
INTERMITTENTES, L'ALBUMINURIE, LE DIABÈTE, ETC.,

COURS FAIT A L'ÉCOLE PRATIQUE

PAR LE DOCTEUR

Max. DURAND-FARDEL,

Médecin-inspecteur des sources d'Hauterive, à Vichy,
Secrétaire général de la Société d'hydrologie médicale de Paris, etc.

Avec une carte coloriée.

PARIS,

GERMER BAILLIÈRE, LIBRAIRE-ÉDITEUR,

RUE DE L'ÉCOLE-DE-MÉDECINE, 17.

Londres,	New-York,
H. BAILLIÈRE, 219, Regent-Street.	H. BAILLIÈRE, 290, Broadway.

Madrid, CH. BAILLY-BAILLIÈRE, calle del Principe, 11.

1857.

PRÉFACE.

Cet ouvrage ne devait être dans le principe que la reproduction du *cours* que je fais depuis deux ans, à l'École pratique, sur les eaux minérales. Mais l'importance du sujet m'a décidé à y ajouter l'analyse des sources thermales dont j'avais à exposer les propriétés thérapeutiques, et à donner à l'étude de ces dernières un développement auquel les bornes forcément assignées à des leçons orales ne pouvaient se prêter. Le plan du livre est resté le même, mais j'ai dû en étendre considérablement les proportions.

Le caractère pratique de l'enseignement que j'ai créé m'a conduit naturellement à chercher et à adopter une méthode différente de celle qu'ont uniformément suivie jusqu'à présent les ouvrages consacrés à l'exposition générale de l'*hydrologie médicale*. Au lieu de présenter une série de monographies sur les différentes eaux minérales, méthode qui a frappé d'une stérilité presque complète les meilleurs ouvrages sur cette matière, j'ai pensé qu'il convenait de procéder à l'étude pratique des eaux minérales comme à celle du reste de la thérapeutique.

J'ai d'abord pris à part les eaux minérales elles-mêmes, avec leur constitution propre, leurs modes d'application et les conditions topographiques qui leur appartiennent : c'est la *matière médicale* des eaux minérales. Puis j'ai abordé la partie *thérapeutique* de cet ouvrage sous une forme qui me mît à même d'en formuler les règles et les applications ; c'est-à-dire en rattachant la médication aux maladies auxquelles elle se trouve destinée.

La thérapeutique n'est autre chose que l'art de remplir des indications. Les applications de la thérapeutique ne se peuvent établir elles-mêmes que par la critique et la comparaison.

Rapprocher les eaux minérales des indications auxquelles elles se rapportent, pour en déduire les règles de leurs applications, rapprocher les eaux minérales entre elles afin d'en apprécier l'action comparative, telle est la méthode que j'ai dû suivre, et qui seule permet de faire entrer l'hydrologie médicale dans le domaine de la médecine pratique, au même titre que les autres agents de la thérapeutique.

Personne assurément n'a pu reconnaître mieux que je ne l'ai fait les difficultés du travail que j'ai entrepris ; cependant ces difficultés n'étaient pas insurmontables. Quelque imparfait que soit cet ouvrage, j'ai la conviction que la forme nouvelle que je lui ai donnée ne sera pas sans utilité ; en même temps qu'elle permettra aux praticiens de mettre dès à présent en œuvre les ressources que nous offre la médecine thermale, telle qu'elle est constituée aujourd'hui, elle ouvre, si je ne me fais illusion, une voie féconde aux observateurs qui voudront bien considérer l'hydrologie médicale à son point de vue final, le *traitement des maladies chroniques.*

La littérature hydrologique est, comme on le sait, d'une extrême abondance. Au milieu des matériaux innombrables qu'elle m'offrait, j'ai dû choisir : je ne saurais me flatter de n'avoir rien omis parmi les renseignements utiles qu'ils pouvaient renfermer, mais j'espère avoir mis en œuvre les plus essentiels.

J'ai toujours indiqué avec une scrupuleuse attention les sources où j'avais puisé. En ménageant ainsi la justice que je devais aux autres, et ma propre responsabilité, j'ai tenu à faire profiter mes lecteurs de recherches pénibles, fastidieuses, et à exposer avec le plus de vérité possible l'état de la science hydrologique sur les différentes questions.

Il est plusieurs ouvrages que j'ai consultés avec fruit, bien que je n'aie pas trouvé l'occasion de les citer fréquemment : le *Manuel des eaux minérales*, de MM. Patissier et Boutron-Charlard ; le *Guide aux eaux minérales de la France et de l'Allemagne*, de M. Isidore Bourdon ; l'*Essai pratique sur l'action thérapeutique des eaux minérales*, de M. Chenu ; les *Études sur les eaux minérales*, de M. Herpin (de Metz); enfin l'*Annuaire des eaux de la France*, publié par l'ordre du Ministre de l'agriculture et du commerce. Je devais rappeler ici les services qu'à des titres divers ces ouvrages ont rendus à la science hydrologique.

Les emprunts nombreux que j'ai trouvé à faire aux *Annales de la Société d'hydrologie médicale de Paris* pourront donner une idée de l'importance promise à cette publication, et de ce que les eaux minérales devront un jour à cette Société. Enfin mon excellent et distingué collègue et ami, M. le docteur Le Bret, inspecteur des eaux de Balaruc, a bien voulu mettre à ma disposition la connaissance qu'il possède de la langue allemande. Je lui dois d'avoir pu donner quelque idée, dans cet ouvrage, de l'état actuel de l'hydrologie médicale dans un pays où elle est cultivée avec autant d'ardeur et de distinction qu'en Allemagne.

15 mai 1857.

TABLE DES MATIÈRES.

Préface.. v

PREMIÈRE PARTIE.
MATIÈRE MÉDICALE DES EAUX MINÉRALES.

Ire LEÇON. — Méthode suivie dans cet ouvrage................	1
IIe LEÇON. — Sur la constitution générale des eaux minérales....	14
I. *Constitution organique des eaux minérales*..........	15
A. Température.................................	15
B. Origine des eaux minérales....................	16
C. Constitution chimique des eaux minérales.......	20
Acide carbonique...........................	25
Acides du soufre...........................	26
Fer..	27
Manganèse.................................	28
Arsenic....................................	29
Iode.......................................	29
Brome.....................................	31
Matière organique..........................	32
IIIe LEÇON. — Suite de la constitution générale des eaux minérales.	34
II. *Des différents modes d'administration des eaux minérales*..	34
A. De l'usage interne des eaux minérales..........	35
B. Des bains..................................	37
C. Des douches...............................	41
D. Des douches ascendantes.....................	42
E. Des gaz et des vapeurs. — De l'inhalation par les eaux minérales.............................	43
F. Des boues minérales.........................	48
III. *Conditions hygiéniques*.........................	49

IVe LEÇON. — CLASSIFICATION DES EAUX MINÉRALES............. 52
        Distribution géographique des eaux minérales........ 58
Ve LEÇON. — ÉTUDE DES CLASSES PARTICULIÈRES DES EAUX MINÉRALES.. 66
PREMIÈRE CLASSE DES EAUX MINÉRALES...................... 67
        Eaux *sulfurées*............................ 68
PREMIÈRE DIVISION. — Eaux *sulfurées sodiques*............. 70
VIe LEÇON. — DEUXIÈME DIVISION. — Eaux *sulfurées calciques*..... 101
VIIe LEÇON. — DEUXIÈME CLASSE DES EAUX MINÉRALES............ 114
        Eaux *chlorurées sodiques*..................... 116
        Eaux de la mer............................ 119
        Eaux mères............................... 119
PREMIÈRE DIVISION. — Eaux *chlorurées sodiques simples*....... 124
DEUXIÈME DIVISION. — Eaux *chlorurées sodiques sulfureuses*.... 152
VIIIe LEÇON. — TROISIÈME CLASSE DES EAUX MINÉRALES............ 155
        Eaux *bicarbonatées*.......................... 155
PREMIÈRE DIVISION. — Eaux *bicarbonatées sodiques* 157
IXe LEÇON. — DEUXIÈME DIVISION. — Eaux *bicarbonatées calcaires*.. 176
TROISIÈME DIVISION. — Eaux *bicarbonatées mixtes*............ 187
Xe LEÇON. — QUATRIÈME CLASSE DES EAUX MINÉRALES............. 192
        Eaux *sulfatées*............................. 192
PREMIÈRE DIVISION. — Eaux *sulfatées sodiques*............... 194
DEUXIÈME DIVISION. — Eaux *sulfatées calcaires*.............. 206
TROISIÈME DIVISION. — Eaux *sulfatées magnésiques*........... 217
QUATRIÈME DIVISION. — Eaux *sulfatées mixtes*............... 221
XIe LEÇON. — CINQUIÈME CLASSE DES EAUX MINÉRALES.
        Eaux *ferrugineuses*.......................... 225
PREMIÈRE DIVISION. — Eaux *ferrugineuses simples*............ 230
DEUXIÈME DIVISION. — Eaux *ferrugineuses manganésiennes*..... 250

DEUXIÈME PARTIE.

THÉRAPEUTIQUE DES EAUX MINÉRALES.

XIIe LEÇON. — INTRODUCTION....................... 254
    § I. Pathogénie des maladies chroniques.............. 257
    § II. Des indications des eaux minérales.............. 268
XIIIe LEÇON. — SCROFULES............................ 279
    § I. Indications générales........................ 279

§ II. Indications particulières........................... 282
§ III. Traitement....................................... 284
 A. Eaux chlorurées sodiques..................... 287
 B. Eaux sulfurées.............................. 300
 C. Eaux iodurées.............................. 306
§ IV. Des formes diverses de la scrofule................. 307
 A. État lymphatique ou scrofuleux simple........... 308
 B. Engorgement ganglionnaire.................... 312
 C. Abcès, fistules et ulcères..................... 316
 D. Maladies des os et des articulations............. 319
 Résumé.. 326

XIVᵉ LEÇON. — DIATHÈSE HERPÉTIQUE ET MALADIES DE LA PEAU..... 330
§ I. Indications générales............................. 330
§ II. Indications particulières.......................... 337
§ III. Traitement..................................... 340
 A. Action thérapeutique des eaux minérales dans les dermatoses.................................. 341
 B. Stations thermales........................... 350
  Eaux sulfurées............................. 350
  Eaux chlorurées sodiques et bains de mer........ 355
  Eaux bicarbonatées sodiques.................. 358
§ IV. Maladies spéciales de la peau.................... 360
 Formes eczémateuses........................... 360
 Formes pustuleuses............................. 361
 Formes bulleuses............................... 363
 Teignes....................................... 364
 Formes squameuses............................. 364
 Formes papuleuses.............................. 369
 Résumé.. 370

XVᵉ LEÇON. — MALADIES DE L'APPAREIL RESPIRATOIRE............ 372
 I. *Catarrhe bronchique*........................... 372
§ I. Indications générales............................. 372
§ II. Indications particulières.......................... 377
§ III. Traitement..................................... 379
 Eaux sulfurées................................. 379
 Eaux bicarbonatées sodiques..................... 384
 II. *Catarrhe laryngé, Angine*...................... 389
 III. *Asthme*..................................... 392
 IV. *Phthisie pulmonaire*.......................... 395
§ I. Indications générales............................. 395
§ II. Indications particulières.......................... 401

§ III. Traitement	418
Des inhalations	421
Résumé	435
XVIᵉ LEÇON. — RHUMATISME	437
§ I. Indications générales	437
§ II. Indications particulières	440
§ III. Traitement	447
A. Rhumatisme simple	447
B. Rhumatisme lié à quelque état constitutionnel ou diathésique déterminé	452
C. Rhumatisme avec lésions matérielles	459
Résumé	466
ATROPHIE MUSCULAIRE PROGRESSIVE	468
XVIIᵉ LEÇON. — GOUTTE	472
§ I. Indications générales	472
§ II. Indications particulières	478
A. Goutte aiguë	480
B. Goutte aiguë asthénique ou irrégulière	483
C. Goutte chronique régulière	485
D. Goutte chronique asthénique	486
E. Contre-indications de la goutte	487
§ III. Traitement	489
A. Eaux bicarbonatées sodiques	491
B. Eaux sulfatées sodiques	503
C. Eaux chlorurées sodiques	506
§ IV. Traitement des formes diverses de la goutte	509
A. Traitement de la goutte aiguë	510
B. Traitement de la goutte chronique	513
Résumé	515
XVIIIᵉ LEÇON. — MALADIES DE L'ESTOMAC	518
I. *Dyspepsie*	519
§ I. Indications générales	520
§ II. Indications particulières	528
§ III. Traitement	534
A. Eaux bicarbonatées sodiques	540
B. Eaux bicarbonatées calcaires	545
C. Eaux ferrugineuses	546
D. Eaux sulfatées	547
Résumé	552
II. *Gastralgie*	555
§ I. Indications	557

TABLE DES MATIÈRES.   XIII

    § II. Traitement 559
              Résumé 563
        III. Altérations organiques de l'estomac 564
XIXᵉ LEÇON. — MALADIES DES INTESTINS 565
          I. Entérite chronique 567
    § I. Indications. 567
    § II. Traitement 570
         II. Dysentérie 573
        III. Entéralgie 575
              Résumé 577
XXᵉ LEÇON. — MALADIES DU FOIE 579
          I. Engorgements du foie 581
    § I. Indications 581
    § II. Traitement 591
         II. Affections diverses du foie 596
        III. Calculs biliaires 597
    § I. Indications 597
    § II. Traitement 603
              Résumé 605
XXIᵉ LEÇON. — GRAVELLE URIQUE 606
    § I. Indications 607
    § II. Traitement 612
              Gravelle oxalique 621
              Calculs urinaires 621
              Résumé 622
              CATARRHE VÉSICAL 624
XXIIᵉ LEÇON. — MALADIES DE LA MATRICE 630
          I. Métrite chronique 631
    § I. Indications générales 631
    § II. Indications particulières 635
    § III. Traitement 638
              A. Modes d'administration 639
              B. Stations thermales 643
                 Eaux sulfurées 643
                 Eaux chlorurées sodiques 645
                 Eaux bicarbonatées sodiques 651
                 Eaux sulfatées 655
         II. Déplacements et prolapsus utérins 658
        III. Tumeurs utérines et ovariques 659
              Résumé 661

XXIIIᵉ LEÇON. — Paralysies............................. 664
    I. *Hémiplégie* 665
    § I. Indications 665
    § II. Traitement................................ 675
    II. *Paraplégie*................................. 685
        Paraplégie rhumatismale..................... 687
        Paraplégie hystérique....................... 691
        Paraplégie essentielle des enfants............. 693
        Paraplégie par épuisement................... 694
        Paraplégies diverses........................ 696
        Paraplégie suite de couches.................. 697
        Paraplégies symptomatiques d'une lésion organique de la moelle épinière...................... 699
        Résumé 701

XXIVᵉ LEÇON. — Syphilis............................. 704
    § I. Indications................................. 704
    § II. Traitement 712

XXVᵉ LEÇON. — Chlorose et anémie..................... 717
    § I. Indications................................. 717
    § II. Traitement................................ 725
        Fièvres intermittentes....................... 730

XXVIᵉ LEÇON. — Albuminurie.......................... 732
        Diabète................................... 733

Appendice................................... 745
    Analyse des eaux d'Ussat....................... 745
    Analyse des eaux de Neyrac.................... 746
    Table alphabétique des maladies dont il est question dans cet ouvrage........................... 748
    Table alphabétique des eaux minérales citées....... 756

FIN DE LA TABLE DES MATIÈRES.

ERRATA.

Page 18, *au lieu de* les sels à base de soude et de silice, *lisez* et la silice.
20, *au lieu de* nous croyons, *lisez* nous voyons.
134, *au lieu de* la température de Niederbronn est de 71°, *lisez* de 17°.
187, *au lieu de* 2ᵉ région, *lisez* 1ʳᵉ région.
205, *au lieu de* Fanzesbad, *lisez* Franzesbad.
279, *lisez* 13ᵉ leçon.
360, *au lieu de* Enghien, Aix-la-Chapelle, Luchon, *lisez* Aix en Savoie.
628, *au lieu de* lorsque la gravelle est accompagnée, *lisez* lorsque le catarrhe est accompagné.

TRAITÉ THÉRAPEUTIQUE

DES

EAUX MINÉRALES.

PREMIÈRE LEÇON.

MÉTHODE SUIVIE DANS CET OUVRAGE.

Les eaux minérales nous offrent un tableau singulier. C'est, sans contredit, la médication la plus considérable et la plus active des maladies chroniques, la plus usitée aujourd'hui ; elle n'est pas moins volontiers acceptée des malades que prescrite par les médecins. Et cependant on avoue de toutes parts qu'il n'est point de matières auxquelles la plupart des praticiens se trouvent plus étrangers qu'aux eaux minérales ; et l'usage qu'ils en font est le plus habituellement abandonné aux hasards d'une notoriété, de la valeur ou des raisons de laquelle ils ne peuvent se rendre compte.

Il ne saurait, du reste, en être autrement. Les eaux minérales ont été jusqu'ici passées entièrement sous silence dans l'enseignement de la médecine ; et ceux qui cherchent à compléter d'eux-mêmes, sur ce sujet comme sur tant d'autres, leur éducation imparfaite, sont bientôt forcés de renoncer à une tâche à peu près impossible.

Ce n'est pas que la littérature hydrologique ne puisse

rivaliser en fécondité avec aucune autre. Mais les ouvrages dont elle se compose, traités généraux ou monographies, sont, y compris les plus estimables d'entre eux, conçus dans un esprit ou soumis à une méthode qui ne permettent d'en tirer aucun fruit. Les premiers, en effet, ne sont guère que des espèces de catalogues, où l'on ne trouve aucun essai de comparaison ou de rapprochement, base nécessaire de toute appréciation thérapeutique. Les seconds nous offrent en général un exposé, aussi étendu que possible, des applications dont une eau minérale est susceptible ; mais on y cherche en vain à discerner une question bien plus restreinte et bien plus importante encore : celle de sa spécialité d'action.

Depuis quelques années, il est vrai, les eaux minérales n'ont pas été aussi complétement délaissées que par le passé dans l'enseignement. Mais le peu de place qui peut leur être accordé dans l'enseignement général de la pharmacie ou de la thérapeutique, se trouve tout à fait insuffisant vis-à-vis d'un sujet qui nécessitera toujours une étude toute spéciale, et qui d'ailleurs, n'est pas encore scientifiquement constitué.

Les eaux minérales réclament un enseignement à part. Leur matière médicale où la géographie tient presque autant de place que la chimie, leurs applications qui empruntent presque autant d'éléments à l'hygiène qu'à la thérapeutique elle-même, leur éloignement qui ne permet habituellement de les expérimenter que par les yeux des autres, de les manier que de seconde main : tout cela assigne effectivement à l'étude des eaux minérales un caractère tout particulier, et qu'il est difficile de confondre dans une exposition générale de la thérapeutique ordinaire.

L'objet de cet enseignement est de remplir cette lacune considérable, et d'indiquer la seule voie suivant laquelle, aujourd'hui du moins, les eaux minérales nous semblent pouvoir être étudiées d'une manière profitable.

Ce qui nous a tenus privés jusqu'ici de tout enseignement oral ou écrit, relativement aux eaux minérales, c'est donc moins le défaut de lumières et de matériaux qu'une question de méthode.

Mon premier soin doit être de vous exposer celle qui me guidera dans ces leçons, c'est-à-dire la méthode qui m'a seule permis d'aborder un pareil enseignement.

Un cours sur les eaux minérales, envisagées au point de vue de la thérapeutique, doit nécessairement se composer de deux parties :

Étude de la constitution des eaux minérales ;

Étude de leurs applications thérapeutiques ; c'est-à-dire matière médicale et thérapeutique appliquée.

Ce n'est pas la première partie de ces leçons, c'est-à-dire la matière médicale hydrologique, qui présente les plus grandes difficultés. Ce ne doit être pour nous qu'une étude descriptive, et si nous nous trouvons dès l'abord arrêtés par la classification des eaux minérales, un des points les moins résolus des études hydrologiques, nous pouvons sans dommage pour l'objet final de ces leçons, passer outre ; car la classification des eaux minérales n'importe pas absolument à la médecine.

Il ne peut y avoir de doute, en effet, que cette classification ne doive être exclusivement chimique. Or, il n'existe que des relations très imparfaites entre la composition chimique des eaux minérales et leurs propriétés thérapeutiques.

Je ne veux pas dire qu'il n'existe aucune corrélation entre les applications que nous pouvons faire des eaux minérales et chacune des classes entre lesquelles la prédominance de tel ou tel principe les partage ; et je ne nie pas davantage que la prédominance d'un principe particulier, tel que le soufre, le chlorure de sodium, le bicarbonate de soude, n'imprime une direction assez déterminée aux indications qui les réclament. Mais il en est de l'hydrologie comme de la botanique médicale : bien que les différentes familles du règne végétal aient une signification thérapeutique ou physiologique très générale, comme les solanées, les labiées, etc., il faut bien convenir que leurs caractères botaniques seraient tout à fait insuffisants pour donner une idée des applications auxquelles elles peuvent convenir.

Il faut donc prendre pour base de la classification des eaux minérales le principe qui y prédomine ; car si l'on cherchait à y faire entrer quelque chose de leur composition si compliquée, il faudrait leur créer des dénominations dont le moindre inconvénient serait de n'offrir à l'esprit que des idées très complexes et des différences très difficiles à saisir.

Nous reviendrons très prochainement sur la classification des eaux minérales, et vous en apprécierez les difficultés. Vous verrez que les divisions auxquelles nous sommes contraints de les soumettre comprennent nécessairement des choses, c'est-à-dire des eaux très différentes entre elles, et que nous ne savons comment réunir ni comment séparer; vous verrez qu'en prenant pour base de la classification le principe chimique dominant, nous sommes exposés à rencontrer des eaux où la prédominance de plusieurs principes à la fois nous laisse dans une grande incertitude; d'autres si faiblement minéralisées, qu'il semble difficile de les rattacher à des divisions basées sur une composition chimique dont l'absence semble surtout les caractériser.

Mais ces difficultés et bien d'autres encore ne sont rien auprès de celles que rencontre l'étude thérapeutique des eaux minérales: Il suffit de lire l'ouvrage si sage et si consciencieux, cependant, de l'honorable M. Patissier, c'est-à-dire de l'auteur qui a écrit peut-être les choses les plus justes et les plus sensées sur la thérapeutique thermale, pour comprendre comment la connaissance de cette thérapeutique est impossible à acquérir avec la méthode communément suivie.

Il y a là deux cent cinquante stations thermales, dont les deux tiers sont l'objet d'articles également importants, toutes présentant à peu près les mêmes applications, sans aucun élément de comparaison, de préférence; laissant, en un mot, l'esprit dans le même embarras que s'il fallait aller étudier la thérapeutique générale dans une officine où chaque substance porterait sur une étiquette le nom de toutes les maladies où elle aurait pu être employée.

Voici quelques principes à l'aide desquels cette étude deviendra, sinon facile, du moins parfaitement claire et praticable.

Le premier de ces principes, c'est la *spécialisation des eaux minérales*.

Les eaux minérales, considérées soit dans l'ensemble de leurs divisions chimiques, soit pour quelques-unes, individuellement, offrent en général une série plus ou moins étendue d'applications qui leur sont propres, spéciales, et qui les indiquent d'une manière particulière dans un certain ordre d'états pathologiques. C'est là ce que nous appelons la spécialisation des eaux minérales.

Ces indications se rapportent quelquefois à un état diathésique, comme les eaux chlorurées dans le traitement des scrofules; d'autres fois aux maladies d'un appareil particulier, comme les eaux sulfurées dans le traitement des affections catarrhales et tuberculeuses de l'appareil respiratoire; d'autres fois à une maladie déterminée, comme les eaux bicarbonatées sodiques dans les coliques hépatiques calculeuses.

Cette spécialité d'action peut quelquefois s'expliquer par la prédominance d'un principe médicamenteux : ainsi le soufre dans les maladies de la peau, le fer dans la chlorose ou l'anémie, le bicarbonate de soude dans la gravelle urique.

D'autres fois, il y a un rapport beaucoup moins saisissable entre la nature de l'eau minérale et les applications qu'on en fait : ainsi les eaux du *Mont-Dore* dans le traitement des catarrhes bronchiques; celles de *Contrexeville* dans le traitement de la gravelle; d'*Évian* dans celui des catarrhes urinaires; de *Loesche* dans les maladies de la peau.

Il est des états pathologiques dans lesquels les indications s'adressent surtout à des propriétés jusqu'à un certain point étrangères à la composition chimique des eaux : ainsi on peut dire que le rhumatisme réclame spécialement les eaux à température élevée; les maladies de matrice, certaines eaux très faiblement minéralisées et à propriétés sédatives, qu'elles soient sulfurées, chlorurées ou calcaires.

Quelquefois le mode d'administration des eaux paraît jouer un aussi grand rôle dans leur activité thérapeutique que leur nature même. Il est probable qu'il en est ainsi de deux eaux minérales que j'ai citées tout à l'heure, le *Mont-Dore* avec ses eaux très chaudes, ses bains très courts et à haute température, et *Loesche*, avec ses bains de piscine d'une durée infiniment prolongée.

Il y a des eaux minérales ou des groupes d'eaux minérales qui offrent plusieurs spécialisations dominantes : ainsi les eaux sulfurées sont également spéciales pour le traitement des maladies de la peau et celui des maladies de l'appareil respiratoire.

Les eaux de *Bourbon-l'Archambault* et de *Bourbonne* sont spéciales contre le rhumatisme comme contre les paralysies.

Les eaux de *Balaruc* sont spéciales contre les paralysies : introduisez dans leur application les eaux mères des marais salants qui les environnent, et vous y développerez une autre spécialité relative aux scrofules.

Mais au-dessous ou à côté de ces spécialisations, les eaux minérales sont propres à bien d'autres applications.

Ainsi les eaux sulfurées, eaux spéciales dans les maladies de peau et les catarrhes de la muqueuse respiratoire, rendent encore des services dans le traitement des scrofules, des rhumatismes, de la syphilis; les eaux chlorurées sodiques, très spécialement usitées dans le traitement des scrofules, peuvent être utilisées dans celui des maladies du foie, des engorgements utérins, etc.

La première chose à faire est donc de dégager la spécialisation des eaux minérales vis-à-vis des principaux faits pathologiques auxquels elle s'adresse, et de la séparer des diverses applications auxquelles elles peuvent encore servir.

Vous voudrez bien remarquer qu'il n'en est pas autrement dans le reste de la thérapeutique.

Les médicaments les plus spéciaux, les plus formellement spécifiques même, ont, en dehors de leur spécialité d'action, une foule d'applications qui ne sauraient plus servir à les distinguer d'un grand nombre d'autres médicaments; il suffit de mentionner, par exemple, le mercure, médicament spécial de la syphilis, le sulfate de quinine, médicament spécial de la fièvre intermittente.

Maintenant si, pour développer le point de vue de la spécialité d'action des eaux minérales, base nécessaire de toute la thérapeutique thermale, vous allez asseoir votre étude sur la considération de la classification, c'est-à-dire de la constitution chimique des eaux minérales, vous ne vous en tirerez pas mieux qu'on ne l'a fait jusqu'ici.

Considérez, en effet, un des groupes les plus naturels d'eaux minérales, les eaux sulfurées sodiques, et parmi elles les eaux les plus rapprochées les unes des autres. Vous trouvez les *Eaux-Bonnes* et de *Cauterets*, spéciales pour les maladies de l'appareil respiratoire; celles de *Baréges* pour les maladies de la peau, les anciennes plaies ou blessures; celles de *Luchon*, également applicables aux maladies de la peau et aux rhumatismes; celles de *Saint-Sauveur*, plus spécialement applicables aux maladies de matrice.

Et si, parmi ces applications spéciales, il y a quelque chose d'artificiel, car les *Eaux-Bonnes*, qui étaient autrefois exclusivement adressées aux blessures, retrouveraient sans doute au besoin aujourd'hui cette spécialisation déplacée, il y a là aussi quelque chose de réel. Car essayez de traiter à *Baréges* les bronchites qu'on guérit à *Cauterets*, les maladies de matrice qui se trouvent si bien de *Saint-Sauveur*, et vous n'aurez certainement pas à vous louer de ces tentatives; et M. Fontan affirme que les eaux de *Luchon* ne conviennent nullement aux plaies que *Baréges* guérit si rapidement.

Quel avantage pourrez-vous trouver à rapprocher les eaux bicarbonatées sodiques, quand vous verrez qu'au *Mont-Dore* on traite le plus souvent les catarrhes pulmonaires par une méthode où l'application violente de douches, de boissons et de bains à une température inusitée, paraît avoir surtout pour objet de provoquer des sueurs abondantes; qu'on les traite à *Ems* par des bains tempérés, sans en appeler à aucun phénomène critique ou même à aucune action physiologique apparente; et qu'enfin à *Vichy* on ne peut aucunement songer à les traiter?

Mais si vous prenez pour point de départ de votre étude, non plus les eaux minérales, mais les maladies elles-mêmes, soit les états diathésiques, diathèses scrofuleuse, rhumatismale, syphilitique, soit certains groupes de maladies, comme les affections catarrhales de la poitrine résumant le catarrhe simple, la phthisie, l'asthme, qui rentrent surtout par leur élément catarrhal sous l'empire de la médication thermale, soit des maladies particulières telles que le diabète, les coliques hépatiques, etc., vous n'éprouvez plus aucune difficulté à rapprocher la médication de la maladie ; à faire ressortir les spécialités dominantes qui désignent d'abord certaines eaux ou groupes d'eaux minérales, puis les applications secondaires d'eaux minérales moins spéciales, mais encore utiles ; puis les diverses formes d'une même maladie, les influences diathésiques ou constitutionnelles, etc., qui fournissent, parmi cette série d'applications spéciales ou secondaires, les éléments du choix, en un mot les indications déterminées.

Mais il ne suffit pas d'être arrivé à déterminer les applications spéciales des différentes classes d'eaux minérales ; il faut, si l'on veut instituer un enseignement, c'est-à-dire une étude possible des eaux minérales, s'attacher à restreindre le nombre de celles que l'on admet dans cet enseignement, ou si l'on veut dans cette étude.

Je m'explique.

Le *Manuel des eaux minérales* de M. Patissier, devenu fort incomplet aujourd'hui, ne comprend pas moins de deux cent cinquante stations thermales.

L'*Annuaire des eaux de la France* en présente près de trois cents ; et s'il est vrai qu'il a donné place à un certain nombre d'eaux minérales qui ne possèdent point d'établissement thermal, il faut remarquer aussi qu'il ne s'occupe point des eaux étrangères ; et, quoique les eaux minérales françaises suffisent beaucoup plus qu'on ne se l'imagine en général à toutes les indications de la médication thermale, on ne peut nier qu'il n'y ait en Allemagne et en Savoie plusieurs stations thermales dont nous ne possédons pas précisément l'équivalent et qu'il nous importe de connaître.

Mais si nous avons dû insister sur les applications spéciales que l'on peut faire des différentes espèces d'eaux minérales et de certaines eaux minérales en particulier, il ne faut pas se méprendre sur la signification et la portée de ce précepte.

Ces eaux minérales si nombreuses, et dont le catalogue complet est assez étendu pour faire reculer l'observateur le plus laborieux, s'il s'imagine qu'à chacune d'elles appartiennent des propriétés et des applications particulières, il faut bien savoir qu'elles se rapportent à une proportion relativement restreinte de types chimiques et d'applications médicales. Cette multitude d'eaux minérales qui sortent chaque jour de terre et viennent réclamer une place dans la matière médicale, ne représentent pas, comme on pourrait le croire, une richesse pour la thérapeutique. La plupart ne sont qu'une superfluité, beaucoup un embarras même, par leurs prétentions, légitimes ou non, qui tendent à détourner l'attention des stations connues, éprouvées et suffisantes pour la pratique médicale.

Si nous envisageons les eaux minérales au point de vue de leur classification chimique, nous dirons que *Enghien, Bonnes, Cauterets, Luchon, Baréges, Saint-Sauveur, Aix* (en Savoie), suffisent parfaitement à toutes les indications que la médication sulfureuse peut avoir à remplir. Prenez un seul de ces établissements, *Luchon* par exemple, ou *Ax* dans l'Ariége, la multiplicité des sources qu'il renferme, leurs variétés de température, de sulfuration, d'altérabilité spontanément ou artificiellement obtenue, y réunissent même en un point presque toutes les combinaisons de la médication sulfureuse.

Si l'on veut partir, au contraire, du point de vue de

l'application thérapeutique, on pourra s'assurer qu'avec les eaux d'*Enghien*, de *Bonnes*, de *Cauterets*, du *Mont-Dore*, d'*Ems*, on peut parfaitement satisfaire à toutes les indications qui sont relatives au traitement des affections catarrhales bronchiques. Quant au rhumatisme, que réclament toutes les eaux à température élevée, il n'est pas moins certain qu'il n'est aucun cas qui ne trouve dans les eaux de *Néris*, de *Bourbonne*, de *Bourbon-l'Archambault*, d'*Aix* (en Savoie) ou de *Baréges*, de quoi remplir toutes les indications qui peuvent ressortir des différentes formes du rhumatisme.

S'il est vrai que l'enseignement et l'étude dogmatique des eaux minérales doivent se borner à remplir ce programme : exposer et connaître toutes les ressources que la thérapeutique thermale peut offrir dans le traitement des maladies chroniques, on voit que cette étude peut être singulièrement simplifiée, au profit de la netteté des idées, de la mémoire, et par suite, des applications qu'on en peut faire.

Quant à cette espèce de triage sans lequel l'étude dont nous parlons est impossible, il ne faut pas croire qu'il offre d'extrêmes difficultés.

La notoriété clinique, la suffisance des ressources thermales, la notion des conditions topographiques et hygiéniques, voilà les trois ordres de considérations qui doivent y présider. Et si les catalogues d'eaux minérales peuvent au premier abord effrayer par leurs dimensions, il faut bien savoir que la proportion des stations thermales qui se recommandent par ces trois chefs est assez restreinte.

Je ne veux pas dire pour cela qu'il faille faire abstraction de toutes les eaux minérales qui, moins favorisées de la fortune (il en est des eaux minérales comme des individus, toutes, à mérite égal, n'arrivent pas au succès avec le même bonheur), n'ont pu acquérir encore ni la notoriété, ni les ressources que d'autres possèdent, sans peut-être les mériter davantage. La multiplicité des stations thermales est d'un véritable intérêt pour les localités qui les possèdent. Tout le monde ne peut pas aller chercher au loin ce qu'il lui serait précieux de rencontrer à sa portée. Ainsi pour les populations fixées au sol, le voisinage d'une source thermale peut offrir une grande importance; des localités peuvent y trouver une source de richesse. Mais vous voyez que ce ne sont pas là des considérations précisément scientifiques. Au point de vue de l'enseignement dogmatique, la connaissance de ces eaux n'est que très secondairement utile; les praticiens qui les avoisinent n'ont pas besoin qu'on les leur apprenne, pour en connaître l'existence et en apprécier la valeur.

Encore ne suffit-il pas qu'une eau minérale sorte de terre. Il faut qu'elle subisse des aménagements particuliers; il faut, si elle est destinée à des applications importantes, qu'elle s'écoule en une certaine proportion. Et parmi ces eaux minérales qui viennent chaque année frapper aux portes des Académies, combien en est-il qui offrent des conditions ou de suffisance ou d'aménagement qui permettent de les classer parmi les stations thermales effectives? Et combien, parmi celles qui parviennent à réaliser ces premières conditions, ne deviennent que des occasions de prospectus et de concurrence, ou végètent misérablement dans un état d'installation vicieuse ou insuffisante!

La conclusion très générale de ceci, c'est que nous possédons bien assez d'eaux minérales en France, et qu'un des plus grands bienfaits de la loi récente sur les eaux minérales aura été d'entourer de toutes sortes de difficultés et de garanties toutes les installations nouvelles d'établissements thermaux.

Je dis la conclusion très générale, car il est certain aussi que la découverte d'une eau minérale d'une constitution rare, soit relativement à l'hydrologie connue, soit eu égard à la région qu'elle occupera, sera toujours une acquisition heureuse pour la thérapeutique.

Si j'ai su me faire comprendre dans ce court exposé, vous avez saisi les principes sur lesquels j'ai basé mon enseignement sur les eaux minérales, et, pour dire la vérité, auxquels j'ai dû la possibilité de réaliser cet enseignement.

Partir, dans l'étude des eaux minérales, des maladies ou des groupes pathologiques auxquels ces eaux sont applicables, au lieu de rattacher les applications médicales à la considération de la composition chimique et du classement des eaux elles-mêmes ; dégager la spécialisation des eaux minérales, soit envisagées en groupes, soit prises isolément, des applications multipliées auxquelles les rendent propres aussi, soit leur constitution elle-même, soit les conditions communes à la plupart des eaux minérales, procédés hydrothérapiques, propriétés excitantes, conditions hygiéniques ; enfin, se borner aux eaux minérales que leur nature, la notoriété, les ressources thermales, les circonstances de localité, désignent à l'attention des praticiens, en en étendant le cercle suffisamment pour que toutes les indications que la médication thermale peut avoir à satisfaire puissent se trouver remplies ; réservant à des ouvrages conçus pour un autre objet, tels que le *Manuel* de M. Patissier, l'*Annuaire des eaux minérales*, etc., l'exposition générale de toutes les eaux minérales et de tout le champ de leurs applications.

Vous voyez que le plan de ce cours est conçu dans un esprit purement pratique. Le programme que je me propose de remplir est en effet le suivant : Étant donnée une maladie chronique où un traitement thermal soit indiqué, déterminer l'eau minérale qui lui convient.

PREMIÈRE PARTIE.

MATIÈRE MÉDICALE DES EAUX MINÉRALES.

DEUXIÈME LEÇON.

SUR LA CONSTITUTION GÉNÉRALE DES EAUX MINÉRALES.

Il est nécessaire de s'entendre d'abord sur la constitution générale des eaux minérales.

Quelles que soient les dissemblances qui existent entre les eaux minérales, il y a également des points qui leur sont communs. Il en existe assez pour que la médication thermale soit considérée dans son ensemble comme une médication à part. On peut dire qu'elle forme dans la thérapeutique une famille, dont les principaux groupes d'eaux minérales sont les genres; chacune des stations thermales représente les espèces; et dans chacune de celles-ci les sources prises isolément ont encore leur individualité.

Il importe donc de se faire d'abord une idée précise de la médication thermale prise dans son ensemble.

Nous aurons à l'étudier dans sa *constitution organique*, puis dans ses *modes d'administration*, puis dans les *conditions topographiques et hygiéniques* qui l'environnent.

I. — Constitution organique des eaux minérales.

A. Température.

Une partie des eaux minérales sont chaudes.
Sur 65 sources prises en France :

31 sont au-dessus de la température du sang, de 36° à 81°
14   —   —   —   de 20° à 35°
10   —   —   —   de 15° à 19°
10 sont au-dessous   —   —   de 15°

La température élevée doit être considérée comme une qualité, mais non comme une vertu.

Une température trop élevée offre des inconvénients pour l'usage interne des eaux, en introduisant dans l'estomac une boisson trop chaude ou en forçant de laisser l'eau minérale se refroidir, ou, ce qui se pratique surtout pour l'usage externe, en obligeant à la mélanger d'eau froide. A Néris où les eaux sont trop peu minéralisées pour qu'on puisse les mélanger, la température élevée est un grand embarras en l'absence d'appareils suffisants de réfrigération.

Une température moyenne, surtout si elle se rapproche de celle du sang, est en général la plus avantageuse ; elle s'accommode le mieux à la tolérance de l'estomac, ou à l'usage des bains.

Une température froide est souvent nécessaire pour que l'eau minérale soit tolérée à l'intérieur.

Le plus grand avantage d'une eau à température très élevée est de permettre, dans certains cas, le développement spontané des vapeurs, et de se prêter ainsi à l'une des meilleures formes de l'inhalation (1).

---

(1) Les sources d'une même localité présentent toujours des différences quelconques dans leur température, et leur activité ou leur efficacité n'est nullement en raison de cette température.

La meilleure condition pour une station thermale, est de présenter des sources analogues à des températures très variées, comme à *Vichy*, à *Ax*, à *Luchon*.

La température des eaux minérales est fixe, à très peu de chose près.

M. Filhol appelle *thermales* toutes les eaux à température fixe (1).

Une source est *thermale*, suivant l'*Annuaire*, quand sa température est sensiblement supérieure à la température moyenne de son point d'émergence (2); ou bien à la moyenne thermométrique de l'année (3).

La température des eaux minérales a été attribuée :

A la chaleur de la terre ;

Au voisinage de volcans ou de roches éruptives non encore refroidies ;

Ou à des décompositions et des combinaisons chimiques.

On a supposé que la température d'une source pouvait être élevée par celle qu'elle emprunte à des sources voisines plus chaudes (Fontan).

Elle tend toujours à s'abaisser dans la migration d'une source. Elle s'abaissera surtout si celle-ci circule longtemps dans les couches supérieures du sol ; surtout si elle s'est mélangée avec des eaux froides.

B. Origine des eaux minérales.

L'étude de la constitution chimique des eaux minérales entraîne vers celle de l'origine de ces eaux : nous serons bref sur ce dernier point, qui n'offre que des relations très

---

(1) *Eaux minérales des Pyrénées*, 1853, p. 56.

(2) *Annuaire des eaux minérales de la France*, p. 324.

(3) Van Den Corput, *Des eaux minérales naturelles et de leur analyse*. Bruxelles, 1847, p. 3.

directes avec la thérapeutique, et qui d'ailleurs ne se prête guère qu'à des hypothèses.

Nous empruntons à l'excellent ouvrage de M. Bouquet sur les eaux de Vichy (1), le résumé suivant des opinions de M. Élie de Beaumont sur ce sujet.

Le globe terrestre renferme dans son intérieur un immense foyer dont l'incessante activité nous est révélée par les éruptions volcaniques et tous les phénomènes qui s'y rattachent.

Les éruptions volcaniques amènent à la surface du sol :

Des roches en fusion ou des laves, des matières volatiles, de la vapeur d'eau, des gaz chlorhydrique, sulfhydrique, carbonique, des sels de soude, de fer, de cuivre...

Tout cela se dégage ou des volcans en activité, ou des laves qui s'en écoulent, ou des fissures qui les avoisinent, ou des sources thermales.

On voit, dans les cratères et les laves, des jets de vapeurs qui, en se condensant, font des sources thermales.

Celles-ci proviennent, comme les émanations volcaniques elles-mêmes, d'une distillation ou d'une sublimation naturelle, dans laquelle la vapeur d'eau sert de véhicule aux molécules entraînées.

Ainsi ce qui se passe dans les eaux minérales se passe dans les volcans, et cette analogie les rattachant à la même cause, permet de regarder ces eaux comme des volcans réduits à la partie aqueuse.

En général les sources minérales se montrent par groupes.

Il y en a une ou plusieurs principales, les plus chaudes, et en général les plus abondantes en même temps (2), qu'on peut considérer comme des volcans privés de la faculté

---

(1) *Histoire chimique des eaux minér. de Vichy, Cusset*, etc., 1855, p. 260.
(2) Nivet, *Études sur les eaux minérales de l'Auvergne et du Bourbonnais*, 150, p. 59.

d'émettre aucun autre produit que des émanations gazeuses, lesquelles, dans le plus grand nombre des cas, arrivent à la surface condensées en eaux minérales et thermales.

A l'entour, se trouvent des sources moins chaudes, provenant d'eaux superficielles ayant pénétré par des dislocations du sol, puis remontant après avoir emprunté leur chaleur ou au foyer de la source thermale principale, ou à la chaleur naturelle de la terre, et après s'être chargées, dans leur trajet, d'un certain nombre de principes minéralisateurs (puits artésiens naturels). C'est ainsi que les eaux chlorurées proviennent en grande partie au moins d'eaux pluviales ayant été baigner des couches de sel gemme, ou des masses houillères chargées de sel marin.

C'est ainsi que, chargées de matériaux puisés à leur origine, ou rencontrés dans leur cours, et provenant elles-mêmes ou de vapeurs profondes condensées, ou de cours d'eaux souterrains, ou bien d'eaux superficielles infiltrées, les eaux minérales apparaissent à nos yeux.

Suivant Brongniart, il serait permis de rapporter aux terrains *primordiaux* et *de transition* les sources très chaudes où dominent l'hydrogène sulfuré, l'acide carbonique, les sels à base de soude et de silice; les eaux des terrains de *sédiment inférieur et moyen* seraient moins gazeuses et moins chaudes, renfermant des sels de soude moins les carbonates, et toujours du sulfate de chaux. Enfin celles des *sédiments supérieurs* seraient froides et auraient pour sels dominants les carbonate et sulfate de chaux, le sulfate de magnésie, les sulfate et carbonate de fer; d'autres, plus terreuses qu'elles, proviendraient d'origines plus supérieures.

L'origine profonde et la migration des eaux minérales rendent donc compte de quelques points de leur composition, des combinaisons variées qu'elles présentent, de quelques matériaux particuliers qu'elles empruntent à leur passage;

c'est à la compression énorme qu'elles subissent, qu'elles doivent de tenir en dissolution des gaz qu'elles peuvent conserver encore au delà de leur émission.

Il faut donc distinguer, dans la théorie de la formation des eaux minérales, les principes minéraux dont elles sont chargées, de l'eau qui leur sert de véhicule.

C'est dans les profondeurs du sol que sont puisés les principes minéraux, soit dans les couches primitives d'où ils sortent pour ainsi dire tout faits, soit dans les terrains plus récents où ils sont comme ramassés au passage ; c'est de la superficie du sol que proviennent les eaux, eaux météorologiques, eaux de pluie, de sources, etc.

Seulement, tandis que l'on peut attribuer avec Laplace aux eaux pluviales le rôle le plus important dans la formation des eaux minérales (1), nous voyons que M. Élie de Beaumont ne semble rapporter une telle origine qu'à une série d'entre elles. Les autres, provenant de régions profondes, au-dessous des porphyres, et surgissant dans des canaux fournis par leurs propres incrustations, n'auraient pu avoir aucune communication avec les eaux pluviales. Aussi M. Bouquet pense qu'il faut diviser les sources minérales en deux groupes, les unes ayant en raison de leur origine géologique une grande identité de composition, comme il arrive à *Carlsbad*, à *Vichy* ; les autres superficielles, dues à la lixiviation des terrains, et dont l'analyse offre des résultats variables (2).

C'est surtout en Allemagne que règne la théorie du *la-*

---

(1) Nivet, *loc. cit.*, et Chevallier, *Annales de la Société d'hydrologie médicale de Paris*, t. II, p. 258. M. Chevallier « ne s'explique pas comment une eau qui sort de terre ne serait pas remplacée par une autre, et considère un bassin supérieur comme toujours nécessaire au jaillissement d'une source. » — Van den Corput, *Des eaux minérales naturelles et de leur analyse*, p. 3 : « Les eaux de pluie ou météorologiques sont à peu près les seules qui concourent à la formation des sources. »

(2) *Eod. loc.*, p. 157.

vage ou de la lixiviation des *fossiles terrestres* par les eaux *météorologiques*, lesquelles empruntent une grande partie de leurs propriétés dissolvantes à l'*acide carbonique*, provenant lui-même, et de l'atmosphère et de la décomposition des matières organiques contenues dans les formations de la lignite (Liebig), et de l'action volcanique entrée dans sa dernière phase (Bischoff) (1).

C. Constitution chimique des eaux minérales.

Parmi les corps que renferment les eaux minérales, il en est de gazeux et d'autres solides.

Si nous envisageons ces corps d'une manière générale, nous voyons qu'une partie d'entre eux se rencontrent dans le plus grand nombre des eaux, et ne sauraient servir à les caractériser, à moins cependant qu'ils ne viennent à y acquérir une prépondérance manifeste; d'autres au contraire n'existent que dans un certain nombre d'eaux minérales, et par suite leur apportent une caractéristique plus formelle. Il en est enfin qui existent en proportion infinitésimale ou très faible, comme l'iode, l'arsenic, quelques métaux plus rares encore, que même l'analyse chimique ne peut reconnaître que dans les dépôts.

Nos procédés d'analyse ne retirent pas les corps des eaux minérales à l'état de composition, mais bien d'isolement.

On reconstitue par le calcul d'abord les acides et les bases, puis les composés qu'on les suppose former ensemble. Mais c'est purement hypothétique.

Nous ne nous occuperons cependant ici que de ces derniers résultats, les seuls auxquels puisse se rattacher l'étude thérapeutique des eaux minérales.

(1) Ch. Braun, *Monographie des eaux minérales de Wiesbaden*, 1852, 1er cahier, p. 81.

CONSTITUTION CHIMIQUE.

Le nombre des corps simples qui entrent dans la composition des eaux minérales dépasse à peine une vingtaine. Mais il n'en est qu'un certain nombre dont il faut tenir compte, plusieurs ne s'y trouvant qu'occasionnellement. On a trouvé dans les eaux de *Neyrac* (Ardèche), quelques corps rares dont nous n'avons pas à nous occuper en ce moment.

Les tableaux suivants vous présenteront la liste des principaux de ces corps, et vous donneront déjà une idée relative de leur importance en hydrologie.

TABLEAU N° 1.

Des principaux corps contenus dans les eaux minérales.

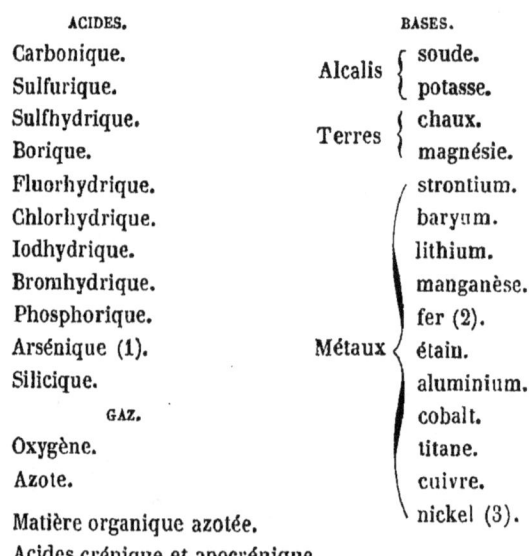

ACIDES.		BASES.
Carbonique.	Alcalis {	soude.
Sulfurique.		potasse.
Sulfhydrique.	Terres {	chaux.
Borique.		magnésie.
Fluorhydrique.		strontium.
Chlorhydrique.		baryum.
Iodhydrique.		lithium.
Bromhydrique.		manganèse.
Phosphorique.		fer (2).
Arsénique (1).	Métaux {	étain.
Silicique.		aluminium.
GAZ.		cobalt.
Oxygène.		titane.
Azote.		cuivre.
Matière organique azotée.		nickel (3).
Acides crénique et apocrénique.		

(1) Il y a peut-être aussi de l'acide arsénieux.

(2) On a supposé (*Longchamp*) que le fer pouvait exister à l'état d'acide ferrique (ferrate de fer, de chaux).

(3) On pourrait ajouter à cette liste de métaux quelques autres très rares, mais dont l'existence n'est pas aussi avérée (voyez *Eaux de Neyrac*).

TABLEAU N° 2.

Des corps qui se rencontrent le plus habituellement dans les eaux minérales et semblent devoir être à peu près exclusivement considérés.

ACIDES.	BASES.
Carbonique.	Soude.
Sulfurique.	Potasse.
Sulfhydrique.	Chaux.
Chlorhydrique.	Magnésie.
Iodhydrique.	Manganèse.
Bromhydrique.	Fer.
Arsénique.	
Silicique.	

GAZ.	
Oxygène.	Matière organique azotée.
Azote.	Acides crénique et apocrénique.

TABLEAU N° 3.

Des corps qui servent seuls à la classification des eaux minérales.

ACIDES.	BASES.
Carbonique.	Soude.
Sulfurique.	Chaux.
Sulfhydrique.	Magnésie.
Chlorhydrique.	Fer.

Les acides les plus communs sont donc les acides

> Sulfurique et sulfhydrique.
> Chlorhydrique.
> Carbonique surtout et ce dernier souvent à l'état libre.

Les bases les plus communes sont :

> La soude.
> La chaux.
> Et la magnésie.

Nous vous ferons remarquer, au sujet de ces *acides*, que les acides du carbone, du soufre et du chlore ont joué aux époques anciennes et jouent encore aujourd'hui un rôle prépondérant dans tous les phénomènes d'émanation, si intimement liés à ceux qui ont produit les eaux minérales (1).

Quant aux bases, elles ne se rencontrent, sans doute, que par l'action de ces acides sur des minéraux décomposables. Lorsque la saturation est incomplète, ce sont toujours les acides qui sont en excès (2).

Les corps que nous venons de mentionner en dernier lieu sont très communs, car voici ce que nous trouvons dans un tableau dressé par M. Herpin, sur 97 sources relatives à 79 stations thermales (3) :

Les chlorures ne manquent que dans 2 sources et existent. . 95 fois.
Les carbonates   —   dans 4   —   93
Les sulfates   —   dans 6   —   91

Même remarque pour les bases :

Les sels de chaux manquent dans 2 sources et existent. . 95 fois.
— de soude   —   dans 5   —   92
— de magnésie —   dans 7   —   90

La silice (acide silicique) manque dans onze sources (4). Il n'y a rien d'étonnant à cela. La plupart des eaux dites

---

(1) *Annuaire des eaux de la France*, p. 322.

(2) « L'eau nécessaire à la formation des sources est fournie par l'atmosphère; après avoir filtré à travers les couches rocheuses, elle y donne lieu à un travail de dissolution et de décomposition, suivant que les substances qui doivent entrer dans la composition de l'eau minérale existent déjà dans les roches à l'état soluble ou qu'elles s'y trouvent combinées avec d'autres corps qu'elles n'abandonnent qu'après une décomposition préalable. Pour opérer la dissolution, l'eau pure est suffisante, tandis que le travail de décomposition exige de plus la présence d'un acide, de l'acide carbonique (le plus souvent), ou de l'acide chlorhydrique ou sulfurique. » (Bischoff, *Monographie des eaux minérales de Wiesbaden*, p. 88.)

(3) Herpin (de Metz), *Études médicales, scientifiques et statistiques sur les principales sources d'eaux minérales*, 1855.

(4) Nous ne présentons de pareils résultats que sous toutes réserves, au sujet de la valeur des analyses chimiques sur lesquelles ils sont fondés.

douces renferment de ces acides et de ces bases. Les eaux minérales les puisent au besoin dans les parties du sol qu'elles traversent, et auxquelles les eaux douces les empruntent elles-mêmes, et souvent les contiennent en bien moindre proportion que ces dernières. L'eau de Seine, à Paris, renferme la même proportion de principes minéralisateurs que l'eau de Baréges ; et l'eau d'Arcueil en contient trois cinquièmes en plus. Quelle part prennent donc ces composés à l'action de ces eaux minérales ? Il est probable qu'elle est souvent très faible. Ce qu'il y a de certain, c'est que ces sources où paraissent manquer par exception ou les chlorures, ou les sulfates, ou la magnésie, ne présentent rien de particulier, ni pour les classes auxquelles elles appartiennent, ni pour le reste de leur composition, ni pour leurs propriétés effectives ou négatives.

Maintenant, une partie de ces mêmes composés, que nous voyons exister d'une manière banale dans toutes les eaux, s'élèvent quelquefois jusqu'à une proportion prépondérante, et servent de caractéristique aux eaux minérales.

Tels sont, par exemple, le carbonate de soude, le sulfate de soude, le chlorure de sodium.

Il y a donc des eaux carbonatées, sulfatées, chlorurées, mais presque toujours avec la soude. C'est à peu près la seule des bases indiquées qui puisse s'élever jusqu'au rang de caractéristique. Nous verrons plus loin quelle faible place la chaux et la magnésie surtout ont à prendre dans ce sens.

Nous venons de vous dire que les composés dont il est question, carbonates, sulfates, chlorures, à bases de soude, chaux et magnésie, en même temps qu'ils forment le fond, pour ainsi dire, de la plupart des eaux minérales, peuvent y devenir prédominants par leur proportion : c'est alors par grammes qu'on les compte.

A Vichy . . . . . . 5 grammes de bicarbonate de soude;
A Bourbonne. . . . 6 grammes de chlorure de sodium;
A Saint-Gervais . . 5 grammes de sulfate de chaux.

Or, les autres corps dont j'ai à vous parler existent, au contraire, toujours à petite dose, même quand ils prédominent d'une manière relative, et, à ce point, de servir de caractéristique. Ce n'est plus par grammes que vous les comptez, mais par centigrammes et par milligrammes.

C'est presque de l'homœopathie que l'on arrive à faire, au point de vue de la dose des principes thérapeutiques. En effet, la théorie de l'action thérapeutique de ces eaux est surtout dans la grande division des principes. Mais c'est dans des limites raisonnables.

Nous trouvons ici, en commençant par les plus communs, le *fer*, l'*arsenic*, le *manganèse*, le *brome*, l'*iode*.

Il nous suffira de vous en indiquer quelques autres dont la présence n'a guère pour nous que l'intérêt d'un fait.

Avant d'aborder l'histoire de ces corps à l'état de combinaison, c'est-à-dire des eaux elles-mêmes, je vous entretiendrai brièvement de chacun d'eux en particulier, ou plutôt je fixerai votre attention sur quelques considérations préliminaires indispensables.

Acide carbonique.

L'*acide carbonique* présente ceci de remarquable qu'il existe presque toujours en excès, de telle sorte que les eaux carbonatées sont presque toujours ou toujours bicarbonatées.

En outre, il en existe ordinairement une certaine proportion à l'état de liberté.

La chaux et la magnésie ne peuvent se trouver dissoutes en quantité notable qu'à l'état de bicarbonates.

S'il est quelques eaux qui se présentent avec de simples

carbonates, il est probable qu'elles ont été bicarbonatées, et qu'elles ont seulement perdu dans leur cours une partie du gaz en excès.

Nous admettons cela avec les auteurs de l'*Annuaire*.

Acides du soufre.

Les *acides du soufre* offrent un sujet d'étude fort difficile.

On trouve dans les eaux des *sulfates* et des *sulfures*.

Ce sont des composés fort différents.

Mais il arrive que dans une classe d'eaux, sulfurées avec la chaux, ces sulfures sont très évidemment une dégénération de sulfates.

Ces eaux ont donc été primitivement sulfatées.

Mais la théorie a été étendue, hypothétiquement il est vrai, aux eaux beaucoup plus importantes sulfurées avec le sulfure de sodium.

« Il y a beaucoup de probabilités, dit M. Ossian Henry, de croire que ce mode de formation est presque unique pour toutes les eaux sulfurées, qu'elles soient *calcaires, sodiques, sulfhydriques* ou *dégénérées*. Dans mon opinion, toutes ces eaux, à peu d'exceptions près, naissent par la *sulfuration d'un sulfate primitif;* ou ce sulfate comme celui de chaux fait partie du terrain gypseux, ou bien il existe à côté du chlorure de sodium, dans les couches naturelles du sel gemme..... (1). »

Un autre chimiste fort distingué, M. Bonjean, dit également, à propos des eaux de *Marlioz* (Savoie), sulfurées sodiques : « Quant à la manière dont l'eau de *Marlioz* se minéralise, il faut admettre que le sulfate de soude contenu

---

(1) O. Henry, *Recherches sur l'état du soufre dans l'eau sulfureuse naturelle d'Enghien*, 1855, p. 13.

dans les terrains qu'elle parcourt se transforme en sulfure et en carbonate sous l'influence des matières organiques, ou bien des gaz hydrogène proto-carboné et hydrogène naissant, résultant de leur décomposition : telle serait la cause première de son caractère sulfureux. Cette opinion, que je partage, est celle de plusieurs chimistes, et entre autres de M. Ossian Henry...... (1). »

On en a conclu que les eaux sulfurées n'étant que des eaux sulfatées dégénérées ou transformées, on ne saurait faire deux classes, chimiques au moins, des eaux avec sulfures ou avec sulfates.

Ceci sera le sujet d'une étude particulière; mais je puis vous dire dès aujourd'hui que je ne saurais admettre ce rapprochement, malgré l'autorité de l'*Annuaire*, et que je maintiens comme tout à fait distinctes ces deux classes d'eaux minérales *sulfurées, sulfatées*.

Je n'ai rien à vous dire des *chlorures* qui ne trouve mieux sa place dans l'étude spéciale des eaux chlorurées.

Quant aux *bases*, telles que la *soude*, la *chaux*, la *magnésie*, je vous ferai seulement remarquer qu'il n'est guère d'eaux minérales qui ne les renferment en proportion considérable, eu égard au moins au degré de minéralisation qui leur est propre; la soude provenant des parties les plus profondes, ou des couches primitives du globe; la chaux et la magnésie, des terrains tertiaires surtout et des couches les plus superficielles.

Fer.

Sur 97 sources (Herpin), nous trouvons le fer mentionné dans 78 : dosé dans 70, de simples traces dans 8.

---

(1) Bonjean, *Analyse chimique de l'eau minérale de Marlioz*. Chambéry, 1850, p. 11.

Vous voyez que le fer existe dans presque toutes les eaux. Cela vient de ce que ce métal est extrêmement répandu dans le sol. Du reste, la surface du sol est couverte de sources sensiblement ferrugineuses, qui ne sont nullement classées parmi les sources thérapeutiques, et servent aux usages domestiques et diététiques.

Mais il faut remarquer que le fer existe partout à petites doses.

Ainsi, sur 23 sources, les plus ferrugineuses offrent de 0,750 à 0,020, non pas de fer, mais de sels de fer.

Cinq seulement possèdent de 0,1 à 0,7, et les autres, et nous en citerons parmi qui sont caractérisées par la présence du fer (Provins, Forges....) n'en contiennent pas un décigramme.

Manganèse.

Le manganèse n'a encore été rencontré que dans un petit nombre d'eaux minérales, et toujours associé au fer. Nous avons à signaler parmi les sources manganésiennes :

Cransac (Aveyron), hors ligne ;

Luxeuil (Haute-Saône) ;

Carlsbad (Bohême).

Dans *Cransac* (eaux ferrugineuses) :

Source *Haute-Richard*, 0,507 ; source *Basse-Richard*, 0,28 ; sulfate manganésique (O. Henri).

Dans *Luxeuil* (eaux chlorurées, source ferrugineuse), 0,0220, oxyde de manganèse (Braconnot) ;

Dans *Carlsbad* (eaux sulfatées sodiques), 0,00084, carbonate de manganèse (Berzélius).

Le manganèse est généralement considéré, en thérapeutique, comme un succédané du fer. Il a été usité dans les scrofules, dans la phthisie (Gendrin, Pétrequin).

Arsenic.

La découverte de l'arsenic, pressentie il y a 150 ans par Boyle, est toute récente. C'est en 1839 que M. Tripier le signala dans les eaux de *Hamman-Mez-Coutin* (Algérie). Depuis l'arsenic a été rencontré dans 84 eaux minérales, situées dans 32 départements, y compris l'Algérie (Chevallier) (1).

Quelle est la part que cet arsenic prend en thérapeutique ? nous n'avons pas à l'envisager maintenant.

L'arsenic existe à l'état d'acide arsénieux, surtout d'acide arsénique, presque toujours, peut-être toujours uni au fer.

M. Bouquet l'admet, dans l'eau de *Vichy*, à l'état d'arséniate basique de sesqui-oxyde de fer. M. Lassaigne pense que sa combinaison avec le fer (arséniate de fer) lui enlève ses qualités toxiques.

Voici quelques dosages d'arsenic :

Hammann-Mez-Coutin (bains maudits) (Constantine), eaux chlorurées et ferrugineuses ; 0,00050 (Tripier).

La Bourboule (Puy-de-Dôme), carbonatée sodique ; 0,008.

Bussang (Vosges), carbonatée sodique, 0,002.

Source de *Karlsbrunner*, à *Wiesbaden* (Nassau), eaux chlorurées ; sur 100 litres, 0,045 acide arsénieux (Figuier).

Une source ferrugineuse près Reims, sur 1 mètre cube, 0,002 (Maumenée).

Iode.

Les beaux travaux de M. Chatin ont fait voir combien l'iode est répandu dans la nature. Cet habile chimiste, eût-

---

(1) Chevallier, *Notice historique sur la découverte de l'arsenic dans les eaux minérales*, 1852, in *Bulletin de l'Académie impériale de médecine*, t. XX, p. 454.

il exagéré et la fréquence et la valeur de ce principe, il n'en restera pas moins démontré que celui-ci se trouve dans tous les milieux qui servent à notre existence.

L'iode ne paraît pas, dans un certain nombre d'eaux minérales, excéder la proportion suivant laquelle il se présente dans les eaux douces bien constituées; et il ne nous paraît pas moins avéré que le nombre des eaux minérales, dans lesquelles il dépasserait notablement cette proportion, est assez restreint.

Alibert avait proposé d'instituer une classe d'eaux minérales iodurées (1); ce que M. Patissier refusait d'admettre, en 1837, sous prétexte qu'il n'aurait pas existé d'eaux iodées en France. Ceci devait être rectifié. Des recherches plus attentives et de meilleurs procédés d'investigation devaient faire retrouver l'iode, en une proportion quelconque, dans un certain nombre d'eaux minérales.

Déjà, il y a dix ans, M. Cantu en reconnaissait la présence dans 23 sources d'eaux minérales de la Savoie (*Annales de thérapeutique*). On a trouvé de l'iode dans la plupart des eaux sulfurées, mais surtout dans leur matière organique, qui paraît l'attirer, de même que l'iode de l'eau de mer est attiré par les poissons et les plantes qui vivent dans un milieu marin.

L'iode existe également dans les eaux chlorurées, mais on ne l'y a démontré encore que dans un petit nombre d'entre elles.

Sur 36 eaux minérales chlorurées (*Annuaire*), on ne trouve l'iode, mentionné à l'état d'iodure de potassium, de sodium, ou de magnésium, que 6 fois :

    4 fois des traces,
    1 fois 0,005,
    1 fois 0,003.

(1) Alibert, *Précis historique sur les eaux minérales les plus usitées*, 1826, p. 498.

Jusqu'ici, l'iode paraît tenir une plus grande place dans les eaux minérales étrangères que dans les eaux minérales de la France.

C'est ainsi que, dans les eaux de *Challes* (Savoie), sulfurées sodiques, on trouve un peu plus de 1 centigramme (proportion rare), d'iodure de potassium ; dans les eaux de *Saxon* (Valais), carbonate de chaux et sulfate de magnésie, on trouve, iodure calcique et magnésique : 0,1100 (Ossian Henry) (1) ; à *Kreuznach* (Prusse rhénane), chlorurée sodique, 0,0046 iodure magnésique (Lœwig) (2).

Brome.

Thérapeutiquement parlant, le brome est à peu près considéré comme un succédané de l'iode, ainsi que le manganèse du fer ; mais on ne saurait disconvenir qu'il tient une plus grande place que l'iode lui-même, dans les eaux minérales. Ce n'est guère encore que dans les eaux chlorurées sodiques qu'il a été rencontré : mais il y existe en proportion très notable, surtout dans les eaux mères où, comme nous le verrons plus loin, il se concentre d'une manière très remarquable, alors que l'iode s'y retrouve encore à peine.

Voici quelques dosages du brome dans des eaux chlorurées sodiques françaises ou étrangères, empruntés à MM. Figuier et Mialhe (3) :

(1) *Bulletin de l'Académie de médecine*, t. XX, p. 875.
(2) Nous signalerons un bon travail sur l'historique et les procédés d'analyse de l'iode, et sur la présence de l'iode dans les eaux minérales de l'Auvergne, dans une thèse présentée à l'École de pharmacie par M. Gonod, sous ce titre : *Études sur les plantes qui croissent autour des sources minérales et recherches sur la présence de l'iode dans les eaux minérales de l'Auvergne.* Paris, 1856.
(3) *Examen comparatif des principales eaux minérales salines d'Allemagne et de France*, 1848.

Bourbonne 0,065
Balaruc. 0,035
Niederbronn. 0,300
Nauheim 0,1
Wiesbaden 0,019

Matière organique.

Il me reste à vous parler de la matière organique contenue dans les eaux minérales.

C'est un sujet assez obscur, sur lequel je ne chercherai à vous donner que des notions très élémentaires.

Cette matière organique, que l'on a surtout rencontrée dans les eaux sulfureuses, a été aussi étudiée dans des eaux bicarbonatées sodiques (*Vichy*), et dans des eaux chlorurées faibles (*Néris*).

Elle peut se présenter sous une triple apparence.

A. En dissolution ;

B. En suspension ou adhérente : organique (*barégine*) ;

C. En suspension ou adhérente : organisée (*sulfuraire*).

A. Quand on concentre des eaux sulfureuses (sulfurées sodiques surtout), on y trouve une matière azotée, ayant une odeur de bouillon, comparée par M. Lambron à la matière organique empruntée au sol par toutes les eaux de source ou de rivière, et considérée par lui comme de même nature (1).

B. On a appelé *barégine* ou *glairine*, une sorte de gelée que l'on rencontre dans les conduits des eaux minérales, gelée dans laquelle M. Turpin a trouvé une sorte de gangue muqueuse, provenant, sans doute, de débris d'organisations végétales ou animales ; ce ne serait là, suivant M Lambron, que le détritus de la sulfuraire.

---

(1) *Annales de la Société d'hydrologie médicale de Paris*, t. I, p. 245.

C. Enfin, la *sulfuraire* est une conferve décrite par M. Fontan, et qui ne se trouve que dans les eaux sulfureuses. Analogue aux produits animaux par la prédominance des principes azotés, cette conferve n'a la faculté de vivre que dans l'eau thermale (1).

Nous renvoyons, pour l'étude plus détaillée de cette matière organique, aux *Annales de la Société d'hydrologie médicale de Paris,* où l'on trouvera des études de la matière organique des eaux de Néris, par M. de Laurès, des eaux de Vichy par M. Petit, des eaux de Luchon par M. Cazin et par M. Lambron (2) ; et aussi à l'ouvrage de M. Filhol (3).

Quant à l'origine de ces matières organiques, on peut supposer, avec M. Filhol, qu'entraînées de la surface du sol avec les eaux de pluie, c'est à la haute température qu'elles rencontrent profondément et aux sels auxquels elles se trouvent mélangées, qu'elles doivent leur apparence spéciale. On a attribué leur formation à la proportion considérable d'azote que contiennent certaines eaux minérales. Faut-il enfin y voir un témoignage de l'organisation toute spéciale et, en quelque sorte, individuelle des eaux minérales ? Il est plutôt vraisemblable que la présence de ces produits n'est qu'un accident, indépendant lui-même des conditions propres d'existence des eaux minérales. Il ne faut pas oublier en effet qu'un grand nombre d'entre elles en sont entièrement dépourvues.

Ces matières organiques peuvent se produire en quantité prodigieuse.

On a trouvé que les eaux d'Amélie en fournissaient 754 kil. par jour, non pas hydratées mais séchées ; celles d'Escaldas, 812 ; de Thuès, 2800.

(1) Fontan, *Recherches sur les eaux minérales des Pyrénées,* p. 87.
(2) *Étude des matières organiques contenues dans les eaux minérales,* in *Annales de la Société d'hydrologie médicale de Paris,* t. I, 1854-1855, p. 205
(3) *Eaux minérales des Pyrénées,* p. 157 et 170.

Elles contiennent toujours de l'iode, lors même qu'on n'a pu distinguer la présence de ce métalloïde dans les eaux d'où elles proviennent; ainsi à *Néris*.

Quelle peut être la valeur thérapeutique de ces matières organiques?

Elles paraissent communiquer aux eaux qui les renferment en grande proportion certaines propriétés adoucissantes, qui en atténuent l'action excitante ou leur ajoutent une qualité particulière. Il est difficile de leur en attribuer davantage.

Si, dans quelques localités thermales, on les emploie en applications locales, leur action topique paraît se borner à maintenir une partie en contact avec l'eau minérale dont elles sont imprégnées (De Laurès).

Il existe encore dans certaines eaux minérales des acides organiques, *crénique* et *apocrénique*, dont l'histoire est encore bien moins avancée que celle des matières dites organiques. Nous en parlerons à propos des eaux ferrugineuses, où l'on a exclusivement signalé leur existence.

TROISIÈME LEÇON.

SUITE DE LA CONSTITUTION GÉNÉRALE DES EAUX MINÉRALES.

II. — Des différents modes d'administration des eaux minérales.

On se propose un double objet par l'administration des eaux minérales considérées comme médicaments :

1º Faire pénétrer dans l'économie certains principes médicamenteux.

2° Modifier certains organes, d'une manière médiate ou immédiate, par une application directe.

Au premier objet se rattachent l'*usage interne* des eaux et les *bains*.

Au deuxième appartiennent encore les *bains* et les *douches*.

L'usage des *gaz* et des *vapeurs* peut également être adressé à l'une ou à l'autre de ces indications, suivant que l'on se propose d'agir sur la peau, dans les *bains d'étuves*, ou sur la muqueuse respiratoire par l'*inhalation*.

Nous passerons successivement en revue ces différents modes d'administration des eaux minérales.

A. — *De l'usage interne des eaux minérales.*

Il y a des eaux minérales qui ne s'emploient absolument ou à peu près qu'en boisson.

Ce sont, en général, des eaux ferrugineuses et froides.

L'absence de bains, c'est-à-dire d'établissement thermal proprement dit, ne tient quelquefois qu'à l'insuffisante quantité de l'eau minérale, ou au voisinage d'un établissement thermal considérable.

Les bains sont peu usités aujourd'hui aux *Eaux-Bonnes*, quoiqu'ils en constituassent autrefois l'unique mode d'administration, alors que ces eaux n'étaient adressées qu'au traitement des blessures. Cela peut être attribué et à la faible quantité d'eau dont l'établissement dispose aujourd'hui, et à la nature des maladies qu'on y traite : les maladies des bronches et du poumon semblant réclamer un traitement plutôt interne qu'externe.

D'un autre côté, il y a des eaux minérales qui sont à peine usitées en boisson. Ce sont, en général, des eaux faiblement minéralisées et à température élevée, comme celles de

Néris. Près de ces eaux, naturellement le traitement externe reçoit un développement tout particulier, et comme variétés de forme, et comme applications énergiques.

Nous n'avons que peu de choses à dire, d'une manière générale, au sujet de l'usage interne des eaux minérales.

La dose et le mode d'administration des eaux doivent naturellement varier suivant la nature et la proportion de leur minéralisation, suivant les maladies auxquelles on les adresse, et les indications que l'on veut remplir.

On peut établir cependant qu'il est peu de circonstances où les doses très élevées auxquelles, à certaines époques, on a administré les eaux minérales, ne soient un abus.

On peut avancer encore qu'en général plus une eau minérale se rapproche de la température du sang, ou de l'*indifférente*, plus son usage est avantageux. Cependant il est des circonstances où l'on recherchera de préférence une eau froide.

Il est rare qu'une eau à température plus élevée que l'indifférente soit d'un usage convenable; il arrive souvent qu'il est impossible. Il faut alors, ou la laisser refroidir, et il n'est guère d'eaux qui ne s'altèrent en quelque chose par le refroidissement, ou la couper avec de l'eau froide, douce ou minérale, ce qui ne peut guère encore avoir lieu sans lui faire subir une certaine altération.

Les eaux minérales s'administrent, en général, par verrées ou demi-verrées, c'est-à-dire par doses de 100 à 200 ou 250 grammes. Ces doses sont prises à des intervalles d'un quart d'heure ou d'une demi-heure; habituellement à jeun le matin; souvent à une seconde période de la journée, dans l'après-midi; quelquefois aussitôt après les repas.

On est dans l'habitude, auprès des thermes allemands, de marcher religieusement pendant un certain temps après avoir bu l'eau minérale.

Si la manière superstitieuse dont cette pratique s'accomplit là-bas offre quelque chose d'un peu puéril, elle est certainement trop négligée en France où, pour certains détails de pratique, on se montre peut-être un peu trop esprit fort.

B. — *Des bains.*

Les bains minéraux devraient d'abord être étudiés sous le rapport de l'absorption.

Mais la question de l'absorption cutanée est toujours pendante et nullement résolue.

Il y a d'abord à considérer séparément l'absorption de l'eau et l'absorption des sels.

L'absorption de l'eau paraît dépendre de sa température.

Quand l'eau est au-dessus de l'indifférente, l'absorption ne se fait pas : le corps perd de son poids.

Quand elle est au-dessous de l'indifférente, l'absorption s'opère, au contraire, activement, et le corps augmente en poids.

La question de l'absorption des sels a été l'objet de travaux récents. La plupart refusent à la peau la propriété d'absorber les sels ou la restreignent singulièrement.

M. Homolle (1), et plus récemment M. Duriau (2), ont trouvé que l'urine s'alcalise, ou au moins devient neutre, après tous les bains, que ceux-ci contiennent des alcalins, ou des acides (nitrique), ou de l'eau douce. Braconnot avait déjà dit qu'après le bain de rivière l'urine ne rougit plus le papier de tournesol (3), ce qui peut s'expliquer par la plus grande quantité d'eau qu'elle contient.

---

(1) *Expériences physiologiques sur l'absorption par le tégument externe chez l'homme dans le bain*, in Union médicale, octobre 1853, p. 462.
(2) *Archives générales de médecine*, février 1856, p. 161.
(3) *Revue médicale*, août 1833.

Dans aucun cas M. Duriau n'a vu pénétrer les sels contenus dans l'eau du bain, iodure de potassium, cyano-ferrure de potassium, nitrate ou carbonate de potasse, sulfate de quinine, etc.

M. Homolle a trouvé que les bases alcalines, la soude, la potasse, pénétraient seules dans l'urine.

M. O. Henry fils a vu de son côté l'iodure de potassium pénétrer dans l'urine, et attribue la différence des résultats à ce que les expérimentateurs précités avaient recherché l'emploi de doses élevées, tandis que des doses moindres seraient plus favorables à l'absorption (1).

M. Kühn dit que l'absorption des sels suit des lois inverses de celles qui président à l'absorption de l'eau. Mais il a fait ses expériences sur des membranes mortes, et ces sortes d'expériences ne sauraient s'appliquer qu'imparfaitement à l'absorption par les tissus vivants (2).

Ces différents expérimentateurs considèrent que ces faits sont de nature à changer la doctrine et la pratique des bains minéraux.

Je vous engage à ne pas attacher à cela trop d'importance.

D'abord toutes ces expériences sont contradictoires entre elles. M. Duriau ne retrouve rien dans l'urine; M. Homolle y retrouve les bases alcalines; M. O. Henry fils, l'iodure de potassium. M. Kuhn admet l'absorption des sels en général.

Ensuite nous ne savons pas encore quelles modifications ces composés peuvent subir avant de gagner l'urine, et s'ils ne se trouvent pas, par suite, dans des conditions qui rendent leur recherche plus difficile. L'alcalisation ou la neutrali-

---

(1) O. Henry, *Essai sur l'emploi médical et hygiénique des bains*, Thèses de Paris, 1855.

(2) Kuhn, *Les eaux laxatives de Niederbronn*, 1854, p. 25.

sation de l'urine par l'eau douce est un élément nouveau apporté dans la question, et qui demande confirmation.

Dans tous les cas, ces diverses hypothèses ou explications, ou découvertes même, ne changent rien aux faits observés près des stations thermales ; et nous n'admettons pas que l'usage des bains minéraux, consacré par l'expérience, puisse en être modifié.

Il y a à considérer dans les bains, indépendamment de la question de l'absorption à laquelle il est difficile d'en soumettre encore la pratique, la température, la durée, l'exercice : conditions plus ou moins en rapport avec le milieu où l'on se baigne, la *baignoire* ou la *piscine*.

Je n'ai pas à entrer ici dans de grands détails à propos de l'action du bain chaud ou du bain froid ; il y a peu de choses à ce sujet qui soient relatives à la qualité minérale de l'eau.

Je puis dire seulement qu'il faut se méfier particulièrement de la température trop élevée de bains que leur minéralisation, ou la présence d'acide carbonique libre, rend déjà stimulants; que ces mêmes qualités permettent, au contraire, de supporter des bains plus frais que s'il s'agissait d'eau douce ; que les bains d'eau minérale laissent, en général, après eux une faculté de réaction contre des conditions atmosphériques mauvaises, une sensation de force et de bien-être, tout opposées à la mollesse et à l'affaissement que déterminent chez beaucoup de personnes les bains d'eau douce tiède ; à moins que par leur forme, leur durée ou leur nature même, ils n'entraînent, au contraire, un état de fatigue et de courbature qu'il ne faut pas prendre, du reste, pour de l'affaiblissement.

Il est rare, en dehors du traitement du rhumatisme, qu'on recherche dans les bains minéraux une température élevée ; il en est pourtant ainsi au *Mont-Dor*. Il est plus rare encore qu'on les administre à une température basse.

Jusqu'à ce qu'on ait des raisons physiologiques plus formelles d'agir autrement, nous dirons qu'une température moyenne et agréable, de 30 à 36 degrés, suivant les cas et surtout suivant les individus, est celle qui doit être le plus habituellement recherchée.

La durée du bain varie nécessairement suivant sa température : une température extrême ne permettant que des bains très courts.

Suivant la nature de l'eau minérale et suivant les cas où on l'emploie, le bain durera une demi-heure, une heure le plus souvent, quelquefois plusieurs heures de suite.

C'est surtout dans les maladies de la peau, dans les rhumatismes aussi, que les bains prolongés sont utilisés.

On ne fait pas en général un assez grand usage des bains minéraux prolongés. Des considérations extra-médicales en sont souvent l'unique cause. C'est ainsi qu'un nombre insuffisant de baignoires force de raccourcir le bain pour satisfaire un plus grand nombre de baigneurs.

Les bains minéraux prolongés nous paraissent en général indiqués lorsqu'il s'agit de combattre un état diathésique profond, ou lorsqu'on recherche une action résolutive considérable.

L'exercice dans le bain est encore un moyen de multiplier singulièrement l'action du bain, mais trop souvent négligé. L'exercice peut être développé jusqu'à la gymnastique, soit certains mouvements déterminés, soit la natation. Cela s'usite surtout dans les maladies articulaires ; néanmoins dans un grand nombre de cas purement diathésiques, on en tirerait encore de grands profits.

Mais on ne peut prendre de bains très prolongés, mais on ne peut faire d'exercice dans le bain, que dans des *piscines*, et beaucoup d'établissements thermaux sont à tort dépourvus de piscines.

Des piscines peuvent ne pas être à natation, et permettre encore, par la société qui s'y réunit, par la faculté d'agir, de se déplacer, par la station assise, d'y prolonger indéfiniment le bain.

Des piscines à eau courante sont en quelque sorte des piscines perfectionnées, mais ce n'est pas là une condition nécessaire de leur existence (1).

C. — *Des douches.*

Dans les *douches*, la qualité de l'eau perd beaucoup de son importance. Ce qui intéresse surtout, c'est le fait de la *percussion*, modifiée par la forme, la température, l'énergie et la durée.

La part qu'il y a à donner aux douches dans un établissement thermal, dépend donc uniquement de la nature des maladies qu'on y traite. L'indication des douches ne saurait être déduite en rien de la nature de l'eau minérale.

Ce mode accessoire de l'administration des eaux minérales n'est pas en général suffisamment développé et mis en usage.

Les douches répondent à deux ordres d'indications : douches résolutives, douches révulsives.

Les douches *résolutives* ont pour objet d'aider à la résolution d'un engorgement ou d'un travail morbide quelconque, en développant un surcroît d'activité dans l'organe malade et dans les tissus environnants.

Les douches *révulsives* répondent à des indications variées, suivant surtout la région où on les adresse :

(1) *Études sur les piscines dans les établissements thermaux*, in Annales de la Société d'hydrologie médicale de Paris, t. I, p. 17, 29, 34. — *Recherches sur la composition de l'air dans les piscines*, par M. Lefort, eod. loc., p. 70.

Sur les extrémités refroidies, pour y rappeler la chaleur et la circulation;

Sur la région rachidienne, pour stimuler le système nerveux;

Sur les membres, pour en ranimer la tonicité;

Sur la surface cutanée, pour relever les fonctions de la peau.

Cependant il ne faut pas oublier que les douches sont essentiellement stimulantes, et qu'à ce titre, elles peuvent rencontrer de fréquentes contre-indications.

M. Duriau a remarqué que lorsqu'on adresse une douche dans le voisinage d'une région douloureuse (douleur rénale, hépatique), une douche énergique a moins d'inconvénients et est mieux supportée qu'une douche faible. Ceci me paraît mériter confirmation.

D. — *Des douches ascendantes.*

C'est encore un mode d'administration des eaux minérales accessoire, mais important, plutôt hydrothérapique du reste que thermal.

L'introduction de l'eau sur des surfaces muqueuses rend sa qualité minérale un peu plus notable que pour les douches à percussion.

Les douches ascendantes sont, comme les autres, résolutives ou directes, révulsives ou indirectes.

On doit les distinguer, suivant leur siége, en : rectales et vaginales, ou *internes;* anales, périnéales et vulvaires, ou *externes.*

Les douches rectales sont *directes* ou *résolutives* quand on les emploie pour combattre la constipation, des engorgements utérins ou prostatiques; *indirectes* ou *révulsives* quand c'est pour développer les vaisseaux hémorrhoïdaux, pour combattre la vénosité abdominale, etc.

Les douches vaginales seront employées pour combattre

les engorgements de l'utérus, la leucorrhée (*résolutives*) ; pour rappeler ou développer les règles (*révulsives*).

On voit que ces dénominations ne sont pas parfaitement exactes ; mais il est difficile d'en trouver de meilleures.

E. — *Des gaz et des vapeurs.*—*De l'inhalation par les eaux minérales.*

Ici la qualité de composition des gaz ou des *vapeurs* redevient dominante.

Nous ne pouvons nier que, dans le bain d'étuve, ce ne soit surtout la vapeur d'eau qui agisse. Mais comme dans *l'inhalation*, c'est la nature de la vapeur qui importe surtout, et que l'inhalation est presque toujours combinée avec le bain général, la nature de l'eau prend une importance particulière.

Il n'y a guère que l'*acide carbonique* qui doive être employé exclusivement en bains généraux, sans inhalation. Non pas qu'on ne puisse recourir à lui pour l'inhalation ; mais alors c'est sous une forme différente.

M. Herpin a avancé que l'acide carbonique n'avait encore été employé en France auprès d'aucun établissement thermal ; c'est une erreur, assez généralement répandue du reste.

Il y a longtemps que l'acide carbonique est usité à *Saint-Alban*, dans certaines affections rhumatismales. Voici comment, dès 1834, M. le docteur Goin administrait les bains d'acide carbonique : « Le malade est placé dans une baignoire de cuivre bien étamée, ouverte à la partie supérieure, et fermant d'ailleurs très hermétiquement ; un coussinet fixé autour du cou sert à intercepter l'air ou la vapeur de la baignoire, et fait que la respiration s'opère sans danger. On fait arriver d'abord un courant de vapeur émolliente, ensuite un autre de gaz acide carbonique; bientôt après, on diminue la vapeur de manière à ne produire que 26 ou 28° de chaleur, et l'on augmente le courant de gaz jusqu'à ce que le malade éprouve un sentiment de titillation sur toute la peau ; quinze ou vingt minutes après, on soulève une large soupape, le gaz disparaît, et la vapeur émolliente le remplace..... (1). »

Bien qu'il n'ait guère été question des bains de gaz carbonique de *Saint-Alban*, en dehors du cercle assez restreint de leur application, nous tenons à montrer que la France n'a pas été en arrière de l'Allemagne, si ce n'est pour la vulgarisation, du moins pour la première application de ce moyen thérapeutique. Nous ne savons à quelle époque M. Goin a commencé à employer l'acide carbonique en bain ; mais, si nous ne nous trompons, c'est en 1830 que le docteur Heidler fit organiser les premiers bains de gaz, à *Marienbad* ; ceux de *Nauheim* ne le furent qu'en 1840.

Depuis quelques années cependant, on a commencé à utiliser ce gaz, en Allemagne, auprès de la plupart des établissements thermaux dont les eaux dégagent l'acide carbonique en quantité. Ce sont pour la plupart des eaux ou chlorurées ou sulfatées sodiques, dont nous n'avons pas absolument les pareilles en France (surtout pour les dernières). Le gaz est recueilli aux sources et conduit, par des tuyaux, dans des salles où il se prête à toutes sortes de modes d'administration (*Marienbad*, *Eger*, *Carlsbad*, en Bohême; *Kissingen*, *Nauheim*, dans la Hesse).

On l'emploie en bains généraux, dans des boîtes, la tête tenue en dehors. Il paraît agir comme un stimulant de la peau et de la circulation ; dans les rhumatismes, la sciatique, certaines paralysies.

---

(1) Docteur Goin, *Mémoire sur les eaux minérales de Saint-Alban*, 1834.

On l'emploie en *douches* locales sur les yeux, les oreilles ; en *déglutition*, en *inhalation*.

M. Rotureau décrit ainsi l'installation des appareils des bains à gaz, due à M. le docteur Bodé, à *Nauheim :*

« Un bâtiment spécial est affecté exclusivement à l'emploi du gaz à l'intérieur et en douches locales.

» Les cabinets pour les bains ont dix mètres d'élévation et cinq mètres de longueur sur quatre de largeur. L'appareil est appliqué contre la cloison. Il se compose d'une boîte de bois de cinq pieds et demi carrés, dont la planche supérieure, un peu inclinée, est percée à son milieu de manière à recevoir la tête, qui doit rester à l'air libre. Dans l'intérieur existe un tabouret fixe, à fond sanglé. Le gaz est apporté dans la boîte par un tuyau de caoutchouc, dont l'ouverture a été ménagée dans la paroi inférieure.

» Pour prendre un bain de gaz, le malade conserve habituellement ses vêtements que pénètre aisément l'acide carbonique.....

» Un compartiment de l'établissement est destiné à l'usage du gaz en douches et à son emploi à l'intérieur. Les murailles de cette salle donnent passage à des tuyaux en communication avec la source gazeuse. Des ajutages sont adaptés à leur extrémité ; mais ces ajutages sont mobiles et peuvent être remplacés par les baigneurs eux-mêmes, qui le plus habituellement apportent avec eux l'anche ou embout dont ils veulent se servir.

» Le docteur Bodé emploie encore le gaz à l'intérieur dans certains accidents du tube digestif et dans certains troubles des sécrétions gastriques ou intestinales. On se sert, pour l'ingurgitation du gaz, d'un appareil à peu près semblable à celui que l'on emploie pour doucher les yeux, c'est-à-dire d'une sorte de pomme d'arrosoir qui offre l'aspect d'une petite sphère à brûler les parfums. On place l'appareil dans la bouche, et après avoir aspiré le gaz, on fait un mouvement de déglutition qui le fait pénétrer avec la salive dans l'estomac..... (1). »

Les bains de vapeur pris dans les eaux salines faibles ou dans les eaux bicarbonatées, ne paraissent pas avoir d'autre action que celle des bains de vapeurs ordinaires. Ils n'ont guère qu'à remplir le rôle accessoire de complément d'un traitement.

Mais dans les eaux fortement chlorurées, dans les eaux sulfurées, ils peuvent avoir une action spéciale sur la peau, et qui peut être utilisée contre certaines maladies cutanées.

C'est surtout à titre d'inhalations, et dans les maladies de l'appareil respiratoire, que l'on peut tirer un parti avantageux des vapeurs *sulfurées* et *chlorurées*.

Dans la plupart des établissements thermaux sulfureux, on s'en rapporte pour l'inhalation, à l'atmosphère générale que les malades trouvent à respirer.

Cependant à *Amélie* et au *Vernet*, on a établi un système d'inhalation qui permet de vivre dans un milieu sulfureux. A *Allevard* (Isère) on amène de légères vapeurs sulfurées dans une chambre à inhalation. On va respirer à *Aix* en Savoie les vapeurs d'étuves pour lesquelles on a mis à contribution la température élevée des eaux.

Les vapeurs chlorurées, lesquelles reproduisent imparfaitement l'atmosphère maritime, ont à peine été employées: elles l'ont été cependant à Kissingen et à Wiesbaden (2).

Le séjour au bord de la mer offre les ressources d'une véritable inhalation.

Les eaux du *Mont-Dor*, à peine minéralisées, légèrement

---

(1) Rotureau, *Études sur les eaux minérales de Nauheim*, 1856, p. 62 et 69.

(2) Granville, *Traitement par les nouveaux bains minéraux... à Kissingen*, 1855, p. 77.

bicarbonatées sodiques, plus légèrement chlorurées, sont usitées en inhalation. M. Thenard a trouvé de l'arsenic dans ces vapeurs.

Enfin il faut reconnaître que l'usage des bains minéraux, des bains de piscine surtout, des douches, comporte avec lui une véritable inhalation (1).

M. Sales-Girons pensant que l'eau minérale, qu'elle s'évapore spontanément ou artificiellement, n'emporte avec elle aucun de ses éléments minéralisateurs et n'est plus que de l'eau claire, a imaginé et installé à *Pierrefonds* un appareil au moyen duquel il obtient de la poussière, ou ce qu'il appelle de la *poudre* d'eau minérale. Une pompe aspirante et foulante amène l'eau minérale (légèrement chauffée) dans la salle d'inhalation, au moyen d'un tube percé de trois ou quatre trous capillaires. Les jets capillaires qui en résultent sont disposés de manière à rencontrer à la distance de 6 à 7 centimètres, et sous un angle variable pour chacun, un petit disque métallique et résistant sur lequel ils viennent éclabousser ou briser le liquide. Les malades assis au-devant aspirent, en ouvrant la bouche, une poussière extraordinairement fine et divisée d'eau minérale (2).

Nous étudierons plus loin (3) la valeur et le mode d'action de l'inhalation. L'appareil de M. Sales-Girons paraît fort ingénieux, mais il a besoin d'être mis en pratique. L'auteur s'est d'ailleurs laissé aller à une exagération qui n'était sans doute pas sérieuse, lorsqu'il a dit que les inhalations d'eau minérale, telles qu'elles étaient pratiquées jusqu'ici, ne fournissaient que de l'eau claire.

---

(1) Filhol, *Eaux minérales des Pyrénées*, p. 291.— *Analyse de l'air des galeries, étuves, douches, piscines,* etc.

(2) *Annales de la Société d'hydrologie médicale de Paris*, t. III, p. 72.

(3) Voyez le *Traitement des maladies de l'appareil respiratoire*.

Un appareil de ce genre existait déjà à *Lamotte*. Par un procédé assez ingénieux, on a cherché à minéraliser, autant que possible, le milieu du vaporarium : une multitude de jets d'eau minérale, d'une ténuité capillaire, viennent se briser contre les parois de la salle, et, leurs éclats traversant dans tous les sens l'air échauffé de la pièce, il en résulte que les malades reçoivent de tous côtés des myriades de molécules minérales (1).

F. — *Des boues minérales.*

On appelle ainsi des terres délayées par les eaux minérales, et imprégnées de principes gazeux et salins que celles-ci y laissent en passant. On y trouve des sels de chaux, de magnésie, de fer, et presque toujours un peu d'hydrogène sulfuré provenant de la décomposition des sulfates.

Les malades tiennent pendant un temps déterminé tout le corps ou une partie du corps plongé dans ces boues ; de là ils vont se plonger, pour se laver, dans l'eau minérale.

Ces espèces de bains étaient beaucoup plus recherchés autrefois qu'aujourd'hui.

On fait encore usage des boues minérales à *Saint-Amand*, à *Dax*, à *Uriage*, à *Bourbonne*, à *Bagnols*, à *Ussat*, à *Aix* en Savoie, etc.

Il ne faut pas confondre les boues minérales avec les matières organiques, que l'on peut employer également en topiques. Ainsi c'est à tort que l'on parle quelquefois des boues de *Néris* : ce sont des *conferves*, qui retiennent de l'eau minérale à la manière des éponges, mais qui n'ont aucun rapport avec les boues.

---

(1) Dorgeval-Dubouchet, *Guide du baigneur aux eaux thermales de Lamotte-les-Bains*, 1849, p. 100.

III. — Conditions hygiéniques.

La part que les conditions hygiéniques peuvent prendre aux résultats thérapeutiques obtenus auprès des sources thermales, est telle que je la considère comme faisant partie intégrante du traitement thermal. Vous n'aurez pas de peine à croire, en effet, que si l'on venait à faire couler au centre de Paris les eaux minérales les plus actives, et dans leur plus grande intégrité, celles-ci ne produiraient pas les effets que l'on en rapporte, lorsqu'on est allé les chercher aux Pyrénées, dans l'Auvergne ou sur les bords du Rhin. J'ai du reste fait moi-même une remarque qui se rapporte à cet ordre d'idées : il m'a semblé que les eaux minérales agissaient moins efficacement sur les habitants des localités où elles sont situées, que sur les étrangers.

Je ne peux vous présenter sur ce sujet, d'un intérêt plus grand qu'il ne paraît l'être d'abord, que quelques remarques sommaires. Il touche à deux des plus grandes questions qui se puissent agiter en pathologie générale et en philosophie médicale.

L'une est relative à la pathogénie des maladies chroniques ; l'autre se rapporte à la tendance spontanée de l'organisme à la guérison des maladies, ce que l'on a appelé, un peu emphatiquement, la *nature médicatrice*.

J'aurai plus tard à vous exposer, sur la première question, quelques principes qui dominent les applications médicales des eaux minérales.

Les circonstances accessoires à la médication thermale qu'entraîne un séjour aux eaux minérales, se peuvent rapporter aux deux faits suivants : changement de climat ou au moins de milieu, changement d'habitudes par la distraction et l'exercice auxquels on se livre habituellement aux eaux.

La médecine possède deux sortes de moyens pour conspirer avec l'organisme au rétablissement de la santé : les uns consistent dans l'emploi de médicaments ou de procédés thérapeutiques, les autres dans des pratiques purement hygiéniques, et ces divers ordres de moyens peuvent, suivant les circonstances, être usités séparément ou combinés ensemble, car l'hygiène peut aussi bien qu'une médication, et quelquefois à un bien plus haut degré, amener dans un organisme altéré des modifications salutaires, c'est-à-dire une impulsion vers le retour aux conditions normales.

C'est surtout dans les maladies chroniques, celles que nous avons en vue exclusivement ici, qu'à l'aide des moyens lents, graduels, mais continus et persistants dont elle dispose, elle doit contribuer à remplir les vues que nous venons d'indiquer.

Si l'on veut en effet que l'organisme subisse ces changements profonds et successifs, qui seuls peuvent le ramener de l'état morbide à l'état normal, il faut d'abord qu'il se trouve environné des conditions le plus en rapport avec le jeu régulier de ses organes, avec l'accomplissement parfait de ses fonctions. Or, quels moyens apparaissent propres à le faire entrer et à le maintenir dans cette voie nécessaire, si ce n'est ceux que nous pouvons puiser dans l'usage bien dirigé des agents qui constituent la *matière de l'hygiène*, atmosphère, aliments, exercice?

Combien souvent, dans ces maladies que l'imperfection de nos moyens d'analyse nous force d'appeler fonctionnelles, combien souvent n'avons-nous pas vu des malades auxquels un simple séjour à la campagne avait rendu maintes fois une apparence de santé aussi complète que celle qu'ils pouvaient rapporter des eaux, mais que la cessation de ces conditions meilleures venait chaque fois effacer au retour ! Ils ne gagnaient d'abord en apparence rien de plus par le traitement thermal; mais ils s'apercevaient ensuite que les bienfaits obtenus de la double médication, hygiénique et thermale, au lieu de s'évanouir, demeuraient formels et persistants cette fois, au moins dans une certaine mesure.

Les conditions atmosphériques, l'exercice et la distraction, tels sont les trois éléments pris dans le sens hygiénique, que les malades ont à rencontrer aux eaux minérales.

Le climat, l'altitude, la température, doivent constamment être pris en considération; la direction des vents habituels ne sera pas toujours négligée. Le voisinage de forêts résineuses ou de la mer pourra fournir des indications spéciales. Il se fait là, comme autour des sources sulfureuses, comme dans les grandes exploitations de salines, une véritable inhalation permanente de principes médicamenteux, qui peut offrir un grand intérêt.

La saison ne saurait être indifférente, et se rapporte à peu près aux mêmes indications que le climat; la chaleur, par exemple, devant être recherchée d'une manière générale pour les rhumatismes, évitée pour les maladies du foie.

L'exercice, pris dans le sens hygiénique, a une acception très large; pour un homme de cabinet, pour une femme rêveuse ou indolente, le simple séjour aux eaux minérales entraîne un exercice considérable. Les nécessités mêmes du traitement, l'obligation, un peu superstitieuse, mais certainement salutaire de se promener en buvant les eaux, le lever matinal: cela seul constitue déjà une dérogation importante aux habitudes de la vie. Mais nous ne saurions trop insister sur la convenance de développer, autour des établissements thermaux, tous les moyens de faciliter l'exercice et d'y entraîner par le plaisir et par l'exemple. Un des grands avantages des eaux situées dans les montagnes, c'est de solliciter par la beauté des sites, par le charme et l'imprévu des promenades, par l'entraînante séduction des courses à cheval, des habitudes d'une haute portée sous le rapport hygiénique et thérapeutique.

Ainsi, les eaux minérales nous offrent trois ordres de moyens thérapeutiques, dont la part est inégale suivant les localités, dont l'indication n'est pas non plus égale suivant les cas, et auxquels on fera une place plus ou moins grande dans la détermination d'une station thermale. Ces trois ordres de moyens thérapeutiques sont : le *médicament* constitué par l'eau minérale ; les modes d'administration du traitement que l'on peut comprendre sous la dénomination de *moyens hydrothérapiques* ; enfin, les conditions *hygiéniques* qui s'y rencontrent.

Nous aurons soin de fournir sur ces différents sujets les renseignements utiles, et d'en apprécier la valeur relative.

QUATRIÈME LEÇON.

CLASSIFICATION DES EAUX MINÉRALES.

La classification des eaux minérales ne peut se faire que d'après les principes chimiques qui y prédominent.

Sans doute il est encore possible, suivant le point de vue où l'on se place, d'établir entre elles des divisions de toutes sortes. La température, le degré de minéralisation, l'origine géologique, la distribution géographique, les attributions thérapeutiques dominantes : on pourrait, sur chacune de ces considérations, instituer un classement intéressant ;

mais ce ne serait jamais qu'à un point de vue tout particulier et auquel il ne saurait être permis de sacrifier les autres.

C'est ainsi que la température n'est qu'une qualité secondaire, au moins pour la plupart des eaux minérales ; que le degré de minéralisation n'exprime en aucune façon leur activité thérapeutique ; que leur origine géologique est souvent inconnue ou purement supposée ; que leur distribution géographique forcerait à rapprocher les eaux les plus différentes, et à éloigner les plus semblables ; que leurs attributions thérapeutiques sont trop multipliées pour être réunies dans une formule unique et certaine.

La classification chimique emprunte à chacun de ces points de vue quelques-unes de ses imperfections ; et cependant elle nous offre le seul, qui jusqu'ici du moins, permette de rassembler d'une manière méthodique les caractères les plus naturels des eaux minérales.

La classification chimique est évidemment naturelle. Il suffit de jeter les yeux sur notre carte pour reconnaître quels rapports l'unissent à la distribution géographique, et par suite à l'origine géologique des eaux. Les régions sulfurée sodique des Pyrénées, bicarbonatée sodique de l'Auvergne, chlorurée sodique du duché de Nassau, sulfatée sodique et magnésique de la Bohème, assignent un caractère de famille aux eaux qui s'y rassemblent. En outre, on verra qu'il existe entre les différentes classes des eaux minérales et certaines spécialisations thérapeutiques, des relations qui, si elles ne permettent pas de les classer, peuvent du moins servir à les caractériser.

Cependant la classification chimique, telle que nous la suivrons, nous présente encore un grand nombre d'imperfections, qui semblent réclamer d'autres bases que celles sur lesquelles il a fallu la construire.

Il est évident que cette classification n'a pu se faire que d'après la considération du principe chimique prédominant dans les eaux. Car, si l'on cherchait à y faire entrer quelque chose de leur composition si compliquée, il faudrait leur créer des dénominations dont le moindre inconvénient serait de n'offrir à l'esprit que des idées très complexes et des différences très difficiles à saisir.

Mais dès notre entrée en matière, il nous faudra déroger à cette règle, et vous verrez que notre première et notre dernière classe, celle des eaux sulfurées et celle des eaux ferrugineuses, sont basées non sur une prédominance chimique absolue, mais sur la prédominance thérapeutique d'un principe, ou sulfure ou sel de fer, qui n'existe lui-même qu'en proportion secondaire.

Aux deux extrémités de chacune des divisions que nous admettons, nous trouvons dans la proportion de l'élément minéralisateur dominant, plus encore que dans la qualité de ceux qui l'accompagnent, de telles différences que nous avons affaire évidemment à un médicament tout autre. C'est ainsi que parmi les eaux chlorurées, nous trouvons *Luxeuil* avec $0^{gr},7$ de chlorure de sodium, *Balaruc* avec $6^{gr},8$, *Nauheim* plus de 20 grammes du même principe; parmi les eaux bicarbonatées sodiques, le *Mont-Dor* nous offre $0^{gr},3$, *Chaudesaigues* $0^{gr},7$, *Vichy* de 5 à 6, *Vals* 7 grammes de bicarbonate de soude.

En outre, parmi les eaux à bases terreuses particulièrement, il arrive quelquefois que les bicarbonates et les sulfates d'une part, et les sels sodiques et terreux de l'autre, se présentent dans des proportions si rapprochées qu'on ne sait où classer ces eaux, parmi les sulfatées ou les bicarbonatées, parmi les calcaires ou les sodiques.

Mais une des grandes difficultés de la classification chimique, c'est l'imperfection et l'incertitude qui règnent encore au sujet de la constitution chimique elle-même des eaux minérales. Il y a donc nécessairement quelque chose de transitoire dans le classement de ces eaux, et quelques-unes d'entre elles devront être déplacées à mesure que des analyses plus complètes viendront à rectifier leur composition.

Nous suivrons, dans ces leçons, la classification adoptée par l'*Annuaire*, sauf quelques légères modifications qu'il nous a paru utile d'y introduire. On voudra bien se reporter, à ce propos, aux tableaux de la page 21, qui suffiront eux-mêmes pour donner une idée précise de la manière dont cette classification s'est trouvée établie.

« Comme dans tous les mélanges qui peuvent résulter de l'action de causes diverses, les éléments qui ont été énumérés sont loin d'avoir tous, dans les eaux minérales, une égale importance. Il faut, pour les classer chimiquement, tenir compte seulement de ceux de leurs éléments que leur abondance permet de considérer comme essentiels ; ceux-là se réduiront à deux bases : la soude et la chaux, qui entraîne, pour ainsi dire, avec elle la magnésie ; et à quatre acides : l'acide carbonique, l'acide chlorhydrique, les acides sulfhydrique et sulfurique.

» Si l'on considère que les bases que nous venons de citer, et qui accompagnent habituellement ces acides dans les eaux minérales, n'y sont que par suite de l'action de ces acides eux-mêmes sur des minéraux décomposables, on est conduit, lorsqu'on se place au point de vue purement chimique, à établir les grandes divisions dans les eaux minérales, d'après la nature de l'élément acide dominant. D'où résultent trois grandes classes, suivant que cet acide dominant est l'acide *carbonique*, l'un des deux acides du *soufre* ou l'acide du *chlore*, c'est-à-dire que les sels dominants sont des *carbonates*, des *sulfures* ou *sulfates*, ou des *chlorures*.

» On voit de suite que les deux sous-divisions, dans chacune de ces trois grandes coupures, s'établissent par la prédominance de la soude, base alcaline, ou des bases terreuses, chaux et magnésie; enfin, comme le protoxyde de fer se trouve souvent associé, à la vérité en fort petites quantités, soit à l'une, soit à l'autre de ces sous-divisions, on créerait dans chacune d'elles un groupe correspondant (1). »

Il y a deux points à propos desquels nous nous séparons de l'*Annuaire* dans la classification qui vient d'être exposée.

Nous avons expliqué plus haut pourquoi nous n'acceptions pas le rapprochement proposé dans cet ouvrage, entre les eaux sulfurées et les eaux sulfatées (2).

Quant aux eaux ferrugineuses, nous avons également jugé à propos d'en faire une classe à part au lieu de n'y voir qu'une subdivision des bicarbonatées et des sulfatées. Si le fer ne domine jamais dans une eau minérale d'une manière absolue, il en est de même du sulfure dans la plupart des eaux sulfurées; c'est donc pour l'une et l'autre classe une question de prédominance relative, et dans laquelle la question thérapeutique est intervenue forcément.

Nous avons ajouté, quand cela nous a paru nécessaire, aux sous-divisions établies sur la prédominance des bases sodiques ou terreuses, une division d'eaux *mixtes*, alors qu'il était impossible de signaler une base dominante. Il nous a paru également convenable de séparer dans la classe des chlorurées sodiques, certaines eaux que caractérise en même temps la qualité *sulfureuse*, et dans les ferrugineuses, certaines eaux où le *manganèse* tient auprès du fer une place importante.

---

(1) *Annuaire des eaux de la France,* p. 322.
(2) Voy. page 26.

Nous admettons donc cinq classes d'eaux minérales partagées elles-mêmes en douze sous-divisions.

EAUX SULFURÉES, sodiques, calcaires.
— CHLORURÉES, sodiques, sodiques sulfureuses.
— BICARBONATÉES, sodiques, calcaires, mixtes.
— SULFATÉES, sodiques, calcaires, magnésiques, mixtes.
— FERRUGINEUSES, ferrugineuses, ferrugineuses manganésiennes.

Le tableau suivant présente le dénombrement des eaux minérales signalées dans l'*Annuaire*, avec l'indication précise des divisions que nous avons adoptées (1).

	Thermales.	Froides.	Total.
1. EAUX SULFURÉES (sulfurées ou sulfureuses de l'*Annuaire*)............	47	36	83
2 sous-divisions { sulfurées sodiques, — calcaires.			
2. EAUX CHLORURÉES SODIQUES (salines chlorurées de l'*Annuaire*).........	21	16	37
2 sous-divisions { chlorurées sodiques, chlorurées sodiques sulfureuses.			
3. EAUX BICARBONATÉES (acidules alcalines de l'*Annuaire*).............	31	35	66
3 sous-divisions { bicarbonatées sodiques, — calcaires, — mixtes.			
4. EAUX SULFATÉES (salines sulfatées de l'*Annuaire*).............	15	16	31
4 sous-divisions { sulfatées sodiques, — calcaires, — magnésiques, — mixtes.			
5. EAUX FERRUGINEUSES (acidules ferrugineuses de l'*Annuaire*)............	7	66	73
2 sous-divisions { ferrugineuses, ferrugineuses manganésiennes.			
	117	169	290

(1) Ce tableau ne représente que les eaux minérales de la France.

» M. Guérard, dans un rapport fort bienveillant sur une communication faite par nous à l'Académie de médecine, sous ce titre : *Plan d'un cours sur les eaux minérales*, a exprimé le regret que nous n'eussions pas fait une classe spéciale d'eaux *iodurées* et d'eaux *arseniquées*, en admettant avec nous que la considération thérapeutique ne devait pas demeurer entièrement étrangère à la classification (1). Il faudrait, pour agir ainsi, que la part que l'iode ou l'arsenic prennent à l'action thérapeutique de certaines eaux minérales, fût nettement définie, comme elle l'est pour le fer. Sous ce rapport, ainsi que sous bien d'autres, la classification des eaux minérales pourra trouver à se modifier, d'après les progrès de l'observation clinique, comme d'après ceux de l'analyse chimique.

Distribution géographique des eaux minérales.

L'arrangement des eaux minérales, dans chacune des sous-divisions qui les comprennent, demandait encore une attention particulière. On pouvait les ranger dans l'ordre de leur température, ou bien de leur proportion en principes minéralisateurs, ou bien chercher dans les détails de leur constitution quelques points de rapprochement ou de séparation.

Nous avons pensé ne pouvoir mieux faire que de suivre l'ordre géographique, tel qu'il a été proposé par l'*Annuaire*, et dont l'importance nous a paru assez considérable pour en faire le caractère le plus saillant de notre carte géographique.

Nous ne saurions trop engager les personnes qui veulent

---

(1) *Bulletin de l'Académie impériale de médecine*, t. XXI, p. 821.

étudier l'ensemble des eaux minérales, à s'attacher, après la classification chimique bien entendu, au classement géographique que nous avons suivi : ils y trouveront, entre autres avantages, un moyen mnémotechnique précieux.

Nous empruntons à l'*Annuaire* les considérations suivantes relatives à ce sujet intéressant.

« *Comment les sources se répartissent-elles ?*

» En ce moment, nous n'avons pour but que de rechercher comment les sources se répartissent sur notre territoire. On conçoit *à priori* que la composition des sources minérales d'une contrée ne peut être indépendante de sa structure minéralogique et géologique. Si l'on peut penser, en effet, que certains éléments des eaux minérales résultent de phénomènes étrangers aux roches immédiatement sous-jacentes, on ne peut se refuser à admettre que d'autres de ces matériaux existent dans le sol qu'elles traversent, soit qu'il s'y trouvent sous la forme même qu'ils revêtent dans les eaux, soient qu'ils aient subi préalablement une transformation qui a facilité leur entraînement.

» Mais, indépendamment de ces considérations qui pourraient, jusqu'à un certain point, sembler le résultat d'idées préconçues, un simple coup d'œil jeté sur la carte des eaux minérales suffira pour se convaincre que ces sources sont loin d'être distribuées partout uniformément. Sur un millier environ de sources minérales qu'on a signalées en France, huit cents, au moins, appartiennent aux régions montagneuses, et sortent de roches d'origine ignée, ou de terrains sédimentaires qui portent, plus ou moins profondément, l'empreinte de leur action.

» Si l'on va plus loin, et qu'on examine avec quelque soin la nature prédominante des eaux de telle ou telle contrée montagneuse, on ne tarde pas à s'apercevoir que là encore il y a des préférences, et il ne sera pas difficile de voir, par exemple, que les eaux acidules sont aussi abondantes dans le massif central de la France, que les sources, dites *sulfureuses*, le sont dans la chaîne des Pyrénées.

» Les pays de plaine, à l'abri des influences anormales, ne présentent, au contraire, en général, que des sources qui, par leur température peu élevée et la nature des éléments qu'elles dissolvent, peuvent le plus souvent être considérées comme le résultat des infiltrations d'eau pluviale, chargées peut-être d'une certaine quantité d'acide carbonique, au travers des roches superficielles.

» L'étude de la distribution géographique et géognostique des sources minérales devra donc offrir un double intérêt au point de vue du fait même de leur inégale répartition, et de la prépondérance de tel ou tel élément dans les eaux de telle ou telle région particulière.

» De ce double point de vue il résulte que, pour diviser un territoire comme celui de la France en un certain nombre de régions caractérisées par leur hydrologie minérale, on devra, non-seulement tenir compte des principales conditions orographiques et géognostiques de chaque contrée, mais aussi s'éclairer, pour le but spécial qu'on veut atteindre, des résultats fournis par la chimie sur la nature même de ses sources minérales. Ainsi, la carte qui résumerait ces données, bien que basée sur la géologie, pourra, dans ses grandes circonscriptions, différer notablement des limites qui seraient posées au point de vue purement géologique (1). »

C'est dans cet esprit qu'ont été tracées, sur la carte des eaux minérales, les huit grandes divisions que l'on peut caractériser par les noms suivants :

Iʳᵉ RÉGION. — *Massif central de la France.* — Il faut en-

---

(1) *Annuaire des eaux de la France*, introduction, p. LIV.

tendre, par la dénomination de massif central de la France, la vaste protubérance à base granitique, percée par des porphyres secondaires et des roches volcaniques, et parsemée, surtout vers ses bords, de lambeaux de terrains sédimentaires, particulièrement de terrain houiller, qui s'étend du nord au sud, d'Avallon au Vigan ou plutôt à Lodève, et de l'est à l'ouest, entre le Rhône et Montrond ou Confolens. Cette grande gibbosité, dont le pied disparaît de tous côtés sous des terrains plus modernes, joue un rôle important dans l'hydrographie de la France, et doit à sa position remarquable de partager ses eaux entre les trois mers qui baignent nos côtes. Elle n'est pas moins bien caractérisée par ses sources minérales. Elle comprend les départements suivants:

Allier,
Ardèche,
Aveyron,
Cantal,
Corrèze,
Creuse,
Gard,

Loire,
Loire (Haute-),
Lozère,
Nièvre,
Puy-de-Dôme,
Rhône.

IIe RÉGION. — *Groupe des Pyrénées.* — Le groupe des Pyrénées, qui forme avec le précédent les deux principaux gisements des sources minérales de la France, est aussi nettement caractérisé. Il se compose : 1° de la chaîne des Pyrénées dont l'axe est formé de roches cristallines et de terrains anciens, tandis que les formations sédimentaires plus modernes en garnissent les flancs ; 2° de deux appendices qui, des deux extrémités de la chaîne, s'avancent vers le nord-est. Il comprend les départements suivants :

Ariége,
Aude,
Garonne (Haute-),
Gers,
Hérault,

Landes,
Pyrénées (Basses-),
Pyrénées (Hautes-),
Pyrénées-Orientales.

III⁰ RÉGION. — *Groupe des Alpes et de la Corse.* — Les Alpes, moins fécondes que les Pyrénées en sources minérales, en présentent néanmoins de très importantes, soit dans l'intérieur de notre territoire, soit à peu de distance en dehors de ses limites. En effet, la Savoie et la Suisse se rattachent naturellement à cette région. Dans les Alpes, le gisement des sources minérales paraît, au premier abord, présenter des circonstances fort différentes de celles qui appartiennent aux deux premiers groupes. A peine si l'on en pourrait citer quelques-unes dans les vastes massifs de roches primitives qui, parallèlement à deux directions principales, forment l'axe des chaînes alpines. Toutes ou presque toutes sortent de terrains stratifiés, depuis le lias jusqu'au terrain tertiaire. Il n'en est qu'un petit nombre, situées à peu de distance de la limite entre les terrains sédimentaires et les roches ignées (*Allevard, Louesche*), ou dans le voisinage des anhydrites et des gypses provenant de l'altération des calcaires (*Saint-Servan*), à l'origine desquelles l'action des roches plutoniques ne semble pas étrangère. Quant à la Corse, cette influence est plus manifeste encore, car toutes les eaux minérales de cette île sourdent des granites ou des schistes talqueux dans leur voisinage.

Cette région comprend les départements suivants :

Alpes (Basses-),   Drôme,
Alpes (Hautes-),   Isère,
Bouches-du-Rhône,   Vaucluse.
Corse,

IV⁰ RÉGION. — *Jura, collines de la Haute-Saône et Vosges.* — Ce groupe renferme trois régions très distinctes par leur orographie comme par la nature des terrains qui les composent. Le trait dominant est le double relief des Vosges et de la Forêt-Noire, placé symétriquement des deux côtés de la grande vallée du Rhin, et formé d'un axe granitique sur lequel s'appuient successivement les diverses formations du trias : ce massif, terminé par les collines de la Haute-Saône, se sépare assez nettement des terrains oolithiques qui l'entourent à l'ouest et au sud, et vont former dans cette dernière direction la chaîne recourbée du Jura, bordant comme un amphithéâtre la plaine suisse ; enfin, entre cette chaîne et le Rhône s'étend la Bresse qui, de Gray à Valence, forme un plan légèrement incliné. C'est encore à cette région que doivent se rattacher les eaux minérales qui jaillissent de l'autre côté du Rhin sur les flancs du Taunus dans le duché de Nassau, la Hesse-Électorale, etc.

Départements compris dans ce groupe :

Ain,
Côte-d'Or,
Doubs,
Jura,
Haute-Marne,
Meurthe,

Moselle,
Rhin (Haut-),
Rhin (Bas-),
Saône (Haute-),
Saône-et-Loire,
Vosges.

V⁰ Région. — *Ardennes et Hainaut*. — La presque totalité des sources comprises dans ce groupe sont étrangères à la France. Plusieurs sources célèbres, *Seltz, Spa, Aix-la-Chapelle*, font partie de ce groupe ; elles sourdent toutes du terrain de transition et du terrain houiller.

Cette région ne comprend qu'un département :

Ardennes.

VIᵉ Région. — *Massif du Nord-Ouest*. — Ce groupe occupe tout le nord-ouest de la France, c'est-à-dire la région accidentée qui comprend la Vendée, la Bretagne et une partie de la Normandie : sa surface est limitée du côté de la mer, par la ligne des côtes, des Sables d'Olonne à l'embouchure de la Vire, et, du côté du continent, par une ligne peu accidentée qui court de l'est à l'ouest, des Sables d'Olonne à Parthenay ; du nord au sud, de ce dernier point à Angers ; du sud-ouest au nord-est, d'Angers à Alençon ; enfin, du sud-est au nord-ouest, d'Alençon à Isigny. Sa constitution géologique est extrêmement remarquable, car elle est uniquement composée de roches cristallines auxquelles on donne vulgairement le nom de primitives, granites, syénites, diorites, schistes talqueux ou micacés, et des terrains sédimentaires les plus anciens. Ceux-ci forment, en général, le centre du massif, tandis que les formations cristallines occupent plutôt les deux bords extérieurs et se rapprochent de la baie de Douarnenez, en resserrant de plus en plus les terrains de transition, de manière à leur donner la forme d'un coin.

Cette région comprend les départements suivants :

Calvados,   Maine-et-Loire,
Côtes-du-Nord,   Mayenne,
Loire-Inférieure, Orne.

VIIe et VIIIe Régions. — *Régions de plaines.* — Sous ce nom se trouve comprise toute la partie de notre territoire qui ne présente pour accident orographique que de simples collines, dont la hauteur atteint rarement 300 m. d'élévation, et qui ne renferme pas de terrains plus anciens que le lias. Cette grande étendue enchâsse réellement plus de la moitié de la superficie de la France ; nous n'en indiquerons pas les limites : il suffit de dire qu'elles suivent le pied de tous les massifs plus ou moins élevés que nous avons décrits séparément ; mais une circonstance très intéressante dans sa disposition, c'est qu'elle se divise naturellement en deux régions placées l'une au nord, l'autre au sud du plateau central, et séparées entre elles par une sorte de col, formé de terrains jurassiques, qui relie les deux pointes avancées des massifs granitiques de la Vendée et du Limousin. Au nord-est de ce petit bombement s'étendent les plaines arrosées par la Loire moyenne, la Seine, la Somme, l'Escaut; au sud et au sud-ouest, les bassins de la Charente, de la Gironde et de l'Adour.

Ces deux régions comprennent les départements suivants :

Plaines du nord.

Aisne,   Pas-de-Calais,
Aube,   Sarthe,
Loir-et-Cher.   Seine,
Loiret,   Seine-Inférieure,
Marne,   Seine-et-Marne,
Nord,   Seine-et-Oise,
Oise,   Sèvres (Deux-),
Orne,   Vienne.

Plaines du midi.

Dordogne,   Lot-et-Garonne,
Gironde,   Tarn.
Lot,

Le tableau suivant, que nous ajoutons aux renseignements géographiques empruntés à l'*Annuaire*, donnera une idée précise de la manière dont les diverses classes d'eaux minérales se partagent dans les régions hydrologiques de la France. Il sera surtout significatif, si l'on veut bien remarquer la parenté qui existe entre les bicarbonatées sodiques et les bicarbonatées calcaires, d'une part, et de l'autre entre les eaux sulfurées et les eaux sulfatées, malgré la distance à laquelle nous avons cru devoir placer ces deux dernières classes l'une de l'autre.

Nous allons successivement passer en revue les différentes classes d'eaux minérales, dans l'ordre suivant :

			EAUX bicarbonatées					
Régions.	Sulfurées.	chlorurées.	sodiques.	calcaires.	sulfatées.	ferrugineuses.	Total.	Température moyenne.
1re	3	6	35	18	3	12	77	32°,4
2e	33	10	»	5	11	12	71	38°,4
3e	36	3	»	5	2	5	51	37°,8
4e	2	17	1 (1)	2	4	9	35	33°,8
5e	»	»	»	»	»	1	1	froide.
6e	»	»	»	»	1	12	13	froide.
7e	7	1	»	»	7	19	34	froide.
8e	2	»	»	»	3	3	8	froide.
	83	37	36	30	31	73	290	

CINQUIÈME LEÇON.

ÉTUDE DES CLASSES PARTICULIÈRES D'EAUX MINÉRALES.

Nous allons successivement passer en revue les différentes classes d'eaux minérales, dans l'ordre suivant :

1re CLASSE. Eaux sulfurées. . . . { 1re division. . sodiques.
            { 2e — . . calciques.

2e CLASSE. Eaux chlorurées. . . { 1re — . . sodiques.
            { 2e — . . sodiques sulfureuses.

3e CLASSE. Eaux bicarbonatées . { 1re division. . sodiques.
            { 2e — . . calcaires.
            { 3e — . . mixtes.

4e CLASSE. Eaux sulfatées. . . . { 1re division. . sodiques.
            { 2e — . . calcaires.
            { 3e — . . magnésiennes.
            { 4e — . . mixtes.

5e CLASSE. Eaux ferrugineuses . { 1re division. . ferrugineuses.
            { 2e — . . ferrugineuses manganésiennes.

(1). C'est la source de *Plombières*, que les analyses de MM. O. Henry et Lhéritier, postérieures à la publication de l'*Annuaire*, ne permettent pas de laisser parmi les eaux *bicarbonatées sodiques*.

Je commencerai par vous faire l'histoire générale des classes ou des divisions, en ne m'arrêtant qu'aux faits qu'il vous importe surtout de connaître. Cette histoire, fort compliquée pour les eaux sulfurées, sera plus simple pour les classes suivantes. Elle sera suivie de l'énumération des différentes sources qui appartiennent à chaque classe ou à chacune de ses divisions.

Cette énumération comprendra, outre l'analyse chimique, quelques détails pratiques sur les eaux minérales importantes; la simple analyse de celles qui n'offrent comme station thermale qu'un intérêt secondaire; une simple mention enfin d'un certain nombre d'eaux minérales qui ne sont pas utilisées médicalement, ou sur lesquelles il n'y aurait aucun avantage à arrêter votre attention. Il est bien entendu que nous réservons pour la seconde partie de cet ouvrage toute appréciation thérapeutique.

Nous avons suivi, dans l'étude des diverses stations thermales, l'ordre géographique indiqué par l'*Annuaire*, et que nous avons exposé dans la leçon précédente.

PREMIÈRE CLASSE D'EAUX MINÉRALES.

EAUX SULFURÉES.

(Eaux SULFURÉES OU SULFUREUSES de l'*Annuaire*.)

Dans ces eaux, le principe caractéristique, le *sulfure*, existe en faible proportion, et sous une forme protéique imparfaitement définie encore par les chimistes, et tellement fugace, qu'il disparaît avec la plus grande facilité.

Ces eaux possèdent, à côté de leur principe sulfureux, d'autres principes qui, si l'on en tenait compte, les rattacheraient à telle ou telle classe d'eaux minérales. Aussi certaines eaux sont-elles classées, par les uns, dans les sulfurées, par les autres, ailleurs, parmi les alcalines ou les salines.

Cette étude réclame donc une attention particulière, et surtout cette notion : que les eaux sulfurées sont caractérisées, hydrologiquement parlant, par l'existence plutôt que par la prédominance d'un principe sulfureux, et en même temps par l'absence d'aucun autre principe assez notable pour pouvoir servir à les caractériser. Nous appelons ces eaux *sulfurées*, pour indiquer qu'elles sont caractérisées par la présence d'un sulfure. La dénomination d'eau *sulfureuse*, beaucoup plus générale, signifie qu'une eau minérale renferme un principe sulfureux sous une forme quelconque. Les eaux *sulfurées* sont concentrées dans cette classe. Mais nous rencontrerons dans d'autres classes, des eaux *sulfureuses*.

Les eaux sulfurées se divisent en :

Eaux sulfurées *sodiques*, eaux sulfurées *calciques*.

Cette division, sur laquelle a surtout insisté M. Fontan, qui lui avait imposé la désignation de :

Eaux sulfurées *naturelles*,

Eaux sulfurées *accidentelles*,

a sans doute été exagérée dans ses conséquences et dans sa signification par ce savant. Aussi les assertions et les conclusions formulées par lui ont-elles été généralement contredites, bien que les faits qui leur servent de base ne soient pas moins généralement acceptés.

Ce qu'il y a de certain, c'est que, quelle que soit leur origine respective, ces deux groupes présentent chacun un ensemble de caractères très formels.

La place que tiennent, dans l'histoire des eaux sulfurées, les travaux de M. Fontan, nous fait un devoir d'exposer ici les principales opinions de notre confrère, sur ce sujet encore imparfaitement élucidé.

La théorie de M. Fontan suppose que :

Dans les eaux sulfureuses *naturelles (sulfurées sodiques)*, le principe sulfureux se forme par composition ou réunion de ses éléments, dans la roche primitive où il n'existe pas de matières organiques.

Dans les eaux sulfureuses *accidentelles (sulfurées calciques)*, ce sont de sources d'origine saline (sulfatées) qui deviennent sulfureuses par leur décomposition, en passant au travers de substances organiques en putréfaction ou en décomposition, en général des tourbes.

Voici le tableau des caractères distinctifs de ces deux sortes d'eaux sulfureuses, tel qu'il a été dressé par M. Fontan (1).

Eaux sulfureuses naturelles (sulfurées sodiques).	*Eaux sulfureuses accidentelles (sulfurées calciques).*
1. Terrains primitifs, ou limite des terrains primitifs et de transition.	1. Terrains de transition, secondaires ou tertiaires.
2. Isolées.	2. Voisines de sources salines.
3. Très peu de substances salines.	3. Quantité notable de substances salines.
4. Gaz azote pur.	4. Acide carbonique. Hydrogène sulfuré. Traces d'azote.
5. Grande quantité de substances azotées en dissolution.	5. Pas de substances azotées, ou à peine.
6. A peine de sels calcaires ou magnésiens.	6. Sels calcaires ou magnésiens, et chlorures.
7. Sulfure ou sulfhydrate sodique.	7. Sulfure de calcium ou sulfhydrate de chaux.
8. Thermales, à moins que refroidies par des mélanges ou des circuits.	8. Froides, à moins que réchauffées par des sources voisines.

Pris dans leur ensemble, ces caractères distinctifs sont exacts : mais ils ont été trop systématisés par M. Fontan, et l'exactitude de ses assertions sur le voisinage constant de sources salines ou de dépôts organiques, et sur leur ori-

(1) Fontan, *Recherches sur les eaux minérales des Pyrénées.*

gine constante, paraît avoir été justement contestée. Ce que l'on a contesté surtout, c'est qu'il n'y ait, comme l'avait prétendu M. Fontan, d'eaux sulfurées sodiques que dans les Pyrénées ; c'est sur ce point en particulier que l'on peut reprocher à cet habile observateur de s'être montré trop systématique.

PREMIÈRE DIVISION DES EAUX SULFUREUSES.

SOURCES SULFURÉES SODIQUES.

Ce sont les plus importantes des eaux sulfurées, et les plus nombreuses, presque toutes celles des Pyrénées. Elles ont été remarquablement étudiées par MM. Fontan, Filhol et Astrié.

Ces sources sont thermales, en général, à un haut degré, et leur sulfuration est ordinairement en raison de leur température.

La plupart ont de 30 à 45°. Quelques-unes, comme à *Ax*, à *Luchon*, atteignent 60 et même 70°.

Elles n'exhalent d'odeur sulfureuse que par suite de leur décomposition par l'air ou les acides. A leur émergence même, elles n'exhalent que de l'azote ; et ce gaz peut être considéré comme étranger à leurs propriétés thérapeutiques.

L'intensité de leur odeur sulfureuse n'est pas en rapport avec leur richesse en soufre, mais avec la rapidité suivant laquelle elles se décomposent.

Limpides à leur issue, elles ne tardent pas à louchir.

Il est difficile de définir exactement la composition de ces eaux.

D'abord elles renferment très peu de matières : ainsi de 15 à 50 centigrammes seulement par litre, et cela se divisant, par exemple dans les eaux de *Luchon* (Filhol), en 20 substances, 18 sels, du gaz sulfhydrique libre et de la matière organique.

Encore nous trouvons-nous, pour surcroît de difficultés, vis-à-vis d'analyses qui diffèrent les unes des autres; et vis-à-vis de mutations successives que ces eaux subissent dès qu'elles sont au contact de l'air.

Si nous n'essayons pas de réduire ces conditions de composition à quelques principes en petit nombre, il nous sera impossible de vous en présenter, et à vous d'en conserver quelque idée un peu précise.

Ainsi, Longchamps admettait dans ces eaux la soude à l'état caustique; — Anglada, à l'état de carbonate; — M. Fontan, qui nie qu'il y ait des carbonates, la croit surtout à l'état de silicate; — M. Filhol trouve des traces de carbonate de soude, et unit la soude à tous les acides qui se trouvent dans ces eaux, carbonique, sulfurique, hyposulfurique, etc.

M. Fontan estime que le principe sulfureux existe à l'état de sulfhydrate de sulfure de sodium; — M. Filhol, de monosulfure de sodium.

Prenons, parmi ces dissidences, ce qui paraît certain, et ce qu'il nous importe de savoir.

Ces eaux sont alcalines. Le principe qui domine dans leur alcalinité est la *soude*, d'où le nom de *sulfurées sodiques*.

La soude y existe en combinaison avec des acides, surtout sulfurique et silicique. Il y a, en outre, du chlorure et du sulfure de sodium; et nous vous ferons remarquer, dans l'analyse des eaux de Luchon, par M. Filhol, que le chlorure de sodium, qui est compté pour rien dans la caractéristique de ces eaux, est en proportion un peu plus élevée que le sulfure de sodium, qui leur sert lui-même de caractéristique.

Voilà donc la soude qui constitue la base essentielle de ces eaux ; ajoutons-y un peu de fer, de potasse, de chaux, de magnésie, etc., mais en quantité infiniment petite.

Le principe sulfureux est le *sulfure de sodium.* Il ne se rencontre lui-même qu'en faible proportion, 0,0508 (Filhol), *à Luchon.*

Mais il ne faut pas considérer ce corps, le *sulfure de sodium,* en tant que composé fixe : dès qu'il se trouve en contact avec l'air atmosphérique, il se décompose, et de sa décomposition, sans doute, résulte une partie au moins de son activité thérapeutique.

Voyons en quoi consiste cette décomposition.

Les éléments de cette décomposition existent et dans l'air et dans l'eau elle-même.

L'oxygène de l'air et la silice de l'eau y jouent le principal rôle.

La silice, qui se rencontre dans presque toutes les eaux minérales, et qui est généralement négligée dans leur appréciation, acquiert ici une importance toute particulière, par l'influence indirecte qu'elle peut exercer sur leurs propriétés thérapeutiques. Elle existe en proportion notable, variable, du reste, dans les eaux sulfurées sodiques.

M. Fontan croit que le silicate de soude préexiste dans ces eaux dès leur origine. M. Filhol pense que l'acide silicique est emprunté par l'eau minérale aux granits qu'elle traverse. Or, s'il s'y trouve de l'acide silicique en excès, celui-ci s'empare de la soude et dégage de l'hydrogène sulfuré.

Mais c'est surtout de l'air que provient l'altération de ces eaux. Ainsi de l'eau sulfureuse aurait pu parcourir à Luchon 180 mètres tout à l'abri de l'air, sans aucune altération (Filhol).

Ces altérations consistent essentiellement dans le dégagement de l'hydrogène sulfuré, et dans le changement du sulfure de sodium en polysulfure et hyposulfite.

Ces décompositions se font différemment, suivant le mode de contact avec l'air, et un peu suivant que l'eau renferme plus ou moins de silice. Or, ces eaux sont siliceuses à des degrés assez différents.

Ainsi, l'oxygène de l'air aidant, l'acide silicique, pour peu qu'il se trouve en excès, s'emparera d'une portion de la soude du sulfure, il en résultera d'abord un polysulfure; puis ce polysulfure laissera dégager son excès de soufre à l'état d'hydrogène sulfuré.

L'acide carbonique de l'air en se dissolvant dans l'eau, et en faisant du carbonate de soude, déterminera le même résultat.

Quelquefois l'hydrogène sulfuré à peine mis à nu, se redissout et forme encore un polysulfure.

Ou bien encore, sous l'influence de la dissolution de l'oxygène de l'air, il se forme du sulfite, puis de l'hyposulfite, et le principe sulfureux peut disparaître entièrement ainsi, et l'on finit par ne plus trouver que du sulfate de soude.

Ainsi : transformation du sulfure de sodium en polysulfure, en sulfite et hyposulfite, et dégagement successif et à mesure de ces transformations, du principe sulfureux en hydrogène sulfuré, voilà les altérations principales que subissent ces eaux et qu'il faut connaître.

Mais ces eaux, bien qu'offrant toutes une grande analogie de constitution, ne s'altèrent pas toutes de la même manière. Il y a des eaux dans lesquelles le principe sulfureux est moins stable que dans d'autres.

En général, quand la soude du sulfure venant d'être prise par l'acide silicique ou l'acide carbonique, le monosulfure passe à l'état de polysulfure, l'eau minérale prend une teinte un peu jaune due à la présence de ce dernier.

Mais il y a certaines eaux qui présentent à la suite un nouveau phénomène, assez célèbre aux Pyrénées, c'est le *blanchîment*. Ce phénomène s'observe seulement à *Luchon* et à *Ax*.

Ces mêmes eaux présentent en même temps cette circonstance qu'elles laissent déposer du soufre sur les parois de leurs réservoirs et de leurs conduits.

Ce soufre, qui provient de ce que l'hydrogène sulfuré dégagé est décomposé par l'oxygène de l'air en soufre et eau, annonce que le dégagement de cet hydrogène sulfuré, c'est-à-dire la décomposition de l'eau sulfureuse, s'opère plus vite dans ces eaux que dans les autres. A quoi tient cette plus rapide décomposition des eaux de *Luchon* et d'*Ax*? C'est, suivant M. Filhol, parce que ces eaux contiendraient davantage d'acide silicique, lequel est un des principaux éléments de cette décomposition.

Quant au blanchîment lui-même, il tiendrait, suivant M. Filhol, à la suspension dans l'eau, de soufre très divisé et d'un excès d'acide silicique, plus un peu de silicates de chaux, de magnésie, d'alumine, insolubles, contenus dans l'eau de la source mêlée à l'eau sulfureuse. Car ce mélange avec une certaine source paraît une des conditions du blanchîment (1).

Je suis entré dans ces détails fort arides, pour vous donner une idée des altérations que subissent les eaux sulfurées et des modifications qu'elles éprouvent.

Maintenant, ces altérations elles-mêmes peuvent-elles être utilisées pour la thérapeutique?

En effet, il y a à considérer à ce sujet et la proportion du principe sulfureux existant actuellement dans une eau minérale et la forme sous laquelle existe ce principe.

---

(1) *Eaux minérales des Pyrénées*, p. 329.

Ce dernier point est tout à fait important, car il semblerait dominer la question de la proportion absolue du principe sulfureux.

Les eaux sulfurées calciques contiennent en général plus de sulfure que les eaux sulfurées sodiques : mais il n'en faudrait pas conclure qu'elles fussent pour cela plus actives, à titre de sulfureuses même, que les dernières ; car si le sulfure de sodium est plus actif que le sulfure de calcium, ce sera l'inverse qui aura lieu.

Si vous preniez un bain dans une eau sulfureuse, *Luchon*, par exemple, qui n'aurait, s'il était possible, subi aucune altération de la part de l'air, vous prendriez un bain dans une solution de sulfure de sodium.

Mais si cette eau a subi les altérations que le simple contact de l'air, que l'agitation, etc., y déterminent, l'hydrogène sulfuré se dégage, et vous prenez un bain d'hydrogène sulfuré, et dans l'eau où vous êtes plongé, et dans l'air que vous respirez. Voici déjà une nouvelle condition médicamenteuse, peut-être plus active.

Mais si cette eau a subi une série d'altérations, elle est réellement affaiblie ; les sources de l'hydrogène sulfuré se sont amoindries ; vous ne trouverez plus que des sulfates et des hyposulfites ; plus tard, vous ne trouverez presque plus de principe sulfureux.

Ainsi dans les eaux blanchies de *Luchon*, et il n'y a qu'un certain nombre des sources de Luchon qui offrent ce phénomène, vous vous trouvez probablement dans un bain de soufre divisé. Ce sont des bains beaucoup plus doux, et qui sont utilisés dans des cas donnés.

Mais il se peut que la forme subie par les sulfures altérés et décomposés leur donne, au contraire, plus d'activité.

Ainsi pour les piscines de *Baréges* : quand l'eau arrive dans les piscines de *Baréges*, non-seulement elle a parcouru un long trajet, mais elle a passé par les baignoires. Elle est donc très affaiblie en principe sulfureux. Mais celui-ci est passé à l'état de polysulfure, et l'eau a pris une teinte légèrement jaunâtre qui en est l'indice (Filhol) ; et il faut admettre que ce polysulfure lui rend des propriétés nouvelles. En effet, ces piscines de *Baréges* sont fort actives. Cependant, il est très remarquable que l'affaiblissement en quelque sorte indéfini du principe sulfureux ne paraisse point toujours affaiblir l'action thérapeutique de ces eaux. M. Filhol parle de ces eaux que l'on appelle eaux sulfureuses dégénérées, parce que le sulfure de sodium y a fait place à du carbonate, à de l'hyposulfite, à du sulfite et à du sulfate de soude, et qui existent en certain nombre dans les Pyrénées, surtout dans les Pyrénées-Orientales. « Ces eaux, dit-il, ne possèdent plus ni l'odeur ni la saveur des eaux sulfureuses, et pourtant l'expérience montre qu'elles agissent comme si elles contenaient encore une combinaison de soufre analogue à celle qui existe dans les précédentes (1). » Nous verrons plus loin qu'il existe en Suisse une eau sulfatée et non point sulfurée, celle de *Weissembourg*, qui paraît agir dans les maladies de l'appareil respiratoire tout à fait à la manière des eaux sulfureuses. Il y a là matière à beaucoup de réflexions, et surtout d'observations précises dirigées dans ce sens.

On voit combien est délicate cette appréciation des eaux sulfureuses.

Le médicament varie à chaque instant, et ces variations sont de nature à troubler les applications pratiques, et à tromper dans les appréciations thérapeutiques.

Ces détails sont surtout du ressort de la pratique locale. Mais il fallait bien que vous les connussiez.

---

(1) *Eaux minérales des Pyrénées*, p. 58.

Les eaux sulfurées sodiques renferment encore une matière dont il faut tenir compte : c'est une matière organique, qui se rencontre aussi dans d'autres eaux, en quantités énormes à *Néris*, en certaine quantité dans quelques sources de *Vichy*, mais qui appartient si spécialement aux eaux sulfureuses, qu'Anglada prétendait que toutes les eaux qui en offraient, avaient dû être sulfureuses à une certaine époque.

Nous n'avons qu'à renvoyer aux détails que nous avons donnés sur ce sujet, dans un chapitre précédent : ils renferment ce que vous avez surtout besoin de savoir au sujet de la matière organique des eaux sulfureuses.

On appelle *sulfhydrométrie* un procédé de mensuration du principe sulfureux contenu dans une eau minérale, procédé inventé par Dupasquier.

La sulfhydrométrie consiste dans l'emploi d'une solution alcoolique d'iode, titrée avec soin, qu'on verse au moyen d'une burette graduée dans un volume déterminé d'eau sulfureuse, après avoir ajouté à cette eau un peu de colle d'amidon ; le terme de l'opération est indiqué par la couleur bleue que prend le liquide, quand l'élément sulfureux qu'elle renfermait a été décomposé. L'iode s'étant substitué au soufre qui faisait partie soit du sulfure de sodium, soit de l'acide sulfhydrique contenu dans l'eau sulfureuse, la quantité de soufre est l'équivalent de la quantité d'iode qui a été employée (1).

(1) M. Maxwell-Lyte a récemment proposé le procédé suivant : « Le moyen que je propose d'employer est de précipiter le soufre, à l'état de sulfure d'argent, au moyen de l'hyposulfite double d'argent et de soude dissous dans un excès d'hyposulfite de soude. Ce réactif se prépare en dissolvant le chlorure d'argent dans une solution d'hyposulfite de soude, où il se conserve bien pendant longtemps, surtout avec addition d'une ou de deux gouttes d'ammoniaque. On a déjà proposé d'employer le nitrate d'argent dissous dans un grand excès d'ammoniaque. Mais, dans ce cas, les

Je n'ai point à vous entretenir de la valeur chimique de ce procédé, d'une grande précision et d'une exécution très facile, et partout mis en usage, bien qu'il ne soit pas à l'abri de toute objection. Vous trouverez d'ailleurs dans les *Annales de la Société d'hydrologie médicale*, une très savante discussion sur la sulfhydrométrie (1).

Mais je dois vous avertir au sujet de la signification que l'on peut donner aux résultats sulfhydrométriques. On est assez dans l'habitude de présenter le chiffre sulfhydrométrique comme représentant la valeur médicale relative d'une eau minérale sulfureuse, c'est-à-dire sa valeur comparée aux autres eaux de même nature.

Ceci n'est pas exact. Ce n'est pas la proportion absolue d'un principe chimique quelconque, mais bien la manière dont il est accompagné, c'est-à-dire l'ensemble dont il fait partie, qui assigne à une eau minérale ses applications ou établit son efficacité. Vous vous habituerez donc à ne point mesurer la valeur d'une eau minérale au chiffre de ses principes minéralisateurs, et, pour emprunter un exemple, sur un autre terrain, à des eaux bien connues, vous ne direz pas que *Vichy* vaut mieux qu'*Ems*, parce que *Vichy* renferme environ le double de principes minéralisateurs, et en particulier de bicarbonate de soude.

Cette observation doit nécessairement s'appliquer surtout aux eaux sulfurées, alors que le principe qu'il s'agit de mesurer est essentiellement mobile et altérable. Qu'importe

---

iodures qui peuvent s'y trouver se précipiteront, et si l'excès d'ammoniaque n'est pas assez grand, ou si l'eau contient de l'acide carbonique, les chlorures et les bromures se précipiteront aussi ; et s'il s'y trouve, comme presque toujours, des matières organiques, elles se précipiteront aussi, surtout au contact de la lumière ou avec la chaleur, si la source est chaude (*Répertoire de pharmacie*, novembre 1856, p. 177).

(1) *Annales de la Société d'hydrologie médicale de Paris*, t. I, p. 157, 162 et 190.

qu'une source présente à son griffon quelques degrés de sulfuration de plus qu'une autre, si, plus altérable qu'elle, elle doit, au bout de peu d'instants, avoir perdu plus que ces excédants. Et, d'ailleurs, l'importance à accorder à de pareilles mesures ne diminue-t-elle pas encore par ce fait, que le degré précis d'activité thérapeutique des eaux sulfurées n'est pas même en rapport précis avec la rapidité de cette altération ou l'intégrité de leur composition sulfureuse (1).

STATIONS THERMALES SULFURÉES SODIQUES.

Les eaux sulfureuses sont très inégalement partagées en France. Elles occupent, à peu près exclusivement, la deuxième et la troisième région, les eaux sulfurées sodiques dans les Pyrénées, les eaux sulfurées calciques dans la troisième région et disséminées en fort petit nombre encore ailleurs. Mais cette distribution ne paraît pas aussi exclusive que l'avait exprimé M. Fontan, qui n'admettait pas d'eaux sulfurées calciques en dehors des Pyrénées.

Nous devons faire remarquer qu'il règne une grande confusion dans la partie analytique de l'histoire de ces eaux minérales. Les analyses faites par des chimistes différents, et surtout à des époques différentes, donnent presque toujours des résultats fort peu concordants. La séparation même des eaux en sodiques et en calciques est fort difficile à établir [avec quelque précision : il est probable qu'une

---

(1) M. Filhol a en outre reconnu, après plusieurs centaines d'essais sulfhydrométriques des sources de *Luchon*, que « Le degré sulfhydrométrique de chaque source n'est pas constant; l'étendue des oscillations que présente la richesse de l'eau varie avec chaque source, elle est considérable pour quelques-unes d'entre elles. Les variations accusées par le sulfhydromètre paraissent se lier à celles du baromètre, des saisons, à la fonte des neiges, etc. » (*Eaux minérales des Pyrénées*, p. 247.)

connaissance plus certaine de la constitution de ces eaux minérales amènera à la rectifier en quelque chose.

PREMIÈRE RÉGION.

SAINT-HONORÉ (NIÈVRE) (1).

Température .... 32°.

	lit.		
Acide sulfhydrique libre....	0,070	Sulfate de soude..........	0,132
— carbonique libre.	1/9 du vol.	— de chaux..........	0,032
Azote	} indét.	Chlorure de sodium........	0,300
Trace d'oxygène........		— de potassium évalué .	0,005
	gr.	Iodure alcalin.......... }	traces
Bicarbonate de chaux.... }	0,098	Lithine .... }	
— de magnésie........ }		Oxyde de fer et matière organique.................	0,007
— de soude et de potasse...	0,040	Manganèse...............	indices
Silicate de potasse....... }	0,034	Matière organique....... }	indét.
— de soude........ }		Glairine rudimentaire ... }	
— d'alumine.........	0,023		0,674
Sulfate alcalin............	0,003	(O. Henri, 1851.)	

Ces eaux minérales, découvertes depuis quelques années seulement, et dont l'installation, encore fort imparfaite, promet de se compléter bientôt, sont dignes de fixer l'attention, pour leur situation au centre de la France, et loin de toute autre station thermale de même nature.

Nous devons faire remarquer qu'elles paraissent se rapprocher des eaux calciques, par la présence d'une proportion notable d'acide carbonique, la prédominance du chlorure de sodium, leur situation géographique ; et devant la non détermination de leur sulfure, nous les rangerions volontiers sous la même dénomination que les Eaux-Bonnes, eaux sulfurées incertaines.

(1) *Saint-Honoré* est un petit bourg situé sur la limite du Morvan, à 12 kilomètres de Moulin-Engilbert, et 40 environ d'Autun.

EAUX SULFURÉES SODIQUES.

BAGNOLES (LOZÈRE) (1).

Température............ 45°

Azote................	} indét.	Sulfate de soude anhydre...	0,0890
Acide carbonique		Chlorure de sodium........	0,1428
— hydrosulfurique....	gr. 0,0027	— de potassium.....	0,0030
		Silice, alumine et oxyde de fer.................	0,0329
Bicarbonate de chaux	gr. 0,0684	Arsenic.................	traces
— de magnésie........	traces.	Matière organique azotée, soluble et insoluble......	0,0358
— de soude anhydre...	0,2265		
Sulfate de chaux.........	0,0148		0,6159

(O. Henry.)

Il y a une source très abondante, la plus chaude et la plus sulfurée, la *source Ancienne*, autour de laquelle en jaillissent plusieurs autres, moindres en température, en abondance et en sulfuration.

Les eaux de Bagnoles sont usitées en boisson, en bains, de piscine surtout, en douches, étuves et inhalation.

DEUXIÈME RÉGION.

LUCHON (HAUTE-GARONNE) (2).

Élévation .... 313^m.
Température .... 57°,60.

Source de *la Reine*.

Azote et oxygène.........		Silicate de soude.........	traces
Sulfure de sodium........	0,0508	— de chaux.........	0,0102
— de fer...........	0,0022	— de magnésie.......	0,0048
— de magnésie......	0,0028	— d'alumine........	0,0255
Chlorure de sodium.......	0,0624	Carbonate de soude.......	traces
Sulfate de potasse........	0,0092	Silice libre.............	0,0209
— de soude	0,0312	Matière organique......	non dosée.
— de chaux.........	0,0312		0,2511

(Filhol.) (3)

---

(1) *Bagnoles* est à 8 kilomètres de Mende. Mende est à 89 kilomètres du Puy, où l'on peut aller par Saint-Étienne, ou par le chemin de fer de Paris à Clermont et Issoire.

(2) De Paris à Limoges et à Toulouse, 691 kilomètres. De Toulouse à *Luchon* par Muret et Saint-Gaudens, 36 kilomètres.

(3) Filhol, *Eaux minérales des Pyrénées*, p. 265.

Luchon, situé au centre des Pyrénées, résume en quelque sorte l'ensemble des eaux sulfureuses de cette chaîne. Nous avons dit qu'il avait été l'objet principal des recherches et des études chimiques relatives aux eaux sulfurées sodiques.

La multiplicité de ses sources, qui dépasse une trentaine, offre toutes sortes de nuances de température et d'altérabilité qui permettent de les adapter à des conditions pathologiques fort différentes.

Les températures prises sur 14 sources donnent de 34 à 68 degrés (*Annuaire*).

A côté des sources sulfureuses chaudes, il y a quelques sources à basse température, salines, ferrugineuses.

Tout ce que nous avons dit de l'altérabilité des eaux sulfurées est surtout applicable à *Luchon*, et varie et multiplie ainsi ses ressources.

Voici, d'après M. Filhol, les résultats de l'analyse de l'eau prise en bains, sur 9 sources, et pour un bain de 300 grammes, amené à la température de 35° par l'addition d'une suffisante quantité d'eau froide (1).

	gr.
Sulfure de sodium	de 2,550 à 9,741
Hyposulfite de soude	de 1, 61 à 3,561
Sels alcalins (représentés par un équivalent de carbonate de soude anhydre)	de 2,550 à 9,741
Chlorure de sodium	environ 15

M. Lambron groupe ainsi qu'il suit les principales sources de *Luchon*, d'après leur *action générale sur le corps de l'homme* (2) :

---

(1) *Loc. cit.*, p. 272.
(2) Lambron, *Notice historique et médicale sur Bagnères-de-Luchon*, 1856, p. 38.

A. *Ferras, Bosquet* (1), sources *douces* et à *sulfuration légère*.

B. *La Blanche*, sources douces avec du *soufre en suspension*.

C. *Bosquet, Bordeu*, sources douces et à *sulfuration moyenne*.

D. *Richard, supérieure* et *inférieure*, sources à *sulfuration forte*, sans *action excitante marquée*.

E. *Grotte supérieure* et *inférieure*, sources *légèrement excitantes* et à *sulfuration forte*.

F. *La Reine*, source *très excitante*, quoique à *sulfuration moyenne*.

Luchon est situé dans une des parties les plus brillantes et une des vallées les plus pittoresques des Pyrénées. L'établissement thermal présente un grand développement de modes d'administration des eaux, bains très variés, douches, étuves, salles d'aspiration.

On y traite surtout les maladies de peau, la syphilis, les scrofules, les rhumatismes.

CAUTERETS (HAUTES-PYRÉNÉES) (2).

Élévation,............. 907^m.
Température............ 39°.

La Raillère.

	lit.		
Azote..............	0,004	Sulfate de soude.......	0,014317
	gr.	Chlorure de sodium.....	0,049576
Chaux.............	0,004487	Acide silicique.........	0,061097
Magnésie...........	0,000445	Barégine	
Soude caustique......	0,003396	Potasse caustique ...... } traces.	
Sulfure de sodium.....	0,019400	Ammoniaque	
			0,182718

(Lonchamps.)

Cauterets se trouve placé au centre des merveilles que la nature a rassemblées en profusion dans les Pyrénées.

Des sources fort intéressantes y sont réunies au nombre de 12. Mais ces sources se trouvent presque toutes distantes de la ville, et les unes des autres. On y a fait des établissements distincts.

---

(1) Ces noms s'appliquent en général non à une source isolée, mais à un groupe de sources.

(2) De Paris à Bordeaux, Pau, Luz, Pierrefitte et *Cauterets*, 899 kilom.

Les plus importants de ces établissements sont :

Les sources de *César* et les *Espagnols*, qui alimentent le grand établissement de la ville.

Les sources *Pause vieux* et *Pause nouveau*.

La source *Bruzaud*.

La *Raillère*.

Les eaux de *Cauterets*, assez riches en silice, s'altèrent par conséquent assez rapidement. Cependant elles dégagent peu d'hydrogène sulfuré. Leur altération consiste dans la transformation du sulfure en sulfite et hyposulfite.

Ces altérations sont mises à profit.

C'est ainsi que la source *Bruzaud*, et son établissement particulier, laquelle présente une eau fort altérée, et en outre est riche en glairine, emprunte à ces deux circonstances des qualités plus douces qui sont utilisées dans le traitement des maladies de matrice, en particulier.

Les sources de *César* et des *Espagnols* passent pour les plus fortes de *Cauterets*, et sont employées dans les scrofules, la syphilis, les rhumatismes, les maladies de peau.

Mais la source la plus célèbre de *Cauterets*, celle à laquelle *Cauterets* doit surtout sa réputation et sa spécialité, c'est la *Raillère*, à peu près exclusivement employée pour les maladies de l'appareil respiratoire, et en particulier du larynx. Cette source est moins chargée que les autres en sulfure de sodium, en chlorure de sodium et en carbonate et silicate de soude.

Il ne paraît pas exister de fer dans les eaux de *Cauterets*.

Les eaux de *Cauterets* sont utilisées en bains, en boisson surtout, et en inhalation, mais d'une manière fort imparfaite.

BARÉGES (HAUTES-PYRÉNÉES) (1).

Élévation .... 1,270ᵐ.
Température............. 45°.

	lit.		
Azote................	0,004	Chaux...............	0,002902
		Magnésie............	0,000344
	gr.	Soude caustique........	0,005100
Sulfure de sodium......	0,042100	Potasse caustique	⎫
Sulfate de soude	0,050042	Ammoniaque..........	⎬
Chlorure de sodium.....	0,040050	Barégine ou glairine....	⎭
Acide silicique.........	00,67826		0,208364

(Lonchamps.)

Baréges présente de frappants contrastes avec *Luchon*.

Quelques-uns sont purement extérieurs : tristesse de la localité; insuffisance et délabrement de l'établissement thermal.

Mais je veux parler surtout de la nature des eaux ; contraste dans l'*identité*.

Autant les eaux de *Luchon* sont altérables et changeantes, perdant incessamment leur soufre en hydrogène sulfuré, déposant une couche épaisse de soufre sur ce qui les environne, blanchissant quelquefois sous l'influence du lait de soufre qui s'y suspend; autant *Baréges* est fixe.

L'hydrogène sulfuré s'en dégage lentement; il ne s'y dépose pas de soufre; il ne se fait pas de blanchiment.

Aussi, bien que moins sulfureux que Luchon, les bains y sont presque aussi riches en sulfure de sodium ; et les piscines qui sont alimentées par l'eau qui a servi aux bains, renferment encore, sous forme de polysulfure, presque autant de soufre que les bains.

M. Filhol attribue cela au peu de silice que renferment les eaux de *Baréges*.

Aussi à *Baréges*, où il n'y a que huit ou neuf sources,

---

(1) A 9 kilomètres de Luz (voir Cauterets).

point de ces variétés de température et de composition, qui rendent si facile de modifier le traitement de *Luchon*.

L'emploi des eaux de *Baréges* est donc plus uniforme et plus restreint.

M. Filhol suppose qu'à cette fixité s'attache une action plus directement externe, ne s'y trouvant pas d'ailleurs autant de principes sulfureux à absorber par la respiration, et le bain étant plus constant dans sa durée.

Aussi *Baréges* est une eau à bains de piscine prolongés ; *Luchon*, à bains de baignoire plus courts.

Cela n'explique-t-il pas la spécialité de Baréges pour les blessures, les corps étrangers ?

M. Fontan prétend que *Luchon* ne convient pas aux blessures, parce qu'il est plus alcalin et plus caustique que *Baréges* (1). Mais M. Filhol soutient au contraire que *Baréges* est plus alcalin que *Luchon* (2).

Il y a trois piscines à *Baréges* : la piscine *civile* et la piscine *militaire*, alimentées par le superflu des différents réservoirs, les trop-pleins des baignoires, les eaux provenant des douches et de la buvette ; la dernière en outre par un filet d'eau qui lui appartient ; la piscine des *indigents*, alimentée par le trop-plein des autres (3).

Il y a deux douches, celle du *Tambour*, à 43°, très active et agissant aussi comme bain de vapeur, et la douche du *Fond*, moins énergique.

On boit l'eau de la source du *Tambour* (43°,5).

A 1 kilomètre de *Baréges*, se trouve la source de *Barzun*, source douce, sédative, suppléant sous ce rapport à ce qui manque à *Baréges*, analogue à *Saint-Sauveur*. M. Leques

---

(1) *Recherches sur les eaux minérales des Pyrénées*, p. 68.
(2) *Eaux minérales des Pyrénées*, p. 543.
(3) Leques, *Des eaux thermales de Baréges au point de vue thérapeutique*, thèse de Montpellier, 1850, p. 10.

pense que cette source, aussi minéralisée que les autres, doit ce caractère particulier à la quantité considérable d'azote et d'oxygène qu'elle renferme.

Les eaux de *Baréges* sont surtout employées dans les maladies de peau, les rhumatismes articulaires et les anciennes blessures.

SAINT-SAUVEUR (1).

Élévation .... 770^m.
Température. .... 34°.

	lit.		gr.
Azote..................	0,004	Sulfure de sodium......	0,025360
		Sulfate de soude	0,038680
	gr.	Chlorure de sodium.....	0,073598
Soude caustique.......	0,005201	Acide silicique.........	0,050710
Potasse caustique......	traces	Barégine	traces
Chaux	0,001840	Ammoniaque.........	
Magnésie............	0,000242		0,195631

(Lonchamps).

Voici des eaux d'un ordre thérapeutique particulier.

Douces, peu excitantes, elles se prêtent surtout aux névroses, aux constitutions excitables, aux maladies de matrice...

Pourquoi cette eau diffère-t-elle de celles de *Luchon*, *Baréges*, *Cauterets*, etc.? Il est difficile de le dire.

En effet, ces eaux sont au moins aussi chargées en principes minéralisateurs que d'autres plus excitantes.

D'après M. Filhol, un bain de 300 litres contiendrait :

	gr.
Sulfure de sodium.........................	6,200
Chlorure de sodium.........................	30,17
Carbonates ou silicates alcalins.............	18,30

C'est autant de sulfure que dans les bains moyens de *Luchon*, et le double de chlorure et de carbonates alcalins.

Faut-il attribuer cela à une plus grande quantité de ma-

---

(1) De Luz à *Saint-Sauveur*, 12 kilomètres (voir Cauterets).

tière organique? Il ne paraît pas que celle-ci domine à *Saint-Sauveur*. Serait-ce à un excès de gaz azote?

La température, 34°, n'explique rien. De tels problèmes comparatifs sont assez communs en thérapeutique thermale.

Il n'y a que deux sources à *Saint-Sauveur*.

EAUX-BONNES (BASSES-PYRÉNÉES) (1).

Élévation............... 790^m.
Température............. 32°.

Source *Vieille*.

	lit.		
Acide sulfhydrique.......	0,0055	Chlorure de sodium........	0,3423
— carbonique.........	0,0064	— de potassium	traces
		— de magnésium....	0,0044
	gr.	Acide silicique et oxyde de fer..................	0,0160
Carbonate de chaux.......	0,0048	Matière organique sulfurée.	0,1065
Sulfate de chaux.........	0,1180		
— de magnésie	0,0125		0,6045

(O. Henry, 1834.)

On pourrait appeler ces eaux, des eaux sulfurées incertaines.

C'est peut-être à tort, en effet, qu'elles ont été rangées dans les eaux sulfurées sodiques, et plus en considération du voisinage géographique qu'en raison de l'analyse chimique.

Lonchamps y avait annoncé autrefois l'existence du sulfure de sodium, que M. O. Henry n'y a point trouvé. Ces eaux importantes, chose singulière, n'ont pas été analysées depuis vingt ans, et ne l'ont point été sur les lieux. M. Filhol soupçonne qu'elles renferment du sulfure de calcium provenant de sulfate de chaux décomposé (2).

L'analyse de M. O. Henry n'y indique pas de sulfure ni de calcium ni de sodium, mais du sulfate de chaux. D'un autre côté, ces eaux sont plus fortement chlorurées que les autres, ce qui les rapproche encore des sulfurées calciques.

---

(1) Trajet direct de Pau aux *Eaux-Bonnes*, 43 kilomètres.
(2) *Eaux minérales des Pyrénées*, p. 37.

Enfin elles dégagent peu d'azote, davantage d'acide carbonique, et aussi de l'hydrogène sulfuré.

En résumé, on voit combien la considération chimique est peu propre à guider dans les appréciations thérapeutiques.

Bonnes est dans une gorge étroite et triste, mais où l'air présente, assure M. Gueneau de Mussy, un calme habituel que l'on ne rencontre pas dans la plupart des autres vallées des Pyrénées (1). L'élévation des *Eaux-Bonnes* doit être remarquée : est-ce bien une condition favorable aux genres de malades qu'on y traite habituellement?

Il y a trois sources, dont une, la source *Vieille*, est la plus célèbre et la plus importante.

On ne prend presque pas de bains, ce qui paraît tenir surtout à la faible quantité d'eau minérale dont on dispose. L'établissement thermal doit bientôt se compléter sous ce rapport, grâce aux résultats heureux de fouilles qu'on y a récemment pratiquées.

La spécialité thérapeutique des *Eaux-Bonnes* se concentre presque entièrement aujourd'hui dans le traitement des maladies de l'appareil respiratoire. Elle se rattachait non moins exclusivement, avant Bordeu, au traitement des plaies d'armes à feu, *eau d'arquebusade*.

EAUX-CHAUDES (BASSES-PYRÉNÉES).

Température.......... 27°,20

Source *Baudot*.

Carbonate de soude......	0,0350	Silicate de chaux.........	0,0050
Sulfure de sodium........	0,0087	— de magnésie	⎫
Sulfate de chaux........	0,1030	— d'alumine.........	⎬ traces.
— de soude.........	0,0420	Glairine et iode..........	⎭
Chlorure de sodium	0,1150		
			0,3087
			(Filhol.)

A 8 kilomètres des *Eaux-Bonnes*, sont les *Eaux-Chaudes*, dans la vallée d'Ossau.

(1) Noël Gueneau de Mussy, *Traité de l'angine glanduleuse*, p. 142.

Ces eaux, qui, malgré leur nom, n'offrent qu'une température moyenne, sont abondantes, et, situées dans une gorge sauvage et retirée, possèdent un très bel établissement thermal. Elles présentent six sources dont voici les noms:

- L'Esquirette.
- L'Arressecq.
- Baudot.
- Le Clot.
- Le Rey.
- Mainvieille.

Ces sources, faiblement sulfurées, dont la plus chaude, le *Clot*, atteint 36°, semblent se rapprocher surtout des eaux de *Saint-Sauveur*, pour la manière dont elles sont tolérées par les personnes très excitables, et dans les maladies nerveuses et utérines.

AX (ARIÉGE) (1).

Élévation .... 710^m.
Température .... 70°.

Source du *Teich*.

Acide sulfhydrique........	indét.	Acide silicique dissous.....	0,1090
Carbonate de soude.......	0,1090	— non dissous.	0,0509
— de chaux.......	0,0066	Matière organique azotée..	0,0052
Magnésie.............	traces	Perte.................	0,0510
Fer et alumine	0.0044		
Chlorure de sodium......	0,0163		0,3524

(Magnes-Lahens.) (2)

Les eaux d'*Ax* sont des plus remarquables dans la région pyrénéenne. Celles de *Luchon* peuvent seules rivaliser avec elles pour la multiplicité et la variété des sources.

On compte 53 sources à *Ax*, dont voici les plus usitées, avec leur température :

Les Canons................. 75,50
Sicre-Fontan 59,50
Bain du Teich de l'étuve......... 70,15
Teich (Pyramides)............. 62,05
Bain fort du Couloubret......... 45,50
Bain fort du Teich............. 70,00

(1) A 814 kilomètres de Paris, par Toulouse, Foix et Tarascon.
(2) « Cette analyse, exécutée il y a un certain nombre d'années, au moyen de procédés très différents de ceux qu'on emploie aujourd'hui, aurait besoin d'être répétée. » (*Annuaire*, p. 507.)

Ces sources sont aménagées dans trois établissements qui portent les noms de *Couloubret*, *Teich* et *Breitl*.

Comme à *Luchon*, elles laissent déposer le soufre en nature, et présentent le phénomène du blanchiment.

Il est donc possible, à *Ax* comme à *Luchon*, de trouver des eaux, non-seulement à des degrés de température, mais à des degrés de dégénération, qui permettent de varier à l'infini le traitement.

Il existe à *Ax* un établissement thermal vaste et fort complet (1). Le pays est pittoresque.

Cependant ces eaux sont loin de posséder la réputation de leurs congénères des Pyrénées.

Après ces sources, dont l'importance et la notoriété méritaient une place à part, nous en aurons à mentionner un grand nombre d'autres, qui sont loin de nous offrir la même valeur.

Nous devons rappeler, en effet, que la valeur d'une station thermale ne dépend pas seulement de la qualité médicamenteuse de l'eau qui l'alimente. En effet, comme il est présumable que les eaux minérales que nous avons déjà mentionnées, jointes à quelques autres sur lesquelles nous fixerons encore votre attention, représentent à peu près toutes les formes que la médication sulfureuse peut revêtir, nous n'avons pas grand intérêt à savoir que telle eau plus ou moins pareillement minéralisée coule dans quelque vallée ignorée, ou près de quelque bourgade obscure, n'offrant que des ressources imparfaites de balnéation et d'existence. Nous nous contenterons donc, pour beaucoup de stations

---

(1) Alibert, *Traité des eaux d'Ax*, 1853. On trouve dans cet ouvrage une description fort intéressante de l'établissement thermal et de ses aménagements.

thermales, de simples désignations, sans vouloir préjuger pour cela de la valeur intrinsèque du médicament.

Trame zaigues (Hautes-Pyrénées).................... (20°)
Gazost (Hautes-Pyrénées)......................
Cadéac (Hautes-Pyrénées)...................... } froides.
Labassère (Hautes-Pyrénées, près de Bagnères-de-Bigorre)

Groupe des eaux des Pyrénées-Orientales.

Le département des Pyrénées-Orientales, le plus riche en eaux sulfurées de toute cette région, présente un groupe d'eaux minérales fort analogues les unes aux autres, et présentant ce caractère particulier qu'elles donnent un précipité blanc par l'eau de chaux, ce qui semble indiquer que, bien que sulfurées sodiques, elles contiendraient de l'acide carbonique. On rencontre également près d'elles un assez grand nombre d'eaux sulfurées *dégénérées*, c'est-à-dire ayant subi, par suite d'un contact prolongé de l'air, les altérations dont nous avons fait l'histoire au commencement de cette leçon ; c'est-à-dire qu'elles n'offrent plus ni l'odeur ni la saveur sulfureuse, ne contiennent plus de sulfures, mais renferment des carbonate, hyposulfite et sulfate de soude (1).

Rien ne peut donner une idée de la richesse extrême de ces eaux, en abondance, en sulfuration, en température. Quand tant d'établissements thermaux renommés et recherchés souffrent de leur pénurie en eaux minérales; il y a là des flots d'eaux thermales qui se perdent en larges ruisseaux, et que leur rapprochement même ne permettra sans doute jamais d'utiliser complétement.

Cependant quelques-unes de ces sources commencent à

---

(1) Filhol, *Eaux minérales des Pyrénées*, p. 58.

rivaliser aujourd'hui avec les sources les plus célèbres des Hautes et des Basses-Pyrénées. Nous allons en dire quelques mots.

LE VERNET (1).

Température............ 56°.

Source n° 2 du *Petit-Saint-Sauveur*.

	gr.		
Sulfure de sodium........	0,0406	Carbonate de chaux.....	⎫
Carbonate de soude.......	0,0730	— de magnésie...	⎬ 0,0040
— de potasse......	traces	Sulfate de chaux........	⎭
Sulfate de soude.........	0,0270	Silice.	0,0600
Chlorure de sodium.......	0,0120	Glairine ou barégine......	0,0110
			0,2276

(Bouis.) (2)

Il y a six sources principales, dont la température varie de 35 à 58°. Il s'en dégage de l'azote en quantité considérable. Ces sources ne sont pas également chargées de matière organique, et cette circonstance influe dans une certaine mesure sur leurs applications thérapeutiques ; les plus riches en ce sens (source *Eliza*) se trouvent moins excitantes et mieux tolérées que les autres (3).

Placé au pied du mont Canigou, et dominant une grande et fertile vallée, la station du *Vernet* est surtout remarquable par l'installation d'un séjour et d'un traitement d'hiver.

Il y a deux établissements distincts, celui des *Commandants* et l'établissement *Mercadier*.

Les eaux y sont très employées en inhalations. Outre les étuves isolées où les malades reçoivent directement les va-

---

(1) De Paris à Perpignan, 968 kilomètres; de Perpignan à Prades, 62 kilomètres ; de Prades au *Vernet*, 7 kilomètres.

(2) Filhol, *Eaux minérales des Pyrénées*, p. 405.

(3) Piglowski, *Quelques considérations sur l'emploi des eaux minérales sulfureuses du Vernet*, (*Moniteur des hôpitaux*, 1856, p. 806).

peurs provenant de la source sur laquelle est construit le *vaporarium*, on trouve des appartements où l'on peut respirer d'une manière habituelle une atmosphère douce et légèrement sulfureuse. Des conduits parcourus par l'eau thermale y entretiennent l'hiver une température égale.

AMÉLIE (ou ARLES) (1).

Température, huit sources offrant de 40° à 64°.

Source du *Grand Escaldadou*.

	gr.		
Sulfure de sodium	0,0396	Silice	0,0902
Glairine	0,0109	Carbonate de chaux	0,0008
Carbonate de soude	0,0750	Sulfate de chaux	0,0007
— de potasse	0,0026	Carbonate de magnésie	0,0002
Chlorure de sodium	0,0418		
Sulfate de soude	0,0421		0,3039

(Anglada.)

Le village d'*Amélie-les-Bains* est situé au fond d'un petit vallon, un peu au-dessus du confluent du Tech et du Mondoni.

A *Amélie* comme au *Vernet*, on a profité de la température élevée des eaux, pour en appliquer les vapeurs spontanées au traitement des affections pulmonaires. Ici comme au *Vernet*, un établissement particulier, celui du docteur Pujade, est installé de manière à permettre des traitements d'hiver.

Un hôpital militaire considérable a été construit, il y a quelques années à *Amélie*.

---

(1) De Perpignan à Céret, 20 kilomètres ; de Céret à *Amélie*, 7 kilomètres. On se rend par Perpignan à toutes les autres stations thermales des Pyrénées-Orientales.

OLETTE.

Température, trente et une sources de 27° à 78°.

Source *Saint-André*.

Azote et oxygène	indét.	Magnésie	⎫
		Fer	⎬ 0
	gr.	Alumine	⎭
		Iode	
Carbonate de soude	0,04785	Sulfure de sodium	0,02829
Potasse (silicate ou carbonate?)	0,00821	Sulfate de soude	0,06500
		Chlorure de sodium	0,03160
Soude id.	0,03542	Acide silicique	0,14300
Chaux id.	0,00813	Glairine	0,03400
			0,43150
			(Bouis.)

L'abondance de ces sources est extrême : ce sont de véritables torrents. Elles sont en même temps très siliceuses; on voit dans l'analyse de M. Bouis que le principe dominant est l'acide silicique, aussi fournissent-elles des incrustations de soufre.

Il y a évidemment à *Olette* tous les éléments d'un établissement thermal de premier ordre. Mais toutes ces eaux des Pyrénées-Orientales sont des stations thermales toutes récentes, et la plupart peu connues encore. Anglada réclamait encore en 1833 l'installation d'un établissement thermal à Olette.

LA PRESTE.

Température............ 44°.

	gr.		
Sulfure de sodium	0,0127	Sulfate de soude	0,0206
Glairine	0,0103	— de chaux	0,0007
Carbonate de soude	0,0397	Silice	0,0014
— de potasse	traces	Chlorure de sodium	0,0421
— de chaux	0,0009	Perte	0,0051
— de magnésie	0,0002		0,1337
			(Anglada.)

Ces eaux offrent une onctuosité remarquable. Est-ce à cela que sont dus les bons effets qu'on en obtient dans les maladies des voies urinaires? Si l'on s'étonne de voir des eaux sulfureuses s'appliquer ainsi aux maladies des voies urinaires, on fera attention à cette remarque de M. Filhol : « Telle que les malades l'emploient, l'eau de la Preste est fortement dégénérée, et plutôt alcaline que sulfureuse (1). »

MOLITG.

Température, neuf sources ayant de 21° à 38°.

Source *Llupia*.

	gr.		
Carbonate de soude.......	0,0335	Soude.................	0,0222
— de chaux......	0,0013	Potasse...............	0,0081
Sulfure de sodium........	0,0146	Acide silicique..........	0,0411
Sulfate de soude.........	0,0111	Magnésie..............	0,0001
— de chaux.........	0,0023	Glairine...............	0,0073
Chlorure de sodium	0,0168		0,1584

Ces eaux paraissent fort analogues à celles de *la Preste*, pour l'usage qu'on en fait dans les maladies des voies urinaires. Cependant elles sembleraient offrir un certain contraste relativement à leur constitution sulfureuse : nous avons vu que M. Filhol considérait les eaux de *la Preste* comme de véritables eaux *dégénérées* lorsqu'on en fait usage. L'*Annuaire* remarque au contraire que celles de *Molitg* présentent un caractère sulfureux, tenace, assez intense. Que penser de ces contradictions, vis-à-vis des applications thérapeutiques semblables, si toutefois ces dernières sont légitimes ?

ESCALDAS.

Température.......... 42°,15.

Grande source.

	gr.		
Carbonate de soude.......	0,0274	Sulfate de chaux.........	0,0003
— de potasse......	0,0117	Chlorure de sodium	0,0064
— de chaux.......	0,0003	Acide silicique...........	0,0390
— de magnésie....	0,0005	Glairine ou barégine......	0,0075
Sulfure de sodium........	0,0333	Perte.................	»
Sulfate de soude.........	0,0181		0,1445

(1) *Eaux minérales des Pyrénées*, p. 400.

Il y a à Escaldas deux sources et deux établissements thermaux.

Nous nous contenterons de mentionner les autres sources des Pyrénées-Orientales, signalées dans l'*Annuaire*, en y ajoutant quelques indications empruntées à l'excellente thèse d'Astrié :

```
VINCA, deux sources........................  23° à 24°.
THUEZ (source du bain de Thuez)..............  45°.
NYER.........................................  23°.
SAINT-THOMAS, quatre sources (sulf. sod. faible)..  45° à 57°.
LHO, trois sources...........................  27° à 29°.
QUEZ.........................................  16°.
DORES........................................  40°.
```

TROISIÈME RÉGION.

EAUX DE LA CORSE.

La Corse offre un groupe d'eaux minérales importantes, et parmi lesquelles dominent les eaux sulfureuses, et parmi celles-ci les sulfurées sodiques. Une seule, celle de *Puzzichello*, est sulfurée calcique.

PIETRAPOLA.

Température, huit sources, ayant de 35° à 58°.

	gr.		gr.
Bicarbonate de chaux et de magnésie..............	0,200	Chlorure de sodium........	0,060
Carbonate, silicate et sulfate de soude.............	0,080	Sel de potasse.....	traces sensibles
Sulfure de sodium.........	0,021	Acide silicique et glairine...	0,020
			0,281

(O. Henry.)

La plupart de ces analyses n'ont pas été faites sur place : aussi sont-elles fort incomplètes, et ne doivent-elles être considérées que comme de simples indications.

Cette station thermale, avec ses sources multipliées et de température variée, avec des eaux abondantes, peut acquérir une grande importance. Mais elle est encore installée d'une manière très insuffisante.

GUAGNO (SAINT-ANTOINE DE).

Température { Grande source, 50° à 52°.
Petite source, 37°.

	lit.		gr.
Acide carbonique..........	0,033	Sulfate de chaux	0,148
		— d'alumine..........	0,023
	gr.	Azotate de potasse..........	0,019
Carbonate de soude.......	0,087	Chlorure de sodium........	0,242
— de chaux	0,043	Acide silicique............	0,048
— de magnésie.....	0,038	Glairine................	0,072
Sulfure de sodium.........	0,106	Perte...................	0,027
Sulfate de soude	0,113		0,961

(Poggiale.)

Il y a à *Guagno* un hôpital militaire.

GUITERA.

Température, sept sources, ayant de 45° à 55° (1).

	gr.	Sulfure de sodium.........	indét.
Bicarbonate de chaux...... {	0,015	Chlorure de sodium	0,040
— de magnésie... {		Acide silicique et alumine...	0,010
Carbonate de soude....... {	0,017	Glairine et matière organique.	traces
Sulfate de soude......... {			0,082

(O. Henry.)

Il y a un établissement thermal commençant.

CALDANICCIA, cinq sources .... (37° à 40°)
CALVANELLA DE MOSI. .... (34°).

Stations thermales étrangères.

AIX (SAVOIE) (1).

Température { source de *soufre*, 44° à 45°.
— d'*alun*, 45° (3).

	SOURCE	
	DE SOUFRE	D'ALUN.
Acide hydrosulfurique................	un tiers du volume.	
	gr.	gr.
Carbonate de chaux.....................	1,1803	1,2384
— de fer.....................	0,0387	0,0774
Hydrochlorate de chaux	»	0,4644
— de magnésie	0,1548	0,1548
Sulfate de chaux.......................	0,4257	0,6966
— de magnésie	0,7353	0,2322
— de soude.....................	0,3483	0,2322
Matière animale ou glairine..............	traces	traces
	2,8831	3,0960

(Bonvoisin.) (4)

(1) Communiqué par M. le docteur Carlotti, médecin inspecteur des eaux de *Pietrapola*.

(2) Par Chambéry (74 kilomètres de Lyon). Omnibus de Chambéry à Aix.

(3) Bonjean, *Analyse chimique des eaux minérales d'Aix en Savoie*, 1838.

(4) C. Despine, *Man. de l'étranger aux eaux d'Aix en Savoie*, 1834, p. 574.

Cette station thermale est d'une grande importance, moins peut-être pour la qualité intrinsèque de ses eaux que pour leur extrême abondance (1), leur température dont on y sait tirer un excellent parti, et le perfectionnement extrême de leur aménagement et de leurs modes d'administration. Tel est même le développement donné à cette partie du traitement qui comprend les douches, les étuves, le massage, etc., que les qualités chimiques ou médicamenteuses de l'eau minérale semblent disparaître en grande partie devant un ordre tout différent de moyens d'action.

M. Fontan remarque que les eaux d'*Aix* sont peu sulfurées. Il serait peut-être plus vrai de dire qu'elles perdent très rapidement leur principe sulfureux. Aussi déposent-elles beaucoup de soufre et de l'acide sulfurique en quantité, lequel va se déposer en formant des sulfates sur les murailles, le fer, le bois qu'il rencontre, rongeant les étoffes.

Les eaux d'*Aix* sont formées par deux sources, *eau de soufre*, la plus considérable, et *eau d'alun*. Il ne faut pas s'arrêter à ces dénominations, qui n'ont par elles-mêmes aucune signification.

MARLIOZ (SAVOIE).

Température............. 14°.

	cc.		
Acide sulfhydrique libre	6,70	Sulfate de soude	0,028
— carbonique	4,64	— de chaux	0,002
Azote	9,77	— de magnésie	0,018
	gr	— de fer	0,007
Acide silicique	0,006	Chlorure de magnésium	0,014
Sulfure de sodium	0,067	— de sodium	0,018
Carbonate de chaux (2)	0,186	Iodure de potassium	
— de magnésie	0,012	Bromure de potassium	indét.
— de soude	0,040	Glairine	
— de fer	0,013	Perte	0,017
— de manganèse	0,001		0,429

(Bonjean). (3)

(1) Elles fournissent près de 3,000,000 de litres par vingt-quatre heures.

(2) Tous ces carbonates primitivement à l'état de bicarbonates.

(3) Bonjean, *Analyse chimique de l'eau minérale de Marlioz*. Chambéry, 1850, p. 28.

Cette source, utilisée depuis quelques années seulement (1840), peut être considérée comme une dépendance d'*Aix*, dont elle est distante de quinze minutes seulement.

CHALLES (SAVOIE) (1).

Température............ froide.

Azote............	traces légères	Carbonate de magnésie....	0,0300
	gr.	— de strontiane...	0,0010
Chlorure de magnésium...	0,0100	Phosphate d'alumine ou de chaux...............	0,0580
— de sodium.......	0,0814	
Bromure de sodium évalué.	0,0100	Silicate d'alumine ou de chaux...............	
Iodure de potassium......	0,0099	
Sulfure de sodium..... (2)	0,2950	Sulfure de fer ou de manganèse...............	0,0015
Carbonate de soude anhydre	0,1377	
Sulfate de soude anhydre..	0,0730	Glairine rudimentaire.....	0,0221
— de chaux peu.....		Soude libre.............	sensible
Silicate de soude.........	0,0410	Perte.................	0,0325
Carbonate de chaux.......	0,0430		0,8551

(O. Henry, 1842.)

L'eau de *Challes* nous présente un certain contraste avec celle d'*Aix*. Si l'on peut supposer que, dans certaines circonstances au moins, les eaux d'*Aix* doivent une grande partie de leur utilité thérapeutique à leurs modes d'administration, il faut convenir que les eaux de *Challes* sont essentiellement médicamenteuses, et doivent uniquement leurs propriétés à leur composition remarquable, qui en fait une des eaux les plus riches en brome et surtout en iode.

Du reste, il n'y a pas encore d'établissement thermal à *Challes*.

---

(1) A 3 kilomètres de Chambéry.
(2) Cette proportion de sulfure de sodium est très supérieure à celle des sources les plus sulfurées des Pyrénées. (Bonjean, *Recherches chimiques, etc., sur les eaux de Challes en Savoie*, 1843, p. 5.)

SIXIÈME LEÇON.

DEUXIÈME DIVISION DES EAUX SULFUREUSES.

EAUX SULFURÉES CALCIQUES.

La deuxième division des eaux sulfurées comprend les eaux à base de sulfure de calcium.

L'origine de ces eaux est la suivante. Ce sont des eaux sulfatées calcaires qui, passant à travers des terrains chargés de matières organiques, de la tourbe, par exemple, s'y décomposent. L'oxygène des sulfates se combine avec les matières organiques, pour faire de l'acide carbonique et de l'eau.

Il reste du sulfure de calcium. Une partie de l'acide carbonique formé déplace du sulfure, en formant du carbonate de chaux, et laisse en dissolution ou déplace de l'hydrogène sulfuré. Il en résulte que ces eaux renferment habituellement de l'hydrogène sulfuré libre.

Elles se distinguent donc des eaux sulfurées sodiques :

En ce que les bases, au lieu d'être de la soude, sont de la chaux.

En ce qu'elles renferment de l'hydrogène sulfuré libre, tandis que dans les autres, celui-ci ne se dégagerait qu'au contact de l'air.

Thérapeutiquement parlant, la différence paraît consister surtout dans la différence des bases ; car les eaux sulfurées sodiques ne pouvant être utilisées hors du contact de l'air, on se trouve, dans ces deux cas, en présence d'hydrogène sulfuré libre.

Les autres différences sont celles-ci :

Que les eaux sulfurées calciques contiennent davantage de substances minéralisées, surtout de chlorure de sodium ;

Qu'elles renferment toujours un peu d'acide carbonique ;

Qu'elles sont généralement froides ;

Qu'elles renferment moins constamment et quelquefois pas de matières organiques.

L'origine que nous venons d'exposer plus haut ne saurait être contestée.

On sait qu'il suffit, dans une bouteille d'une eau sulfatée, douce ou minérale, d'un fétu de paille pour dégager de l'hydrogène sulfuré. Il y a encore les eaux ou les sources qui deviennent passagèrement sulfureuses par suite de la présence accidentelle de matières organiques.

La classe des eaux sulfurées sodiques est naturelle et formelle. Celle-ci ne l'est plus. Ce sont des eaux salines, *terreuses*, qui deviennent accidentellement sulfureuses.

Ces eaux sulfurées calciques, faut-il les classer toutes parmi les sulfureuses ?

Non. Quand la qualité saline de l'eau s'élève et prédomine, l'élément sulfureux s'affaiblit thérapeutiquement comme chimiquement.

On tient compte de ce rapprochement de principes divers, et de la proportion dans laquelle ils existent, en thérapeutique. Mais comme il faut toujours arriver à classer, nous classons ces eaux parmi les salines, c'est-à-dire parmi les chlorurées sodiques, ou parmi les sulfatées.

Uriage est rangé par Astrié, et aussi par l'*Annuaire*, dans les eaux sulfureuses :

Uriage renferme plus de 7 grammes de chlorure de sodium ; acide sulfhydrique, $10^{cc},23$; soit soufre, $0,015046$.

Il est évident qu'ici l'élément chloruré sodique l'emporte sur l'élément sulfureux.

A *Aix-la-Chapelle*, rangé également à tort parmi les

eaux sulfureuses, il y a 3 grammes de chlorure de sodium. Mais l'élément sulfureux y est assez superficiel : et si on le rencontre parfaitement dans l'eau bue à la source, il a en partie disparu de l'eau minérale transportée, et même de l'eau parvenue dans les baignoires, où M. Fontan assure, à tort il est vrai, qu'on ne le rencontre plus du tout.

MM. Leconte et de Puisaye n'admettent pas l'origine, que nous avons exposée, des eaux sulfurées calciques, non plus que la composition qui leur est attribuée. Suivant eux, le soufre n'existe dans l'eau d'*Enghien* qu'à l'état d'hydrogène sulfuré. Le contact de l'air détruit cet hydrogène sulfuré, en faisant de l'eau et de l'acide sulfurique, lequel fait des sulfates avec toutes les bases renfermées dans cette eau, potasse, soude, chaux, magnésie, alumine, etc. (1).

Mais M. O. Henry pense que l'altération du principe sulfureux consiste, comme dans les eaux sulfurées sodiques, dans la production d'un polysulfure qui la teint légèrement en jaune, et d'un hyposulfite, n'admettant pas la disparition complète du principe sulfureux.

Tout ceci n'intéresse que secondairement la thérapeutique.

Pour celle-ci, le remplacement des sels sodiques par les sels de chaux, et la moindre alcalinité de l'eau, ainsi que les circonstances accessoires signalées plus haut, sont les faits qui dominent.

Il y a aux Pyrénées quelques eaux sulfurées calciques dont il n'est pas nécessaire que je vous entretienne. Ces eaux sont relativement peu nombreuses.

M. Fontan avait affirmé que toutes les eaux sulfurées, en dehors du groupe des Pyrénées, étaient *accidentelles*, et minéralisées par le sulfure de calcium. Nous avons déjà fait

(1) De Puisaye et Leconte, *Des eaux d'Enghien au point de vue chimique et médical*, 1853.

remarquer que si cette observation était vraie, dans son ensemble, il était impossible de l'accepter comme règle absolue.

Les eaux sulfurées calciques que nous allons passer en revue sont surtout nombreuses dans la 3ᵉ région. Cependant on comprend, d'après l'origine qui leur est attribuée, qu'elles peuvent se rencontrer partout.

Ces eaux sont beaucoup moins nombreuses que les sulfurées sodiques.

Stations thermales sulfurées calciques.

PREMIÈRE RÉGION.

AUZON (GARD).

Température............ froide.

Source *Delbos supérieure.*

Acide sulfhydrique libre	0,023	Sulfate de magnésie....... }	0,330
— carbonique libre......	indét.	— de soude .... }	
		Chlorures alcalins	0,040
		Acide silicique, alumine.. }	
Bicarbonate de chaux..... }	gr. 0,530	Phosphate, oxyde ou sulfure de fer................ }	0,054
— de magnésie.. }			
Sulfure de calcium	0,139	Hyposulfite, matière organique................. }	
— de magnésium.... }	traces		
— de sodium........ }		Perte................ }	
Sulfate de chaux..........	1,585		2,678

(O. Henri.)

EUZET (GARD).

Température, deux sources, froide et 18°.

Source de *la Marquise.*

Acide sulfhydrique........	indét.	Chlorure de sodium...... }	0,030
— carbonique.........	indét.	— de magnésium .. }	
		Acide silicique, alumine, oxyde de fer, principes sulfurés .... }	0,035
Carbonate de chaux...... }	gr. 0,776		
— de magnésie ... }			
Sulfate de chaux..........	1,933	Matière organique .... }	
— de magnésie...... }	0,466	Matière bitumineuse..... }	
— de soude .... }			3,340

EAUX SULFURÉES CALCIQUES.

CAUVALAT-LÈS-LE-VIGAN (GARD).

Température .... froide.

Acide carbonique libre.	1/6 du vol.	Sulfate de chaux..........	0,700
Acide sulfhydrique libre....	0,014 gr	— de soude .... } — de magnésie...... }	0,120
Azote.................	inap.	Sulfure de calcium	0,019
		Chlorure de sodium	0,060
Bicarbonate de soude	0,080 gr	Silicate alcalin............	0,260
— de chaux.... } — de magnésie.. }	0,400	Matière organique brune ...	0,100
			1,799

(O. Henry.)

DEUXIÈME RÉGION.

CASTÉRA-VERDUZAN (GERS) (1).

Température............. 16°.

Acide sulfhydrique	indét.	Sulfate de soude..........	0,278
		Chlorure de calcium	0,128
Carbonate de chaux........	0,207 gr	— de sodium	0,033
— de soude........	traces	Matière animale (barégine?).	0,076
Sulfate de chaux...........	0,424		1,146

(Vauquelin.)

Ces eaux ont joui autrefois d'une grande réputation. Elles sont moins fréquentées aujourd'hui, bien que, grâce à de récents travaux, elles possèdent un établissement thermal assez complet.

Il y a également une source ferrugineuse, c'est-à-dire une source très semblable à la précédente; plus :

Oxyde de fer...................... 0,053

CAMBO (BASSES-PYRÉNÉES) (2).

Température............. 25°.

Azote mêlé de traces d'oxygène	0,170 lit.	Chlorure de magnésium....	0,1250
Acide sulfhydrique	0,004	Alumine..............	0,0160
— carbonique..........	0,002	Acide silicique..........	0,0120
		Oxyde de fer............	0,0006
Carbonate de chaux	0,3159 gr	Matière végétale soluble dans l'éther	0,0260
— de magnésie....	0,1256	Id. insoluble...........	0,0060
Sulfate de magnésie	0,4960		2,0531
— de chaux.........	0,9300		

(1) Sur la grande route d'Auch à Condom, à 120 kilomètres de Bordeaux.

(2) A 12 kilomètres de Bayonne.

Ces eaux, proches de Bayonne, pourraient à autant de titre être rangées parmi les eaux sulfatées que parmi les eaux sulfurées.

Il y a, comme à *Castéra-Verduzan*, une source ferrugineuse à côté de la source sulfureuse.

GAMARDE (Landes)......................... 15°.
GARRIS (Basses-Pyrénées)................. Froides
SAINT-CHRISTAU (Basses-Pyrénées), cinq sources id.
VISOS (Hautes-Pyrénées)................... id.
VISCOS (Hautes-Pyrénées).................. id.
SALIES (Haute-Garonne), très sulfurée..... id.

TROISIÈME RÉGION.

MONTMIRAIL (VAUCLUSE).

Température............. 16°.

	gr.		
Acide sulfhydrique libre...	0,0067	Bicarbonate de chaux....⎫	0,440
Azote..................	indét.	— de magnésie..⎭	
		Iodure...............	indic. lég.
	gr.	Matière organique de l'hu-	
Sulfure de calcium........	0,040	mus	très notable
— de magnésium.... ⎱	0,007	Phosphate terreux....... ⎫	
— de sodium .... ⎰		Silice et alumine.........	
Sulfates ⎛ de chaux	1,670	Fer sulfuré sans doute.... ⎬	0,150
supposés ⎨ de magnésie... ⎱	0,523	Principe arsenical.......	
anhydres ⎝ de soude...... ⎰		Sels de potasse et ammo-	
Chlorure de magnésium....	0,304	niacal............... ⎭	
— de sodium...... ⎱	0,096		3,230
— de calcium..... ⎰			

(O. Henry.) (1)

ALLEVARD (ISÈRE).

Élévation............... 475ᵐ.
Température........... 24°,3.

	lit.		
Acide sulfhydrique libre..	0,02475	Sulfate de chaux..........	0,298
— carbonique........	0,09700	— d'alumine.........	traces
Azote.................	0,00400	Chlorure de sodium........	0,503
		— de magnésium....	0,061
	gr.	— d'aluminium......	traces
Carbonate de chaux.......	0,305	Acide silicique...........	0,005
— de magnésie.....	0,010	Glairine et matière bitumi-	
— de fer..........	traces	neuse...............	indét.
Sulfate de soude...........	0,535		2,240
— de magnésie........	0,523		

(Dupasquier.)

(1) *Bulletin de l'Académie impériale de médecine*, 1856, t. XXI, p. 591.
(2) A 665 kilomètres de Paris, 40 de Grenoble.

Cette eau minérale appartient-elle aux eaux sulfurées sodiques ou calciques? Ses caractères généraux la rapprochent surtout de ces dernières. Cependant nous la rangerions volontiers avec les *Eaux-Bonnes* dans une division d'eaux sulfurées incertaines, jusqu'à ce que le caractère précis d'un certain nombre d'eaux de cette classe ait été mieux déterminé.

Allevard est situé dans la belle et pittoresque vallée du Grésivaudan. Il y a un établissement thermal assez considérable, où l'on a convenablement développé le traitement par les inhalations, et près duquel se trouve une succursale consacrée au traitement des affections nerveuses par les bains de petit-lait.

Quelques analyses plus récentes offrent des chiffres assez contradictoires avec ceux de Dupasquier. L'*Annuaire* dit aussi que la densité de l'eau d'*Allevard* est à peu près la même que celle de l'eau distillée, ce qui paraît singulier, lorsqu'on y reconnaît plus de 2 grammes de principes minéralisateurs.

GRÉOULX (BASSES-ALPES) (1).

Température { source *Ancienne*, 38°.
{ source *Nouvelle*, 20° à 33°.

Source *Ancienne* ou *Saint-Gravier*.

gr.

Carbonate de chaux........ 0,155	Chlorure de magnésium.... 0,195
— de magnésie..... 0,059	Iodure et bromure......... 0,064
Sulfure de calcium........ 0,030	Acide silicique............ 0,120
Sulfate de soude.......... 0,150	Alumine 0,049
— de chaux 0,156	Matière organique......... 0,029
Chlorure de sodium........ 1,541	2,629

(Grange.)

La proportion des iodure et bromure signalés pour la première fois dans cette analyse toute récente, rend celle-ci remarquable.

Les eaux minérales sont assez abondantes pour se renouveler incessamment dans les baignoires.

(1) A 60 kilomètres de Digne.

La source *Nouvelle* est également sulfurée calcique.

La source *Ancienne* dépose dans son parcours une matière glairiforme que l'on emploie en cataplasmes (boues minérales).

DIGNE (BASSES-ALPES).

Température, 6 sources ayant de 33° à 42°.

Acide sulfhydrique...	indét.	Sulfate de soude.........	0,925
— carbonique.......		— de chaux.........	0,320
	gr.	Chlorure de sodium........	1,785
Carbonate de chaux.......	0,170	— de magnésium....	0,990
— de magnésie.....	0,030		
Sulfate de magnésie	0,250		4,530

Ces eaux sont remarquables par leur forte minéralisation en sulfates et en chlorures.

Le département de l'Isère et celui des Hautes-Alpes contiennent encore un grand nombre de sources sulfurées calciques, plus ou moins sulfatées ou chlorurées, dont la plupart n'ont pas d'établissement thermal, et dont quelques-unes n'ont même pas été analysées. Nous en donnons la simple nomenclature, empruntée à l'*Annuaire* :

ÉCHAILLON..........⎫
LA TERRASSE........⎬(Isère)..........⎫
CORENC............⎭   ⎬Thermales.
SAINT-BONNET.......⎫   ⎪
LAUTARET..........⎬(Hautes-Alpes)...⎭
LA LICHE..........⎭
RÉMOLLON..........⎫
BOURG-D'OISANS.....⎪
LE BACHET.........⎪
TRÉMINIS..........⎪
CORDÉAC...........⎬(Isère)..........⎫
LA FERRIÈRE.......⎪   ⎬Froides.
LA PAUTE..........⎪   ⎪
FLORINS-SAINT-ANDRÉ.⎭
TRESCLÉOUX........⎫   ⎪
CHAMPOLÉON........⎬(Hautes-Alpes)...⎭
LES GUIBERTS......⎭
LA CAMBRETTE......(Bouches-du-Rhône).
MONTBRUN..........(Drôme).

Ces deux dernières sources ont été récemment découvertes.

PUZZICHELLO (CORSE).

Température, trois sources ayant de 14° à 15°.

Acide sulfhydrique ou carbonique .... indét.	Chlorure de sodium ...... ⎱ — de magnésium .. ⎰	0,228
Bicarbonate de chaux .....⎱ 0,441$^{gr.}$ — de magnésie ..⎰	Acide silicique .... Alumine .... Matière organique	sensib.
Sulfure de calcium 0,040		
Sulfate de chaux ....⎱ 0,220 — de magnésie .....⎰		0,919

On fait usage des boues des sources pour traiter les vieux ulcères.

QUATRIÈME RÉGION.

GUILLON (DOUBS).

Température .... froide.

Azote .... 0,008$^{lit.}$	Carbonate de chaux .... 0,117$^{gr.}$	
Acide sulfhydrique 0,011	— de magnésie 0,038	
— carbonique 0,017	Chlorure de sodium 0.253	
	Résidu insoluble 0,033	
	0,441	

(Desfosses.)

Cette analyse faite à distance, est évidemment très incomplète. On y remarque l'absence de sulfures et de sulfates.

Les eaux de *Guillon* jouissent d'une certaine réputation dans le pays.

NEUVILLE-LÈS-LA-CHARITÉ (HAUTE-SAÔNE), froide.

SEPTIÈME RÉGION.

ENGHIEN (SEINE-ET-OISE) [1].

Élévation .... 48^{m}.
Température .... froide.

Source *Cotte.*

Azote 0,019560	Sulfate de chaux 0,319093
Acide carbonique libre .. 0,119580	— de magnésie 0,090514
— sulfhydrique libre. 0,025541	— d'alumine 0,039045
0,264681	Chlorure de sodium 0,039237
	Acide silicique 0,028782
Carbonate de chaux ..... 0,217850$^{gr.}$	Oxyde de fer .... traces
— de magnésie .. 0,016766	Matière organique azotée indét.
Sulfate de potasse 0,008903	0,510500
— de soude 0,050310	(De Puisaye et Leconte, 1853.)

[1] A 12 kilomètres de Paris (chemin de fer du Nord).

Enghien est la plus considérable de toutes les stations thermales sulfurées calciques, en France.

La proximité de Paris (12 kilomètres), l'agrément du séjour, l'installation très complète de l'établissement thermal, expliquent et justifient l'importance des eaux d'Enghien plus peut-être que la composition de ces eaux qui n'offre par elle rien de très remarquable.

Les eaux d'*Enghien* diffèrent de celles des Pyrénées, avec lesquelles elles se confondent d'une manière générale pour le cercle pathologique auquel elles s'adressent, indépendamment de leur nature d'eau sulfurée calcique, par leur température froide. C'est probablement à cause de cette dernière circonstance que l'on n'y a pas encore introduit les inhalations.

PIERREFONDS (SEINE-ET-OISE) (1).

Température............ 12°.

Azote.................	traces	Sulfate de chaux.........	0,0200
Acide sulfhydrique libre...	0,0022	— de soude........	
— carbonique libre....	indét.	Chlorure de sodium......	0,0220
		— de magnésium...	
		Sel de potasse..........	
Bicarbonate de chaux.....	gr.	Acide silicique et alumine.	0,0300
— de magnésie..	0,2400	Fer, matière organique...	
Sulfure de calcium..	0,0156		0,3276

(O. Henry.)

L'établissement thermal de *Pierrefonds* est de date très récente. On vient d'y introduire un appareil destiné à faire aspirer de la *poussière* d'eau minérale, en place des vapeurs sulfureuses spontanées, qui constituent l'inhalation à Luchon, *Allevard*, *Aix* (en Savoie), etc. L'expérience apprendra quelle est la valeur de la méthode et de l'appareil (2).

(1) A 18 kilomètres de Compiègne (chemin de fer du Nord), 118 kilomètres de Paris.
(2) Voy. pag. 47.

EAUX SULFURÉES CALCIQUES.

MORFONTAINE (Oise).............
BELLEVILLE (Seine).............. } Froides.
BATIGNOLLES (Seine)............

HUITIÈME RÉGION.

PANASSON (Dordogne)............ Froide.
TRÉBAS (Tarn).................. 70°.

L'eau de *Panassou* est assez employée dans le pays, sous forme de boues sulfureuses.

Celle de *Trébas* paraît très notablement ferrugineuse.

Stations thermales étrangères.

SCHINZNACH (suisse) (1).

Élévation........ 1,100 pieds.
Température......... 31°,2.

	lit.		
Acide hydrosulfurique......	0,234	Chlorure de sodium........	0,561
— carbonique..........	0,093	— de magnésium....	0,328
		Carbonate et sulfate de chaux	0,107
	gr.	— de magnésie.....	0,102
Sulfate de chaux...........	0,743	Oxyde de fer.............	0,017
— de soude...........	0,684	Terre ampélite...........	0,012
— de magnésie.......	0,145		2,696

(Banhof.) (2)

Les eaux de *Schinznach*, très sulfureuses, et déposant en abondance du soufre sublimé sur les parois de leurs appareils, forment une des stations thermales sulfureuses les plus importantes et les plus intéressantes parmi les eaux étrangères. Comme médicaments sulfureux, ces eaux nous paraissent très supérieures à celles d'*Aix*.

On en fait surtout usage en bains, et ces eaux déterminent presque constamment cette irritation de la peau que l'on nomme *poussée* près des établissements thermaux. On y prend également des bains d'étuve. On se sert aussi du limon des eaux pour faire des cataplasmes.

---

(1) Canton d'Argovie, à 12 kilomètres d'Aarau, sur la grande route de Berne à Schaffouse.

(2) Patissier, *Manuel des eaux minérales*, p. 198.

En résumé, les eaux de *Schinznach* constituent une des médications sulfureuses les plus actives qui existent. Aussi les administre-t-on d'une manière assez simple.

ACQUI (PIÉMONT.) (1)

Température............ 75°.
Sur 10,000 grains.

Source de *la Bollente.*

Acide hydrosulfur. libre 00,0002,44	Matière organique.... 00,0007,00
Sulfure de calcium.... 00,0012,48	Acide silicique....... 00,0004,50
Chlorure de sodium... 00,0155,00	Protoxyde de fer combiné
— de magnésium 00,0020,21	avec la mat. organique 00,0004,25
— de calcium... 00,0024,04	Iode.............. traces
Sulfate de soude...... 00,0033,75	Eau 09,9691,47
— de magnésie... 00,0008,00	10,0000,00
— de chaux...... 00,0008,00	(Cantu.) (2)

Il y a en outre, à l'entour d'*Acqui*, plusieurs sources, froides ou thermales, salines, ou sulfureuses, ou ferrugineuses.

VITERBE (ÉTATS ROMAINS).

Température............ 60°.

Source de *la Cruciata.*

	gr.		
Acide sulfhydrique.......	0,0048	Chlorure de magnésium...	0,0035
— carbonique.........	0,2260	Iodure de sodium........	0,0065
		Bromure de sodium......	traces
	gr.	Alumine................	0,0075
Carbonate de chaux.......	0,3660	Acide silicique..........	traces
— de magnésie....	0,0070	Carbonate de fer........	0,0145
Sulfate de chaux........	0,6220	Fluorure de calcium.:....	traces
— de magnésie.......	0,0770	Matières organiques......	0,0950
Chlorure de calcium......	0,0185	(3)	1,4483

Il y a plusieurs sources à *Viterbe*, les unes sulfureuses, les autres ferrugineuses, toutes renfermant une proportion notable de fer. Elles sont fort utilisées par notre armée

---

(1) A 5 lieues d'Alexandrie, 10 lieues de Gênes.
(2) L. Granetti, *Guida pratiqua dei balneanti alle terme d'Acqui.* Turino, 1853, p. 14.
(3) Armand, *Des eaux minérales thermales de Viterbe,* 1852.

d'Italie, surtout pour les névroses, les rhumatismes, les maladies de peau et la syphilis (Armand).

HARROGATE (ANGLETERRE) (1).

Température............ froide.

Nous ne connaissons pas d'analyse exacte de cette source. Elle contient, suivant M. Granville, qui ne donne pas l'analyse quantitative :

Acide carbonique.	Sulfate de magnésie.
Azote.	Sulfate de chaux.
Hydrogène sulfuré.	Carbonate de chaux.
Muriate de soude.	— de magnésie.
— de chaux.	

Ces eaux émanent d'un sol marécageux, et leur qualité sulfureuse provient évidemment de la décomposition du sulfate de chaux par les matières organiques qu'elles rencontrent en quantité considérable.

On y boit surtout l'eau du *vieux puits de soufre* ; mais il existe plusieurs autres sources plus ou moins sulfureuses, et un établissement de bains. Les bains se préparent en versant de l'eau bouillante dans l'eau minérale.

Les eaux d'Harrogate sont surtout employées dans les maladies de la peau. Mais suivant le docteur Granville, on en ferait également usage dans un grand nombre de maladies, engorgements du foie, de la rate, gravelle, etc. (2).

---

(1) Comté d'York, 320 kilomètres (environ) de Londres.
(2) *Manuel du voyageur aux bains d'Europe*, p. 561.

SEPTIÈME LEÇON.

DEUXIÈME CLASSE DES EAUX MINÉRALES.

EAUX CHLORURÉES SODIQUES.

(EAUX SALINES CHLORURÉES DE L'*Annuaire*.)

Ces eaux sont souvent désignées sous le nom d'eaux *salines*. Le nom d'eaux *salées* leur conviendrait mieux.

C'est une des classes les plus naturelles que l'on puisse rencontrer dans les eaux minérales. Cependant, comme dans toutes les autres, si, rangeant les eaux qui lui appartiennent dans un ordre méthodique quelconque, on prend celles des deux extrémités, on trouve que l'on a affaire à des médicaments très différents.

Ces eaux sont caractérisées par la prédominance du chlorure de sodium. Les eaux de mer s'y rattachent par conséquent.

Le chlorure de sodium est un des sels qui se rencontrent le plus communément dans les eaux minérales, à quelque classe qu'elles appartiennent : ce qui devait être, le sol renfermant presque toujours du chlorure sodique, comme il renferme de la chaux ou du fer.

Mais ici le chlorure de sodium reconnaît une origine différente. Ce n'est plus un sel rencontré au passage par des eaux qui se l'approprient; il est puisé par ces eaux à leur source même, et c'est lui qui les constitue à l'état d'eau minérale. Elles le puisent soit dans des cours d'eau salée communiquant avec la mer, ou peut-être actuellement séparés d'elle, soit dans des couches de sel gemme comme dans nos eaux du Jura, soit dans des houillères chargées de sel marin, comme dans ces eaux allemandes qui enrichissent les vallées de la Hesse et de Nassau.

Ces eaux occupent quatre positions géographiques principales :

Iᵉ RÉGION. — Auvergne.

IIᵉ RÉGION. — Les deux extrémités de la chaîne des Pyrénées, en remontant vers le Nord.

IVᵉ RÉGION. — La Haute-Marne et le Jura, en s'étendant au sud et au nord vers l'Isère et vers le Bas-Rhin.

Enfin en *Allemagne*, une vallée dirigée de l'est à l'ouest, occupant la Hesse, le Nassau et la Prusse Rhénane.

On a depuis longtemps établi une division entre les eaux salines *fortes* et les eaux salines *faibles*.

Les unes et les autres sont, en effet, fort dissemblables.

Sur 30 eaux chlorurées sodiques :

```
3 contiennent au-dessous de 1ᵍʳ,0 sels.
6 contiennent de 1 à 2
9      »      de 3 à 6
12     »      de 7 à 20 et au delà.
```

Ces différences de proportions équivalent à des différences de qualités.

Sans doute, il est fort difficile d'établir une classification d'après le degré de minéralisation d'une eau minérale. Où en fixer les limites ?

Cependant nous pouvons appeler, sans attacher plus d'importance qu'il ne convient à une telle division, *faibles*, les eaux qui ont moins de 2 grammes de minéralisation, et *fortes*, celles qui excèdent 2 grammes. Il faut surtout se garder de prendre cette expression de fortes comme synonyme d'efficaces.

Il y aurait donc 9 eaux minérales faibles et 21 fortes.

Elles présentent de grandes variétés de température :

```
11 ont de 38° à 67° (7 dépassant 50).
6   »    25° à 37°
6   »    15° à 24°
7 sont froides.
```

Il y a donc 23 sources thermales sur 7 froides.

Parmi les 9 sources faibles, 2 sont froides; *Néris* (Allier), *Bourbon-Lancy* (Saône-et-Loire), sont très chaudes, au delà de 50 degrés.

Voici dans quelle proportion ces différentes sources renferment le chlorure de sodium.

```
6 en ont au-dessous de 1 gr. 0.
9 en ont de 1 à 2.
7   »    de 3 à 6.
8   »    de 7 à 20 et au delà.
```

Excepté *Balaruc*, dans la deuxième région, toutes les sources qui dépassent 3 grammes occupent la quatrième région et l'Allemagne.

A côté du chlorure de sodium se trouve quelquefois du chlorure magnésique, mais en faible proportion.

A côté des chlorures, ces eaux sont ou sulfatées ou carbonatées.

```
13 sont carbonatées.
15 sont sulfatées.
2 ont en égale proportion des sulfates et des carbonates.
```

Les carbonatées se rencontrent dans la première région et en Allemagne; les sulfatées dans la quatrième région.

Ce sont des carbonates de soude dans la première région (région des eaux carbonatées sodiques); des carbonates calcaires en Allemagne.

Quant aux sulfates, ils se distribuent indifféremment en sodiques, calcaires, quelquefois magnésiques.

Nous devons nous arrêter un instant sur leur présence dans les eaux chlorurées.

Le chlorure de sodium joue un certain rôle dans les eaux sulfurées. En très faible proportion dans les eaux sulfurées sodiques, comme tous les autres principes minéralisateurs, il tient une plus grande place dans les eaux sulfurées calciques, où sa supériorité marque peut-être une des différences les plus naturelles entre les deux divisions des eaux sulfurées.

Les eaux sulfurées calciques sont donc notablement chlorurées, et il n'y a pas à douter que cette qualité ne prenne une certaine part à leur action thérapeutique.

Maintenant certaines eaux chlorurées sont en même temps sulfurées. Ce sont naturellement des eaux sulfatées dont les sulfates se sont décomposés. Il y en a dans lesquelles cette circonstance n'existe qu'à un degré presque imperceptible.

Mais il y en a où elle acquiert une importance notable. Ce sont des eaux à la fois chlorurées et sulfureuses. Si nous les rangeons ici, c'est que leur qualité de chlorurées nous a paru prédominante : mais encore ceci n'est-il pas absolu, car les eaux d'*Uriage* et d'*Aix-la-Chapelle* sont le plus souvent rattachées aux eaux sulfurées. Nous croyons mieux faire en en faisant une sous-division des eaux chlorurées.

Sur 25 eaux chlorurées sodiques françaises, on a trouvé du *fer* dans 15 ; dosé dans 11, des traces dans 4.

C'est presque toujours du carbonate de fer.

Toutes les eaux chlorurées de l'Allemagne contiennent du fer.

La considération de l'*acide carbonique libre* dans les eaux chlorurées sodiques est importante. En effet, ce gaz donne à ces eaux, indépendamment des propriétés qui lui appartiennent, des qualités digestives qui en facilitent beaucoup l'usage interne.

L'usage interne des eaux très salées serait difficile ou impossible.

L'acide carbonique le rend parfaitement praticable.

On a pu faire de l'eau de mer un purgatif facile en la chargeant d'acide carbonique (1). Nul doute qu'on n'en puisse faire autant de certaines eaux chlorurées.

(1) *Annales de thérapeutique médicale et chirurgicale*, t. 1, 1843, p. 160.

Nous trouvons :

    11 sources non gazeuses.
    9 faiblement gazeuses.
    11 très gazeuses.

Les principales sont :

- Luxeuil
- Niederbronn
- Bourbonne } non gazeuses.
- Salins
- Balaruc

- Uriage
- Lamotte
- Baden-Baden } faiblement gazeuses.
- Wiesbaden
- Kreuznach

- Bourbon-l'Archambault
- Saint-Nectaire
- Hombourg } très gazeuses.
- Nauheim
- Kissingen

Nous noterons qu'il n'y a aucun rapport entre la température et l'état gazeux.

On considère généralement ces eaux comme constituant une médication iodurée ou bromurée ; mais on n'a pas encore rencontré grand'chose dans ce sens, jusqu'ici.

Je vous ai parlé déjà de l'iode et du brome dans les eaux minérales.

Ici nous trouvons que, sur les 25 sources chlorurées analysées dans l'*Annuaire*, il n'y en a que 9, où l'on ait signalé de l'iode ou du brome.

    3 fois bromures seuls.
    1 » iodures seuls.
    5 » iodures et bromures.

Ce sont des bromures de potassium, de sodium, de magnésium.

Ils ont été dosés dans 6 sources ; traces dans 3.

EAUX DE LA MER.

Les *eaux de la mer* sont toutes semblables aux eaux que nous venons d'étudier.

Voici leurs principaux caractères :

Froides.
Minéralisation considérable (plus de 30 gram.).
Chlorure de sodium très prédominant.
A peine de carbonates.
Sulfates, notablement (3,5) (Figuier, dans la Manche).
Point gazeuses.

Après la soude, c'est la magnésie qui fait la base prédominante. (Chlorures et sulfates.)

C'est cette base, la magnésie, qui distingue le plus l'eau de mer.

Il y a des bromures assez notablement (0,123) (Figuier).

Voici la composition comparée des eaux de mer, de rivière et chlorurées.

	Rivières.	Mer.	Eaux chlorurées.
Carbonates	63	0,6	13
Sulfates	10	12	14
Chlorures et bromures	7	86	69
Silicates et autres	18	0,001	2
		sur 100,00	

EAUX MÈRES.

A l'emploi thérapeutique des eaux chlorurées sodiques, se rattache celui des *eaux mères des salines*, lequel constitue une médication très importante, très usitée en Allemagne, à peine connue en France, et sur laquelle j'ai essayé l'année dernière d'appeler l'attention de la *Société d'hydrologie médicale de Paris*.

On désigne sous le nom d'*eau mère* (*mutter laüge* en allemand) le résidu d'évaporation des salines où l'on exploite le chlorure de sodium pour la consommation générale. Ce résidu renferme à un degré de concentration considérable les principes solubles dont le chlorure de sodium s'est séparé en se cristallisant, sels que l'on peut, par de nouvelles préparations, isoler dans un but industriel, mais dont le rapprochement donne aux eaux mères les propriétés thérapeutiques qui leur sont attribuées.

L'extraction du sel s'opère, soit des bancs de sel gemme, qui existent à un haut degré de puissance vers notre frontière de l'Est, soit de terrains porphyritiques et houillers qui paraissent alimenter la plupart des salines de la vallée rhénane, soit de l'eau de mer. Nous appellerons spécialement votre attention sur les trois stations que nous venons d'indiquer, salines de l'Allemagne, salines du Jura, salines de la mer.

Les eaux mères ne se trouvent donc qu'auprès des établissements thermaux formés par les salines industrielles, ou près de la mer. Elles ne pourraient être utilisées près de la plupart des eaux chlorurées sodiques que j'ai à vous signaler, qu'au moyen d'une importation, comme on fait à *Lavey* (Suisse), des eaux mères des salines de Bex, à *Hombourg*, des salines de Nauheim ou de Bocklet.

Les eaux mères se présentent à nous sous l'apparence d'un liquide sirupeux, de couleur fauve ou brunâtre, d'une densité considérable, sans odeur, d'une saveur âcre et très salée.

Les analyses de ces eaux mères nous offrent, comme celles des eaux salées elles-mêmes d'où elles proviennent, certaines dissemblances. Ainsi le chlorure de sodium domine dans l'eau mère de *Salins* (157^{gr},980, sur 317^{gr},720 de matières solubles, par litre) (1); le chlorure de magnésium dans celles de *Bex* (142^{gr},80 sur 292^{gr},49) (2), et dans celles

---

(1) *Sources minérales, eaux mères sodo-bromurées de la saline de Salins (Jura)*, par le docteur Germain. Paris, 1854.

(2) *Compte rendu des eaux de Lavey pendant la saison de 1841*, par H. Lebert, Lausanne, 1842, p. 6.

de *Nauheim* (249^{gr},0303, sur 4685^{gr},8686 d'eaux mères) (1) ; tandis que le chlorure de calcium n'est pas moins abondant dans celles de *Kreuznach* (205^{gr},4300), alors que l'on n'y rencontre plus que 7^{gr},8567 de chlorure de sodium et 5^{gr},0042 de chlorure de magnésium (2).

Il y a également quelques différences pour les bromures. Constatons encore une fois que l'iode peut être considéré, d'après ces analyses, comme à peu près nul dans les composés de ce genre. Ozann indique des traces d'iode dans l'eau mère de *Kreuznach*; Broméis dans celle de *Nauheim*; l'eau mère de *Bex* nous présente seule une proportion dosée, 0,08 d'iodure de magnésium.

Si les bromures tiennent une place bien autrement importante dans les eaux mères, nous devons signaler quelques divergences dans les analyses, nous voulons parler surtout des analyses de la même eau mère. Celles de *Bex* nous offrent la moindre proportion, 0,65, accompagnés, il est vrai, comme nous venons de le dire, de 0,08 d'iodure de magnésium. Les analyses de MM. Dumas, Favre et Pelouze accordent 2,700 à celles de *Salins*; celles de M. Buquet, 0,55 aux eaux mères de *Montmorot*; les analyses de MM. Figuier et Mialhe, 2,33 à celles de *Salies* en Béarn (3). Mais voici ce que nous rencontrons de bromures dans les eaux mères de *Kreuznach*, d'après Ozann : bromure de calcium, 44 grammes; bromure de sodium, 20 grammes; bromure de magnésium, 12 grammes. Il est vrai que MM. Figuier et Mialhe réduisent ces chiffres, dans leurs propres recherches,

---

(1) *Études sur les eaux minérales de Nauheim*, par le docteur Rotureau. Paris, 1856, p. 86.

(2) *Observations pratiques sur les eaux minérales de Kreuznach*, par le docteur Prieger, 1847, p. 2.

(3) *Examen comparatif des principales eaux minérales de l'Allemagne et de la France*, par MM. Figuier et Mialhe, 1848.

à 11,3 : bromure de magnésium, 2,6, et bromure de sodium 8,7.

Quant à *Nauheim*, tandis que MM. Figuier et Mialhe accordent 4,04 à ses eaux mères, par litre, M. Broméis, dans 7680 grammes de ces mêmes eaux mères, contenant 2794 grammes de matières solubles, ne rencontre que 6^{gr},7584 de bromure de potassium.

Ajoutons enfin que tandis que MM. Figuier et Mialhe signalent seulement des bromures de magnésium et de sodium dans les eaux mères de *Kreuznach*, de *Nauheim* et de *Salies*, Ozann trouve des bromures de magnésium, de sodium et de calcium dans les eaux mères de *Kreuznach*; M. Broméis, du bromure de potassium (traces) dans celles de *Nauheim*; MM. Dumas, Favre et Pelouze, du bromure de potassium également dans celles de *Salins*, ainsi que M. Buquet dans celles de *Montmorot* ; enfin M. Pyrame Morin, du bromure de magnésium seulement dans celles de *Bex*.

Je suis entré dans tous ces détails sur les eaux mères des Salines, parce que leur étude, à laquelle j'attache une grande importance, est tout à fait neuve, en France du moins, et qu'on ne saurait trouver aucun renseignement à leur sujet que dans les ouvrages peu répandus que j'ai pu citer, et dans le travail que j'ai fait à leur sujet (1).

L'étude thérapeutique de ces eaux mères trouvera sa place quand nous parlerons du traitement des scrofules auquel elle se rapporte directement.

On ne saurait les utiliser pour l'usage interne. Elles sont mélangées aux bains minéraux, par proportion de 4 à 10 ou 20 grammes, avec les précautions que nécessite tout agent médicamenteux énergique.

(1) *Annales de la Société d'hydrologie médicale de Paris*, t. II, 1856, p. 28.

Nous avons pu réunir les renseignements suivants sur la composition chimique de quelques eaux mères. Nous les exposerons ici, bien que les eaux minérales auxquelles quelques-unes se rattachent, ne trouvent leur place que dans les pages suivantes :

EAUX MÈRES DES SALINES DE SALINS (JURA).

Sur 1,000 gr.

Chlorure de sodium......	157,980	Sulfate de potasse.......	10,140
— de magnésium...	31,750	— de soude........	04,170
— de potassium....	31,090	Bromure de potassium ...	2,700
Sulfate de magnésie.....	19,890		237,720

(Dumas, Favre et Pelouze.)

EAUX MÈRES DES SALINES DE MONTMOROT, A LONS-LE-SAULNIER.

Sur 1,000 gr.

Chlorure de sodium......	183,30	Chlorure de potassium....	21,10
Sulfate de soude.........	48,00	Sulfate de potasse........	07,60
Chlorure de magnésium...	64,50	Bromure de potassium.....	05,50
Sulfate de magnésie......	40,60		370,60

(Braconnot).

EAUX MÈRES DES SALINES DE BEX (PRÈS LAVEY).

Sur 1,000 gr.

Chlorure de magnésium...	142,80	Silice.................	0,15
— de calcium......	40,39	Alumine...............	0,39
— de potassium....	38,62	Carbonate de chaux......	traces.
— de sodium.......	33,92	Fer...................	traces.
Bromure de magnésium....	0,63	Matière organique........	indét.
Iodure de magnésium.....	0,08		292,49
Sulfate de soude.........	35,49		

(Pyrame Morin, 1851).

EAUX MÈRES DE KREUZNACH.

Sur 1,000 gr.

Chlorure de sodium.....	7,8567	Bromure de magnésium.	2,6000
— de magnésium.	5,0052	— de sodium.....	8,7000
— de potassium...	2,2525		316,6000
— de calcium....	205,4300		

(Ozann).

EAUX MÈRES DE NAUHEIM.

Chlorure de soude.....	72,1151	Sulfate de chaux......	5,7600
— de chaux.....	132,6333	Bromure de magnésium.	6,7584
— de calcium ...	2302,2263	Substances organiques..	4,6080
— de magnésie..	269,0303	Résidu insoluble......	0
— de fer ...... ⎫		Total des subst. solides.	2794,1314
— de manganèse ⎬	traces.	Eau....	4885,8686
— d'alumine... ⎭			7680,0000
			(Broméis.)

M. Rotureau, à qui nous empruntons cette analyse, nous apprend qu'en faisant subir à l'eau mère une nouvelle évaporation, on obtient une substance à cristallisation irrégulière et incomplète, que l'on appelle *sel de Nauheim* (1), et dont voici l'analyse :

Chlorure de soude.....	140,8509	Sulfate de chaux......	8,9856
— de chaux.....	206,5919	Bromure de magnésium.	0,9984
— de calcium ...	3150,7101	Substances organiques..	0
— de magnésie..	318,8000	Résidu insoluble......	18,6624
— de fer ..... ⎫		Total des subst. solides.	3845,5993
— de mangan.. ⎬	peu de traces	Eau....	3834,4007
— d'alumine .. ⎭			7680,0000
			(Broméis.)

Stations thermales chlorurées sodiques.

PREMIÈRE DIVISION.

EAUX CHLORURÉES SODIQUES SIMPLES.

PREMIÈRE RÉGION.

NÉRIS (ALLIER).

Température............ 52°.

Azote.. 95
Acide carbonique..................................... 3
Oxygène.. 2
                                                    ———
                                                    100
(Bussy.)

---

(1) *Études sur les eaux minérales de Nauheim*, p. 86.

Bicarbonate de soude	0,370
Sulfate de soude	0,370
Chlorure de sodium	0,200
Carbonate de chaux et acide silicique	0,170
	1,110

(Berthier.)

Nous ne pouvons disconvenir que cette eau minérale, par laquelle nous commençons l'énumération des eaux chlorurées sodiques, ne se trouve assez irrégulièrement placée dans cette classe. Les diverses analyses qui ont été faites des eaux de *Néris* semblent les rattacher plutôt aux eaux bicarbonatées ou sulfatées sodiques qu'aux eaux chlorurées. Mais vis-à-vis des eaux minérales aussi faiblement minéralisées, et aussi peu marquées au point de vue des prédominances chimiques, la question de classification, en même temps qu'elle devient plus difficile, perd aussi de sa valeur : aussi n'avons-nous pas cru devoir déroger à l'habitude que l'on a de placer les eaux de *Néris* parmi les chlorurées sodiques. C'est, en effet, vis-à-vis de telles analyses que l'*Annuaire* place les eaux de *Néris*, comme nous, en tête des eaux *salines chlorurées;* et MM. A. Becquerel et de Laurès, parmi les eaux *thermales salines*. Notre embarras ne serait pas moindre du reste, si nous voulions les ranger parmi les bicarbonatées ou parmi les sulfatées.

On compte habituellement plusieurs sources à *Néris*. Mais MM. de Laurès et Becquerel font remarquer, comme l'avait déjà fait Longchamp, qu'il n'y en a qu'une, captée dans des puits différents (1). On y distingue cependant le *Grand Puits* ($52°,7/10$) et le puits de la *Croix* ($54°,8/10$ à $12°,5/12$), ce dernier servant exclusivement de buvette. Ces sources

---

(1) *Mémoire sur les conferves des eaux minérales de Néris*, etc., in *Annales de la Société d'hydrologie médicale de Paris*, t. I, p. 205.

auraient eu, il y a environ un siècle, une température beaucoup plus élevée (78°) (de Laurès).

Les eaux de *Néris* sont très gazeuses : mais leur gaz n'est autre chose que de l'air atmosphérique suroxygéné.

MM. de Laurès et Becquerel n'ont trouvé dans ces eaux aucune trace d'arsenic, d'iode, ni d'hydrogène sulfuré, quelques traces de fer seulement.

On y rencontre au contraire une quantité très considérable de matière organique, dont nous avons déjà parlé plus haut. MM. de Laurès et Becquerel proposent de laisser à cette matière organique le nom de *conferve*, et la rangent dans la classe des *algues*, ordre des *confervoïdées*, famille des *confervacées*. Elle existe sous deux états différents, dont ces observateurs font deux espèces distinctes: 1° conferve des bassins chauds ; 2° conferve des bassins de réfrigération.

On s'en sert sous forme de frictions. « Ses effets immédiats, disent les mêmes auteurs, que la plupart des auteurs regardent comme émollients, comme calmants, nous ont semblé être des effets stimulants, excitants. Ses propriétés sont résolutives (1). »

Les eaux de *Néris*, d'une très grande abondance, sont presque exclusivement usitées comme traitement externe. On y prend surtout des bains de piscine et des douches; les piscines de *Néris* sont justement renommées.

Les eaux de *Néris* s'adressent surtout, comme spécialité thérapeutique, aux rhumatismes et aux névropathies.

(1) *Loc. cit.*, p. 239.

LA BOURBOULE (PUY-DE-DÔME) (1).

Température.. { Le grand bain 52°.
Source des fièvres 31°,5.

	gr.		
Acide carbonique........	1,9082	Sulfate de soude.........	0,2356
Azote................	0,0751	Chlorure de sodium.......	3,9662
		Alumine	0,0135
	gr.	Silice	0,0667
Bicarbonate de soude	1,9482	Hydrosulfate de soude.... } traces	
— de magnésie..	0,2865	Matière organique....... }	
— de fer......	traces	Perte.................	0.0868
— de chaux.....	0,0160		6,6695

(Lecoq.)

On ne paraît avoir cherché dans ces eaux ni l'iode ni le brome.

Telles qu'elles nous paraissent constituées, ces eaux, avec leur température élevée, doivent former une médication très active. M. Bertrand en parle dans ce sens, au sujet de certaines paralysies, de rhumatismes, d'états scrofuleux (2). Mais l'établissement de la *Bourboule* est situé dans une localité difficilement abordable.

SAINT-NECTAIRE (PUY-DE-DÔME) (3).

Température, dix sources de 22 à 44°.

Petite source *Boëte* (44°).

	gr.		
Bicarbonate de soude........	2,96	Sulfate de chaux......... } traces	
— de magnésie.....	0,33	Alumine............... }	
— de chaux	0,71	Silice	0,11
— de fer	0,04	Matière organique.........	traces
Chlorure de sodium...........	2,51	Perte...................	0,15
Sulfate de soude	0,18		7,01

(Nivet) (4).

Ces eaux comme celles de *Néris*, mais à de bien autres

---

(1) A 5 kilomètres du Mont-Dore.
(2) A 40 kilomètres de Clermont, 20 d'Issoire, 24 du Mont-Dore.
(3) *Recherches sur les propriétés des eaux du Mont-Dore*, 1823, p. 497.
(4) *Dictionnaire des eaux minérales du Puy-de-Dôme*, p. 185.

proportions près, appartiennent autant aux bicarbonatées sodiques qu'aux chlorurées.

Leur composition nous paraît très remarquable et éminemment thérapeutique. Malheureusement nous connaissons mieux leurs propriétés incrustantes, que les résultats de leurs applications médicales. En effet, les *incrustations* de *Saint-Nectaire* ne sont pas moins célèbres que celles de *Saint-Allyre*.

DEUXIÈME RÉGION.

BALARUC (HÉRAULT) (1).

Température, variable de 40 à 50°.
(De Laurès.)

	gr.		gr.
Carbonate de chaux........	0,370	Chlorure de magnésium....	1,074
— de magnésie.....	0,030	Bromure de sodium........	0,003
Sulfate de chaux..........	0,803	— de magnésium.....	0,032
— de potasse.........	0,053	Silicate de soude.........	0,013
Chlorure de sodium........	6,802	Oxyde de fer.............	traces.
			9,080

(Marcel de Serres et Figuier.)

Les eaux de *Balaruc* dégagent un peu d'acide carbonique, mais momentanément à leur issue du sol, et il n'y a pas à en tenir compte thérapeutiquement (Le Bret). Elles sont *arsenicales*.

Ces eaux se rapprochent beaucoup de celles de *Bourbonne*. Leur voisinage de la mer, leur situation au bord du lac de Thau (eau de mer), la température élevée du climat, achèvent de les caractériser.

Elles ont une action purgative, non certaine, mais possible sans en élever la dose (Le Bret).

La spécialité presque exclusive des eaux de *Balaruc* est le traitement des paralysies. Ne pourrait-on pas, surtout en y adjoignant les eaux mères des marais salants du voisinage, y traiter avec non moins d'avantages les scrofuleux?

(1) Sur les bords de l'étang de Thau, à 16 kilomètres de Montpellier, 6 de Cette.

TERCIS (LANDES).

Température............ 41°.

	gr.		gr.
Carbonate de magnésie.....	0,083	Chlorure de sodium........	2,124
— de chaux........	0,042	— de magnésium....	0,223
Sulfate de chaux..........	0,021	Matière grasse insoluble....	0,032
Soufre..................	0,011		2,538

(Thore et Mayrac.)

POUILLON (LANDES).

Température............ 20°.

	gr.		gr.
Carbonate de chaux........	0,057	Chlorure de sodium........	1,359
Sulfate de chaux..........	0,492	— de magnésium....	0,043
			1,951

(Mayrac.)

PRÉCHAC (LANDES).

Température........... froide.

	gr.		gr.
Carbonate de chaux........	0,011	Chlorure de sodium........	0,334
Sulfate de soude..........	0,318	— de magnésium....	0,116
— de chaux..........	0,292	Acide silicique............	0,016
			1,087

(Thore et Mayrac.)

SAUBUSE (LANDES) (1).

Température........... froide.

	gr.		gr.
Sulfate de chaux..........	0,048	Chlorure de magnésium....	0,047
Chlorure de sodium........	0,080	Matière gélatineuse........	0,010
— de calcium........	0,095		0,280

(Thore et Mayrac.)

On utilise les *boues* de *Saubuse*.

Ces dernières eaux minérales appartiennent aux eaux chlorurées faibles. On remarquera dans celles de *Saubuse* la prédominance relative, non plus du chlorure de sodium, mais des chlorures en général. Ces eaux minérales des Landes, notablement sulfatées, sont toutes également un peu sulfurées, par la décomposition du sulfate de chaux.

(1) A 8 kilomètres de *Dax*. Toutes ces sources minérales des Landes environnent Dax, à peu de distance.

SALCES (PYRÉNÉES-ORIENTALES).

Température............ 19°.

Acide carbonique.........	indét.	Sulfate de magnésie.......	0,075
	gr.	Chlorure de sodium........	1,727
Carbonate de chaux........	0,066	— de magnésium....	0,516
Sulfate de soude..........	0,096	Acide silicique............	0,010
— de chaux..........	0,169		2,659

(Anglada.)

RIVIÈRE DE SALZ (AUDE).

Acide carbonique.........	traces	Chlorure de potassium.....	indét.
	gr.	Acide silicique, alumine, phosphate d'alumine et de chaux	0,050
Carbonate de soude..... }	0,750	Oxyde de fer carbonaté et crénaté.................	inap.
— de magnésic... }			
Sulfate de soude et de magnésie...............	1,030	Matière organique.........	indét.
— de chaux..........	1,010		4,860
Chlorure de sodium...... }	2,020		
— de magnésium.. }		(O. Henry.)	

Le *Salz* est, dit l'*Annuaire,* une petite rivière qui baigne les pieds de l'établissement thermal du *Bain-Fort,* à *Rennes* (Aude) (1).

DEUXIÈME RÉGION.

LAMOTTE-LES-BAINS (ISÈRE) (2).

Élévation.............. 475^m.
Température........... 60°.

Acide carbonique.........	indét.	Sulfate de magnésie........	0,12
		— de soude..........	0,77
Carbonates de chaux et de magnésie primitivement à l'état de bisels..............	gr. 0,80	Chlorure de sodium........	3,80
		— de magnésium.....	0,14
		— de potassium......	0,06
Crénate ou carbonate de fer } Traces de magnésie....... }	0,02	Bromure alcalin...........	0,02
		Silicate d'alumine.........	0,06
Sulfate de chaux..........	1,65		7,44

(O. Henry.)

(1) Voir plus loin *Rennes,* aux eaux ferrugineuses.
(2) A 20 kilomètres de Grenoble; 645 de Paris.

M. Chevallier a trouvé de l'arsenic dans les eaux de *La-motte*. MM. Breton et Buissard y ont également signalé la présence de l'iode.

L'établissement thermal de *Lamotte* est assez considérable. L'usage des douches, des étuves, y est développé avec tout le parti qu'on pouvait tirer, dans ce sens, de la température élevée de l'eau minérale.

Les eaux de *Lamotte* sont utilisées avec avantage dans la plupart des cas où se trouvent indiquées les eaux à haute température et les eaux chlorurées sodiques fortes.

PLAN-DE-PHAZY (HAUTES-ALPES).

Élévation.......... 1000^m.

Température, plusieurs sources de 28° à 30°.

	gr.		gr.
Azote..................	76	Sulfate de chaux..........	1,83
Acide carbonique..........	18	— de soude...........	1,01
		— de magnésie........	0,12
Carbonate de chaux........	0,73	Phosphate de chaux.......	0,05
— de magnésie......	0,05	Chlorure de magnésium.....	0,45
— de protoxyde de fer.	0,04	— de sodium........	4,60
— de protoxyde de manganèse....	traces	Matières organiques........	0,05
— d'ammoniaque..			8,88

(Tripier.)

ROUCAS-BLANC (BOUCHES-DU-RHÔNE).

Température........ 22°.

Cette eau renferme sur 25 gr., 930 :

Chlorure de sodium............................ 20,53.

QUATRIÈME RÉGION.

BOURBONNE-LES-BAINS (HAUTE-MARNE) (1).

Température, source *de la Place*...... 58,75°
— — *des Bains civils*... 57,75
— — *des Bains militaires.* 56,00

---

(1) De Paris à Troyes (chemin de fer, 179 kilomètres), Bar-sur-Aube, Langres, *Bourbonne*, 349 kilomètres.

Acide carbonique	18	Sulfate de potasse	0,149
Oxygène	4,51	Chlorure de sodium	5,771
Azote	77,49	— de magnésium	0,392
	100,00	Bromure de sodium	0,065
	gr.	Silicate de soude	0,120
Carbonate de chaux	0,108	Alumine	0,030
Sulfate de chaux	0,899		7,546

(Mialhe et Figuier.)

M. Chevallier a trouvé de l'arsenic dans le produit d'évaporation de 50 litres.

L'établissement thermal de *Bourbonne* est des plus importants. Un hôpital militaire très vaste y reçoit de nombreux malades.

Les eaux s'emploient surtout sous forme externe, en bains et en douches. On les prend peu à l'intérieur. Elles devraient cependant fournir un médicament d'une très notable activité. Leur température élevée et la quantité très faible d'acide carbonique qu'elles renferment, les rendent peut-être difficiles à tolérer. Cependant elles ont pu être prises quelquefois impunément à une dose élevée : elles agissent quelquefois alors à la manière de purgatifs (1).

On emploie topiquement les *boues* recueillies au fond des bassins.

On traite surtout à *Bourbonne* des paralysies et des plaies d'armes à feu.

BOURBON-L'ARCHAMBAULT (ALLIER) (2).

Élévation.............. 270^m.
Température............ 52°.

Acide carbonique environ 1/6 du vol.		Chlorure de sodium	2,240
	gr.	— de potassium	traces
Bicarbonate de chaux	0,507	Bromure alcalin	0,025
— de magnésie	0,470	Silicate de chaux et d'alumine	0,370
— de soude	0,367	— de soude	0,060
Sulfate de chaux	} 0,220	Crénate de fer	0,017
— de soude	}		4,357
— de potasse	0,011		
Chlorure de calcium	} 0,070	(O. Henry.)	
— de magnésium	}		

(1) Magistel, *Essai sur les eaux minérales de Bourbonne*, 1828, p. 13.
(2) De Paris à Moulins (chemin de fer, 342 kilomètres); *Bourbon-l'Archambault* est à 22 kilomètres de Moulins.

Ces eaux sont *arsenicales*.

A *Bourbon* comme à Bourbonne, le traitement est surtout externe : bains de piscines et douches. On y fait un grand usage de ventouses, que l'on appelle *cornes*, parce qu'on se sert de cornes percées d'un petit trou à leur pointe, et où le vide s'opère par aspiration. On s'en sert toutes les fois que la réaction générale ou totale est trop prononcée, et quelquefois on les scarifie.

On prend surtout à l'intérieur l'eau de la source *Jonas*, source froide, ferrugineuse, à peine chlorurée, et dont voici l'analyse :

Acide carbonique	1/5 du vol.	Silicate de chaux	
	gr.	— d'alumine	0,500
Bicarbonate de chaux	0,201	— de soude	0,020
— de magnésie	0,076	Crénate ou carbonate de fer	0,040
Sulfate de soude	0,028	Oxyde de magnésie	traces
— de chaux	0,012		
Chlorure de sodium	} 0,100		0,977
— de magnésium			

BOURBON-LANCY (SAÔNE-ET-LOIRE) (1).

Température, sept sources offrant de 47° à 57°.

	lit.	Sulfate de soude	0,130
Acide carbonique libre	0,135	— de chaux	0,075
		Chlorure de sodium	1,170
	gr.	— de potassium	0,150
Carbonate de chaux	0,210	Acide silicique	0,020
— de magnésie	} traces		1,755
Oxyde de fer			

(Berthier.)

Ces eaux semblent se rapprocher de celles de *Néris*, plus que d'aucune de celles que nous ayons rencontrées encore. On remarque autour des bassins une espèce de conferve (*Annuaire*), qui n'a pas encore été étudiée, à notre connaissance. Il y a de l'*arsenic*.

---

(1) De Paris à Nevers (chemin de fer, 302 kilomètres) ; de Nevers à Decize et *Bourbon-Lancy*, 75 kilomètres.

L'établissement thermal, peu considérable jusqu'ici, paraît devoir subir prochainement des développements importants.

LUXEUIL (HAUTE-SAÔNE) (1).

Élévation .... 300ᵐ.

Température, dix sources de 32° à 63°.

Source du *Grand bain*.

	gr.		
Carbonate de soude........	0,035	Acide silicique............	0,065
— de chaux........	0,085	Sulfate de soude..........	0,146
Magnésie................	0,003	Chlorure de sodium	0,747
Alumine, oxyde de fer et de magnésium	0,003	— de potassium	0,023
		Matière animale..........	0,002
			1,113

(Braconnot.)

Les eaux de *Luxeuil*, *Bourbon-Lancy*, *Néris*, doivent évidemment être rapprochées, par leur faible minéralisation, leur température, la matière organique qu'elles renferment en proportions différentes.

Luxeuil est la plus ferrugineuse. *Néris* est la moins chlorurée, mais en revanche la plus chargée de matière organique.

Ce que la station thermale de *Luxeuil* offre de plus particulier, c'est l'existence d'une source, peu minéralisée, non thermale, très notablement ferrugineuse et manganésique, et assez importante dans ce sens, pour que nous en renvoyions l'histoire au chapitre des *Eaux ferrugineuses*.

NIEDERBRONN (BAS-RHIN) (2).

Élévation .... 192ᵐ.
Température.......... 71°,80.

	cc.
Azote	17,66
Acide carbonique........	10,64
	28,30

(Robin.)

---

(1) A 418 kilomètres de Paris; à 69 de Bourbonne-les-Bains.
(2) Chemin de fer de Strasbourg; à 40 kilomètres de Strasbourg.

Chlorure de sodium	3,070	Carbonate de magnésie	⎫
— de magnésium	0,288	Alumine	⎪
— de potassium	0,260	Oxyde de magnésie	⎬ traces
— de calcium	0,825	Silicate de soude	⎭
Carbonate de chaux	0,120	Sulfate de chaux	0,090
— de protoxyde de fer	0,091		4,784

(Mialhe et Figuier.)

Une analyse plus récente, de M. Kosmann, signale bromure de sodium 0,010, iodure de sodium et acide arsénieux, des traces.

Les eaux de *Niederbronn* sont surtout employées en boisson. Suivant M. Kuhn, elles ont une action très douce et sont très facilement tolérées. On a le plus souvent recours, à Niederbronn, à la méthode laxative (1).

SOULTZ-LES-BAINS (BAS-RHIN) (2).

Température .... 18°,7.

Acide carbonique libre	0,036 gr.	Sulfate de magnésie	0,260
		Chlorure de sodium	3,189
		Bromure de potassium	0,009
Bicarbonate de chaux	0,431 gr.	Iodure de potassium	0,003
Sulfate de chaux	0,278	Acide silicique	0,004
— de soude	0,267		4,417

(Persoz et Kopp.)

FORBACH (MOSELLE).

Température .... 17°,5.

Carbonate de chaux	⎱ 0,320 gr.	Chlorure de potassium	traces
— de magnésie	⎰	— de magnésium	0,160
Sulfate de soude	0,300	Alumine, fer, et matière organique	0,130
— de chaux	0,150		
Chlorure de sodium	5,420		6,480

Il n'y a point d'établissement thermal.

---

(1) Kuhn, *Les eaux laxatives de Niederbronn*, 1854, p. 80.
(2) A 12 kilomètres de Strasbourg.

SALINS (JURA) (1).

Température............ froide.

Puits à Muire (source de la *Grotte* A-4°).

	gr.		gr.
Carbonate de chaux.......	0,093	Sulfate de chaux..........	0.573
— de magnésie.....	0,004	— de magnésie.......	0,873
Chlorure de magnésium....	0,222	— de potasse.........	0,035
— de potassium.....	0,390	— de soude..........	0,307
— de sodium.......	27,416	Bromure de potassium.....	0,067
			29,990

(Desfosses.) (2)

L'établissement thermal de Salins n'est pas mentionné dans l'*Annuaire*. Quoique imparfaitement organisé encore, il mérite un grand intérêt, pour l'usage que l'on fait à *Salins* des eaux mères des salines. Nous avons rapporté plus haut l'analyse des eaux mères de *Salins*, et des salines voisines de *Montmorot*.

Les eaux de *Salins* ne peuvent guère être employées qu'à l'extérieur. Nous avons donné l'analyse de la source la moins minéralisée. Les autres ont 40, 50, 80 et plus de 100 grammes de chlorure de sodium. On pourrait peut-être utiliser dans ce sens les sources les moins fortes, en les chargeant d'acide carbonique.

Les eaux minérales de *Salins* proviennent de puits qui mettent en communication l'eau d'un ruisseau avec de vastes bancs de sel gemme, et la ramènent au moyen de pompes.

On voit que ces eaux sont jusqu'à un certain point artificielles.

Leur étude intéresse spécialement la thérapeutique des scrofules.

L'*Annuaire* mentionne dans cette région une série de sources salées, plus ou moins minéralisées, froides, et dont

(1) A environ 40 kilomètres de Lons-le-Saulnier.
(2) Germain, *Sources minérales, eaux mères sodo-bromurées de la saline de Salins.* Paris, 1854.

l'existence tient évidemment aux conditions géologiques dont *Salins* est la plus haute expression.

Nous ne pensons pas devoir reproduire ici ces analyses : la plupart de ces eaux n'ont pas encore eu d'applications thérapeutiques.

	Chlorure de sodium.
	gr.
Eaux salées des houillères d'ANZIN (Nord)	14,6
MEZIÈRES (Ardennes)	5,6
RETHEL (Moselle)	3,2
CHATENOIS (Bas-Rhin)	3,2
ECQUEVILLEY (Haute-Saône)	3,6
JOUHE (Jura)	1,2
SANTENAY (Côte-d'Or)	5,2
SEMUR (Côte-d'Or)	5,2
AVAILLES (Vienne)	2,9

SEPTIÈME RÉGION.

SOTTEVILLE-LEZ-ROUEN (SEINE-INFÉRIEURE).

Température.......... froide.

Acide sulfhydrique... traces légères

	gr.
Sulfate de chaux	1,720
— de soude ⎫	
— de potasse ⎬	0,300
— de magnésie ⎭	
Chlorure de sodium ⎫	
— de potassium ⎬	12,800
— de magnésium ⎬	
— de calcium ⎭	

Iodure, bromure alcalins, très sensib.	
Bicarbonate terreux ⎫	
Oxyde de fer et alumine ⎬	0,500
Acide silicique ⎬	
Matière organique ⎭	
	15,320
(O. Henry.)	

HAMMAN-MÉLOUANE (ALGÉRIE) (1).

Température .... 39° à 40°.

	gr.		
Chlorure de sodium	26,50	Sulfate de chaux	2,82
— de magnésie	0,32	— de magnésie	0,18
Carbonate de chaux	0,10	Oxyde de fer	0,02
— de magnésie	0,07	Silice	0,01
			30,05

(De Marigny, 1854.) (2)

Ces eaux doivent être rangées au nombre des plus intéressantes parmi les eaux chlorurées sodiques. Leur rare miné-

---

(1) Au pied de l'Atlas, près du village de Rovigo, à 42 kilom. d'Alger.
(2) Poyn, *Notice sur les sources chaudes salées d'Hamman-Mélouane*, 1856.

ralisation, jointe à leur température élevée, permet de leur attribuer une grande activité thérapeutique. Les Arabes en font depuis longtemps usage, mais d'une manière très imparfaite. « Elles sortent, suivant M. Tripier, d'une roche qui paraîtrait établir le passage entre les argiles salifères gypseuses auxquelles les eaux auraient emprunté leurs principes minéralisateurs, et les roches calcaires qui forment les assises supérieures de la montagne. »

M. de Marigny a signalé en outre dans ces eaux des traces d'*iode*, et M. Tripier des traces d'*arsenic*.

HAMMAN-MESCOUTIN (CONSTANTINE.)

(*Bains maudits.*)

Acide carbonique .... 97 p.
— hydrosulfurique..... 1
Azote 2
———
100

	gr.		
Chlorure de calcium	0,41560	Carbonate de magnésie...	0,04235
— de magnésium ..	0,07864	— de strontiane ..	0,00150
— de potassium....	0,01833	Arsenic dosé à l'état métallique	0,00050
— de calcium.....	0,01085	Silice................	0,00700
Sulfate anhydre de chaux .	0,38086	Matière organique, environ	0,06000
— de soude........	0,17653	Fluorure	traces
— de magnésie......	0,00763	Oxyde de fer..........	
Carbonate de chaux	0,25722		(1) 1,45681

Ces eaux, qui sont à peu près autant sulfatées que chlorurées, sont les premières où la présence de l'arsenic ait été décelée (Tripier).

Les Arabes en faisaient usage depuis longtemps.

Stations thermales étrangères.

La classe des eaux chlorurées sodiques nous offre un groupe d'eaux étrangères des plus remarquables ; et bien

(1) Tripier, *Annales de chimie et de physique*, 3ᵉ série, t. I, p. 349.

que, on vient de le voir, la France soit fort riche en eaux chlorurées sodiques, sous les formes les plus variées de minéralisation et de température, on ne peut se dissimuler que les eaux minérales dont nous allons parler ne leur apportent un complément fort important, et auquel il ne nous est pas possible de demeurer étrangers nous-mêmes. Peut-être ce que nous allons demander de particulier aux eaux minérales de l'Allemagne tient-il plus encore aux applications mêmes auxquelles la notoriété les a consacrées, et à la manière d'en user, qu'au fond de la médication elle-même. L'emploi des eaux mères en particulier prend certainement une part notable à l'activité thérapeutique de ces eaux. Mais quoi qu'il en soit de cette analyse fort difficile à présenter aujourd'hui avec quelque précision, nous ne pouvons nier que, comme médication purgative et médication antiscrofuleuse, les eaux d'outre-Rhin n'offrent une spécialité toute particulière.

Il suffit de jeter les yeux sur notre carte, pour reconnaître que ces eaux sont groupées dans un bassin assez nettement circonscrit, qui paraît la continuation de notre quatrième région et de la partie nord-est de la troisième, s'étendant, à travers la Prusse rhénane, dans le duché de Nassau, au-dessous de la chaîne du Taunus.

Nous allons passer en revue les plus importantes de ces stations thermales.

BORCETTE (Prusse).

Borcette est située à très peu de distance d'*Aix-la-Chapelle* (1), et en est généralement considérée comme une succursale. Cependant il n'y a pas seulement à Borcette des

---

(1) *Aix-la-Chapelle*, à la seconde division des eaux chlorurées.

sources sulfureuses (sources *basses*), fort semblables à celles d'*Aix-la-Chapelle*; il y a des sources chlorurées (sources *hautes*) qui ne sont point sulfureuses. Voici l'analyse qualitative de la plus chaude.

Kochbrunn (source bouillante).

Température....... 60°.

Chlorure de sodium......	»	Carbonate de chaux.......	»
Carbonate de soude.......	»	— de magnésie....	»
Sulfate de soude.........	»	— de strontiane...	»
Substance organique......	»	Phosphate de soude.......	»
Silice...................	»		
Fluate de chaux..........	»		

KREUZNACH (PRUSSE) (1).

Élévation....... environ 100^m.
Température..... de 10° à 30°.

Source *Elizo*.

Acide carbonique..... faible prop.

	gr.		
Chlorure de sodium.......	9,4672	Carbonate de chaux.....	0,2194
— de potassium....	0,0805	— de baryum......	0,0012
— de silicium......	0,0792	Magnésium.............	0,0129
— de calcium......	1,7382	Oxyde de fer...........	0,0163
— de magnésium...	0,5287	Phosphate d'alumine.....	0,0005
Bromure de magnésium...	0,0350	Oxyde de magnésium.....	0,0077
Iodure de magnésium.....	0,0038	Silicium................	1,0155
			12,1819
		(Liebig.) (2)	

A Kreuznach, l'établissement thermal n'est qu'un accessoire d'un vaste établissement industriel, consacré à l'exploitation du chlorure de sodium.

L'eau salée, obtenue au moyen de forages artésiens, est élevée, par des appareils hydrauliques d'une grande simplicité, jusqu'au faîte de bâtiments de graduation qu'elle parcourt pendant la longueur de 100 ou 200 mètres, s'épanchant des rigoles horizontales où elle s'écoule, à travers des amas de fascines, dans des réservoirs d'où elle est

---

(1) Chemin de fer de Paris à Forbach, jusqu'à la station de Kaiserlautern.

(2) Engelmann, *Sur l'usage des eaux de Kreuznach dans le traitement des affections syphilitiques*. Francfort, 1849.

EAUX CHLORURÉES SODIQUES. 141

reprise et où elle retombe successivement goutte à goutte, gagnant, par cette division infinie et cette migration continuelle, le degré de concentration voulue.

Après avoir parcouru ces différents degrés d'évaporation, l'eau saline est soumise, dans de vastes chaudières, à une ébullition réitérée à plusieurs reprises, et durant laquelle le sel se dépose au fond des chaudières, en cristaux que l'on retire incessamment. Le résidu de cette évaporation, alors que l'eau salée a rendu tout ou presque tout le sel qu'elle renfermait, est l'eau mère.

Nous avons parlé plus haut des eaux mères et de l'usage qu'on en fait (1), et qui est spécialement relatif, à *Kreuznach*, au traitement des scrofules.

Les sources froides de *Kreuznach* sont plus chlorurées et plus excitantes que les plus chaudes : on les mélange quelquefois avec du lait chaud.

On traite à *Kreuznach* des malades de l'appareil respiratoire à qui l'on recommande de séjourner auprès de la saline *Münster*, où ils respirent un air chargé de molécules salines.

NAUHEIM (HESSE ÉLECTORALE) (2).

Source *Kurbrunnen*.

Température............. 21°.

	gr.		
Acide carbonique....	prop. consid.	Carbonate de magnésie...	0,0050
		Sulfate de chaux........	0,1000
Chlorure de sodium......	14,2000	Silice et traces d'alumine.	0,1080
— de calcium.....	1,3000	Arséniate de fer?........	0,0002
— de magnésium..	0,3900	Nitrates alcalins	
Bromure de magnésium .	0,0050	Sels de potasse.........	traces
Iode (libre?)............	traces	— d'ammoniaque......	
Carbonate de chaux......	1,4000	Matière organique.....fortes traces	
— de fer........	0,0260		17,4382

(Chatin.) (3)

(1) Voyez page 119.

(2) A environ 35 kilomètres de Francfort.

(3) *Étude sur les eaux minérales de Nauheim*, par le docteur Rotureau Paris, 1856.

Il y a, outre cette source de *Kurbrunnen*, spécialement consacrée à l'usage interne, les suivantes :

	°	gr.	
Salzbrunnen	24,	25,0	de minéralisation.
Grosser-Sprudel	35,	28,4	—
Friederich-Wilhem	39,	40,3	—
Bleiner-Sprudel	17,	26,7	—
Schwalheim	10,	18,6	—
Alkalischer	19,	1,2	—

Toutes ces sources renferment une énorme proportion de gaz acide carbonique, lequel est utilisé d'une manière spéciale en bains et en douches. On trouvera sur cette médication et sur les eaux de *Nauheim* d'intéressants détails dans l'excellent travail auquel nous avons emprunté l'analyse du *Kurbrunnen*.

Nauheim est comme Kreuznach une *saline*. On y fait également un grand usage des eaux mères.

WIESBADEN (NASSAU) (1).

Élévation............. 100^m.
Température........... 67°,5.

Source *Kochbrunnen*.

Gaz :

Acide carbonique combiné avec les carbonates simples de manière à former des

	gr.
Bicarbonates	0,1916
Acide carbonique libre	0,3165
Acide carbonique supposé libre	0,5082
Azote	0,0020
	0,5102

(1) A environ 9 kilomètres de Mayence; chemin de fer de Forbach, Manheim ; d'où Mayence ou Francfort.

PARTIES SOLIDES SOLUBLES PAR L'EAU PURE.		PARTIES SOLIDES INSOL. PAR L'EAU PURE, SOLUBLES PAR L'ACIDE CARBONIQUE.	
	gr.		gr.
Chlorure de sodium	6,8356	Carbonate de chaux	0,4180
— de potassium	0,1458	— de magnésie	0,0103
— de silicium	0,0001	— de baryte	traces
— d'ammonium	0,0167	— de strontiane	
— de calcium	0,4709	— ferreux	0,0056
— de magnésium	0,2039	— de cuivre	faib. traces
Bromure de magnésium	vestiges	— manganéseux	0,0005
Sulfate de chaux	0,0902	Phosphate de chaux	0,0003
Acide silicique	0,0599	Arséniate de chaux	0,0001
Substances organiques	faib. traces	Azote conten. de l'ac. silic.	0,0005
		Substances organiques	traces
			8,26266

(Fresenius.) (1)

Les dépôts des eaux de *Wiesbaden* contiennent de l'*arsenic* (Walchner).

M. Ch. Braun compte à *Wiesbaden* 13 sources, dont la température est de 37 à 67 degrés. Une seule est froide (*Faulbrunnen*), et ne renferme guère que la moitié des principes minéralisateurs du *Kochbrunnen*.

Les eaux de *Wiesbaden* sont légèrement purgatives, à la dose d'un à deux litres dans l'espace d'une heure. On les fait refroidir en les tenant dès la veille dans des cruchons. Du reste, cet effet n'est pas toujours recherché. M. Braun entend opérer à volonté, d'après le mode d'emploi des eaux à l'intérieur, un traitement digestif, un traitement résolutif ou un traitement purgatif (2); par les moyens externes, un traitement calmant et résorbant, ou un traitement excitant et sudorifique.

Dans la cure de *Wiesbaden*, les bains jouent le premier rôle (3). On emploie les bains généraux et partiels, et l'on fait aussi un grand usage de douches d'eau et de vapeur, et de bains d'étuve partiels ou généraux. On ajoute souvent,

---

(1) *Monographie des eaux minérales de Wiesbaden*, par le docteur Charles Braun. Wiesbaden (publié en 1853 ou 1854).

(2) *Loc. cit.*, p. 90.

(3) *Loc. cit.*, p. 94.

à l'eau des bains, de l'eau mère des salines de Kreuznach.

Le climat de *Wiesbaden* passe pour un des plus tempérés de l'Allemagne.

SODEN (NASSAU) (1).

Source n° 6.

Température............. 18°.

	gr.		
Chlorure de sodium.......	14,327	Carbonate de chaux.......	0,540
— de magnésium...	0,311	— de magnésie....	0,108
— de potassium....	0,207	— de protox. de fer.	0,015
Sulfate de chaux.........	0,094	Alumine...............	traces
			15,091

(Figuier et Mialhe.) (2)

Il y a à *Soden* sept sources, inégalement gazeuses, et que l'on désigne par un numéro d'ordre. Elles ne sont pas assez chargées d'acide carbonique pour que le goût saumâtre, dû à leur forte minéralisation en chlorure de sodium, s'en trouve corrigé (3).

Leur qualité ferrugineuse est digne de remarque.

Le docteur Granville les considère comme des eaux très actives, et que l'on a à utiliser surtout dans les scrofules, les affections cutanées et les rhumatismes.

Le docteur Thilenius leur attribue en outre une efficacité spéciale dans le traitement et surtout dans la prophylaxie des affections tuberculeuses. Nous reviendrons sur ce sujet important (4).

---

(1) A environ 14 kilomètres de Francfort.

(2) *Examen comparatif des principales eaux minérales salines d'Allemagne et de France*, 1848, p. 4.

(3) Docteur Granville, *Manuel du voyageur aux bains d'Europe*. Paris, 1846.

(4) *Traité sur les eaux minérales du duché de Nassau*, par une réunion de médecins de ces eaux, traduit de l'allemand par M. Kaula. Wiesbaden, 1852, p. 52.

HOMBOURG (HESSE) (1).

Température .... froide.

Source *Élisabeth*.

	gr.		
Acide carbonique libre	2,810	Carbonate de chaux	1,431
	gr.	— de magnésie...	0,262
Chlorure de sodium	10,306	— de fer	0,060
Sulfate de soude	0,049	Silice.................	0,041
Chlorure de magnésium...	1,014	Iode.................	traces
— de calcium	1,010		16,985

(Liebig) (2).

Il y a à *Hombourg* cinq sources, dont quatre usitées à l'intérieur. Toutes sont froides. La source *Élisabeth* est la plus employée, comme la plus célèbre. Une cinquième source (*Badequelle*) est exclusivement consacrée aux bains.

L'eau de *Hombourg* est principalement employée à l'intérieur. Elle est presque toujours purgative. Les bains y sont considérés comme secondaires. L'eau minérale est chauffée directement pour atteindre une température convenable. On y ajoute souvent des eaux mères provenant des salines de *Nauheim*.

L'eau de *Hombourg* passe généralement en France pour peu active. Cependant il est difficile de considérer sa composition sans lui attribuer autant d'activité thérapeutique qu'à la plupart des sources que nous avons mentionnées. M. Trousseau dit aussi que, parmi les établissements où l'eau doit être surtout bue à la source, *Hombourg* est peut-être celui qui réunit le plus de conditions favorables (3). Le grand bruit qu'y font les plaisirs a peut-être nui à sa réputation médicale.

---

(1) A environ 15 kilomètres de Francfort.
(2) V. Stieber, *Notice sur les eaux minérales de Hombourg*, 1844, p. 11.
(3) *Gazette des hôpitaux*, 1846, p. 297.

KISSINGEN (BAVIÈRE) (1).

Élévation.......... 1323 pieds.
Température........... froide.

Source *Rakoczy*.

Acide carbonique libre (dans 500 grammes d'eau).. 1574,0842 cc.	Carbonate de chaux..... 1,06096
	— de protox. de fer 0,03157
gr.	Acide silicique.......... 0,01290
Chlorure de potassium.... 0,2869	Ammoniaque............ 0,00091
— de sodium....... 5,8220	Iodure de sodium, borate de soude, sulfate de strontiane, fluorure de calcium, phosphate d'alumine, carbonate de prot. de manganèse............... traces
Bromure de sodium..... 0,0084	
Nitrate de soude........ 0,0093	
Chlorure de lithium..... 0,0200	
— de magnésium.. 0,3424	
Sulfate de magnésie..... 0,5874	
Carbonate de magnésie... 0,01704	8,55497
Sulfate de chaux........ 0,38937	(Liebig) (2).
Phosphate de chaux..... 0,00561	

Il y a à *Kissingen* trois sources principales, le *Rakoczy*, le *Pandur* et le *Maxbrunnen*, toutes froides; cette dernière plus faiblement minéralisée, 2^{gr},5 de chlorure sur 3^{gr},6 de minéralisation.

Une quatrième source, le *Sprudel-Spring*, située à quelque distance de *Kissingen*, présente des phénomènes réguliers et très remarquables d'intermittence. Du fond d'un puits que la sonde a creusé plus profondément, la source s'élève à peu près toutes les trois heures, avec une violence extrême à laquelle l'énorme quantité d'acide carbonique qui la soulève donne un caractère tout particulier. Cette eau est légèrement thermale (20°) et renferme le double des principes minéralisateurs contenus dans le *Rakoczy*. Elle sert pour l'extraction du sel. On en fait également usage comme d'une eau purgative.

Suivant M. Granville, la médication de *Kissingen* peut

---

(1) A environ 120 kilomètres de Francfort.
(2) *Annales de la Société d'hydrologie médicale de Paris*, t. II, p. 245.

présenter trois caractères : 1° altérante, 2° purgative et dépurative, 3° tonique et fortifiante.

On a fort développé et varié à *Kissingen* la médication par les bains. Il y a le *Wellenbad*, ou bain froid effervescent ; le *Wannen*, ou bain tranquille : l'acide carbonique paraît jouer un certain rôle dans ces bains, qui ont la prétention, du reste, d'imiter les bains de mer. Il y a le *Dampfbad*, ou bain de vapeur chlorique, vapeur d'eau salée à laquelle on a ajouté artificiellement du chlore et de l'iode ; et enfin des bains d'acide carbonique, comme à *Nauheim* (1).

BADEN-BADEN (GRAND-DUCHÉ DE BADE) (2).

Température........ 45° à 65°.

Source d'*Ursprung*.

	gr.		gr.
Muriate de soude........	2,078	Carbonate de chaux........	0,216
— de chaux........	0,032	— de fer........	0,043
— de magnésie.......	0,227	Silice................	0,006
Sulfate de chaux..........	0,389	Matière extractive........	0,006
			3,000

(Kœlreuter) (3).

Les eaux de *Baden-Baden* sont, comme on le voit, beaucoup moins minéralisées que les précédentes. Le docteur Kramer fait observer, avec raison, que l'on ne doit pas absolument juger de l'efficacité d'une eau minérale sur la proportion de ses principes minéralisateurs. Cependant les eaux de *Baden-Baden* paraissent loin d'offrir l'activité thérapeutique de celles de *Kissingen*, *Nauheim* et *Wiesbaden*.

Quoiqu'il y ait douze sources thermales à *Bade*, on ne fait guère usage que de la source *Ursprung*, dont l'abondance

---

(1) *Traitement par les nouveaux bains minéraux... à Kissingen*, par le docteur Granville, 1855 (traduit de l'anglais).

(2) Chemin de fer de Strasbourg, Kehl, Baden-Baden.

(3) Kramer, *La source minérale chaude à Baden dans le grand-duché*. Carlsruhe, 1830.

est extrême. Le docteur Kramer paraît considérer ces eaux comme très excitantes. Il combine quelquefois avec elles les *sels de Carlsbad*, qui ne sont guère autre chose que du sulfate de soude. On emploie les eaux de *Baden* en bains, en douches et en bains de vapeur, pour lesquels on utilise la température de l'*Ursprung*, et enfin en applications de la vase ou bourbe de bain (matière organique).

Les eaux de *Baden-Baden* sont employées dans la scrofule, la goutte, le rhumatisme, et bien d'autres maladies au sujet desquelles nous manquons de renseignements un peu précis.

WILDBAD (WURTEMBERG) (1).

Température .... 38°

	p.		
Azote...................	79,25	Sulfate de soude.........	0,051
Oxygène................	8,25	— de potasse.........	0,025
Acide carbonique.........	12,50	Carbonate de chaux........	0,044
	100,00	— de magnésie.....	0,090
	gr.	— de fer, de manganèse.................	0,050
Chlorure de sodium........	0,236		
Carbonate de soude........	0,068	(2)	0,594

Avec cette constitution, peut-être incomplétement déterminée encore, mais fort insignifiante en apparence, quant aux éléments qui y sont désignés, voici ce que nous offrent les bains de *Wildbad*. L'eau limpide et très onctueuse offre une température moyenne, ce qui permet de prendre les bains à la température native de l'eau minérale. Ces bains se prennent en commun ; le fond des piscines est garni d'un sable fin ; les sources minérales y coulent directement et y entretiennent un courant continu ; des milliers de petits

---

(1) Chemin de fer de Strasbourg, par Carlsruhe ou par Baden-Baden.
(2) Docteur H. Helfft, *Handbuch der balneotherapie*, etc. (*Manuel de balnéothérapie, guide pratique et méthodique des sources et des bains minéraux*). Berlin, 1855, p. 290.

globules gazeux (air atmosphérique ou acide carbonique) s'élèvent incessamment du sable et enveloppent le corps (1).

On comprend que des bains pris dans de telles conditions soient loin d'être dénués de toute activité thérapeutique, quand même ils ne devraient pas grand'chose à leur constitution minérale elle-même. On s'est étendu complaisamment sur l'état de bien-être voluptueux que l'on y ressent, et ils exercent sans doute une influence notable sur le système nerveux. C'est dans ce sens que les eaux de *Wildbad* sont surtout préconisées. On les prend aussi à l'intérieur, et on leur attribue une action diurétique. Mais le peu qui a été écrit sur ces eaux réclame un contrôle sérieux.

GASTEIN (AUTRICHE) (2).

Élévation.............. 300 pieds.
Température.......... 39° à 47°.

Source *du Prince* (*Fürstenquelle*).

	gr.		
Sulfate de potasse........	0,007	Carbonate de protoxyde de fer	0,002
— de soude...........	0,194	Aluminate...............	0,010
Chlorure de sodium.......	0,044	Silicates.................	0,026
— de potassium......	0,051		
— de magnésium.....	0,004	(3)	0,341

Quant aux gaz, on n'en a encore recueilli qu'une quantité de peu d'importance et mal déterminée, en acides carbonique et sulfhydrique.

On ne se sert guère de ces eaux qu'en bains. L'impression que l'on y ressent n'est pas agréable comme à Wildbad; la peau devient rude au toucher, la respiration est un peu gênée.

Atonie générale, paraplégie, maladies de l'appareil utérin, hystérie, telles sont les circonstances où les eaux de

---

(1) *Manuel du voyageur aux bains d'Europe*, p. 23.
(2) Chemin de fer de Strasbourg, Munich et Saltzbourg.
(3) Helfft, *Handbuch der balneotherapie*, p. 256.

Gastein seraient le mieux applicables. Mais ces eaux, comme celles de *Wildbad*, ne nous sont guère connues que par une notoriété qui n'est pas assez scientifique.

Les sources suivantes, moins connues en France que la plupart des précédentes, offrent aussi un moindre intérêt pour nous, parce qu'elles ne nous présentent guère de types différents de ceux que nous avons rencontrés en France ou dans un voisinage rapproché.

HEILBRUNN (BAVIÈRE).

Température.............. froide.

	lit.		
Hydrogène carboné........	0,025	Carbonate de chaux.......	0,054
Acide carbonique..........	0,005	Sulfate de soude..........	0,048
	gr.	Carbonate de magnésie...,.	0,025
Chlorure de sodium........	3,928	— de protoxyde de fer.	0,006
Iodure de sodium.........	0,098	Silice...................	0,013
Bromure de sodium.,......	0,032	Matière organique.........	traces
Carbonate de soude.,......	0,506		4,700

(Barruel) (1).

Ces eaux minérales, dont la composition rappelle, comme eaux iodurées et bromurées, celles de *Challes*, en Savoie, sont certainement au nombre des premières auxquelles on ait reconnu ce caractère ; car M. Patissier nous apprend que, dès 1825, M. Vogel (de Munich) y avait découvert de l'hydriodate de soude. L'eau d'*Heilbrunn* serait particulièrement active dans le traitement du goître.

SELTZ OU SELTERS (NASSAU).

Température............ 15° à 20° (2).

Acide carbonique..........	indét.	Carbonate de fer..........	traces
	gr.	Chlorure de sodium.......	2,110
Carbonate de soude.......	1,030	Sulfate de soude..........	0,100
— de chaux......	} 0,420		3,660
— de magnésie....			

(Caventou) (3).

(1) Patissier, *Manuel des eaux minérales*, p. 526.
(2) Jacquemin, *Mémoire sur l'eau de Selters ou de Seltz naturelle*, 1841, p. 8.
(3) Patissier, *Manuel des eaux minérales*, p. 292.

On voit que ce qu'on appelle *eau de Seltz artificielle*, et qui n'est autre chose qu'une solution d'acide carbonique, ne ressemble guère à l'eau de *Seltz* naturelle. Celle-ci contient, au sortir de terre, des traces de fer et de manganèse, mais qui ne tardent pas à disparaître (1).

WILDEGG (SUISSE) (2).

Température .... 10°.

Acide carbonique.......... 90,05	Chlorure de strontiane 0,019
gr.	Sulfate de chaux.......... 1,845
Iodure de sodium 0,028	Nitrate de soude.......... 0,044
Bromure de sodium........ 0,013	Carbonate de chaux 0,076
Chlorure de sodium 10,447	— de fer........... 0,008
— de potassium..... 0,005	— de manganèse.... traces
— de calcium....... 0,257	Silice................. 0,004
— de magnésium 1,621	
— d'ammonium 0,006	14,377
	(Laué) (3).

Nous devons compter ces eaux, peu connues encore en France, parmi les plus notables entre les eaux iodurées et bromurées.

CHELTENHAM (ANGLETERRE) (4).

Température............... froide.

gr.	
Chlorure de sodium 6,044	Sulfate de chaux 0,616
Sulfate de soude.......... 2,053	11,019
— de magnésie........ 1,506	(Parker et Brandes) (5).

(1) Jacquemin, mémoire cité, p. 9.
(2) Canton d'Argovie, entre Aarau et Brugg, à 4 kilomètres de Schinznach.
(3) A. Robert, *Notice sur les eaux minérales de Wildegg*. Strasbourg, 1847.
(4) Comté de Glocester, à 140 kilomètres de Londres.
(5) Patissier, *Manuel des eaux minérales*, p. 524.

ISCHIA (GOLFE DE NAPLES).

Source de *Gurgitello*.

Température.............. 50° à 60°

(sur 100 p. c. d'eau minérale).

	p. c.
Acide carbonique libre....	0,9000

	gr.
Bicarbonate de chaux.......	0,175
— de magnésie....	0,107
— de potasse.....	0,019
— de soude......	4,216
Sulfate de chaux...........	0,206
— de soude..........	0,977
— de fer.............	traces

Hydriodate de potasse.......	0,066
Hydrochlorate de soude.....	4,578
— de fer.......	traces
Silice...................	0,064
Alumine, oxyde de fer et de manganèse	0,011
Phosphate de chaux.......	
Matière organique.........	traces
	10,419

(Lancelloti, 1831) (1).

Les sources d'*Ischia*, pays éminemment volcanique, sont très nombreuses, presque toutes très chaudes, offrant la plupart une prédominance plus formelle en chlorure de sodium.

On utilise, sous forme d'étuves, les fumeroles ou vapeurs chaudes qui s'échappent en plusieurs endroits du sol d'*Ischia*. Nous trouverons plus loin une pratique analogue, mais fort élémentaire, près des sources sulfatées et manganésiques de *Cransac* (Aveyron).

DEUXIÈME DIVISION DES EAUX CHLORURÉES SODIQUES.

EAUX CHLORURÉES SODIQUES SULFUREUSES.

TROISIÈME RÉGION.

URIAGE (ISÈRE) (2).

Élévation .... 414^m.
Température.... de 22°,5 à 26°.

	lit.
Azote et acide carbonique ..	indét.
Acide sulfhydrique libre ...	0,1099

	gr.
Carbonate de chaux.........	0,205
Sulfate de chaux...........	1,429

Sulfate de magnésie.........	1,245
— de soude	1,011
Chlorure de sodium.........	7,236
Iodure de calcium..........	0,001
Acide silicique............	indét.
(V. Gerdy.) (3)	11,129

(1) Chevalley de Rivas, *Description des eaux minéro-thermales des étuves d'Ischia*. Naples, 1837, p. 82.

(2) A 8 kilomètres de Grenoble (633 kilomètres de Paris).

(3) La source d'*Uriage* est rangée, dans l'*Annuaire*, parmi les sources sulfurées.

EAUX CHLORURÉES SODIQUES.

Il y a en outre à *Uriage* des sources ferrugineuses crénatées, qui ont été de la part de M. V. Gerdy l'objet d'un travail approfondi (1). Elles sont *arsenicales*.

On comprend, en jetant les yeux sur cette analyse, que nous n'ayons pas hésité à ranger *Uriage* parmi les eaux chlorurées sodiques. Ici la qualité sulfureuse s'efface, pour la classification, devant la qualité chlorurée sodique, bien que dans la pratique elle se combine très utilement avec cette dernière.

L'établissement d'*Uriage* comprend, outre les bains et les douches, des bains de vapeur et des bains russes. On combine le massage et les frictions avec les douches. On y fait également usage du dépôt ou boue minérale, qui se compose en grande partie de soufre hydraté (2).

Stations thermales étrangères.

AIX-LA-CHAPELLE (PRUSSE) (3).

Température.......... 4 sources ayant de 45° à 55°.

Source de l'*Empereur* (55°).

Azote.................. 66,98	Carbonate de chaux....... 0,1585
Acide carbonique.......... 30,89	— de magnésie.... 0,0514
Hydrogène proto-carboné... 1,82	— de protox. de fer. 0,0095
Sulfure d'hydrogène....... 0,31	Silice................. 0,0661
100,00	Matière organique........ 0,0751
	Carbonate de lithine...... 0,0002
Chlorure de sodium....... 2,6394 gr.	— de strontiane... 0,0002
Bromure de sodium....... 0,0036	— de manganèse
Iodure de sodium....... 0,0005	Phosphate d'alumine... } traces
Sulfure de sodium....... 0,0095	Fluorure de calcium... } impond.
Carbonate de soude....... 0,6504	Ammoniaque.........
Sulfate de soude......... 0,2827	
— de potasse....... 0,1544	4,1019
	(Liebig) (4).

(1) V. Gerdy, *Études sur les eaux minérales d'Uriage*. 1849, p. 111.
(2) V. Gerdy, *eod. loc.*, p. 171.
(3) A 169 kilomètres de Bruxelles, par Louvain, Liége, Verviers, chemins de fer.
(4) Wetzlar, *Traité pratique des propriétés curatives des eaux thermales et sulfureuses d'Aix-la-Chapelle*. Bonn, 1856.

Les eaux d'*Aix-la-Chapelle*, comme celles d'*Uriage*, sont sulfureuses ; mais en même temps elles sont chlorurées sodiques, les premières moins que les secondes sans doute.

Les eaux d'*Uriage* sont sulfurées par le sulfure de chaux. M. Fontan considérait également celles d'*Aix* comme des eaux sulfureuses accidentelles, et devant cette qualité à la décomposition de sulfate de chaux. Mais Liebig, dans une analyse récente (1851), leur attribue du sulfure de sodium. Cette circonstance est fort remarquable, et leur minéralisation générale, leur proportion en chlorure de sodium, en sulfates et en carbonates, leur feraient une place tout à fait à part parmi les eaux sulfurées sodiques. Nous avons trouvé là une raison de plus de profiter de leur prédominance en chlorure de sodium pour les classer ici.

Elles perdent rapidement leur principe sulfureux. Cependant M. Fontan a exagéré, lorsqu'il a dit qu'il n'en restait point de traces dans l'eau minérale parvenue dans les baignoires.

La température trop élevée de l'eau minérale est mitigée, pour les bains, avec de l'eau minérale refroidie dans des réservoirs particuliers. Les douches sont administrées avec beaucoup de soins (de 32° à 38°) et combinées avec le massage et les frictions. Les vapeurs sont employées en étuves, avec ou sans inhalation. On fait usage à l'intérieur presque exclusivement de l'eau de la fontaine *Élise*, fournie par la source de l'*Empereur*.

On traite surtout à *Aix-la-Chapelle* les rhumatismes, les paralysies, les maladies de peau et les scrofules.

HUITIÈME LEÇON.

TROISIÈME CLASSE DES EAUX MINÉRALES.

EAUX BICARBONATÉES.

Ces eaux, qui empruntent leur caractéristique à un principe en général très prédominant, les *bicarbonates*, ont été désignées, et le sont encore dans l'*Annuaire*, sous le nom d'eaux *acidules*.

Cette dénomination signifie eaux chargées d'acide carbonique. Elle est parallèle à celle d'eaux *sulfureuses*.

Un des éléments qui servent à maintenir le principe fixe essentiel de ces eaux (sulfures dans les unes, carbonates dans les autres), s'y trouve en excès lui-même ou se sépare par son contact avec l'air (hydrogène sulfuré), ou par la cessation d'une pression suffisante (acide carbonique), et par sa séparation entraîne une altération dans l'eau elle-même.

Un autre point de comparaison, c'est que, de même que l'on rencontre accidentellement de l'hydrogène sulfuré dans des eaux qui ne sauraient être classées parmi les eaux sulfurées, de même on rencontre de l'acide carbonique dans des eaux qui ne sauraient être confondues avec celles qui nous occupent maintenant.

Les eaux chlorurées sodiques nous en offrent un double exemple :

Uriage. — Hydrogène sulfuré ;

Nauheim. — Acide carbonique.

Voilà pourquoi nous avons placé les eaux chlorurées entre les eaux sulfurées et les bicarbonatées sodiques.

Les eaux sulfatées sodiques peuvent être dans le même cas et dégager beaucoup d'acide carbonique : ainsi *Marienbad*.

Nous rejetterons donc complétement la dénomination d'*acidules* pour celle de *bicarbonatées*, qui est d'ailleurs commandée par les principes de la classification elle-même.

Mais de même qu'en dehors de la classe des eaux *sulfurées* nous avons admis la dénomination de *sulfureuses* pour les eaux qui dégagent accidentellement de l'hydrogène sulfuré, de même, en dehors de la classe des *bicarbonatées*, nous appellerons volontiers *acidules* ou *gazeuses* les eaux qui renferment de l'acide carbonique libre.

Il est ainsi bien entendu que l'expression de *sulfurées* et celle de *bicarbonatées sodiques* sont des désignations de classes, et celles de *sulfureuses* et d'*acidules* des désignations de qualités.

Nous en dirons autant de la dénomination d'*alcalines* (eaux *acidules alcalines*), qui est souvent attribuée à ces mêmes eaux et qui ne saurait leur servir de caractéristique, car, sans chercher plus loin, nous avons vu déjà que les eaux sulfurées sodiques sont elles-mêmes très nettement alcalines. Cette dénomination a d'ailleurs l'inconvénient d'entraîner avec elle un ordre d'idées assez inexact, au point de vue de l'action soit physiologique, soit thérapeutique de ces eaux, et d'établir avec celle d'*acidule* une contradiction assez étrange.

Nous retrouvons ici deux divisions à établir, comme dans les eaux sulfureuses, suivant que la base prédominante est la soude ou la chaux :

Eaux *bicarbonatées sodiques*,
Eaux *bicarbonatées calcaires*.

Nous aurons une troisième division, moins importante du reste, formée par des eaux où ni l'une ni l'autre de ces deux bases ne paraît dominer : nous les appellerons *bicarbonatées mixtes*.

Nous admettons en effet, avec l'*Annuaire*, que toutes ces eaux carbonatées sont à l'état de *bicarbonates*. La plupart sont gazeuses, c'est-à-dire dégagent l'acide carbonique en excès. Si quelques-unes ne se présentent pas ainsi, on peut admettre qu'elles ont perdu, avant de se montrer à la surface du sol, leur excès d'acide carbonique (1).

PREMIÈRE DIVISION DES EAUX BICARBONATÉES.

EAUX BICARBONATÉES SODIQUES.

(Eaux acidules alcalines de l'*Annuaire*.)

Les eaux *bicarbonatées sodiques* se présentent dans des conditions géographiques toutes particulières.

L'*Annuaire* en compte 31, dont 15 chaudes et 16 froides, toutes situées dans la première région (car c'est à tort que *Plombières* (Vosges) a été rangé dans cette classe) (2), à l'exception de l'eau de *Soultzmatt* (Vosges).

Parmi ces 31 sources agglomérées ainsi, nous n'en trouvons à signaler qu'un petit nombre d'importantes. Elles peuvent se résumer (chimiquement parlant) dans *Vichy*, et *Vichy* se trouve lui-même représenté dans l'*Annuaire* par les sources (ou groupe de sources) de *Vichy, Hauterive, Cusset, Venzat*, qui toutes appartiennent au régime de *Vichy*.

L'origine de ces eaux est essentiellement volcanique. Vous les voyez se grouper autour des montagnes de l'Auvergne, la région la plus volcanique de la France, comme

---

(1) *Annuaire des eaux de la France*, p. 323.
(2) Voyez *Eaux sulfatées sodiques*.

les eaux sulfurées sodiques dans les Pyrénées, ne laissant apercevoir ailleurs que des échantillons isolés.

Les principes que l'on peut considérer comme les plus essentiels dans ces eaux sont les acides carbonique, sulfurique, chlorhydrique, et une base, la soude.

On y trouve encore, mais en petite quantité, la potasse, la chaux, la magnésie, la strontiane, du fer, de l'arsenic et une matière organique.

C'est de la proportion de fer, de chaux peut-être, et de matière organique que, en dehors de la variété de proportion du bicarbonate de soude, leurs différences semblent principalement dépendre.

Ces eaux peuvent surtout être prises pour exemples de la formation des eaux minérales, telle que nous l'avons exposée plus haut. Elles emprunteraient aux régions profondes de la terre, situées au-dessous des porphyres, dans cette contrée volcanique du centre de la France, une partie de leurs éléments, et particulièrement le plus important de tous, ce qui en fait la base, le bicarbonate de soude, et recueilleraient en passant dans des couches plus superficielles certains éléments, tels que le fer, la chaux, qui, par leurs proportions diverses, servent surtout à les différencier entre elles; et ces principes surajoutés appartiendraient surtout aux sources froides, c'est-à-dire aux sources refroidies par des mélanges ou par un certain séjour dans des couches refroidies du sol.

L'*acide carbonique* est un des principes les plus intéressants de ces eaux.

D'abord par son existence à l'état de liberté il leur ajoute certaines propriétés thérapeutiques qui lui appartiennent. Ensuite, se trouvant à l'état d'excès, il contribue à maintenir l'eau minérale dans son intégrité.

En effet, une partie des bases contenues dans les eaux

bicarbonatées sodiques n'y demeurent en dissolution que parce qu'elles y existent à l'état de bicarbonates.

Nous retrouvons donc ici, comme dans les eaux sulfurées, des eaux altérables, mais à un bien moindre degré, car il s'agit d'un changement de constitution pour les eaux sulfurées, et portant sur leur principe essentiel, tandis que pour celles-ci il ne s'agit guère que d'un appauvrissement de quelques principes, et précisément de ceux qu'il est permis de considérer comme accessoires, sinon thérapeutiquement, le fer, par exemple, du moins au point de vue de la classification.

L'altérabilité des eaux bicarbonatées sodiques provient à peu près uniquement du dégagement de l'excès d'acide carbonique. Cet excès ne demeurant, sans doute, en dissolution que par suite de la compression à laquelle ces eaux ont été soumises profondément, se dégage dès qu'elles arrivent au contact de l'air : peut-être même se sépare-t-il quelquefois avant d'avoir atteint la superficie du sol.

Dans les eaux sulfurées, c'est une combinaison chimique qui s'opérait entre l'air lui-même et le principe minéralisateur. Ici, c'est une simple séparation spontanée de l'un des principes de l'eau minérale.

Or, voici ce qui arrive :

La plus grande partie de la chaux surtout et de la magnésie se précipite à l'état de carbonate neutre avec la silice, formant un précipité insoluble. La soude, la potasse, un peu de magnésie, les acides chlorhydrique et sulfurique demeurent ; mais l'acide carbonique a lui-même diminué ; et comme il n'existe plus en quantité suffisante pour constituer les bases alcalines à l'état de bicarbonates, une partie de la potasse et de la soude demeure à l'état de carbonates neutres (1).

(1) Bouquet, *Histoire chimique des eaux de Vichy*, etc. On trouvera dans

M. Bouquet, dont l'étude sur *Vichy* est un modèle d'analyse et offre un travail des plus complets sur la classe d'eaux minérales qui nous occupe, suppose que, dans l'eau de *Vichy*, qui peut être prise pour type de la constitution chimique, comme de l'action thérapeutique des eaux de cette classe, toutes les bases se combinent avec l'acide carbonique, et tous les acides avec la soude, de sorte qu'on y trouve les deux tableaux suivants :

Bicarbonates	} de soude.	Bicarbonates	{ de soude.
Sulfates			de potasse.
Phosphates			de magnésie.
Arséniates			de strontiane.
Borates			de chaux.
Chlorhydrates			de fer.
			de manganèse.

Il est probable que toutes les eaux bicarbonatées sodiques renferment du fer et de l'arsenic, du moins en une proportion quelconque. Quelques-unes en renferment une proportion assez notable pour avoir pu être rangées (à tort selon nous) parmi les eaux ferrugineuses, mais surtout pour emprunter à ce principe des applications thérapeutiques très spéciales.

Les eaux bicarbonatées sodiques sont certainement très faiblement iodées. M. Bouquet n'admet pas dans les eaux de *Vichy* la présence de l'iode, que MM. O. Henry, Chevallier, Lefort et Chatin assurent y avoir reconnu.

Dans cette classe, comme dans celle des chlorurées sodiques, nous remarquons les plus grands contrastes dans la proportion des principes minéralisateurs, et en particulier du bicarbonate de soude, dont la prédominance est du reste toujours absolue. En voici quelques exemples :

cet excellent ouvrage un chapitre très intéressant sur les altérations spontanées des eaux bicarbonatées sodiques.

Vals, 7 grammes de bicarbonate de soude.
Vichy, de 4 à 5 —
Ems, 2 —
Saint-Alban, 1 —
Saint-Laurent, 0,5 —
Le Mont-Dore, 0,3 —

On voit que l'on pourrait encore ici distinguer des eaux fortes et des eaux faibles. Mais ces distinctions, nécessaires si l'on voulait rattacher l'appréciation thérapeutique des eaux minérales à leur composition chimique, n'a plus la même importance, alors que nous séparons complétement, dans cette étude, leurs applications de leur constitution.

Les eaux bicarbonatées sodiques sont tantôt thermales et tantôt froides. L'*Annuaire* admet à peu près autant des unes que des autres. Mais si l'on tenait compte d'une multitude de sources bicarbonatées sodiques qui jaillissent dans le Puy-de-Dôme, encore en bien plus grand nombre que les eaux sulfurées dans les Pyrénées-Orientales, et dont M. Nivet a fait la nomenclature, encore incomplète sans doute (1), on trouverait que le nombre des sources froides l'emporte beaucoup sur les autres.

Il faut remarquer que toutes celles qui ont une importance un peu notable sont chaudes, sauf toutefois les eaux de *Vals*.

Stations thermales bicarbonatées sodiques.

PREMIÈRE RÉGION.

VICHY (ALLIER) (2).

Température, onze sources de 12° à 44°,70.

L'importance particulière et la notoriété des sources de *Vichy* m'engagent à donner ici l'analyse de trois d'entre elles.

(1) Nivet, *Dictionnaire des eaux minérales du département du Puy-de-Dôme*, 1845.

(2) Chemin de fer de Paris à Clermont, station de Saint-Germain-des-Fossés, à 12 kilomètres de *Vichy*. De Paris, 400 kilomètres.

	Grande Grille.	Source d'Hauterive.	Source de Mesdames (1)
Acide carbonique libre	0,908	2,183	1,908
Bicarbonate de soude	4,883	4,687	4,016
— de potasse	0,352	0,189	0,189
— de magnésie	0,303	0,501	0,425
— de strontiane	0,003	0,003	0,003
— de chaux	0,434	0,432	0,604
— de protox. de fer	0,004	0,017	0,026
— de protox. de mangan.	traces	traces	traces
Sulfate de soude	0,291	0,291	0,250
Phosphate de soude	0,130	0,046	traces
Arséniate de soude	0,002	0,002	0,003
Borate de soude	traces	traces	traces
Chlorure de sodium	0,534	0,534	0,355
Silice	0,070	0,071	0,032
Matière organique bitumineuse	traces	traces	traces
	7,914	8,956	7,811
		(Bouquet.) (2)	

Les différentes sources de *Vichy* peuvent être divisées en thermales et froides, ou encore en *ferrugineuses* et non ferrugineuses, ou encore en sources *naturelles* et sources *artésiennes*.

Les sources naturelles sont encore désignées quelquefois sous le nom de *sources de l'État*.

En voici la désignation :

Puits-Carré.............................. 44°,70 nat.
Puits-Chomel............................ 44° nat.
Grande-Grille........................... 41°,80 nat.
Lucas................................... 29°,2 nat.
Hôpital................................. 30°,8 nat.
Célestins............................... 14°,3 nat.
Nouvelle source des Célestins........... 12° nat. fer.
Source du Parc (Puits Brosson).......... 22°,5 art.
Source Lardy (Puits de l'enclos des Célestins). 23°,6 art. fer.
Source d'Hauterive...................... 14°,8 art. fer.
Source de Mesdames...................... 16°,8 art. fer.

(1) Bien qu'*Hauterive* soit distant de *Vichy* de 5 kilomètres et la *source de Mesdames* de 3, ces sources sont tellement afférentes au régime et à l'usage des eaux de *Vichy*, que nous les rangeons parmi les sources de *Vichy* même. Du reste, la *source de Mesdames* y a été récemment amenée au moyen de conduites.

(2) *Histoire chimique des eaux minérales de Vichy, Cusset, etc.*, 1855.

EAUX BICARBONATÉES SODIQUES.

Nous pourrons ajouter à ces sources les suivantes, qui leur sont justement réunies par M. Bouquet, comme faisant partie du régime des eaux de *Vichy*.

Saint-Yorre...........................	12°,3 nat. fer.
Source de Vaisse (intermittente)............	27°,8 art.
Sainte-Marie (Cusset)....................	16°,8 art. fer.
Élisabeth (Cusset)......................	16°,8 art. fer.

Toutes ces sources, fort analogues entre elles, ne présentent que de légères différences dans les proportions de leurs principes minéralisateurs, différences qui pourraient bien, dans une certaine limite, tenir à un défaut de fixité dans une partie de leurs éléments.

Les sources naturelles plus chaudes (les seules à proprement parler thermales, sauf les sources *Lardy* et du *Parc*, qui ont 22° et 23°) sont en général moins gazeuses que les artésiennes : en effet, la quantité d'acide carbonique a paru généralement proportionnelle à la température.

Le fer et l'arsenic s'y trouvent en proportion relative avec l'acide sulfurique ; les plus sulfatées se trouvent les plus ferrugineuses et les plus arsenicales (Bouquet).

Les sources artésiennes sont seules (à l'exception de la *Nouvelle source des Célestins*) notablement ferrugineuses.

La proportion de protoxyde de fer bicarbonaté dans les sources de *Vichy* non ferrugineuses se trouvant de 0,004 (1), est, pour les sources ferrugineuses, de :

	gr.
Nouvelle source des Célestins.................	0,044
Source Lardy...........................	0,028
Source de Mesdames.....................	0,026
Source d'Hauterive......................	0,017
A Cusset :	
Source Sainte-Marie......................	0,053
Source Élisabeth.........................	0,022
Source Saint-Yorre.......................	0,010

M. Bouquet élimine de la composition des eaux de

(1) M. O. Henry avait trouvé 0,001.

Vichy, le fluor, l'iode, le brome, la lithine, l'alumine et le cuivre, principes dont l'existence avait été signalée dans ces eaux (1).

Vichy est situé sur les bords de l'Allier, dans une vallée agréable et salubre. L'établissement thermal, un des plus considérables qui existent en Europe, le sera surtout quand les agrandissements décidés vont être exécutés. On y a établi un hôpital militaire d'une grande importance, et qui est presque exclusivement consacré aux malades de nos possessions d'Afrique, ou de l'armée d'occupation d'Italie.

Les eaux de *Vichy* sont surtout employées en bains et en boisson. Les douches ne prennent qu'une part secondaire au traitement. Il n'y a point, et c'est à tort, de bains ni de douches de vapeur.

Il y a deux établissements de bains : l'un alimenté par le *Puits-Carré*, qui ne sert point à d'autres usages, et les eaux réunies de la *Grande-Grille*, de la source *Lucas* et de la source du *Parc*; l'autre exclusivement alimenté par la source de l'*Hôpital*.

Les eaux de cette dernière source, peut-être parce qu'elles empruntent à une plus grande proportion de matière organique quelque chose de mucilagineux, sont plus douces et moins excitantes que les autres sources de *Vichy*.

VALS (ARDÈCHE) (2).

Température.......... froide.

Source *la Marquise*.

	gr.		
Bicarbonate de soude.......	7,157	Sulfate de soude..........	0,053
Carbonate de chaux........	0,180	Acide silicique............	0,116
— de magnésie.....	0,125	Oxyde de fer.............	0,015
Chlorure de sodium........	0,160		7,806

(Berthier.)

(1) Bouquet, *loc. cit.*, p. 110.
(2) A 24 kilomètres de Privas, 32 du Puy.

Ces eaux sont certainement des plus riches que l'on connaisse en bicarbonate de soude. Elles ne le sont pas moins en acide carbonique libre ($1^{lit.},070$ pour la source *la Chloé*) (Dupasquier), et sont en outre notablement ferrugineuses (0,021 bicarbonate de fer dans la source *la Chloé*). Les dépôts de plusieurs des sources de *Vals* n'ont fourni à M. Chevallier ni arsenic, ni iode, ni brome, mais du *cuivre* notablement (1).

L'établissement thermal de *Vals* a peu d'importance. La minéralisation de ces eaux en a beaucoup; peut-être même sa richesse ne serait-elle pas sans inconvénients dans beaucoup de cas où les eaux bicarbonatées sodiques se trouvent indiquées. Nous inclinons d'autant plus à le penser que les eaux de *Vichy* nous ont paru dans plus d'une circonstance trop minéralisées elles-mêmes.

SAINT-ALBAN (LOIRE) (2).

Température .... 17°,5.

	gr.		
Bicarbonate de soude	1,213	Bicarbonate de fer	0,038
— de chaux	0,894	Chlorure de sodium	0,032
— de magnésie	0,423		2,600

(Orfila, Barruel et Soubeiran.)

Les eaux de *Saint-Alban* sont à proprement parler des eaux gazeuses. Elles se rapprochent beaucoup des eaux minérales bicarbonatées calcaires, dont la plupart empruntent surtout leur intérêt et leurs applications à la proportion d'acide carbonique libre qu'elles recèlent et qu'elles conservent même transportées.

Nous avons dit plus haut comment on avait su tirer parti de cette grande quantité de gaz pour établir à *Saint-Alban* des bains d'acide carbonique, au moins à l'époque où

---

(1) *Annuaire des eaux de la France*, p. 410.
(2) A 8 kilomètres de Roanne, 86 de Paris, 100 kilomètres de Moulins.

les premiers bains de ce genre s'établissaient en Allemagne. Nous devons ajouter aux renseignements que nous avons donnés plus haut à ce sujet (1), que l'acide carbonique n'a pas été utilisé à *Saint-Alban* seulement dans le traitement du rhumatisme, mais encore dans celui des maladies de l'appareil respiratoire.

MONT-DORE (PUY-DE-DÔME) (2).

Élévation............ 1,052^m.

Température, sept sources ayant, une 15°, et six de 42° à 47°.

Source de *la Madeleine*.

	lit.		gr.
Acide carbonique libre.....	0,133	Sulfate de soude..........	0,116
		Chlorure de sodium........	0,296
Carbonate de soude........	0,386	Alumine	0,126
— de chaux........	0,237	Oxyde de fer............	0,022
— de magnésie.....	0,077		1,260

(Bertrand.)

Depuis cette analyse, M. Chevallier a constaté la présence de l'arsenic dans la source de *César* et dans celle de la *Madeleine*. M. Thénard en a trouvé dans la vapeur des salles d'inhalation.

Les eaux du *Mont-Dore*, dont la spécialité la plus importante est certainement le traitement des affections catarrhales de l'appareil respiratoire, sont remarquables, après celles que nous venons de mentionner, par leur faible minéralisation, en bicarbonate de soude en particulier. L'arsenic qu'elles renferment prend, sans doute, une part à leur action thérapeutique, mais ne saurait ici, plus qu'ailleurs, suffire à l'*expliquer*.

Le mode d'administration des eaux du *Mont-Dore* est,

---

(1) Voyez page 43.
(2) A 32 kilomètres de Clermont, 400 kilomètres de Paris. Chemin de fer jusqu'à Clermont.

sans contredit, un des éléments importants de leur activité thérapeutique. Ces eaux sont surtout employées à une haute température. Bains à une température très élevée, avec l'eau de la *Madeleine* à peine refroidie, de très courte durée, par conséquent; usage interne de cette même source à sa température native ; douches, et surtout étuves et inhalation, telle est la forme la plus habituelle du traitement. Un de ses effets les plus constants est, on le comprend, de produire des sueurs considérables (1). Ici la température de l'eau minérale est surtout mise en jeu. Un ensemble de soins particuliers, et une direction d'une remarquable habileté, permettent de tirer un grand parti d'une telle médication, et d'éluder les inconvénients qu'elle pourrait entraîner.

L'inhalation des vapeurs de l'eau minérale, chauffée jusqu'à l'ébullition, dans une grande salle commune, est un des moyens qui appartiennent le plus spécialement à la médication du *Mont-Dore*.

Cette médication a été l'occasion d'une leçon instructive, à l'endroit des inhalations thermales et du mode d'installation qui leur convient.

Les chaudières dans lesquelles on élevait jusqu'à l'ébullition la température de l'eau minérale communiquaient directement avec la salle à inhalation, et la vapeur entraînait aisément dans cette salle des molécules aqueuses qui, minéralisées comme l'eau d'où elles provenaient, communiquaient aux vapeurs une composition identique avec celle de l'eau minérale elle-même.

De nouveaux appareils ont été récemment installés, de telle sorte que la vapeur n'arrivât qu'après un assez long trajet dans la salle à inhalation. Mais alors elle s'était dépouillée de tout mélange minéral proprement dit, et ne

---

(1) Bertrand, *Recherches sur les propriétés physiques, etc., des eaux du Mont-Dore*. Clermont-Ferrand, 1823, p. 123 et suiv.

fournissait plus que de l'eau et de l'acide carbonique (1).

Le *Mont-Dore* présente des conditions hygiéniques peu favorables. Le temps y est variable, la pluie fréquente, l'atmosphère souvent chargée de brouillards. Aussi la saison thermale n'a guère que deux mois de durée, juillet et août. Le traitement y est rarement prolongé.

CHATEAUNEUF (Puy-de-Dome) (2).

Source du *Grand bain chaud.*

Température .... 37°,50.

	gr.		
Acide carbonique libre	1,195	Chlorure de sodium	0,395
Bicarbonate de soude	1,296	Arséniate de soude	traces
— de potasse	0,540	Crénate de fer	indic.
— de chaux	0,314	Silice	0,101
— de magnésie	0,204	Alumine	traces
Bicarbonate de protoxyde de fer	0,034	Lithine	traces
		Matière organique	indic.
Sulfate de soude	0,470		4,549

(Lefort.) (3)

« Il y a à *Chateauneuf* 14 sources captées ; mais leur nombre est encore plus considérable, car de toutes parts, et jusque dans le lit même de la rivière, l'eau minéralisée accuse sa présence par des dégagements gazeux qui se font jour à travers les fissures des rochers (4). »

De ces sources, les unes sont froides, les autres sont thermales. Dix dépassent 20°, dont sept ont de 30° à 37°.

L'établissement thermal possède des piscines et des douches assez bien organisées.

---

(1) *Annales de la Société d'hydrologie médicale de Paris,* communication de M. le docteur Bertrand fils, t. I, p. 58.
(2) A 16 kilomètres de Riom et 20 kilomètres de Clermont.
(3) *Annales de la Société d'hydrologie médicale de Paris,* t. I, p. 114.
(4) *Eod. loc.*

CHAUDESAIGUES (Cantal) (1).

Température........ 57° à 80°.

Source du *Par*.

Température........... 80°,5.

Acide carbonique............	78	Chlorure de sodium dissous par l'alcool.............	0,005
Oxygène...................	5		
Azote.....................	17	Chlorure de sodium........	0,126
	100	Sulfate de soude..........	0,032
Hydrosulfate formé à l'aide de la chaleur............	traces	Acide silicique dissous par l'al- cali	0,023
	gr.	Acide silicique............	0,080
Carbonate de soude.........	0,592	Silicate de chaux..........	0,002
— de chaux........	0,046	Matière organique.........	traces
— de magnésie.....	0,008	— bitumineuse.......	0,006
Oxyde de fer..............	0,006	Traces de sel de potasse et perte.................	0,003
Chlorure de magnésium.....	0,006		0,937

(Chevallier.)

Ces eaux ont été comparées à celles de *Plombières*. Elles s'en distinguent surtout par le bicarbonate de soude qu'elles contiennent et l'acide carbonique qu'elles dégagent, mais aussi par leur minéralisation un peu plus élevée, et par leur température qui en fait les eaux les plus chaudes de la France. Cette température extrême est, comme il arrive souvent en pareil cas, un embarras : ces eaux minérales, d'une grande abondance, seraient difficiles à utiliser sur une grande échelle, à moins d'appareils de réfrigération fort dispendieux, et d'ailleurs difficiles à mettre en usage sans altération des eaux elles-mêmes.

Il y a une source froide et ferrugineuse, *la Condamine* (Dufresse de Chassaigne).

(1) A 20 kilomètres de Saint-Flour.

SAINT-LAURENT (Ardèche) (1).

Élévation.......... 882 mètres.
Température............. 53°.

	gr.		
Carbonate de soude........	0,505	Acide silicique et alumine...	0,052
Sulfate de soude..........	0,040		0,082
Chlorure de sodium........	0,085	(Bérard.)	

Il y a une installation thermale qui paraît assez complète, avec bains de baignoires et de piscine, douches, étuve (*Annuaire*).

VIC-SUR-CÈRE (Cantal) (2).

Température........... froide.

	lit.		gr.
Acide carbonique libre.....	0,874	Chlorure de potassium......	0,002
		Bromure alcalin...........	0,003
	gr.	Sulfate de soude	0,720
Bicarbonate de soude.......	2,135	— de chaux...........	0,028
— de chaux......	0,723	Phosphate de soude........	0,020
— de magnésie....	0,375	Acide silicique et alumine...	0,036
— de strontiane...	traces	Crénate de fer............	0,030
Bicarbonate de protoxyde de fer.................	0,001	Crénates de chaux et de soude.	traces
Chlorure de sodium........	1,550		5,623

La composition de ces eaux est remarquable par la proportion notable de chlorure de sodium et de sels de fer qu'elles renferment. M. Chevallier y a trouvé quelques traces d'arsenic.

MONTBRISON (Loire).

Température........... froide.

	gr.		
Carbonate de soude........	2,340	Chlorure de sodium........	0,018
— de chaux........	0,286	— de potassium......	0,185
— de magnésie.....	0,300	Acide silicique............	0,045
Oxyde de fer.............	0,015		3,189
		(Grüner.)	

---

(1) Arrondissement de Largentières, sur la route de Montpellier à Clermont.
(2) A 16 kilomètres d'Aurillac.

SAIL-SOUS-COUZAN (LOIRE).

Température........... froide.

Acide carbonique libre	1/4 du volume environ.	Bicarbonate de lithium.....	traces
Bicarbonate de soude	0,527	Sulfate de soude..........	0,140
— de potasse	0,237	— de chaux........	0,012
— de chaux......	0,589	Chlorure de sodium...... } — de potassium.... }	0,020
— de magnésie....	0,311	— de magnésium	0,030
— de strontiane...	traces	Silicate de soude........ } — de chaux, d'alumine }	0,185
Bicarbonate de protoxyde de fer avec un peu de manganèse................	0,008		2,159

(O. Henry.)

JENZAT (ALLIER).

Température............. 21°.

	cc.		
Azote...................	0,004	Sulfate de potasse.........	0,049
Oxygène.................	0,001	Chlorure de sodium........	0,229
Acide carbonique libre	0,012	— de potassium.......	0,117
		Acide silicique............	0,041
	gr.	Alumine	0,009
Bicarbonate de soude	0,585	Bromure, iodure..........	traces
— de chaux......	0,125	Arsénite de chaux.........	indic.
— de magnésie....	0,044	Matière organique.........	traces
— de fer.........	indic.		1,610
Sulfate de soude	0,411		

(Lefort.)

VIC-LE-COMTE (PUY-DE-DÔME).

Source *Sainte-Marguerite*.

Température.......... 32°,8.

	gr.		
Bicarbonate de soude	2,970	Sels de potasse........... } Alumine .... }	traces
— de magnésie....	0.334		
— de fer.........	0,050	Apocrénate de fer.........	0,160
— de chaux......	0,920	Matière organique.........	traces
Sulfate de soude..........	0,201	Perte...................	0,123
Chlorure de sodium........	2,030		6,788

(Nivet.)

La proportion remarquable de chlorure de sodium rapproche cette source de celle de *Vic-sur-Cère*, signalée plus haut.

SAINT-MYON (PUY-DE-DÔME).

Température .... froide.

	gr.		
Bicarbonate de soude......	2,115	Chlorure de sodium........	0,409
— de chaux......	0,841	Acide silicique............	0,050
— de magnésie....	0,273	Matière organique.........	traces
— de fer.........	0,076	Perte....................	0,091
Sulfate de soude..........	0,185		4,040

(Nivet.)

SAUXILLANGE (PUY-DE-DÔME).

Température .... froide.

	gr.		
Bicarbonate de soude......	2,058	Chlorure de sodium	0,060
— de magnésie....	0,091	Acide silicique............	0,035
— de chaux......	0,345	Perte....................	0,130
— de fer.........	traces		2,739
Sulfate de soude..........	0,020		

(Nivet.)

L'*Annuaire* mentionne encore les eaux minérales suivantes, toutes situées dans le Puy-de-Dôme, et que nous nous contenterons d'indiquer : on pourrait, en prenant le *Dictionnaire des eaux minérales du Puy-de-Dôme* de M. Nivet, en augmenter le nombre indéfiniment.

BARD...................	17°	
LA CHALDETTE..........	31°	
PONT-GIBAUD............		
COURPIÈRES.............		froides } Puy-de-Dôme.
TERNANT................		
AUGNAT.................		
BESSE..................		

QUATRIÈME RÉGION.

SOULTZMATT (VOSGES).

Température .... froide.

Acide carbonique libre ou à		Chlorure de sodium	0,070
l'état de bicarbonate.....	2,472	Borate de soude	0,065
Carbonate de soude........	0,677	Alumine	0,063
— de lithine.......	0,012	Acide phosphorique.......	0,008
— de chaux........	0,299	Peroxyde de fer..........	
— de magnésie.....	0,206		4,039
Sulfate de potasse.........	0,147		
— de soude...........	0,022	(Béchamp.)(1)	

(1) Bach, *Eaux gazeuses alcalines de Soultzmatt*. Paris, 1853.

EAUX BICARBONATÉES SODIQUES.

DEUXIÈME RÉGION.

LE BOULOU (PYRÉNÉES-ORIENTALES).

Température......... 17°,5.

	lit.		
Acide carbonique libre.....	0,611	Sulfate de soude..........	traces
	gr.	Chlorure de sodium........	0,852
Carbonate de soude........	2,431	Acide silicique............	0,134
— de chaux........	0,741	Matière organique.........	traces
— de magnésie.....	0,215		4,405
— de fer..........	0,032	(Anglada.)	

SAINT-MARTIN-DE-FENOUILLA (PYRÉNÉES-ORIENTALES) (1).

Température........... 16°,3.

	lit.		
Acide carbonique libre.....	0,750	Sulfate de potasse.........	traces
	gr.	Chlorure de sodium........	0,324
Carbonate de soude........	2,787	Acide silicique............	0,106
— de chaux........	0,448	Matière organique.........	0,022
— de magnésie.....	0,159	Perte...................	0,104
— de fer..........	0,050		4,019
Sulfate de soude..........	0,019	(Anglada.)	

Ces deux sources, voisines l'une de l'autre et très peu connues, sont, comme on le voit, remarquables entre toutes les eaux bicarbonatées sodiques, par leur composition. C'est surtout des sources ferrugineuses de Vichy qu'elles se rapprochent.

Stations thermales étrangères.

EMS (NASSAU) (2).

Température........ 30° à 47°.

Source de *Kesselbrunnen*.

	gr.		
Acide carbonique libre.....	0,882	Bicarbonate d'oxyde de manganèse..........	0,001
Bicarbonate de soude.......	1,974	Bicarbonate de strontiane...	0,001
Sulfate de soude...........	0,008	Acide phosphorique, alumine.	0,001
Chlorure de sodium........	1,628	Acide silicique............	0,042
Sulfate de potasse.........	0,511	Carbonate de lithine.......	traces
Bicarbonate de chaux......	0,235	Chlorure d'iode..... peu de traces	
— de magnésie....	0,186	— de brome..	traces dout.
— de fer.........	0,004	(Frésénius). (3)	5,473

(1) Ces eaux minérales et les précédentes sont situées près de la frontière d'Espagne.

(2) A environ 20 kilomètres de Coblentz.

(3) *Ems, ses eaux minérales et ses environs*, p. 13.

Ce que la composition des eaux d'*Ems* offre de plus remarquable, c'est la proportion considérable de chlorure de sodium qu'elles renferment, proportion qui atteint presque celle du bicarbonate de soude. Faut-il attribuer à cette circonstance la spécialisation remarquable de ces eaux, relativement aux maladies de l'appareil respiratoire?

M. Walchner a trouvé de l'*arsenic* dans les dépôts.

Il y a à *Ems* un grand nombre de sources dont les plus importantes sont :

    Le *Kränchen*............... 30°
    Le *Furstenbrunnen*........ 35
    Le *Kesselbrunnen*............ 46
    La *Nouvelle source*........... 47

Les eaux d'*Ems* sont prises en bains et en boisson. Les sources de *Kränchen* et de *Kesselbrunnen* servent surtout pour ce dernier usage.

Le docteur Kreysig vante l'efficacité de ces eaux : 1° dans les cas d'affections de poitrine ; 2° dans le cas de débilité générale et partielle du système nerveux ; 3° dans certaines maladies particulières aux femmes (1).

A part la spécialité relative aux maladies de l'appareil respiratoire, on peut dire que les eaux d'*Ems* sont surtout précieuses en ce qu'elles tiennent le milieu entre les eaux bicarbonatées fortes, comme *Vichy*, et les eaux bicarbonatées faibles.

(1) Granville, *Manuel du voyageur aux bains d'Europe*, p. 208.

SCHLANGENBAD (NASSAU).

Température .... 18° à 20°.

p. c.		
Acide carbonique libre.... 1,835	Chlorure de magnésium....	0,05
Azote................ 0,0021	Silice.................	
	Alumine...............	0,05
	Magnésie..............	
Carbonate de soude........ 0,15 gr.	Chlorure de fer...........	traces
Chlorure de sodium........ 0,15		0,25

(Buignet, 1844.) (1)

TŒPLITZ (BOHÈME) (2).

Température ..... 60° à 65° (3).

	gr.		
Carbonate de soude........	0,348	Phosphate de soude........	0,003
— de chaux.......	0,063	Oxyde de fer............	0,003
— de magnésie.....	0,037	Sous-phosphate d'alumine.	
Sulfate de potasse.........	0,001	Silice..................	0,042
— de soude...........	0,071		0,622
Chlorure de sodium........	0,055	(Berzelius.) (4)	

On attribue une grande activité thérapeutique aux eaux de *Tœplitz*, que l'on a comparées, comparaison singulière, à celles de *Carlsbad*. Il est vraisemblable que leur température élevée prend une part notable dans les effets qu'on en obtient. Elles paraissent être usitées et employées dans la goutte, le rhumatisme, les engorgements articulaires, les anciennes blessures.

(1) *Traité sur les eaux minérales du duché de Nassau*. Wiesbaden, 1852, p. 155.

(2) Chemin de fer entre Leipsick et Prague, station d'Aussig, à 15 kilomètres environ d'Aussig.

(3) Telle est la température que M. Patissier attribue aux sources de Tœplitz. Le docteur Granville prétend qu'elle ne dépasserait pas 50° (40° R.).

(4) Patissier, *Manuel des eaux minérales*, p. 396.

NEUVIÈME LEÇON.

DEUXIÈME DIVISION DES EAUX BICARBONATÉES.

EAUX BICARBONATÉES CALCAIRES.

(ACIDULES SIMPLES OU ACIDULES CALCAIRES DE L'*Annuaire*.)

Nous rencontrons ici une série d'eaux minérales désignées dans l'Annuaire, sous le nom d'*acidules calcaires*, et que nous appellerons *bicarbonatées calcaires*. C'est, en effet, le carbonate de chaux qui domine chez elles.

Mais à mesure que nous avançons, nous trouvons ces caractéristiques chimiques bien moins prononcées et moins significatives.

En effet, les sulfures, le chlorure de sodium, le bicarbonate de soude, voilà des caractéristiques très nettes et très prononcées, les sulfures par leurs caractères chimiques, les autres par leur prédominance bien accusée.

Il n'en est plus de même du carbonate de chaux. Vous le verrez, et il en sera ainsi de la plupart des eaux dont nous nous occuperons ensuite, ne se montrer qu'en faible proportion, primer quelquefois à peine les principes concomitants, et parfois même se mêler presque également au bicarbonate de soude, de sorte que nous ayons trouvé nécessaire de créer une troisième division, *eaux bicarbonatées mixtes*, c'est-à-dire n'empruntant à leurs bases aucun caractère particulier.

Je vous ferai remarquer ici que ce que nous rencontrons en avançant dans les classes successives d'eaux minérales, nous l'avions rencontré dans les eaux d'une même classe. Alors, comme sur ce nouveau terrain, après des eaux bien caractérisées par leurs principes prédominants en propor-

EAUX BICARBONATÉES CALCAIRES. 177

tions élevées, nous trouvions des eaux dont la faible minéralisation ne présentait plus qu'une prédominance à peine saisissable et presque artificielle; de sorte que nous trouverions des divisions d'eaux minérales faibles après des eaux minérales fortes, les bicarbonatées calcaires après les chlorurées et les bicarbonatées sodiques, comme parmi ces dernières le *Mont-Dore* après *Vichy*, parmi les chlorurées *Néris* après *Balaruc*.

Il est bien entendu, d'ailleurs, que nous ne faisons ces rapprochements que d'une manière très générale, et plus encore pour fixer la mémoire en frappant l'esprit, que pour en tirer des déductions pratiques.

Si la caractéristique de ces eaux nouvelles est moins prononcée que celle des précédentes, elle est également moins significative.

En effet, en place du soufre, du sel marin, du bicarbonate de soude, nous ne trouvons plus que du carbonate de chaux, substance peu usitée en thérapeutique. Les applications de la chaux sont elles-mêmes fort restreintes, surtout si l'on fait abstraction de son usage comme caustique. A l'intérieur, on ne l'emploie que comme médicament antidiarrhéique; et si elle a fait, sous forme de carbonate de chaux, partie des plus célèbres lithontriptiques, on ne saurait reconnaître qu'elle ait jamais manifesté beaucoup d'efficacité dans ce sens.

Il est vrai que ces eaux ont l'acide carbonique; ce sont des eaux gazeuses : quelques-unes même ne servent absolument qu'à titre d'eaux gazeuses. C'est ce que la classification de l'*Annuaire* a voulu exprimer, en les appelant acidules calcaires ou *acidules simples*. Cependant il en est, parmi ces eaux minérales, qui paraissent posséder des propriétés thérapeutiques formelles et très particulières : il faut donc bien tenir compte de tout ce qu'elles renferment, c'est-

12

à-dire de l'ensemble que constitue leur organisation complexe.

Nous ferons remarquer en outre que presque toutes les eaux calcaires sont froides, et par conséquent ne doivent rien à leur température.

Voici la première fois que nous rencontrons des eaux dans lesquelles la chaux, comme base, fasse partie des principes dominants et caractéristiques. Nous retrouverons encore, tout à l'heure, des eaux *sulfatées calcaires*. On pourrait même, en se plaçant à un autre point de vue que celui qui a dicté la classification adoptée par nous, faire une classe d'eaux *calcaires*.

En résumé, quel que soit l'intérêt qui puisse s'attacher à quelques-unes de ces eaux, on ne peut disconvenir que les eaux bicarbonatées calcaires, et nous en dirons autant bientôt des eaux sulfatées calcaires, ne tiennent, comme classe, une place assez secondaire en hydrologie.

Les eaux bicarbonatées calcaires mentionnées dans l'*Annuaire* sont au nombre de 32, dont 20 seulement paraissent avoir été analysées, et parmi lesquelles 12 sont thermales et 20 sont froides. La plus chaude ne dépasse pas 36°. Les autres sources thermales ont de 18° à 29°.

La plupart de ces eaux (20) se trouvent dans la 1re région; quelques-unes dans la 2e et dans la 3e région.

Nous avons dit que ces eaux étaient généralement peu minéralisées.

En effet, 9 ont de 0 à 1^{gr},9 de 1 à 2 grammes, deux seules dépassent 2^{gr}; *Pougues* en atteint 3, et *Saint-Allyre* 4: mais cette dernière n'est pas usitée en médecine.

Le carbonate de chaux lui-même n'atteint dans aucun cas 2^{gr}, et dans 15 de ces eaux n'en atteint pas 1.

On trouve 13 fois du bicarbonate de soude en même temps que du bicarbonate de chaux, à proportions à peu près égales dans 4 cas. Nous rangeons ces dernières eaux dans la subdivision des bicarbonatées mixtes.

La plupart (17) présentent du fer, à l'état de bicarbonate ou de crénate ; toujours en faible quantité ; 7 fois des traces seulement.

Stations thermales bicarbonatées calcaires.

PREMIÈRE RÉGION.

POUGUES (NIÈVRE) (1).

Température............ froide.

	lit.		
Acide carbonique libre......	0,33	Sulfate de chaux.........	0,1900
	gr.	Chlorure de magnésium...	0,3500
Bicarbonate de chaux.....	1,3269	Matière organique soluble (glairine).............	0,0300
— de magnésie...	0,9762	Phosphates de chaux et d'alumine...............	traces
Bicarbonate de soude avec traces de potasse.......	0,6362	Acide silicique et alumine..	0,0350
Bicarbonate de fer........	0,0206		3,8349
Sulfate de soude.........	0,2700		

(Boullay et Henry.)

Il y a deux sources, dont l'une destinée à la boisson, l'autre à l'administration des bains et des douches.

Les eaux de *Pougues* peuvent être considérées comme des eaux notablement calcaires et magnésiques et très gazeuses. La plus grande partie de leur activité thérapeutique semble due non point à l'acide carbonique seul, mais à la réunion de l'acide carbonique libre, et en grande proportion, avec les sels précédents.

L'établissement thermal de *Pougues* paraît devoir subir de notables agrandissements. Outre les bains et les douches, on y annonce l'installation d'une chambre d'aspiration et d'une salle pour les bains de gaz acide carbonique.

(1) Chemin de fer de Paris à Nevers. A 10 kilomètres de Nevers.

Ce sont les dyspepsies, d'une part, et les maladies des voies urinaires de l'autre, qui sont surtout traitées à *Pougues*.

CHATELDON (PUY-DE-DÔME) (1).

Température....... froide.

	lit.		
Acide carbonique	0,6687	Chlorure de sodium..... ⎫ de magnésium.. ⎬	0,0450
	gr.	Oxyde de fer protocarboné..	0,0107
Bicarbonate de chaux......	0,9539	Acide silicique, alumine...	0,0362
— de magnésie...	0,1242	Phosphate de chaux........	inappr.
— de soude......	0,5560	Matière organique........	0,0300
— de potasse	inappr.		
Sulfate de chaux........ ⎫ — de soude........ ⎬	0,0700		1,8260
		(Boullay et Henry.)	

Il y a à *Chateldon* un petit établissement thermal à peine fréquenté. Mais ces eaux sont d'un excellent usage à titre d'eaux gazeuses et d'eaux digestives.

SAINT-GALMIER (LOIRE) (2).

Température.......... froide.

	lit.		
Acide carbonique libre	1,20	Sulfate de soude........	0,079
		— de chaux........	0,180
	gr.	Azotate de magnésie......	0,060
Bicarbonate de chaux..... ⎫ — de magnésie .. ⎬	1,037	Chlorure de sodium........	0,216
— de soude	0,238	Phosphate soluble	traces
— de strontiane...	0,007	Matière organique non azotée	0,024
— de fer....... ⎫ — de manganèse. ⎬	0,009	Acide silicique, alumine....	0,036
			1,886
		(O. Henry.)	

Deux nouvelles sources assez récemment découvertes se sont trouvées fort semblables à la précédente, mais non moins riches en oxygène qu'en acide carbonique. Ces circonstances de composition et l'absence presque complète de matière organique font de l'eau de *Saint-Galmier* une des eaux gazeuses les plus riches et les plus faciles à conserver.

(1) A 16 kilomètres de Vichy.
(2) A 12 kilomètres de Saint-Étienne.

Aussi en fait-on dans une partie de la France, et à Lyon en particulier, un usage considérable comme boisson de table.

FONCAUDE (HÉRAULT) (1).

Température........... 25°,5.

	gr.		
Carbonate de chaux.......	1,880	Sulfate de chaux.......	quantité
— de magnésie.....	0,163	Substance analogue à la	très faible
Alumine et carbonate de fer.	0,067	barégine	et indét.
Chlorure de magnésium....	0,589		
— de sodium........	0,162		1,2861

(Bérard) (2).

Ces eaux ne renferment pas de bicarbonate de soude ; elles sont donc, sauf un peu de fer et de chlorure de sodium, exclusivement calcaires et magnésiques. Nous retrouverons quelques autres eaux minérales semblables, pour ce caractère de leurs bases, parmi les eaux sulfatées. Ces eaux sont en général remarquablement douces et calmantes, et ainsi s'emploient avec avantage dans les maladies de matrice.

FONSANCHE (GARD).

Température........... froide.

Les eaux de *Fonsanche* sont probablement rangées à tort dans l'*Annuaire* parmi les eaux bicarbonatées calcaires.

On n'en connaît pas d'analyse formelle. La seule indication qualitative que nous ayons rencontrée à leur sujet se trouve dans un rapport de M. le Dr Blouquier, médecin inspecteur de ces eaux (3).

---

(1) A 3 kilomètres de Montpellier.

(2) L'*Annuaire* donne pour le carbonate de chaux 0^{gr},880. M. le docteur Bertin, de Montpellier, donne 1^{gr},880 dans un travail extrait des *Mémoires de l'Académie des sciences et lettres de Montpellier* (in-4°, 1852) et dans un *Rapport* adressé à l'Académie de médecine (in-8°, 1855). L'*Annuaire* indique aussi pour la température 23°, et M. Bertin 25°,5. Nous avons suivi les indications de M. Bertin.

(3) *Rapport et observations médicales recueillies aux bains des eaux minérales sulfureuses de Fonsanche*, 1855.

Suivant M. Blouquier, ces eaux, qui répandent une odeur d'hydrogène sulfuré assez forte, renfermeraient :

Hydrogène sulfuré.
Sulfate de magnésie.
— de chaux.
Muriate de soude.

Muriate de magnésie.
Carbonate de chaux.
— de magnésie.

CELLES (ARDÈCHE).

Puits artésien.

Température............ 25°.

	lit.
Acide carbonique..........	1,208

	gr.
Carbonate de soude........	0,531
— de potasse.......	0,106
— de chaux.......	0,903
— de magnésie.....	0,061
— de strontiane....	traces
Oxyde de fer..............	0,004

Sulfate de soude..........	0,031
Chlorure de sodium........	0,208
Phosphate de chaux, d'alumine.................	traces
Fluorure de calcium.......	traces
Acide silicique............	0,035
	1,881
	(Balard.)

Si nous sommes bien informé, l'acide carbonique a été thérapeutiquement utilisé, il y a déjà longtemps, près des eaux de celles de *Celles*, comme à *Saint-Alban*.

SOURCES DE CLERMONT (PUY-DE-DÔME).

Trois sources ou groupes de sources coulent dans les faubourgs de Clermont-Ferrand : ce sont les sources de *Jaude*, de *Sainte-Claire* et de *Saint-Allyre*.

Nous ne mentionnerons ici que les sources de *Saint-Allyre*, qui, bien que non usitées en médecine, sont célèbres par leurs propriétés incrustantes.

Température............ 24°.

	lit.
Acide carbonique libre.....	0,710

	gr.
Carbonate de chaux.......	1,6342
— de magnésie....	0,3856
— de soude.......	0,4886
— de fer..........	0,1410
Sulfate de soude..........	0,2895
Chlorure de sodium.......	1,2519

Acide silicique............	0,3900
Matière organique non azotée.................	0,0130
Phosphate de manganèse. Carbonate de potasse.... Crénate et apocrénate de fer	0,0462
	4,6400
	(Girardin.)

Il y a, en outre, de l'*arsenic*.

EAUX BICARBONATÉES CALCAIRES.

RENAISON (Loire).

Température............ froide.

	lit.		
Acide carbonique libre	0,560	Chlorure de sodium	} 0,103
Azote, oxygène	traces	— de potassium	
		Azotate	traces
	gr.	Silicate alcalin, alumine	0,200
Bicarbonate de chaux	0,663	Fer, manganèse, matière or-	
— de magnésie	0,135	ganique	0,009
— de soude	0,240		
— de potasse	0,171		1,541
Sulfate de soude	} 0,020	(O. Henry.)	
— de chaux			
— de potasse			

Ces eaux ressemblent fort à celles de *Saint-Galmier*.

SAINT-PARIZE (Nièvre).
LANGEAC (Haute-Loire).
SAINT-MARTIN-VALMEROUX (Cantal).
SAINTE-MARIE (Cantal).
GABIAN (Hérault).

DEUXIÈME RÉGION.

ALET (Aude).

Température............ 28°.

	gr.		
Acide carbonique	0,059	Potasse	traces
— sulfurique	0,020	Chaux	0,101
— phosphorique	0,082	Magnésie	0,026
— chlorhydrique	0,031	Alumine	0,011
Soude	0,071		0,401
		(Bouquet.)	

FONCIRGUE (Ariége).

Élévation............. 304^m.
Température............ 20°.

	lit.		
Acide carbonique	0,027	Chlorure de calcium	0,0036
Azote	0,019	Magnésie combinée à la ma-	
Oxygène	0,004	tière organique	0,0070
	gr.	Matière organique ressem-	
Carbonate de chaux	0,1897	blant à l'alumine	0,0352
— de magnésie	0,0115	Oxyde de fer, phosphate de	
Sulfate de magnésie	0,0127	chaux	0,0077
— de soude	0,0012	Acide silicique	0,0024
— de chaux	0,0333	Perte	0,0071
Chlorure de magnésium	0,0017		0,3131
		(Fau.)	

MONTÉGUT-SÉGLA (HAUTE-GARONNE).

Température........... froide.

	lit.		
Azote et oxygène..........	0,0810	Chlorure de magnésium...	0,0170
	gr.	Bisilicate de soude........	0,0310
Acide carbonique.........	0,0710	— de potasse.......	0,0060
Carbonate de chaux.......	0,2740	Alumine et oxyde de fer...	0,0020
— de magnésie....	0,0020	Matière organique........	0,0010
Bicarbonate de soude......	0,0190		0,4360
Sulfate de magnésie.......	0,0130	(Filhol.)	

LAVARDENS (Gers) .... 19°.
RÉBENAC (Basses-Pyrénées) .... 18°.

TROISIÈME RÉGION.

AIX (BOUCHES-DU-RHÔNE) (1).

Température { eau de *Sextius*, 34°,16 à 36°,87.
{ eau de *Barret*, 20°,6 à 21°,50.

Source de *Sextius*.

Acide carbonique	} indét.	Sulfate de soude	0,0325
Air atmosphérique		— de magnésie.......	0,0080
	gr.	Acide silicique et matière organique azotée..........	0,0170
Carbonate de chaux.......	0,1072	Fer..................	traces
— de magnésie....	0,0418		0,2258
Chlorure de sodium.......	0,0073	(Robiquet.)	
— de magnésium ...	0,0120		

Les eaux d'*Aix* ont joui, à certaines époques, d'une grande réputation : on y trouve encore des restes considérables des thermes romains. Elles sont peu recherchées aujourd'hui, bien que sous le rapport de la température elles se trouvent des mieux partagées parmi les eaux bicarbonatées calcaires. L'analyse ne leur attribue aucune proportion de bicarbonate de soude.

(1) A 700 kilomètres de Paris, 20 kilomètres de Marseille.

CONDILLAC (DRÔME).

Température .... froide.

Source *Anastasie*.

	gr.		
Acide carbonique libre	0,748	Sel de potasse	⎫
		Azotate	⎬ traces
Bicarbonate de chaux	gr. 1,359	Iodure	⎭
— de magnésie	0,035	Silicate de chaux et d'alumine	0,215
— de soude	0,166	Oxyde de fer crénaté et carbonaté	0,010
Sulfate de soude	0,175	Matière organique	traces
— de chaux	0,033		2,193
Chlorure de sodium — de calcium	} 0,150	(O. Henry.)	

DIEU-LE-FIT (Drôme) .... ⎫
VALENCE (Drôme) ...... ⎬ froides.

On a trouvé de l'*arsenic* dans l'eau de *Valence*.

Ces trois sources du département de la Drôme ont presque absolument la même composition : aussi n'avons-nous pas jugé nécessaire de reproduire les trois analyses. L'*Annuaire* les compare à celles de *Chateldon*. Celles-ci en diffèrent cependant, en ce que le bicarbonate de soude y atteint presque la proportion du bicarbonate de chaux ; nous avons même hésité si nous ne les rangerions pas parmi les eaux bicarbonatées mixtes.

QUATRIÈME RÉGION.

ROSHEIM (BAS-RHIN).

Température .... froide.

	lit.		
Acide carbonique libre	0,015	Sulfate de magnésie	0,0177
		Azotate de magnésie	0,0093
Carbonate de chaux	gr. 0,1594	— de potasse	} 0,0085
— de magnésie	0,0736	Chlorure de sodium	
— de lithine	0,0114	Acide silicique	0,0090
— de soude	traces	Matière organique	0,0012
Sulfate de lithine	0,0028		0,2929

(Coze, Persoz et Fargeaud.)

BULGNÉVILLE (vosges).

Température .... froide.

	lit.		
Acide carbonique........	0,480	Sulfate de soude.........	0,0757
	gr.	— de potasse........	traces
Carbonate de chaux.......	0,1310	Chlorure de sodium.......	0,0065
— de magnésie....	0,1550	Acide silicique...........	0,0150
— de strontiane...	0,0075	Alumine................	0,0117
Sulfate de chaux.........	0,0127		0,4263
— de magnésie......	0,0112		

Ces eaux sont *arsénicales*.

Stations thermales étrangères.

SAXON (suisse) (1).

Température............ 24°.

	gr.		
Bicarbonate de chaux......	0,320	Sulfate de magnésie.......	0,290
— de magnésie....	0,029	Iodure (calcique et magnésiq.)	0,110
Sesquioxyde de fer........	0,004	Bromure................	0,041
Acide silicique, alumine....	0,050	Chlorure de sodium........	0,019
Sulfate de chaux (anhydre)..	0,020	Matière organique azotée..	tr. sens.
— de soude..........	0,061		0,944

(O. Henry, 1855) (2).

Nous avons déjà mentionné cette source comme la plus notable parmi les eaux iodurées. M. O. Henry a offert aux *Collections de la Société d'hydrologie médicale de Paris* des fragments de la *roche dolomitique iodo-bromurée calcaire*, d'où provient la source de *Saxon*; ces fragments dégagent une odeur d'iode très prononcée (3).

On voit que ces eaux sont à peu près autant sulfatées que bicarbonatées et très notablement magnésiennes. Nous ne possédons pas encore de renseignements formels sur le degré d'efficacité thérapeutique que peut leur ajouter la proportion considérable d'iode qu'elles renferment.

(1) Près de Martigny, en Valais.
(2) O. Henry, *Eau minérale naturelle iodo-bromurée de Saxon*, en *Valais*, 1855.
(3) *Annales de la Société d'hydrologie médicale de Paris*, t. III, 1856, p. 15.

TROISIÈME DIVISION DES EAUX BICARBONATÉES.

EAUX BICARBONATÉES MIXTES.

Nous avons séparé trois eaux minérales des bicarbonatées sodiques (acidules alcalines), et quatre des bicarbonatées calcaires (acidules calcaires de l'*Annuaire*), lesquelles ne nous ont paru offrir aucune raison plausible d'être rangées parmi les unes ou les autres. Dans la plupart même l'ensemble des bases sodiques ou calcaires n'offre point de prédominance formelle, à défaut de celle que n'offraient pas les bicarbonates. Dans quelques-unes la difficulté de classer ces eaux a résulté surtout d'analyses contradictoires.

Presque toutes ces sources se rencontrent dans la première région. Deux sont thermales et les autres froides. La plupart n'offrent que peu d'intérêt pour la thérapeutique et sont surtout des eaux gazeuses.

DEUXIÈME RÉGION.

ROYAT (PUY-DE-DÔME) (1).

Température .... 35°,5.

	cc.		
Azote..................	5,2	Sulfate de soude	0,185
Oxygène................	1,1	Phosphate de soude........	0,018
	gr.	Arséniate de soude	traces
Acide carbonique libre	0,748	Chlorure de sodium........	1,728
Bicarbonate de soude	1,349	Iodure, bromure de sodium..	indic.
— de potasse.....	0,435	Silice..................	0,156
— de chaux	1,000	Alumine................	traces
— de magnésie....	0,677	Matière organique.........	indic.
— de fer.........	0,040		5,936
Bicarbonate de manganèse ..	traces	(Lefort, 1856) (2).	

Nous ferons remarquer la proportion de chlorure de sodium qui vient s'unir aux bicarbonates. Il faut y ajouter de

---

(1) A 2 kilomètres environ de Clermont.
(2) *Annales de la Société d'hydrologie médicale de Paris*, t. III, p. 131.

l'*arsenic*, que M. Thenard évalue à $0^{milligr},35$ par litre d'eau, et qu'il admet à l'état d'arséniate de soude.

M. Nivet considère les eaux du *Mont-Dore*, de *Royat* et de *Saint-Nectaire* comme de même nature, c'est-à-dire comme fournissant un même médicament différemment dosé (1). Nous ferons remarquer que, dans les eaux du *Mont-Dore*, la prédominance du bicarbonate de soude sur le bicarbonate de chaux et le chlorure de sodium est bien plus prononcée qu'à *Royat*, et qu'à *Saint-Nectaire* la prédominance considérable et presque égale du bicarbonate de soude et du chlorure de sodium laisse fort au-dessous le bicarbonate de chaux.

Les eaux de *Royat* étant très abondantes, on laisse couler dans chaque baignoire, pendant toute la durée de l'immersion, un jet assez considérable pour que la température (native) de l'eau ne varie pas. M. Nivet pense que cette circonstance donne aux bains de baignoire les avantages des bains de piscine, tout en évitant les inconvénients que peuvent avoir ces derniers, point sur lequel nous ne saurions être d'accord avec M. Nivet.

Nous remarquons surtout, parmi les maladies que l'on traite à *Royat*, celles qui se lient aux scrofules, à la chlorose, à la faiblesse et aux maladies (non tuberculeuses) de l'appareil respiratoire.

PREMIÈRE RÉGION.

MÉDAGUE (puy-de-dôme).

Température.......... froide.

L'*Annuaire* reproduit deux analyses de cette eau minérale, toutes deux fournissant à peu près le même nombre

---

(1) Nivet, *Recherches sur les eaux minérales et thermales de Royat*, 1855, p. 27.

total pour l'ensemble des principes minéralisateurs : 5gr,5.
Mais M. Nivet, dans l'une, attribue :

Au bicarbonate de soude............ 1,4 gr.
— de magnésie......... 0,2
— de chaux........... 2,2
Au chlorure de sodium.............. 1,1

M. Favrot, dans l'autre, attribue :

Au bicarbonate de soude............ 4 gr.
Au chlorure de sodium.............. 0,6

et n'indique aucune base de chaux ni de magnésie.

ROUZAT (puy-de-dôme).

Température............ 31°.

Il y a pour cette eau minérale, comme pour celle de *Médaque*, deux analyses différentes.

M. O. Henry admet :

Bicarbonate de soude............... 0,93 gr.
— de potasse............ 0,01
— de chaux............ } 0,61
— de magnésie.......... }
Chlorure de sodium............... 0,33

Et M. Nivet :

Bicarbonate de soude............... 0,36 gr.
— de magnésie 0,07
— de fer 0,03
— de chaux............ 1,39
Chlorure de sodium............... 1,00

LE CHAMBON (puy-de-dôme).

Température.......... froide.

Bicarbonate de soude....... 0,571 gr.   Chlorure de sodium........ 0,050
— de chaux....... 0,589   Acide silicique........... 0,060
— de magnésie.. 0,182   Perte 0,066
— de fer....... }   ─────
Sulfate de soude .... } traces   1,518
                                              (Nivet.)

TESSIÈRE-LES-BOULIÉS (CANTAL).

Température .... froide.

	lit.		
Acide carbonique libre.....	1,50	Sulfate de magnésie...... } de soude......... }	0,185
	gr.	Chlorure de magnésium....	0,055
Bicarbonate de chaux..... } — de magnésie... }	0,402	Acide silicique et alumine.. } Phosphate?............ }	0,040
— de soude......	0,471	Matière organique brune non azotée (géine sans doute?).	0,060
Bicarbonate de protoxyde de fer................	0,001		1,211

(O. Henry.)

DEUXIÈME RÉGION.

AVÈNE (HÉRAULT) (1).

Température .... 28°,7.

	gr.		
Carbonate de soude.......	0,1028	Acide silicique...........	0,0045
— de chaux......	0,0995	Alumine...............	0,0062
Sulfate de magnésie.......	0,0687	Oxyde de fer............	traces
Chlorure de sodium,......	0,0462		0,3279

(Saint-Pierre et Bérard.)

LA VEYRASSE (HÉRAULT).

Température .... froide.

Acide carbon. libre.	1/5 du vol. env.	Sulfates alcalins et terreux.. } Chlorures alcalins et terreux }	0,104
	gr.	Iodure et bromure.........	traces
Bicarbonate de soude......	0,562	Acide silicique........... }	
— de potasse.....	0,186	Matière organique........ }	0,090
— de chaux......	0,523	Principe arsenical dans le }	
— de magnésie....	0,174	dépôt ocracé......... }	
— de strontiane...	indic.		
— de fer........	0,008		1,647

(O. Henry.)

(1) A 16 kilomètres de Lodève.

TROISIÈME RÉGION.

LE MONESTIER-DE-CLERMONT (isère).

Température .... froide.

Acide carbonique libre et demi-combiné	0,982	Silicate d'alumine	0,033
		— de chaux .... }	traces
Acide carbonique tout à fait libre	0,492	— de soude .... }	
		Chlorure de sodium	0,050
Azote	0,024	Sulfate de soude	0,333
	gr	— de chaux	0,015
Bicarbonate de chaux	0,886	— de magnésie	0,016
— de magnésie ...	0,547		
— de soude	0,794		2,614
— de fer	traces	(Leroy.)	

Stations thermales étrangères.

ÉVIAN (suisse) (1).

Température .... froide.

Acide carbonique libre	24^{mm}.	Bicarbonate de soude	0,137
		Chlorure de sodium	traces
	gr.	Glairine	indét.
Bicarbonate de chaux	0,101		
— de magnésie	0,017	(Barruel.)	0,255

Les eaux d'*Évian* sont rangées habituellement parmi les eaux bicarbonatées sodiques. Mais la prédominance du bicarbonate de soude y est si peu prononcée, et la minéralisation générale si faible, qu'il nous a paru préférable de ne leur assigner d'autre caractéristique que celle des bicarbonates.

Nous n'avons pas besoin d'insister sur cette minéralisation, qui ne dépasse pas celle de bien des eaux auxquelles on ne saurait assigner de propriétés thérapeutiques. Il est vrai que l'eau d'*Évian* renferme de l'acide carbonique libre. Faut-il attacher encore de l'importance à l'absence de sulfate de chaux, qui, suivant l'auteur d'une notice, expliquerait leurs propriétés digestives ?

Nous ne possédons pas de documents scientifiques sur les propriétés thérapeutiques des eaux d'*Évian*. Il y a seulement une notoriété, que nous croyons légitime, au sujet de

(1) Au bord du lac de Genève.

leur action salutaire dans les affections catarrhales de l'appareil urinaire. Nous en reparlerons plus tard. Nous ferons simplement remarquer que, sous ce rapport, elles se rapprochent des eaux calcaires auxquelles revient assez formellement une pareille spécialité.

DIXIÈME LEÇON.

QUATRIÈME CLASSE DES EAUX MINÉRALES.

EAUX SULFATÉES.

(EAUX SALINES SULFATÉES DE L'*Annuaire*.)

Nous vous avons exposé déjà pourquoi nous séparions les eaux *sulfatées* des eaux sulfurées, malgré le lien apparent qui existe entre ces deux classes d'eaux minérales.

Il est très vrai que les eaux sulfurées proviennent (pour les eaux sulfurées calciques, au moins) d'eaux sulfatées décomposées. Il est vrai encore que les eaux sulfurées, calciques ou sodiques, peuvent revenir à l'état de sulfates, par suite de la transformation successive des sulfures en sulfites, en hyposulfites et en sulfates : c'est ce qu'on appelle eaux *sulfureuses dégénérées*.

Mais si l'on prend des eaux caractérisées par la prédominance de sulfates à l'état fixe, ces eaux se trouvent différer assez notablement des eaux sulfurées, pour que l'idée pratique que nous n'avons pas voulu séparer de notre classification, nous fasse un devoir de les désunir.

L'important, du reste, est que vous ne perdiez pas de vue la relation qui existe entre ces deux classes.

Les eaux *sulfatées* auxquelles l'*Annuaire* a donné une place sont au nombre de 31 et désignées du nom de *sulfatées salines*.

EAUX SULFATÉES.

Mais nous croyons devoir remanier entièrement cette classe, qui n'a pas été suffisamment étudiée dans l'*Annuaire* (1).

Nous en retranchons d'abord quelques-unes (*Cransac, Passy, Auteuil*), qui nous paraissent devoir être renvoyées parmi les eaux ferrugineuses, et nous en apporterons plusieurs qui avaient été indûment rangées parmi les eaux chlorurées ou sulfurées.

Nous établirons donc les distinctions suivantes :

13 eaux sulfatées calcaires.
 8 — sulfatées sodiques.
 4 — sulfatées magnésiques.
 5 — sulfatées mixtes.
 2 — sans analyses : *Saulx* (Nièvre), et *Labarthe-Rivière* (Haute-Garonne).
——
32

A chacune de ces divisions j'ajouterai encore quelques eaux minérales étrangères, d'une importance toute particulière.

Un des caractères les plus remarquables de la classe des eaux sulfatées, c'est d'être des eaux sédatives, qualité que présentent rarement les eaux minérales. Cependant il ne faudrait pas le généraliser d'une manière trop absolue, car il ne leur appartient pas précisément à toutes.

Les eaux sulfatées calcaires considérées d'une manière générale, et les eaux sulfatées sodiques faiblement minéralisées, constituent des eaux à proprement parler sédatives.

Mais il n'en est plus de même des eaux sulfatées sodiques et magnésiques à dose notable. Ainsi les eaux de *Carlsbad* sont certainement des eaux très excitantes. Mais

---

(1) On trouve bien indiquée dans l'*Annuaire* la division des eaux sulfatées à base de soude, de chaux, de magnésie et de fer (p. 327), mais elle n'a pas été mise en pratique dans l'étude des eaux *salines sulfatées* elles-mêmes.

nous devons nous contenter en ce moment de cette simple indication, en faisant remarquer simplement ceci :

C'est que les propriétés sédatives de ces eaux paraissent devoir moins être rattachées à leur qualité de sulfates, qu'à leur qualité d'eaux *calcaires* dans certains cas, ou d'eaux *faiblement minéralisées* dans d'autres.

PREMIÈRE DIVISION DES EAUX SULFATÉES.

EAUX SULFATÉES SODIQUES.

Cette division des eaux sulfatées pourrait être considérée comme à peu près nulle en France, si nous n'y devions comprendre que des eaux nettement caractérisées. Ces eaux en effet, en très petit nombre du reste, sont pour la plupart des eaux à peine minéralisées, et si nous y comprenons une station thermale considérable, comme *Plombières*, c'est plus par l'impossibilité de la placer ailleurs que par la nécessité de la rattacher à cette classe.

La seule dont la caractéristique soit précise est la source de *Miers*, laquelle n'a pris jusqu'ici qu'un rang très modeste en thérapeutique.

Une autre source, celle de *Chatelguyon*, est assez notablement minéralisée ; mais elle est presque également bicarbonatée (terreuse), sulfatée et chlorurée.

Une partie de ces eaux sulfatées sodiques contiennent des bicarbonates, et sont gazeuses : ainsi *Chatelguyon*, *Evaux*, *Miers*. Les autres au contraire ne dégagent pas d'acide carbonique.

Elles sont thermales à un haut degré, comme *Plombières* et *Evaux*, ou à un degré moyen, comme *Chatelguyon* ; les autres sont froides.

Bien que dans l'analyse de la plupart de ces eaux, excepté celles de *Plombières*, nous remarquions du sulfate de chaux, nous ne trouvons guère parmi elles d'eaux sulfureuses à un degré quelconque.

Il semble que la caractéristique du sulfate de soude devrait fournir spécialement à ces eaux des propriétés purgatives. Mais il est rare que ce sel y existe en proportion suffisante. Les moins minéralisées d'entre elles sont surtout remarquables par leurs propriétés sédatives, propriétés que nous avons attribuées d'une manière générale à la classe des eaux sulfatées.

La distribution géographique des eaux sulfatées sodiques ne nous offre rien à signaler en France.

Mais nous en trouvons en Bohême un groupe fort remarquable, très rapproché, et auquel la prédominance formelle du sulfate de soude, et la proportion prodigieuse d'acide carbonique qui l'accompagne, assignent des caractères très particuliers. Une de ces sources, *Carlsbad*, est une des plus chaudes de l'Europe. Les autres sont froides.

Près de ces sources sulfatées sodiques, se trouvent également des sources sulfatées magnésiques qui nous occuperont tout à l'heure.

Stations thermales sulfatées sodiques.

PREMIÈRE RÉGION.

CHATELGUYON (PUY-DE-DÔME) (1).

Température, six sources ayant de 23° à 35°.

La Vernière.

	lit.		gr.
Acide carbonique libre	0,755	— d'alumine	0,090
	gr.	Chlorure de sodium	1,330
Carbonate de magnésie	0,170	— de magnésium	0,500
— de chaux	0,880	Acide silicique	0,007
— de fer	0,340	Alumine	0,004
Sulfate de soude	1,700	Matière organique	0,007
— de chaux	0,074		5,162

(Barse.) (2)

(1) A 4 kilomètres de Riom.

(2) Cette source est rangée parmi les chlorurées sodiques dans l'*Annuaire*.

Il y a plusieurs sources. La plus importante forme l'établissement de *La Vernière*. Celui d'*Azan* serait aujourd'hui abandonné, d'après M. Nivet, à cause du refroidissement de la source de ce nom (1).

Les eaux de *Chatelguyon* sont généralement rangées, et dans l'*Annuaire* en particulier, parmi les eaux chlorurées sodiques. Une analyse de M. Nivet est en rapport avec cette classification. Mais celle de M. Barse, que nous avons rapportée, nous a paru autoriser à les placer parmi les eaux sulfatées sodiques.

L'importance que nous avons assignée, en agissant ainsi, à la légère prédominance attribuée par M. Barse au sulfate de soude, est en rapport avec les propriétés laxatives que ces eaux paraissent posséder d'une manière très formelle. Raulin avait déjà insisté sur ce sujet (2). M. Aguilhon dit aussi « que les eaux de *Chatelguyon* possèdent au plus haut degré, et plus qu'aucune autre eau minérale de France, la propriété purgative (3). » Cette circonstance intéressante ne nous paraît pas pouvoir être contestée. Cependant elle est sans doute loin d'être constante, car M. Aguilhon parle de la nécessité où il se trouve quelquefois d'ajouter à l'eau minérale quelques grammes d'un sel neutre pour en obtenir de semblables résultats. Il est vrai qu'on peut être dans la même nécessité avec les eaux essentiellement purgatives de Hombourg.

Il faut remarquer encore que ces eaux de *Chatelguyon* sont en même temps très ferrugineuses.

---

(1) *Dictionnaire des eaux minérales du Puy-de-Dôme*, art. Chatelguyon.
(2) *Traité analytique des eaux minérales*, 1774, t. II, p. 133.
(3) *Note sur l'action thérapeutique des eaux minérales de Chatelguyon* (*Annales de thérapeutique de Rognetta*, 1843, p. 40).

ÉVAUX (CREUSE) (1).

Température { sept sources ayant de 45° à 55°.
une ayant 26°.

Source de *César* (55°).

Acide carbonique....	3,5 à 3,7	
Azote..............	86,6 à 87,3	
Oxygène............	9,9 à 9,0	
	100,0 100,0	

	gr.
Bicarbonate de soude.......	0,050
— de chaux......	0,152
— de magnésie....	0,045
— de strontiane...	0,004
Bicarbonate de fer et de manganèse................	0,005
Sulfure de sodium...........	indic.
Sulfate de soude...........	0,717
— de potasse.........	0,005
— de chaux..........	0,020
Silice, alumine (silicate)....	0,070
Silicate de soude..........	0,117
— de lithine.........	0,001
Phosphate soluble..........	traces
Chlorure de sodium.......(2)	0,167
— de potassium.....	0,006
Bromure et iodure alcalins. } Matière organique azotée... }	traces
	1,355

(O. Henry.)

Une des sources, très abondante, le *Petit Cornet* (51°), est notablement sulfureuse (sulfure de sodium, 0,00789).

Il se développe dans l'intérieur des puits qui renferment les sources, et particulièrement dans les piscines, des quantités considérables de conferves du plus bel aspect, paraissant appartenir en général aux genres *Anabaïna* et *Zygnema*. Ces conferves, désignées dans le pays sous le nom de *limon*, et employées comme topiques pendant l'usage des bains, renferment une proportion notable de *principe iodique*, dont l'eau paraît elle-même contenir quelques indices (3).

---

(1) A 310 kilomètres de Paris ; à 36 de Guéret.

(2) Une analyse rapportée par M. Patissier attribue au chlorure de sodium 2,1 (*Manuel des eaux minérales*, p. 459). Dans ce cas les eaux d'*Évaux* devraient appartenir aux chlorurées sodiques.

(3) *Annuaire des eaux de la France*, p. 572.

SEPTIÈME RÉGION.

PLOMBIÈRES (VOSGES) (1).

Température... { A. Sources froides, de 9° à 10°.
B. — tièdes.
C. — chaudes, de 65° à 70°.

Gaz du *Trou des Capucins*.

Acide carbonique	0
Azote	92,1
Oxygène.............................	7,9
	100,0

Source du *Crucifix* (49°,01).

gr.

Acide silicique...........	0,0200	Sulfate de soude (supposé anhydre)............	0,0810
Alumine	0,0120	Arséniate de soude	0,0006
Silicate de soude........	0,0518	Sesquioxyde de fer	traces sens.
— de potasse........	0,0080	Iodure................	indices
— de chaux .... }	0,0454	Phosphate.............	très sens.
— de magnésie..... }		Fluor ou fluate........ }	indices
Lithine silicatée probablement................	sensible	Acide borique ou borate. }	douteuses
Chlorure de sodium ..... }	0,0450	Matière organique azotée...	0,0200
— de potassium... }			0,2838

(O. Henry et Lhéritier.) (2)

Les eaux de *Plombières* ont été rangées parmi les eaux *bicarbonatées sodiques* (acidules alcalines) de l'*Annuaire*, d'après deux analyses, l'une de Vauquelin, l'autre de M. O. Henry. Une nouvelle et toute récente analyse faite par M. O. Henry lui-même, en collaboration de M. Lhéritier, assigne un tout autre caractère à ces eaux.

Ces eaux sont surtout *silicatées*, à bases de soude, de potasse, de chaux et de magnésie.

Les carbonates trouvés dans les résidus fournis par l'évaporation de l'eau minérale à l'air libre (exception faite des sources *savonneuses* et *ferrugineuses*) ne préexistent pas,

---

(1) A 430 kilomètres de Paris, par Troyes et Vesoul. Chemin de fer de Paris à Chaumont, 272 kilomètres.

(2) O. Henry et Lhéritier, *Hydrologie de Plombières*, 1855, p. 129. Les eaux de *Plombières* sont rangées parmi les bicarbonatées sodiques, dans l'*Annuaire*.

et ne sont que le résultat de l'altération progressive des silicates primitifs (1).

Nous ne pouvions laisser ces eaux parmi les eaux dites *acidules*, en présence d'une analyse qui leur refuse même toute proportion d'acide carbonique. Nous ne pouvions que les ranger avec les sulfatées sodiques, malgré la faible prédominance du sulfate de soude, à moins d'en faire une classe d'eaux silicatées. Nous avons déjà reconnu du reste que dans ces eaux à très faible minéralisation, les prédominances s'effacent, et le classement devient à proprement parler artificiel.

Nous avons vu que les sources de *Plombières* offraient une grande variété de température.

Les sources chaudes actuelles sont au nombre de seize; toutes sont semblables entre elles.

Il y a encore des sources *savonneuses* froides, et des sources *ferrugineuses*, froides également.

La matière savonneuse, savon minéral, est, suivant MM. O. Henry et Lhéritier, principalement composée de silicate d'alumine.

L'eau ferrugineuse renferme du carbonate et du crénate de fer.

Les auteurs auxquels nous empruntons la plupart de ces renseignements sur la constitution des eaux de *Plombières* insistent surtout sur la qualité arsenicale de ces eaux, et lui attribuent *une partie* de leurs propriétés thérapeutiques (2).

L'établissement thermal de *Plombières* est considérable, et sur le point de subir de notables développements.

On y fait usage de bains de piscine surtout, de douches, d'étuves. La température élevée des eaux est mise à profit,

(1) *Eod. loc.*, p. 146.
(2) *Eod. loc.*, p. 147.

ainsi que les moyens accessoires, ou hydrothérapiques, comme il arrive toujours près des eaux peu minéralisées.

BAINS (VOSGES) (1).

Température, onze sources de 29° à 50°.

Azote................	indét.	Chlorure de sodium.......	0,08
	gr.	Acide silicique...........	traces
Sulfate de soude cristallisé..	0,28		0,44
— de chaux.........	0,08	(Vauquelin.)	

M. Bailly y a en outre reconnu la présence de l'arsenic (2).

Ces eaux sont souvent employées en bains de piscine, auxquels on combine surtout les douches et les étuves. On ne fait guère usage en boisson que de la source de la *Vache* (37°).

Ces eaux sont surtout employées comme eaux à température élevée, et à titre de sédatives, comme toutes les eaux sulfatées, thermales et à faible minéralisation.

CORRE (Haute-Saône). Ce n'est pas à proprement parler une source minérale.
VICOIGNE (Nord).
BUSSIARE (Aisne).

HUITIÈME RÉGION.

MIERS (LOT).

Température.......... froide.

Acide carbonique......	léger excès	Chlorure de magnésium....	0,750
	gr.	— de sodium.......	0,020
Bicarbonate de chaux......	0,208	Acide silicique...........	0,480
— de magnésie....	0,120	Alumine	0,037
— de soude.......	0,071	Oxyde de fer............	0,005
Sulfate de soude..........	2,675	Matière organique.........	0,060
— de chaux.........	0,945		5,380
		(Boullay et Henry.)	

On remarquera que cette eau de *Miers* est la seule dans laquelle la prédominance du sulfate de soude se trouve net-

---

(1) A 20 kilomètres d'Épinal et de Luxeuil; 12 de Plombières.
(2) *Annuaire des eaux de la France*, p. 597.

tement et thérapeutiquement accusée. A ce titre elle mérite une attention particulière. Elle est laxative.

Stations thermales étrangères.

SAINT-GERVAIS (savoie) (1).

Élévation........... 5 à 600ᵐ?
Température........ 20° à 42°.

Première source.

Acide sulfhydrique libre...		Sulfate de potasse.......	0,06591
	gr.	Chlorure de sodium......	1,60337
Sulfure de chaux........	0,00420	— de magnésie....	0,11623
Bicarbonate de chaux....	0,40466	Silice................	0,04250
Sulfate de chaux........	0,84208	Alumine..............	0,00400
— de soude........	2,03492	(2)	5,14488

Les eaux de *Saint-Gervais* sont désignées par M. Calloud comme des eaux salines, sulfureuses et sulfhydratées (3).

Si nous les avons rangées parmi les sulfatées, c'est que leur qualité toute formelle de sulfatées sodiques nous paraissait leur apporter une caractéristique toute particulière.

Cependant la proportion de chlorure de sodium se rapproche assez de celle du sulfate de soude, pour fournir un exemple de plus de la difficulté de classer ces eaux où plusieurs principes viennent simultanément à dominer.

Outre les sources thermales, il y a une source *ferrugineuse* et *alcaline* à 20° et des sources tout à fait froides.

Les eaux sont prescrites en bains, en boisson, en douches, bains de vapeur. On a remplacé une piscine, mal installée il est vrai, par des baignoires isolées. Le massage, les applications en bains et en cataplasmes de *boues*, formées

---

(1) Par Genève, Bonneville, Sallenches (route de Chamouni).

(2) Davet de Beaurepaire, *Histoire et description des sources minérales du royaume de Sardaigne*, p. 95.

(3) Calloud, *Rapport sur la collection des eaux minérales de la Savoie, pour l'Exposition universelle de Paris*, 1855, p. 7.

par les détritus des matières organiques et salines des eaux, sont également usités.

CARLSBAD (BOHÊME) (1).

Le *Sprudel.*

Température .... 73°,7.

	lit.		
Acide carbonique.........	0,40	Carbonate de fer........	0,00362
	gr.	— de manganèse..	0,00084
Sulfate de soude desséché.	2,58743	— de strontiane ..	0.00096
Carbonate de soude desséché................	1,26237	Fluate de chaux.........	0,00320
		Phosphate de chaux......	0,00022
Chlorure de sodium......	1,03852	Phosphate d'alumine avec excès de base.........	0,00032
Carbonate de chaux......	0,30860		
— de magnésie...	0,17834		5,45927
Silice................	0,07515	(Berzelius, 1822.) (2)	

Des analyses beaucoup plus récentes auraient, suivant le Dr Granville, fait reconnaître dans les eaux de *Carlsbad* un iodure, du bitume, de l'hydrogène sulfuré et une matière organique se montrant au contact de l'air et à mesure que l'eau se refroidit (3).

Carlsbad est appelé en Allemagne le *roi* des eaux minérales. Il est certain qu'au premier abord on est frappé de la magnificence de cette source de 75°, qui élève au milieu de la ville, avec un bruit imposant et au milieu d'un nuage de vapeurs, son abondante cascade. Mais ces eaux méritent elles également ce titre ambitieux, sous le rapport thérapeutique ? C'est ce que nous chercherons à apprécier plus tard.

Ce qui distingue surtout les eaux de *Carlsbad*, c'est leur richesse en acide carbonique. C'est là une circonstance peu commune dans les eaux sulfatées, à part un certain groupe d'eaux sulfatées voisines de *Carlsbad*, et que nous indiquerons tout à l'heure. C'est sans doute également une cir-

---

(1) Chemin de fer de Forbach, Francfort, Leipsick.
(2) Patissier, *Manuel des eaux minérales*, p. 392.
(3) *Manuel du voyageur aux bains d'Europe*, p. 78.

constance importante au point de vue thérapeutique, beaucoup plus surtout que la température si élevée de ces eaux, laquelle ne peut être supportée ni en bains, ni en boisson à son état natif, et nous sommes porté à croire que beaucoup de malades qui se trouvent mal des eaux de *Carlsbad* le doivent à la température trop élevée à laquelle ils les prennent.

Les sources de *Carlsbad* sont assez nombreuses ; mais elles présentent une telle analogie de composition, ne différant qu'un peu dans leur température, qu'il faut admettre qu'elles proviennent d'une source unique. Très incrustantes, comme toutes les eaux bicarbonatées calcaires, elles ont recouvert tous leurs alentours de vastes dépôts calcaires, *pierre du Sprudel*, au-dessous desquels se trouvent de vastes cavités remplies d'eau thermale et dont le fond n'a pu être atteint. « *Carlsbad* serait bâti, dit le Dr Granville, sur un volcan aquatique dont la croûte calcaire a crevé en plusieurs endroits, en particulier dans le lit même de la Teple, où il a fallu boucher avec d'énormes blocs de pierre liés par des barres de fer, les trous qui s'étaient faits, de peur que l'eau minérale ne s'échappât de ce côté (1). »

Les sources dont on fait usage sont :

Avec le *Sprudel*.............. 73°,7
Le *Neubrunnen*.............. 62 ,5
Le *Muhlbrunnen*.............. 53 ,7
Le *Theresienbrunnen* .... 51 ,0 (2)

On n'a pendant longtemps fait usage des eaux de *Carlsbad* qu'en bains. Ce n'est que vers la première moitié du XVIe siècle qu'on aurait commencé à les boire, suivant le Dr Granville. Les bains continuèrent jusqu'à ces dernières années à en constituer le mode le plus habituel d'adminis-

(1) *Manuel du voyageur aux bains d'Europe*, p. 83.
(2) Patissier, *loc. cit.*

tration. Mais depuis vingt ou vingt-cinq ans, les bains ne sont plus devenus qu'un accessoire dont se passent la majeure partie des malades. Nous ne saurions dire la raison pour laquelle les eaux de *Carlsbad* sont à peu près abandonnées pour le traitement externe. Il semble que des eaux d'une température aussi élevée, ne conviennent pas précisément à l'usage interne. Or, non-seulement elles sont surtout utilisées ainsi, mais elles sont prises à dose élevée: moins cependant aujourd'hui qu'autrefois, où l'on cherchait surtout à obtenir leur effet purgatif.

L'application thérapeutique la plus remarquable des eaux de *Carlsbad* est relative aux engorgements du foie et de la rate et à la gravelle.

On extrait du *Sprudel*, par évaporation, du *sel de Carlsbad* qui n'est autre chose que du sulfate de soude. Ce sel de *Carlsbad* est très employé en Allemagne comme purgatif, à *Carlsbad* même, ou près des autres stations thermales, ou ailleurs encore; mais on le fabrique aussi artificiellement.

MARIENBAD (BOHÈME) (1).

Élévation............ 1932 pied
Température.......... froide.

Kreuzbrunnen.

Acide carbonique.......... indét.	Carbonate de chaux.........	0,34
	— de magnésie	0,63
Sulfate de soude .... gr. 4,91	— de protoxyde de fer.	0,03
Chlorure de sodium......... 1,51		8,74
Carbonate de soude........ 1,22	(Péters, 1854.) (2)	

Il y a plusieurs sources à *Marienbad*, plus ou moins minéralisées.

La source de *Ferdinand* contient plus de fer et d'acide

---

(1) A 34 kilomètres de Carlsbad.
(2) *Handbuch der Balneotherapie, etc.*, Manuel de Balnéothérapie, guide pratique et méthodique des sources et des bains minéraux, ainsi que des Bains de mer, par le docteur H. Helfft, Berlin, 1855.

carbonique ; la source du *bois*, *Waldquelle*, beaucoup moins minéralisée, est considérée comme sédative.

La source de *Marie* est extrêmement gazeuse, et peu minéralisée. « D'innombrables courants de gaz acide carbonique s'échappent par mille endroits, en haut, sur les côtés, sifflent, éclatent dans toutes les directions, et donnent à la surface de ce large réservoir l'apparence d'une cuve immense en état de fermentation, dont le bruit s'entend à une distance considérable. Cette eau semble ne contenir comme élément étranger qu'une énorme quantité de gaz acide carbonique en solution (1). »

Les eaux de *Marienbad* sont employées surtout en boisson, mais aussi en bains. Elles sont laxatives et passent pour diurétiques. On en fait surtout usage dans les maladies de l'appareil digestif. Le gaz acide carbonique y est administré en bains et en douches.

ÉGER ou ÉGRA (BOHÊME) (2).

Température.......... froide.

	lit.		
Acide carbonique..........	1,714	Carbonate de strontiane....	0,001
	gr.	— de protoxyde de fer	0,017
Chlorure de sodium........	1,000	— de manganèse....	0,003
Sulfate de soude..........	2,610	Phosphate de chaux........	0,021
Carbonate de soude........	0,560	Silice...................	0,048
— de chaux........	0,221	Phosphate basique d'alumine.	0,012
— de magnésie.....	0,070		4,567
— de lithine.......	0,004	(Berzelius.) (3)	

Ces eaux sont gazeuses à un haut degré. On y utilise l'acide carbonique en bains et en douches. M. C. James fait remarquer que les sources dites d'*Eger* ne sont pas situées à Eger même, ville de la Bohème, mais à *Fanzesbad*,

---

(1) Granville, *Manuel du voyageur aux bains d'Europe*, p. 108.

(2) A 20 kilomètres de Marienbad.

(3) Patissier, *Manuel des eaux minérales*, p. 353.

petit village situé à 4 kilomètres d'*Eger*, et dont ces eaux prennent également le nom (1).

DEUXIÈME DIVISION DES EAUX SULFATÉES.

EAUX SULFATÉES CALCAIRES.

Les eaux sulfatées calcaires sont presque toutes thermales, mais plutôt tièdes que chaudes, et à peu d'exceptions près, sont inférieures à la température du sang. Elles sont généralement peu minéralisées, offrent presque toutes de 1 à 3 grammes de minéralisation, et dépassent très rarement ce dernier chiffre.

Toutes renfermant des bicarbonates, dégagent de l'acide carbonique en proportion notable. Quoique le sulfate de chaux se décompose avec une extrême facilité, elles ne paraissent pas dégager d'hydrogène sulfuré, sans que nous puissions expliquer les circonstances qui laissent chez elles le sulfate à l'état fixe. Mais il peut exister des sources sulfureuses dans leur voisinage comme à *Bagnères-de-Bigorre*.

SEPTIÈME RÉGION.

BAGNÈRES-DE-BIGORRE (HAUTES-PYRÉNÉES) (2).

Élévation .... 567^m.
Température .... 48°,7.

Source du *Dauphin*.

	p.		
Acide carbonique.........	38	Carbonate de chaux.......	0,142
Azote.................	54	— de magnésie.....	0,119
Oxygène..............	8	— de fer.........	0,111
	100	Substance grasse résineuse..	0,009
		— extractive végétale	0,008
	gr.	Acide silicique............	0,044
Chlorure de magnésium....	0,104	Perte.................	0,020
— de sodium	0,040		2,800
Sulfate de chaux.........	1,900		
— de soude	0,400	(Ganderax et Rozière.)	

(1) *Guide aux eaux minérales*, 1855, p. 405.
(2) De Paris par Toulouse, Foix, Saint-Gaudens, 920 kilomètres.

Bagnères-de-Bigorre est assurément une des stations thermales les plus riches en eaux minérales qui se puissent rencontrer. Plus de 50 sources s'y trouvent réunies, ayant presque toutes de 30 à 50 degrés, et offrant des nuances nombreuses et même des différences importantes de composition.

On doit les distinguer en sources séléniteuses simples, sources séléniteuses et ferrugineuses et sources sulfureuses.

Sur 76 de ces sources que M. Ganderax a analysées, 7 n'offrent aucune trace de fer. Les sulfates de soude et de magnésie y sont inégalement partagés; ce dernier paraît ne manquer que dans 4 sources, le sulfate de soude au contraire dans 18.

Plusieurs sources, le *Foulon* et les sources du bain de *Salut*, se distinguent par une faible minéralisation, n'atteignant pas 1 gramme de sulfate de chaux en particulier.

Deux sources, celles de *Pinac* et de *Labassère*, sont sulfureuses. Cette dernière (située à 8 kilomètres de *Bagnères*) est considérée comme une des sources sulfureuses des Pyrénées qui se conservent le mieux à distance. Elle est froide, sulfurée sodique et très notablement chlorurée, 0,2 (plus que les *Eaux-Bonnes*) (1)

Les eaux de *Bagnères-de-Bigorre*, généralement laxatives, empruntent à leur variété de constitution une variété d'action qui est utilement mise à profit. Suivant M. Ganderax, les sources moins minéralisées et à température moyenne (*Foulon* et *Salut*, 31° à 35°) sont hyposthénisantes, et applicables aux névroses ; les sources très chaudes sont très excitantes (la *Reine*, le *Dauphin*, *Cazaux*) ; la *Reine* et *Lascerre*, les plus riches en sulfate de magnésie, sont les plus laxatives ; enfin la *Reine*, le *Dauphin*, *Théas*, *Cazaux*, sont

(1) Cazalas, *Recherches pour servir à l'histoire de l'eau sulfureuse de Labassère*, 1851, p. 24 (analyse de M. Poggiale).

les plus ferrugineuses (1). On voit que ces eaux constituent une médication fort compliquée, et qui a besoin d'une direction très rapprochée.

L'établissement thermal de *Bagnères-de-Bigorre* est remarquable par une installation et un aspect grandioses. Il y a autour de lui de petits établissements particuliers.

ENCAUSSE (HAUTE-GARONNE).

Température............ 22°,20.

	cc.		
Oxygène................	4,50	Carbonate de chaux........	0,027
Azote..................	19,00	— de magnésie.....	0,015
Acide carbonique.........	5,00	Oxyde de fer............ }	
		— de manganèse...... }	traces
	gr.	Silicate de soude......... }	
Sulfate de chaux..........	2,139	Silice en excès...........	0,010
— de potasse.........	traces	Matière organique........ }	traces
— de soude..........	0,020	Arsenic................ }	
— de magnésie........	0,542		
Chlorure de sodium........	0,320		3,074

(Filhol.)

Il y a trois sources à *Encausse*. L'établissement thermal y est installé d'une manière complète.

USSAT (ARIÉGE) (2).

Température, sources multiples de 32° à 40°.

Acide carbonique.........	indét.	Sulfate de chaux..........	0,313
		Chlorure de magnésium....	0,035
	gr.	Perte.................	0,005
Carbonate de chaux.......	0,274		0,919
— de magnésie.....	0,010		
Sulfate de magnésie........	0,282	(Figuier, 1810.)	

Les eaux d'*Ussat* sont fort intéressantes sous plus d'un rapport, comme installation et comme application thérapeutique.

Il y a une vingtaine d'années, des communications directes qui s'étaient établies entre l'Ariège et les sources miné-

---

(1) Filhol, *Eaux minérales des Pyrénées*, p. 491.
(2) A 25 kilomètres de Foix.

rales, menaçaient ces dernières d'une destruction complète. Les travaux exécutés alors sous la direction de M. François, ingénieur en chef des mines, pour empêcher le retour d'un pareil accident, peuvent être présentés comme un modèle (1).

L'établissement d'*Ussat* offre cette particularité, que les baignoires sont chacune en communication directe avec une prise d'eau minérale de température différente, de manière à offrir entre 30° et 35° centigr. une échelle de graduation offrant 11 degrés différents (2).

Nous aurions certainement pu ranger les eaux d'*Ussat* parmi les sulfatées mixtes, car leur prédominance en sulfate de chaux est bien peu marquée ; mais leur composition ne nous paraît pas déterminée d'une manière précise. Leur analyse (déjà ancienne d'ailleurs, 1810), doit nécessairement être recommencée, les travaux opérés en 1828 ayant pu modifier en quelque chose la constitution de la source.

Dans ces circonstances, nous n'avons pas cru devoir séparer les eaux d'*Ussat* des eaux sulfatées calcaires dont elles présentent au plus haut degré, sans doute à cause de leur faible minéralisation, les propriétés caractéristiques, c'est-à-dire les propriétés calmantes et hyposthénisantes.

AUDINAC (ARIÈGE) (3).
Source des *Bains*.

Température............ 22°.

	lit.		gr.
Acide carbonique.........	0,363	Sulfate de chaux..........	1,117
		— de magnésie	0,496
Carbonate de chaux........	gr. 0,200	Chlorure de magnésium....	0,008
— de magnésie.....	0,010	Iodure de magnésium......	traces
Oxyde de fer.............	0,003	Silicates de soude et de potasse	0,020
— de manganèse.......	0,008	Alumine	traces
Crénate de fer...........	traces	Matière organique.........	0,062
Sulfure de calcium........	traces		1,904
			(Filhol.)

(1) Docteur Vergé, *Notice sur les eaux d'Ussat*, 1842.
(2) Docteur Diculafoy, *Notice sur l'établissement des bains d'Ussat*, 1848, p. 16.
(3) A 10 kilomètres de Saint-Girons.

Il y a une autre source, dite source *Louise*, froide, moins minéralisée, plus gazeuse (ac. carb. 0,071) et plus ferrugineuse (crén. de fer 0,008). Je ne sais pourquoi M. Filhol la compare à la source de l'*hôpital* de Vichy, avec laquelle elle n'a aucun rapport, et qui d'ailleurs n'est pas ferrugineuse. Cette source est spécialement utilisée en boisson. La première posséderait, suivant M. le Dr Senteins, des propriétés analogues à celles de la potion anti-émétique de Rivière.

Il y a à *Audinac* deux établissements, l'ancien et le nouveau.

AULUS (ARIÈGE) (1).

Température .... 20°.

Source *Bacque*.

Acide carbonique, environ 1/8 du vol.

	gr.		
Bicarbonate de chaux......	0,097	Sel de potasse	sens.
— de magnésie....	0,043	Phosphate	
Sulfate de chaux..........	1,980	Acide silicique...........	0,080
— de magnésie	0,300	Alumine	
— de soude	0,100	Oxyde de fer et de manganèse.	0,005
Chlorure de sodium.......		Iode.....................	indic.
— de calcium......	0,040	Arsenic	
— de magnésium...		Matière organique.........	indét.
			2,645

(O. Henry.)

Il y a une autre source très semblable à celle-ci.

Il paraîtrait que ces sources exercent une action très marquée sur la syphilis (2).

CAPVERN (HAUTES-PYRÉNÉES).

Température. .... 24°.

	lit.		
Acide carbonique..........	0,49	Sulfate de chaux..........	1,096
Oxygène.................	0,18	— de magnésie	0,464
Azote...................	0,28	Chlorure de sodium........	0,044
		— de calcium.......	0,016
	gr.	— de magnésium....	0,033
Carbonate de chaux........	0,220	Acide silicique............	0,028
— de magnésie.....	0,012	Matière organique.........	0,076
— de fer..........	0,024		2,084
Sulfate de soude..........	0,072		

(Rozière et Latour.)

(1) À 130 kilomètres de Toulouse, à 77 de Foix.
(2) Filhol, *Eaux minérales des Pyrénées*, p. 507.

SAINTE-MARIE ET SIRADAN (HAUTES-PYRÉNÉES).

Source *Sainte-Marie*.

	lit.		
Acide carbonique.........	0,160	Sulfate de chaux...........	1,43
	gr.	— de magnésie........	0,58
Carbonate de chaux........	0,37		2,40
— de magnésie.......	0,02	(Save.)	

Source de *Siradan*.

	lit.	
Acide carbonique libre.....	0,014	Sel de potasse............. sens.
	gr.	Acide silicique............
Bicarbonate de chaux......	0,390	Alumine ....
— de magnésie....	0,110	Oxyde de fer............
Sulfate de chaux..........	1,400	Phosphate .... } 0,100
— de magnésie.........	0,300	Matière organique de l'hu-
— de soude..........	0,120	mus..................
— de strontiane.......	indic.	Principe ammoniacal.....
Chlorure de sodium		
— de calcium...... }	0,030	2,450
— de magnésium...		

TROISIÈME RÉGION.

LE MONESTIER DE BRIANÇON (HAUTES-ALPES).

Source des *Bains* ou du *Midi*.

Température, variable suivant les temps de pluie ou de sécheresse, de 39° à 45°.

	lit.		
Acide carbonique..........	0,051	Sulfate de soude	0,359
Azote..................	0,004	— de magnésie........	0,043
Oxygène		Phosphate de chaux.......	0,036
	gr.	Chlorure de sodium.......	0,510
Carbonate de chaux.......	0,405	— de calcium.......	0,026
— de magnésie.....	0,087	— de magnésium....	0,071
— d'ammoniaque...	traces	Matière organique.........	0,030
Sulfate de chaux..........	1,565		3,136

(Tripier.)

PROPIAC (DRÔME).

Température.......... froide.

Source *Saint-Gamet*.

	gr.		
Bicarbonate de chaux......	0,172	Chlorure de magnésium.....	0,185
Sulfate de chaux..........	0,840	Acide silicique, alumine....	0,045
— de soude	0,385	Peroxyde de fer, matière or-	
— de magnésie	0,130	ganique................	0,020
Chlorure de sodium.......	0,185		1,862

(O. Henry.)

SIXIÈME RÉGION.

BAGNOLES (ORNE) (1).

Température...... 25° et 27°,5.

L'analyse des eaux de *Bagnoles*, faite en 1813 par Vauquelin et Thierry, ne se trouve reproduite ni dans l'*Annuaire*, ni dans le *Manuel de M. Patissier*, ni dans un mémoire de M. le Dr Desnos sur les eaux de *Bagnoles* (2).

Voici comment l'*Annuaire* s'exprime au sujet de leur composition :

L'eau de *Bagnoles* exhale une odeur hépatique, sans qu'on ait pu, à l'aide des réactifs ordinaires, y démontrer l'acide sulfhydrique. Lorsqu'on élève la température, il s'en dégage beaucoup de bulles composées en partie d'acide carbonique ; cette eau contient, en outre, des chlorures de sodium, de calcium et de magnésium, et une petite quantité de sulfate de chaux. Elle dissout très bien le savon. Le limon de la fontaine, qui est très abondant, contient du soufre et du fer, et sans doute de la matière organique (3). Il y a, en outre, à *Bagnoles* deux sources ferrugineuses.

Ces eaux, faiblement minéralisées, devraient peut-être appartenir à la classe des eaux chlorurées : mais en attendant des renseignements plus formels sur leur composition, nous avons suivi le classement de l'*Annuaire*.

Bagnoles paraît se trouver dans d'excellentes conditions pittoresques et hydrothérapiques (*Annuaire*). Ces eaux sont surtout employées dans les maladies de l'appareil digestif.

(1) A 200 kilomètres de Paris, 28 kilomètres d'Alençon (*Annuaire*).
(2) Desnos, *Recherches bibliographiques et observations cliniques sur les eaux de Bagnoles* (Orne).
(3) *Annuaire des eaux minérales de la France*, p. 600.

EAUX SULFATÉES CALCAIRES.   213

SEPTIÈME RÉGION.

SAINT-AMAND (NORD) (1).

Température .... 19°,5.

Petite fontaine ou *fontaine de l'Évêque d'Arras*.

	lit.		
Acide carbonique libre ou combiné..................	0,32	Chlorure de sodium........	0,018
		— de magnésium....	0,077
		Acide silicique............	0,028
Carbonate de chaux........	0,045	Matière organique et fer...	
— de magnésie.....	0,101	Acide sulfhydrique ou sulfure de sodium........	traces
Sulfate de soude	0,170		
— de chaux..........	0,841		1,408
— de magnésie	0,128	(Kuhlmann) (2).	

La station thermale de *Saint-Amand* est surtout connue pour l'usage que l'on y fait des *boues* ou terres délayées par l'eau minérale.

Voici l'analyse de ces boues :

Gaz acide carbonique......	0,010	Carbonate de magnésie....	0,568
Acide hydrosulfurique.....	0,003	Fer	1,450
Eau....................	55,000	Soufre	0,200
Matière extractive........	1,220	Silice	30,400
— végéto-animale....	6,880	Perte pendant l'opération..	2,700
Carbonate de chaux.......	1,569		100,000

On voit que ces boues diffèrent très notablement des eaux dont elles proviennent. On n'y trouve plus de sulfate de chaux, mais du sulfate de fer et des matières extractives et végéto-animales dont les eaux contenaient à peine des vestiges.

« L'une des extrémités de l'établissement thermal se relie à une rotonde vitrée dans laquelle se prennent les bains de boues. Elle renferme 70 loges pour les baigneurs, qui ont chacun la leur pendant toute la durée du traitement ; plus,

---

(1) A 190 kilomètres de Paris, 24 de Lille, 12 de Valenciennes.

(2) L'*Annuaire* attribue à tort aux eaux de *Saint-Amand* et de *Loesche* le sulfate de magnésie comme principe prédominant (p. 325).

des cabinets de bains pour se laver en sortant des boues (1). La température de ces boues est élevée à un degré convenable au moyen d'appareils garnis de sable chaud, que l'on place dans le bain de chaque loge, une heure avant que le malade n'y entre.

Ce sont surtout les rhumatismes chroniques, avec leurs conséquences organiques, dans les muscles, ou les articulations elles-mêmes, qui réclament l'usage de cette médication.

LA ROCHE-POSAY (Vienne).

Eaux sulfatées, pouvant dégager accidentellement un peu d'hydrogène sulfuré. Il n'y a point d'analyse. On y trouve aussi des *boues*.

HUITIÈME RÉGION.

BIO (Lot).

Température.......... froide.

	lit.		
Acide carbonique libre	0,078	Chlorure de calcium	traces
— sulfhydrique	0,012	— de potassium	
	gr.	— de magnésium	0,078
Bicarbonate de chaux	0,401	— de sodium	0,104
— de magnésie	0,097	Acide silicique et oxyde de fer	0,028
Sulfate de chaux	1,732	Matière organique azotée	0,076
— de soude	0,688	Soufre	traces inap.
— de magnésie	0,286		3,490

(O. Henry.)

---

(1) Charpentier, *Traité des eaux et des boues thermo-minérales de Saint-Amand*, 1852.

Stations thermales étrangères.

LOECHE (VALAIS).

Température.... 31°, 37° et 51°.

	lit.		
Acide carbonique............	0,009	Chlorure de potassium.....	0,002
Oxygène.................	0,007	— de magnésium....	0,002
Azote...................	0,012	— de calcium.......	traces
	gr.	Carbonate de chaux........	0,033
Sulfate de chaux..........	1,210	— de magnésie.....	0,002
— de magnésie........	0,184	Carbonate de protox. de fer..	0,002
— de soude..........	0,048	Silice..................	0,009
— de strontiane.......	0,003	Nitrate.................	traces
Chlorure de sodium.......	0,005		1,500

(Brunner et Pagenstecher) (1).

M. Cantu a, en outre, reconnu dans les eaux de *Loeche* la présence de l'iode et surtout du brome en quantité notable (2).

Ces eaux ont passé longtemps pour sulfureuses. Comme toutes les eaux sulfatées, elles peuvent dégager accidentellement de l'hydrogène sulfuré ; mais cette circonstance ne leur appartient pas précisément.

Il y a une douzaine de sources à *Loeche*. La plus importante, celle que l'on boit et qui alimente le bain des *Messieurs*, celui des *Gentils hommes* et celui des *Pauvres*, est la source de *Saint-Laurent* (54°), dont l'abondance est extrême. On la laisse refroidir la nuit, dans les piscines.

Le traitement à *Loeche* consiste surtout en bains de piscine prolongés. On commence par des bains de courte durée, que l'on prolonge successivement, et qui décroissent ensuite, de manière à atteindre, en une ou deux fois dans la journée, cinq ou six heures, ou davantage.

Loeche est une des stations thermales où la poussée se

---

(1) Patissier, *Manuel des eaux minérales naturelles*, p. 462.
(2) *Annales de thérapeutique de Rognetta*, 1845-46, p. 415.

montre de la manière la plus prononcée. C'est un état erythémateux de la peau, souvent fort douloureux, mais que les bains calment eux-mêmes, car on ne les interrompt pas.

Ce sont surtout les maladies de la peau que l'on a à traiter à *Loeche*.

WEISSEMBOURG (CANTON DE BERNE) (1).

Élévation..............1,000ᵐ.
Température...............23°.

	gr.		
Sulfate de chaux...........	1,048	Chlorure de sodium.........	0,006
— de magnésie........	0,346	Silicate de soude..........	0,014
— de soude...........	0,037	Silice...................	0,020
— de potasse.........	0,017	Oxyde de fer.............	0,001
— de strontiane.......	0,014	Sels de lithine...........	traces
Phosphate de chaux.........	0,009	Iodure................	
Carbonate de chaux........	0,052		
— de magnésie.....	0,039		1,603

(Fellenberg, 1846) (2).

Les gaz présentent de l'acide carbonique, mais point d'hydrogène sulfuré.

Les eaux de *Weissembourg* se prennent presque exclusivement en boisson et purgent assez généralement.

Elles sont très recherchées en Suisse pour le traitement des maladies de l'appareil pulmonaire. Nous aurons à revenir plus loin sur cette analogie d'action entre les eaux sulfurées et des eaux purement sulfatées.

BADEN (SUISSE).

Température..... 41°,2 à 52°,5.

	lit.		
Acide carbonique..........	0,094	Sulfate de magnésie........	0,462
	gr.	Carbonate de chaux........	0,176
Chlorure de sodium........	1,053	— de magnésie......	0,027
— de magnésie......	0,288	— de fer...........	0,003
Sulfate de soude..........	0,612		3,640
— de chaux..........	1,019	(Pfugger) (3).	

(1) A environ 25 kilomètres de Thun.
(2) Pointe, *Monographie des thermes de Weissembourg*, 1853.
(3) Patissier, *Manuel des eaux minérales*, p. 467.

Ces eaux sont pour le moins autant chlorurées que sulfatées calcaires ; mais la prédominance formelle des sulfates nous a décidé à les ranger ici. Elles sont en même temps un peu sulfureuses, c'est-à-dire qu'elles dégagent un peu d'hydrogène sulfuré pendant les premiers moments de leur présence à l'air. Mais les bains, que l'on prend dans des bassins à eau courante, n'en présentent déjà plus de traces.

LUCQUES (TOSCANE).

Température........ 38° à 53°.

Source de la *Doccione* (53°,7).

	lit.		
Acide carbonique libre.....	0,151	Carbonate de chaux.........	0,07
	gr.	— de magnésium....	0,05
Sulfate de chaux...........	1,46	Silice et matière extractive....	0,02
— de magnésie........	0,38	Alumine.................	0,04
— d'alumine et de potasse	0,03	Fer......................	0,09
Chlorure de sodium	0,36		2,63
— de magnésium.....	0,13	(Moscheni) (1).	

Il y a à *Lucques* plusieurs établissements thermaux distincts. Le Dr Granville en parle à tort comme d'eaux sulfureuses, qu'il compare à celles de *Luchon* (2). Comme dans la plupart de ces eaux sulfatées, on y traite surtout la débilité et les névroses.

TROISIÈME DIVISION DES EAUX SULFATÉES.

EAUX SULFATÉES MAGNÉSIQUES.

Les eaux *sulfatées magnésiques* tiennent une très faible place en hydrologie. Nous ne trouvons en France que quelques eaux minérales ignorées, qui puissent se rattacher à cette division des eaux sulfatées ; la seule qui soit un peu connue, celle de *Sermaize*, paraît agir thérapeutiquement plutôt à titre d'eau ferrugineuse que d'eau sulfatée magnésique.

---

(1) Patissier, *Manuel des eaux minérales*, p. 397.
(2) *Manuel du voyageur aux bains d'Europe*, p. 548.

Cependant une source découverte il y a peu de temps, et tout récemment analysée, fait exception : c'est celle de *Montmirail* (Vaucluse). Cette eau très fortement minéralisée en sulfates magnésiques et sodiques, a été justement rapprochée par M. O. Henry des eaux de *Sedlitz*, d'*Epsom* et de *Seidchutz*, et a pu être déclarée unique en France, par ce savant chimiste.

Il existe en effet, en Bohême, une série de sources minérales très remarquables et très célèbres, sulfatées magnésiques ; mais on ne fait usage de ces eaux que transportées, et en France du moins, imitées ou artificielles.

Stations thermales sulfatées magnésiques.

DEUXIÈME RÉGION.

GINOLES (AUDE).

Température............ 30°.

	gr.		
Acide carbonique libre.....	0,045	Sulfate de chaux.........	0,025
	gr.	— de magnésie.......	0,303
Carbonate de chaux........	0,150	Chlorures...............	traces
Sulfate de soude..........	0,020		0,343

(Rivot.)

Cette source sert pour la boisson. Une autre source qui sert pour les bains est beaucoup moins magnésienne et présente une légère prédominance du carbonate de chaux.

MONTMIRAIL (VAUCLUSE).

Température........... froide.

Source nouvelle dite *Eau-Verte*.

		gr.		
Sulfates supposés anhydres....	de magnésie	9,31	Sels de potasse et ammoniacal............	non appréc.
	de soude...	5,06		
	de chaux...	1,00	Phosphate terreux........	
Chlorure de magnésium.....		0,83	Silice et alumine.........	0,39
— de sodium.......		0,18	Sesquioxyde de fer......	
— de calcium......			Principe arsénical........	indices
Bicarbonate de chaux......		0,53	Matière organique de l'humus...............	très sens.
— de magnésie...				
Iodure...............		traces		17,30

(O. Henry) (1).

---

(1) *Bulletin de l'Académie de médecine*, 1850, t. XXI, p. 592.

EAUX SULFATÉES MAGNÉSIQUES.   249

Cette source a été découverte auprès d'une source sulfureuse, dont nous avons parlé plus haut, et près de laquelle existe un établissement thermal (1).

TROISIÈME RÉGION.

SOULIEUX (ISÈRE).

Température .... froide.

	lit.		
Acide carbonique............	0,3719	Sulfate de magnésie	2,123
Acide sulfhydrique libre et combiné.............	0,1121	— d'alumine..........	traces
		— de fer	0,107
		Chlorure de sodium.........	1,241
	gr.	— de magnésium.....	0,019
Carbonate de soude........	0,321	— de calcium	0,048
— de chaux........	0,041	Silicate d'alumine.........	0,037
— de magnésie.....	0,128	Brome (sans traces d'iode)...	traces
Sulfate de soude	1,219	Glairine................	indét.
— de chaux........	0,007		5,294

Cette source a été rangée, dans l'*Annuaire*, parmi les eaux sulfurées. Mais la qualité de sulfatée nous paraît l'emporter très manifestement chez elle sur celle de sulfureuse.

SEPTIÈME RÉGION.

SERMAIZE (MARNE) (2).

Température............. froide.

Azote et oxygène..........	indét.	Iodure alcalin	traces
Acide carbonique libre	inap.	Sulfate de magnésie........	0,700
		— de soude	0,045
	gr.	— de chaux	0,085
Bicarbonate de chaux	0,480	Silice	0,010
— de strontiane ...	0,020	Phosphate d'alumine.......	traces
— de magnésie....	0,007	Matière organique, environ..	0,190
— de fer........	0,010		1,557
Chlorure de magnésium	0,010		

(Calloud, 1851.)

On ne fait usage des eaux de *Sermaize* qu'en boisson. Elles paraîtraient agir surtout comme les eaux ferrugineuses, et être de plus un peu laxatives (3).

(1) Voy. pag. 106.
(2) A 231 kilomètres de Paris. Chemin de fer de Strasbourg.
(3) Chevillon et Calloud, *Notice sur les eaux minérales de Sermaize*, 1851.

HUITIÈME RÉGION.

BAGNÈRES-SAINT-FÉLIX (lot).

Froide. — Sulfate de magnésie... 1 gramme.

Stations thermales étrangères.

SEDLITZ (bohême).

Température........... froide.

Acide carbonique..........	lit. 0,068	Carbonate de chaux.......	0,220
		— de magnésie....	0,141
Sulfate de magnésie.......	gr. 31,820	Matière résineuse.........	0,084
— de soude	0,730		33,576
— de chaux........	0,581	(Bouillon-Lagrange).	

SEIDSCHUTZ (bohême).

Température........... froide.

Acide carbonique.........	lit. 0,040	Chlorure de magnésium....	0,512
		Carbonate de chaux	0,144
Sulfate de magnésie.......	gr. 20,226	— de magnésie....	0,294
— de chaux........	0,576		21,752

(Bergman.)

PULLNA (bohême).

Température .... froide.

Acide carbonique.........	indét.	Carbonate de fer.........	0,001
	gr.	— de magnésie.....	0,540
Sulfate de magnésie.......	33,556	Chlorure de sodium.......	3,000
— de soude	21,889	— de magnésium....	1,860
— de chaux........	1,184	Matière analogue au mucus.	0,400
Carbonate de chaux	0,010		62,440

(Barruel) (1).

(1) Pour ces trois analyses, Patissier, *Manuel des eaux minérales,* p. 524, 525.

QUATRIÈME DIVISION DES EAUX SULFATÉES.

EAUX SULFATÉES MIXTES.

Nous avons rangé ici plusieurs eaux minérales que leur analyse ne nous permettait pas de placer dans quelqu'une des divisions précédentes.

Deux d'entre elles offrent une certaine importance : ce sont *Contrexéville* et *Dax*. Cette division des eaux sulfatées ne présente, du reste, rien de particulier, que la prédominance générale et formelle des sulfates.

DEUXIÈME RÉGION.

BARBAZAN (HAUTE-GARONNE).

Température............ 19°.

	gr.		
		Sulfate de magnésie........	0,659
Carbonate de chaux........	0,179	Chlorure de magnésium....	0,217
Sulfate de chaux..........	0,818		1,873

(De Saint-André.)

DAX (LANDES) (1).

Température, plusieurs sources de 31° à 61°.

Azote..........	quant. consid.	Sulfate de chaux..........	0,170
	gr.	Chlorure de sodium........	0,032
Carbonate de magnésie.....	0,027	— de magnésium....	0,095
Sulfate de soude..........	0,151		0,475

(Thore et Meyrac.)

Les sources de *Dax* sont nombreuses ; on en trouve presque partout, dit M. Patissier, en creusant le sol de 4 à 10 mètres de profondeur (2).

Les eaux de *Dax* ne se prennent presque pas à l'intérieur. On les emploie en bains, en douches et en boues.

---

(1) Les eaux de *Dax* sont rangées, dans l'*Annuaire*, parmi les eaux chlorurées sodiques. L'analyse suivante montre qu'il n'y a aucune raison à ce classement.

(2) *Manuel des eaux minérales*, p. 480.

QUATRIÈME RÉGION.

CONTREXÉVILLE (VOSGES) (1).

Température....... froide.

Source du *Pavillon*.

	gr.
Acide carbonique libre	0,19
— avec un peu d'oxyg.	indét.

	gr.
Bicarbonate de chaux	0,657
— de magnésie	0,220
— de soude	0,197
— de fer et de mang.	0,009
— de strontiane	indices
Sulfate de chaux	1,150
— de magnésie	0,190
— de soude	1,130
— de potasse	indices

Chlorure de sodium	
— de potassium	} 0,140
— de magnésium	0,040
Iodure	} indices
Bromure	
Acide silicique	} 0,120
Alumine	
Phosphate de chaux et d'alumine	
Matière organique azotée	
Principe arsénical (uni au fer sans doute)	} 0,070
Perte	

(O. Henry). 2,941

M. Chevallier a trouvé un peu d'*arsenic*.

La source du *Pavillon* sert à l'usage interne, qui est le mode habituel d'administration des eaux de *Contrexéville*. Il y a une source *des Bains*, qui sert exclusivement aux bains et aux douches.

Ces eaux, qui sont éminemment diurétiques, suivant M. Mamelet (2), présentent pour spécialité thérapeutique le traitement des maladies de l'appareil urinaire.

VITTEL (VOSGES).

Température.......... froide.

Acide carbonique libre.	1/10 du vol.

	gr.
Bicarbonate de chaux	0,185
— de magnésie	} 0,079
— de soude	
Bicarbonate de protox. de fer.	0,010
Bicarbonate avec manganèse.	indic.
Sulfate supposé (anhydre) de chaux	0,440
— — de magnésie	0,432
— — de soude	0,326
— — de strontiane	traces

Chlorure de sodium	} 0,220
— de magnésium	
Silice, alumine	
Phosphate calcaire	
Sel de potasse ammoniacal	} 1,47
Iodure	
Principe arsénical	
Matière organique de l'humus	

1,730

(O. Henry) (3).

(1) De Paris à Bar-le-Duc (chemin de fer), 254 kilomètres; de Bar-le-Duc à *Contrexéville*, par Neufchâteau, 110 kilomètres.
(2) *Notice sur les propriétés des eaux de Contrexéville*, 1840, p. 29.
(3) Docteur Peschier, *Notice sur les eaux minérales de Vittel*, 1855.

EAUX SULFATÉES MIXTES.

Ces eaux, voisines de *Contrexéville*, leur ressemblent beaucoup. Moins sulfatées et plus gazeuses que celles-ci, elles seraient plus digestibles et se prêteraient mieux à l'usage à distance.

LA GADINIÈRE (AIN).

Température.......... froide.

	gr.		
Acide carbonique libre......	0,430	Sulfate de magnésie	0,735
		Chlorure de sodium	0,030
Carbonate de chaux........	0,268	— de magnésium ...	0,015
— de magnésie.....	0,028	Alumine	0,056
Oxyde de fer	0,014		2,432
Sulfate de chaux..........	0,854	(Sauvanan.)	

Stations thermales étrangères.

PFEFFERS (SUISSE).

Élévation .... 913ᵐ.
Température .... 37°,5.

	gr.		
Sulfate de soude.........	0,066	Matière extractive.........	0,018
— de magnésie	0,039	— résineuse	0,006
Carbonate de chaux........	0,036		0,279
— de magnésie.....	0,092		
Chlorure de sodium ...... }	0,022	(Capeller, 1819) (1).	
— de magnésium... }			

Ces eaux sont certainement au nombre des moins minéralisées. Aussi les employait-on autrefois d'une manière toute particulière, et en prolongeant les bains à un degré peu croyable. Aujourd'hui la pratique des bains n'y offre plus rien de très particulier. Comme à *Baden* (Suisse), on s'y baigne dans des bassins à eau courante, ou dans des piscines. Les eaux de *Pfeffers* sont surtout employées dans les névroses.

(1) Patissier, *Manuel des eaux minérales*, p. 467.

LAVEY (CANTON DE VAUD).

Température............ 43°.

	cc		gr.
Acide sulfhydrique.........	3,51	Sulfate de soude anhydre..	0,7033
— carbonique..........	4,34	— de magnésie.......	0,0068
Azote..................	27,80	— de chaux.........	0,0907
		— de strontiane......	1,0023
	gr.	Carbonate de chaux......	0,0730
Chlorure de potassium....	0,0034	— de magnésie....	0,0018
— de sodium......	0,3633	Silice.................	0,0566
— de lithium......	0,0056		2,3128
— de calcium......	0,0015		
— de magnésium...	0,0048	(S^el.-Baup, 1833) (1).	

Bromure................. \
Iodure.................. |
Fluorure de calcium........ |
Phosphate de chaux........ } traces ou indét.
Oxyde de fer............. |
— de magnésium....... |
Matière extractive.......... /

Le caractère sulfureux de ces eaux est trop peu prononcé, et l'on peut dire avec M. Fontan, paraît trop accidentel, pour que ces eaux soient rangées parmi les sulfurées. Du reste, leurs applications thérapeutiques sont surtout empruntées à la combinaison que l'on fait de ces eaux et des eaux mères des salines voisines de Bex (2).

Cette combinaison assigne à la station thermale de *Lavey*, pour spécialisation très formelle, le traitement des scrofules.

BATH (ANGLETERRE) (3).

Température............ 44°,4.

	gr.		
Chlorure de calcium......	0,311	Sulfate de chaux..........	0,763
— de magnésium....	0,084	Silice.................	0,040
Sulfate de soude..........	0,400	Protocarbonate de fer......	0,006
Carbonate de soude........	0,070	(Naod) (4).	1,684

(1) Cossy, *Bulletin clinique de l'hôpital des bains de Lavey*, 1848.
(2) Voy. pag. 120.
(3) A 240 kilomètres de Londres, près de Bristol.
(4) *Journal de pharmacie et de chimie*, 1844, t. VI, p. 46.

Ces eaux sont les seules réellement thermales de l'Angleterre.

Il y a trois sources : le bain du *Roi*, le bain de la *Croix* et le bain *chaud*. L'eau du bain du Roi (*King's Bath*) est la plus usitée en boisson. Le Dr Granville dit que ces sources sont inégalement chargées de magnésie (1).

L'analyse de Murray, rapportée par M. Patissier, n'y signalait pas ce principe, que nous retrouvons dans une analyse plus récente. Les eaux de *Bath* sont très employées dans les affections goutteuses et rhumatismales. On en fait usage également à titre de médication tonique.

ONZIÈME LEÇON.

CINQUIÈME CLASSE DES EAUX MINÉRALES.

EAUX FERRUGINEUSES.

La première question qui se présente est celle-ci : Faut-il faire une classe des eaux ferrugineuses ?

Ce qui autorise à en douter, ce n'est pas parce qu'il n'y a point d'eau minérale où le fer existe seul. Il n'y a aucun principe qui existe seul dans les eaux minérales. Mais c'est qu'il s'y trouve toujours en très faible proportion, et semble se relier à d'autres principes qui rattacheraient ces eaux à d'autres classes. En outre, le fer n'existe jamais qu'à l'état de base, et la classification repose sur la considération des acides.

Aussi l'*Annuaire* a-t-il fait des eaux ferrugineuses une sous-division de la classe des eaux *acidules carbonatées*.

(1) Granville, *Manuel du voyageur aux bains d'Europe*, p. 569.

Cependant je ne crois pas devoir l'imiter. Il est vrai que l'*Annuaire* distingue ici soigneusement la classification chimique de la classification thérapeutique.

Le fer existe toujours en faible proportion dans les eaux minérales que nous étudions en ce moment. Mais cette faible proportion suffit pour leur imprimer les trois caractères auxquels on reconnaît une eau ferrugineuse :

Le dépôt ocracé,

Le goût ferreux,

L'action thérapeutique.

Il suffit pour cela de bien peu de fer. Mais la plupart de ces sources, si elles contiennent peu de fer, renferment également peu de principes minéralisateurs.

Nous pensons donc que l'on peut faire une classe d'*eaux ferrugineuses* de celles où, tandis que le fer y existe lui-même en proportion thérapeutique, les autres principes se trouvent en proportion trop faible pour imprimer à ces eaux des caractères spéciaux. C'est sur une considération de ce genre que nous avons établi précédemment le départ de certaines eaux sulfureuses, que, malgré cette qualité, nous n'avons point rangées dans la classe des *sulfurées*.

Dans le cas où ces autres principes dominent, alors le fer n'est plus qu'un annexe à leur égard, et ne constitue qu'une variété de classes particulières ; ainsi pour certaines sources de *Vichy* auxquelles le fer ajoute des propriétés spéciales, sans rien retrancher de celles que ces eaux empruntent à leur composition commune, comme eaux de Vichy.

Les sources ferrugineuses sont excessivement nombreuses. Cela provient de ce que le fer est partout répandu dans le sol que les eaux traversent, et que toutes les eaux qui renferment quelque principe propre à le dissoudre, s'en chargent ainsi aisément. Rien de plus ordinaire que de rencontrer, le long des chemins, des sources qui laissent une légère teinte ocracée sur les cailloux qu'elles baignent. On pourrait donc en multiplier l'énumération indéfiniment, car, parmi celles qui ont été dénommées et analysées, il en est beaucoup qui n'ont guère plus de valeur que la plupart de ces sources ignorées.

La plupart de ces eaux sont *carbonatées*; quelques-unes *sulfatées*.

Nous allons dire quelques mots des unes et des autres, sans en faire deux divisions distinctes des eaux ferrugineuses.

Il nous paraît plus intéressant de séparer des eaux ferrugineuses proprement dites, les eaux *manganésiennes*, division qui ne se rapporte encore qu'à deux stations thermales, mais que les progrès de l'analyse pourront bien augmenter plus tard.

Sources *ferrugineuses bicarbonatées*.

Nous avons fait, dans l'*Annuaire*, le relevé de 85 sources dites *acidules* ferrugineuses, ou bicarbonatées ferrugineuses.

Elles sont ainsi réparties :

```
1ʳᵉ région,  10 dont 3 thermales.
2ᵉ    —      11  —  7   —
3ᵉ    —       4 ⎫
4ᵉ    —       8 ⎪
5ᵉ    —       1 ⎬ toutes froides.
6ᵉ    —      32 ⎪
7ᵉ    —      16 ⎪
8ᵉ    —       3 ⎭
            ―――
             85 dont 10 thermales.
```

Toutes offrent de l'acide carbonique libre, mais beaucoup en faible proportion. Nous dirons plus loin que la présence de l'acide carbonique ne comporte pas nécessairement l'idée qu'il soit combiné avec le fer, et qu'il y ait des bicarbonates ferriques; c'est pourquoi nous les appelons *ferrugineuses bicarbonatées*.

Parmi toutes ces sources, 15 seulement atteignent ou dépassent 1 gram. de principes minéralisateurs.

Deux d'entre elles offrent 4 gram. de bicarbonate de soude; ce sont des sources peu connues, mais qui certainement mériteraient de l'être davantage, des Pyrénées-Orientales: *le Boulou* et *Saint-Martin-de-Fenouilla*. Mais c'est à tort que ces sources ne sont pas rangées parmi les bicarbonatées sodiques, où elles devraient occuper un rang notable, près des sources ferrugineuses de Vichy.

A part ces deux sources, les autres n'atteignent pas 2 gram. de minéralisation.

10 offrent du bicarbonate de chaux :
    2 fois avec du sulfate de magnésie,
    1 — chlorure de magnésium ;
1 offre du silicate de chaux et d'alumine;
4 enfin, y compris les deux dont nous venons de parler, du bicarbonate de soude.

Sources *ferrugineuses sulfatées*.

Les sources ferrugineuses sulfatées sont beaucoup moins nombreuses que les bicarbonatées, les eaux sulfatées formant elles-mêmes une classe bien moins considérable que ces dernières.

Sur 26 eaux sulfatées (*salines sulfatées*) mentionnées dans l'*Annuaire*, 6 ne renferment pas de fer ; 15 en contiennent une faible proportion ; 3 nous ont seules paru mériter d'être classées à part, comme eaux ferrugineuses.

Nous devons ajouter que, parmi les 6 sources indiquées comme ne renfermant pas de fer, il en est qui en présentent dans leurs dépôts, bien qu'on ne puisse en rencontrer dans l'eau elle-même.

Les 3 sources ferrugineuses sulfatées que nous avons reconnues, sont :

Cransac (Aveyron),
Passy et *Auteuil* (Seine).

La première appartient à la division des eaux *ferrugineuses manganésiennes*.

Nous devons rappeler également que la dénomination d'eaux sulfatées ferrugineuses n'implique pas que le fer y existe à l'état de sulfate.

Il est assez difficile de définir sous quel état se trouve le fer dans les eaux minérales. La chimie n'a pas encore prononcé.

C'est généralement à l'acide carbonique qu'est attribué l'état soluble où se trouve le fer. Mais il est certaines eaux où l'acide carbonique est évidemment en quantité insuffisante pour le dissoudre.

Lonchamp, un des premiers, a supposé que le fer jouait lui-même le rôle d'acide, soit vis-à-vis lui-même, soit vis-à-vis d'autres bases, surtout la chaux :

Ferrate de fer, ferrate de chaux.

Ceci était tout à fait hypothétique.

Le fer paraît n'exister dans les eaux minérales que sous une des combinaisons suivantes :

Bicarbonate, arsénite, arséniate, crénate et apocrénate.

L'*acide crénique* a été découvert par Berzélius dans l'eau de *Porla*.

C'est un acide organique, fort semblable dans sa composition à l'acide ulmique, acide de l'humus.

L'acide crénique se trouve dans le terreau surtout, et serait saisi par l'eau minérale alors qu'elle traverse la terre elle-même. Ces acides n'ont encore été trouvés qu'à l'état de combinaison avec le fer (1).

(1) Cependant M. O. Henry paraît admettre, dans quelques-unes de ses analyses, la combinaison de l'acide crénique avec la soude ou la potasse (crénate de soude, de potasse).

Mais il faut ajouter que leur existence propre n'a guère encore été démontrée. Ainsi les chimistes, en France en particulier, se sont généralement contentés d'admettre l'acide crénique, alors qu'ils obtenaient certaines réactions que Berzélius a désignées comme indiquant cet acide. Mais ils ne l'ont pas davantage étudié.

Cet acide se séparerait, dans les bassins où coulent les eaux qui le renferment, sous forme de flocons rougeâtres gélatiniformes.

Il reste à savoir si l'acide crénique ne serait pas lui-même un produit de décomposition, par les réactifs (potasse, acétate de cuivre, etc.), de la matière organique, assez mal spécifiée jusqu'à ce jour, que contiennent toutes les eaux minérales (Lefort).

Stations thermales ferrugineuses.

PREMIÈRE DIVISION DES EAUX FERRUGINEUSES.

PREMIÈRE RÉGION.

NEYRAC (ARDÈCHE).

Source des *Bains*.

Température............ 27°.

Acide carbonique libre..	1/8 du vol. de l'eau.	Silicates de soude et de potasse................	
Azote avec un peu d'oxygène..............	indices	Silicate d'alumine........ — de zircone.......	0,058
Bicarbonate de chaux......	gr. 0,847	Oxyde de titane (uni au fer, sans doute)...........	
— de magnésie....	0,285	Nickel et cobalt (carbonatés, sans doute)...........	
— de soude......	0,466	Arsenic (uni au fer, sans doute)............	0,110
— de potasse.....	0,150	Phosphate terreux........	
— de fer.........	0,014	Matière organique bitumineuse.............	
— de manganèse..	traces		
Sulfates de chaux et de soude.	0,130		
Chlorure alcalin...........	0,039		
Iodure................	traces		2,099

(O. Henry, 1851.)

Ces eaux paraissent très actives, comme eaux ferrugineuses, et, bien que non sulfureuses, semblent posséder une efficacité particulière dans le traitement des maladies de la peau ; mais elles doivent une certaine célébrité à une analyse qu'en a faite M. Mazade (de Valence), et d'après laquelle ce chimiste aurait rencontré dans ces eaux, outre les métaux signalés plus haut, les suivants :

Glucyne,
Cérium,
Lanthane,
Didyme,
Tungstène,

Tantale,
Molybdène,
Tungstène,
Étain.

Cette curieuse analyse est à vérifier (1).

Il y a un établissement thermal à *Neyrac*.

SYLVANÈS (AVEYRON).

Élévation .... 400ᵐ.
Température .... 33° à 38°.

	lit.		
Acide carbonique.........	0,200	Carbonate de magnésie.....	0,230
— sulfhydrique........	0,050	— de soude........	0,005
		Sulfate de soude	0,037
	gr.	Chlorure de sodium........	0,253
Carbonate de fer..........	0,040		0,690
— de chaux........	0,125		

(Bérard.)

Les eaux de *Sylvanès* sont prises en bains et en boisson.

SAINT-HIPPOLYTE-D'ENVAL (PUY-DE-DÔME).

Température............ 18°.

	gr.		
Bicarbonate de soude.......	0,068	Chlorure de sodium........	0,090
— de magnésie....	0,273	Acide silicique............	0,055
— de chaux.......	0,732	Matière organique.........	traces
— de fer..........	0,034	Perte...................	0,053
Sulfate de soude	0,078		1,384

(Nivet.)

---

(1) La *Société d'hydrologie médicale de Paris* a confié ce soin à une commission de ses membres.

SAINT-PARDOUX (ALLIER).

Température.......... froide.

Acide carbonique......	7/6 du vol.	Chlorure de sodium.....	0,0300
	gr.	— de magnésium..	
Bicarbonate de chaux....	0,0287	Silicate de chaux et d'alumine...............	0,0700
— de magnésie.		Oxyde de fer associé à une matière organique (crénate)................	0,0200
— de soude.....	0,0254		
Sulfate de soude........	0,0100		
— de chaux........			1,1841

(O. Henry.)

CHARBONNIÈRE (RHÔNE).

Température............ froide.

	lit.		
Acide carbonique.........	0,034	Bicarbonate de chaux......	0,050
Azote..................	0,024	— de magnésie....	0,006
Oxygène...............	0,001	Sulfate de chaux..........	traces
Acide sulfhydrique........	traces	Chlorure de sodium.......	0,008
	gr.	Acide silicique...........	0,022
Bicarbonate de protoxyde de fer...................	0,041	Alumine................	0,009
		Matière organique...	quantité not.
Bicarbonate de soude......	0,017		0,153

(Glenard.)

M. Vézu y aurait constaté en outre une très petite quantité d'iode.

Il y a à *Charbonnière* un établissement thermal très complétement installé.

CASSUÉJOULS (AVEYRON).

Température.......... froide.

Azote...............	traces	Sel de potasse...........	traces
Acide carbonique libre..	2/3 du vol.	Sulfates de soude et de chaux	
		Acide silicique...........	0,074
Bicarbonates de chaux et de magnésie...............	gr. 0,030	Alumine...............	
Bicarbonate de protoxyde de fer...................	0,086	Manganèse............	
		Principe arsénical (dans les dépôts ocracés)........	traces
Crénate de fer...........	traces		0,250
Chlorure de sodium........	0,060		

(O. Henry.)

SAINT-JULLIEN (HÉRAULT).

Température .... froide.

	gr.		
Carbonate de chaux........	0,500	Acide silicique...........	0,080
— de magnésie.....	0,200	Alumine...............	
— de fer..........	0,020		
Chlorure de sodium	0,320		1,120
— de potassium....		(Soubeiran.)	

LYON (Rhône).
BÉTAILLE (Corrèze).
SAINT-FÉLIX-DES-PAILLÈRES (Gard).

DEUXIÈME RÉGION.

LAMALOU (HÉRAULT).

Température... { *Lamalou-le-Bas*, 35°.
{ *Lamalou-le-Haut*, 34°.
{ Source de *Capus*, 23°.

Source *Lamalou-le-Haut*.

	lit.		gr.
Acide carbonique libre et combiné.............	1,2649	Sulfate de soude	0,0458
Azote.................	0,0063	— de chaux......	0,0270
	gr.	Chlorure de sodium.......	0,0857
Carbonate d'ammoniaque..	0,0044	Phosphate d'alumine......	0,0027
		Silice	0,0180
Carbonate de soude.......	0,3653	Alumine...............	0,0050
— crénate et apocrénate de fer.........	0,0221	Matière organique formant les acides crénique et apocrénique.............	0,0599
Carbonate de manganèse...	0,0060		
— de chaux.......	0,4000		1,0273
— de magnésie....	0,0667	(Audouard, Bernard et Martin.)	

Il y a à Lamalou des sources nombreuses, et deux établissements thermaux distincts, *Lamalou-le-Haut* et *Lamalou-le-Bas*.

L'auteur d'une thèse bien faite sur les eaux de *Lamalou-le-Haut*, pense que ces eaux doivent être rangées parmi les *ferro-crénatées* gazeuses acidules thermales (1). L'*Annuaire* les avait classées parmi les bicarbonatées sodiques (acidules alcalines).

(1) Boissier, *Étude sur le vallon thermal de Lamalou*, Montpellier, 1855, p. 55.

ANDABRE (AVEYRON).

Température............ froide.

	lit.		
Acide carbonique........	1,13	Silice, alumine..........	0,0005
	gr.	Chlorure de sodium......	0,0790
Bicarbonate de soude.....	1,8288	— de magnésium...	0,0130
— de chaux.....	0,2850	— de calcium......	0,0150
— de magnésie...	0,2345	Sulfate de soude.........	6,0998
Bicarbonate de protoxyde de fer.................	0,0652	Matière organique et perte..	0,0200
			3,2418

(Lamothe.)

Ces eaux sont désignées à tort, dans l'*Annuaire*, sous le nom de *Camarès*. Camarès est un chef-lieu de canton distant d'*Andabre* de 4 kilomètres. Il y a encore à une faible distance d'*Andabre* l'eau minérale de *Prugnes* (1).

RENNES (AUDE).

Le Bain fort.

Température............. 51°.

	lit.		
Acide carbonique.........	0,162	Sulfate de chaux..........	0,162
	gr.	Acide silicique, alumine, phosphate d'alumine et de chaux.................	0,049
Carbonate de chaux........	0,250		
— de magnésie.....	0,070		
Chlorure de sodium........	0,071	Carbonate et crénate de fer..	0,031
— de magnésium....	0,280	Manganèse...............	traces
— de potassium.....	traces	Matière organique.........	0,040
Sulfates de soude et de magnésie................	0,090		1,043

(O. Henry, 1839.)

Il y a 4 autres sources ayant de 12° à 40°. Ces eaux de *Rennes* sont remarquables par leur température élevée, dont il n'y a pas d'autre exemple parmi les eaux ferrugineuses. Aussi l'établissement thermal y offre-t-il de nombreuses ressources hydrothérapiques. On y tire un parti très précieux, comme eau chlorurée sodique, de la rivière de *Salz*, qui baigne les murs de l'établissement du *Bain fort*, et dont nous avons donné l'analyse plus haut (2).

(1) Girbal, *Études thérapeutiques sur les eaux minérales d'Andabre*, Montpellier, p. 12.
(2) Voy. pag. 130.

CAMPAGNE (AUDE).

Température............ 27°,5.

	lit.		
Acide carbonique.........	0,108	Sulfate de chaux..........	0,046
Oxygène................	0,002	Chlorure de potassium......	0,002
Azote..................	0,020	— de sodium........	0,069
	gr.	— de magnésium....	0,004
Carbonate de chaux.......	0,340	Acide silicique............	0,007
— de magnésie.....	0,025	Matière organique.........	0,031
— de fer..........	0,008	Fluorure de calcium, alumine	
Sulfate de magnésie	0,156	et oxyde de manganèse...	traces
— de potasse.........	0,013		0,767
— de soude..........	0,066	(Balard, 1837.)	

Faut-il considérer ces eaux comme laxatives, à cause de la prédominance relative des sulfates et surtout du sulfate de magnésie? On les boit à assez haute dose, et on y ajoute souvent du sulfate de soude, sans doute pour décider cette action laxative que leur composition semble indiquer, mais d'une manière insuffisante (1).

BARBOTAN (GERS).

Température........ 32° à 38°.

	lit.		
Acide carbonique..........	0,122	Sulfate de soude..........	0,031
— sulfhydrique	indét.	— de chaux..........	0,002
	gr.	Chlorures de sodium et de magnésium	0,019
Carbonate de chaux........	0,021	Acide silicique et barégine ..	0,029
— de magnésie.....	0,002		0,135
— de fer..........	0,031	(Alexandre.)	

Il y a une piscine et des douches.

Barbotan est surtout célèbre par ses *boues*, que l'on emploie dans les mêmes cas que celles de *Saint-Amand* et de *Dax*. Ces boues, dont la température est de 30° au fond et de 20° à la surface, sont déposées dans un bassin pouvant contenir une vingtaine de personnes, et à portée de la douche sous laquelle on va se nettoyer en en sortant.

(1) *Annuaire des eaux de la France*, p. 450.

RIEU-MAJOU (HÉRAULT).

Température............ froide.

	lit.		
Acide carbonique libre	0,739	Chlorure de sodium	0,007
		Acide silicique	0,071
	gr.	Oxyde de fer	0,031
Carbonate de chaux	0,770	Alumine	traces
— de soude	0,214	Matière organique et perte	0,048
— de magnésie	0,060		
Sulfate de soude	0,029		1,230

(Mialhe et Figuier.)

BOURRASOL (HAUTE-GARONNE).

Température............ froide.

Acide carbonique	} indét.	Chlorure de magnésium	0,007
— sulfhydrique		Sulfate de chaux	0,007
		Acide silicique	0,001
	gr.	Matière organique albumineuse	0,002
Carbonate de chaux	0,114		
— de magnésie	0,004		0,220
— de fer	0,043		
Chlorure de sodium	0,040		

(Saint-André.)

SORIDE (Pyrénées-Orientales).
LAROQUE (Pyrénées-Orientales).
SALEICH (Haute-Garonne).
SAINTE-QUITERIE-DE-TARASCON (Ariége).
BUÉ (Hautes-Pyrénées).
CASTERA-VERDUZAN (Gers) (1).
CAMBO (Basses-Pyrénées) (2).
BAGNÈRES-DE-BIGORRE (Hautes-Pyrénées) (3).
ALET (Aude) (4).

TROISIÈME RÉGION.

OREZZA (CORSE).

Température............ froide.

	lit.		
Air atmosphérique	0,011	Sulfate de chaux	0,021
Acide carbonique libre et provenant des bicarbonates	1,248	Chlorure de potassium	} 0,014
		— de sodium	
		Alumine	0,006
	gr.	Acide silicique	0,004
Carbonate de chaux	0,602	Acide arsénique	
— de magnésie	0,074	Chlorure de calcium	} traces
— de lithine	traces	Matière organique	
— de fer	0,128		0,849
— de manganèse	} traces		
— de cobalt			

(Poggiale.)

(1) Voy. pag. 105, *Eaux sulfurées calciques.*
(2) Voy. pag. 105, *Eaux sulfurées calciques.*
(3) Voy. pag. 206, *Eaux sulfatées calcaires.*
(4) Voy. pag. 183, *Eaux bicarbonatées calcaires.*

Il y a deux sources :

Suprana (en dessus), simple filet d'eau.
Soltana (en dessous), assez abondante.

Ces eaux n'ont encore été utilisées qu'en boisson.

PORTA (CORSE).

Température............. 15°.

Acide carbonique libre.....	traces	Chlorures de sodium et de magnésium............	0,310
Bicarbonates de chaux et de magnésie...............	gr. 0,490	Acide silicique, alumine, matière organique.........	0,080
Bicarbonate de fer.........	0,020	Azotate................	traces
Sulfates de soude et de chaux.	0,271		1,171

(O. Henry.)

ORIOL (ISÈRE).

Température............. 18°.

Source n° 2.

	lit.		
Air....................	0,040	Sulfate de chaux........	0,090
Acide carbonique libre.....	0,920	— de magnésie.......	traces
		— de soude.........	0,010
Bicarbonate de chaux......	gr. 1,485	Chlorure de sodium.......	0,025
— de magnésie....	0,162	Argile ferrugineuse.......	0,025
— de soude.......	0,158	Matière organique........	ind.
Bicarbonate de protoxyde de fer................	0,095		2,050

(Leroy et Gueymard.)

La composition de cette source varie assez notablement suivant les saisons.

ALLEZANI (Corse).
CRÉMIEU (Isère).

QUATRIÈME RÉGION.

BUSSANG (VOSGES).

Température.......... froide.

Source d'*en bas*.

	lit.		
Acide carbonique libre.....	0,41	Sulfates de soude et de chaux.	0,110
		Crénate de soude.... petite quant.	
Carbonate de soude........	gr. 0,789	Silicate de soude......... ⎫	
— de chaux........	0,340	— de chaux......... ⎬	0,002
— de magnésie.....	0,150	— d'alumine........ ⎭	
— de strontiane....	traces		
— de fer..........	0,017		1,486
Crénate de fer (avec traces de manganèse et de chlorure de sodium).............	0,078	(O. Henry, 1840.)	

MM. Chevallier et Schaueffèle ont constaté la présence d'une certaine quantité d'arsenic dans les eaux de *Bussang*.

Ces eaux sont très employées à distance comme eaux gazeuses et ferrugineuses, mais on n'en fait guère usage sur place.

SULTZBACH (HAUT-RHIN).

Température........... froide.

	lit.		gr.
Acide carbonique libre.....	1,789	Sulfate de soude..........	0,009
		Chlorure de sodium........	0,134
Carbonate de soude........	0,650	Acide silicique............	0,056
— de lithine.......	0,004	Alumine..................	0,006
— de chaux........	0,484	Acides phosphorique et borique................	traces
— de magnésie.....	0,176		
— de fer..........	0,023		1,661
Sulfate de potasse.........	0,114	(Oppermann, 185...)	

Ces eaux contiennent de l'arsenic que M. Robert évalue, d'après les analyses de M. Oppermann, à environ 0$^{gr.}$ par litre, dose considérable (1). Il y a un établissement d'une certaine importance.

MACON (SAÔNE-ET-LOIRE).

Température........... froide.

	gr.		
Acide carbonique..........	0,322	Peroxyde de chaux.........	0,202
— sulfurique...........	0,034	— de magnésie......	0,025
— chlorhydrique.......	0,050	— de soude........	0,025
Peroxyde de fer...........	0,013		0,671
		(Rivot.)	

CRÈCHES (SAÔNE-ET-LOIRE).

Température........... froide.

	gr.		
Acide carbonique..........	0,270	Protoxyde de chaux........	0,130
— sulfurique...........	0,071	— de magnésie......	0,024
— chlorhydrique.......	0,022	— de soude........	0,040
Protoxyde de fer..........	0,023		0,577
		(Rivot.)	

(1) Docteur Robert, *Notice sur les eaux de Sultzbach*, Strasbourg, 1854, p. 22.

EAUX FERRUGINEUSES.

SAINT-CHRISTOPHE (SAÔNE-ET-LOIRE).

Température....... froide.

Acide carbonique libre.	1/12 du vol.	Sulfate de chaux..........	0,020
		Chlorure de sódium........	0,022
Bicarbonate de chaux......	gr. 0,040	Acide silicique et alumine...	0,011
— de magnésie....	traces	Matière organique........	
Oxyde de fer carbonaté et crénaté................	0,070	Principe arsénical dans le dépôt de la source......	traces
Oxyde de manganèse	traces		0,163

(O. Henry, 1851.)

LAC-VILLERS (DOUBS).

Température.......... froide.

Azote avec un peu d'oxygène..	indét.	Sel ammoniacal..........	traces
Acide carbonique libre.	1/4 du vol.	Crénate et silicate alcalins..	0,280
		Crénate de fer...........	0,140
Bicarbonate de chaux......	gr. 0,907	Acide silicique et alumine...	0,144
— de magnésie....	0,150	Iodure................	0,150
Chlorure de sodium, sulfate alcalin et sel de potasse...	0,050	Matière organique........	
			1,641

(O. Henry.)

LA BONNE-FONTAINE, PRÈS METZ (MOSELLE).

Température.......... froide.

Acide carbonique..........	lit. 0,060	Carbonate de protoxyde de fer.	0,025
Azote................	0,021	Sulfate de magnésie........	0,086
Oxygène..............	0,007	— de potasse..........	0,049
		— de chaux..........	0,340
Carbonate de chaux........	gr. 0,376	Chlorure de calcium.......	0,012
— de magnésie.....	0,008		0,896

(Langlois.)

WATWEILER (Haut-Rhin).
NANCY (Meurthe).

CINQUIÈME RÉGION.

LAIFOUR (ARDENNES).

Température.......... froide.

Acide carbonique..........	lit. 0,019	Chlorure de sodium........	0,003
		— de calcium......	0,001
Carbonate de chaux......	gr. 0,003	— de magnésium...	
— de magnésie....		Acide silicique............	0,004
— de fer.......	0,040	Perte	0,007
Sulfate de chaux..........	0,036		0,126
— de magnésie.......	0,029		

(Amstein.)

Cette source est la seule minérale que l'on compte dans cette région, en France. Mais *Spa*, dont nous parlerons tout à l'heure, appartient en réalité à cette même région géographique.

SIXIÈME RÉGION.

CHATEAU-GONTIER (MAYENNE).

Température............ froide.

Acide carbonique libre..	1/8 du vol.	Sulfate de magnésie.......	0,520
	gr.	Azotate................	indic.
Bicarbonate de chaux.....	0,455	Chlorure de sodium (dominant)...............	0,200
— de magnésie...	traces	Chlorure de magnésium..	
Oxyde de fer carbonaté, crénaté et apocrénaté......	0,104	Acide silicique et alumine..	0,170
Oxyde de manganèse......	traces	Principe arsénical dans le dépôt ocracé..........	traces
Sulfate de soude.........	0,100		
— de chaux........			1,3970

(O. Henry, 1849.)

L'eau minérale de *Château-Gontier* est connue également sous le nom d'*eau de Pougues rouillée*. Elle est remarquable par la prédominance relative des sels de magnésie. Un établissement hydrothérapique est annexé à l'établissement thermal.

PORNIC (LOIRE-INFÉRIEURE).

Température............ froide.

Acide carbonique..........	indét.	Chlorure de sodium........	0,189
	gr.	— de magnésium....	0,014
Carbonate de chaux.......	0,007	Acide silicique............	0,028
— de magnésie.....	0,063	Matière extractive.........	0,014
— de fer..........	0,014		0,336
Sulfate de chaux..........	0,007	(Hectot, 1813.)	

MARTIGNÉ-BRIANT (SEINE-INFÉRIEURE).

Température............ froide.

	lit.		
Acide carbonique..........	0,032	Chlorure de sodium........	0,139
Azote.................	0,016	— de calcium........	0,014
	gr.	— de magnésium	0,016
Carbonate de fer..........	0,040	Acide silicique............	0,010
— de chaux........	0,090	Matière organique.........	0,010
— de magnésie.....	0,014	Manganèse et bitume......	traces
Sulfate de soude..........	0,228		0,562

(Godefroy, 1847.)

EAUX FERRUGINEUSES.   241

Ces eaux se prennent en bains et en boisson.

AUCTOVILLE (Calvados).
DINAN (Côtes-du-Nord).

Le département de Maine-et-Loire et celui de la Loire-Inférieure présentent un grand nombre d'eaux ferrugineuses dont l'*Annuaire* reproduit le tableau, d'après les analyses de MM. Ch. Menière et Godefroy, pour Maine-et-Loire, et MM. A. Bobierre et Moride pour la Loire-Inférieure. Il ne nous paraît pas nécessaire de donner place ici à ces nombreuses analyses qui ne sauraient offrir qu'un intérêt de localité très restreint.

SEPTIÈME RÉGION.

PASSY (SEINE) (1).

Température .... froide.

Source nouvelle n° 2.

	gr.		
Azote..................	ind.	Sulfate et sous-sulfate de protoxyde et de peroxyde de fer, représentant le peroxyde de fer.............	0,412
Acide carbonique.........	ind.		
Sulfate de chaux..........	2,774	Chlorure de sodium	0,226
— de magnésie........	0,300	— de magnésium...	
— de soude..........	0,340	Acide silicique............	0,060
— d'alumine..........	0,248	Matière organique.........	indét.
— d'alun et de potasse..	traces		4,360

(O. Henry, 1832.)

Il y a trois autres sources moins fortement minéralisées.

Ces eaux sont d'une tolérance difficile, à cause de l'excès de sulfate de chaux et de l'absence d'acide carbonique.

On a l'habitude de les livrer à la consommation après les avoir laissées plus ou moins longtemps *dépurer* à l'air. Mais elles ont alors perdu la plus grande partie de leur fer, avec leur sulfate de chaux.

(1) A un m-kilomètre de Paris.

AUTEUIL (seine).

Température........... froide.

Azote..................	indét.	Chlorure de magnésium...	⎫ 0,120
	gr.	— de sodium......	⎭
Sulfate de chaux..........	1,740	Sel de manganèse.........	0,014
— de strontiane.......	traces	Azotate de potasse.........	traces
— de magnésie.......	0,110	Acide silicique...	0,140
— de soude..........	0,292	Matière organique et perte...	0,073
Sulfates d'alumine, de potasse et d'ammoniaque........	0,051	Principe arsénical (dans le dépôt)................	sens.
Sulfates d'alumine et de protoxyde de fer...........	0,715		3,255

(O. Henry, 1856.)

Ces eaux ont été récemment découvertes à peu de distance de celles de *Passy*, auxquelles elles ressemblent beaucoup.

FORGES (seine-inférieure).

Température............ froide.

Source *Cardinale*.

	lit.		
Acide carbonique libre.....	0,225	Sulfate de soude..........	0,006
Azote avec oxygène........	traces	Chlorure de sodium........	0,012
		— de magnésium....	0,003
	gr.	Crénate alcalin (potasse)....	0,002
Bicarbonate de magnésie....	0,076	Alumine................	0,033
Protoxyde de fer crénaté....	0,098	Sel ammoniacal (carbonate?).	traces
— de manganèse....	traces		0,270
Sulfate de chaux..........	0,040		

(O. Henry, 1845.)

Il y a quatre sources à *Forges* : la source *Cardinale*, la plus ferrugineuse et la plus active ; la source *Royale*, 0,067 crénate de fer ; la source *Reinette*, 0,022, et une source nouvelle, 0,058 de carbonate de fer.

Ces eaux, très célèbres autrefois, ont subi le sort de la plupart des stations thermales ferrugineuses, et, malgré leur incontestable activité et la manière incomplète dont elles se conservent, sont très peu recherchées sur place,

FORGES-SUR-BRIIS (seine-et-oise).

Température....... froide.

Carbonate de chaux......	} 0,185	Chlorure de sodium...... }	1,140
— de magnésie....		— de magnésium... }	
Sulfate de chaux.........	} 0,075	Matière organique.........	indét.
— de magnésie......			0,400

(O. Henry, 1842.)

On s'étonnera sans doute de rencontrer ici des eaux qui ne renferment point de fer, et qui, en l'absence de fer et de thermalité, peuvent à peine être classées parmi les sources minérales. Je l'ai fait à l'exemple de l'*Annuaire*, qui sans doute n'a agi ainsi que dans la pensée que ces eaux seraient recherchées dans cette classe plutôt que dans une autre.

L'administration de l'assistance publique, à Paris, envoie depuis plusieurs années, chaque été, des enfants scrofuleux à *Forges*. Ces enfants prennent les eaux en bains et en boisson. Que ce soit dû à de simples conditions hygiéniques, ou à la nature de ces eaux, il paraît certain, d'après le témoignage de l'honorable et savant médecin qui dirige ces enfants, M. le Dr Gillette, que d'excellents résultats sont obtenus chaque année de ce traitement. Nous ne sommes pas en mesure de fournir de renseignements plus explicites sur ce sujet.

ROUEN (seine-inférieure).

Température.......... froide.

Source de la *Mariquerie*.

	lit.		
Acide carbonique libre.....	0,002	Sulfate de fer.............	0,001
	gr.	Acide silicique............	0,003
Carbonate de chaux........	0,079	Matière organique bitumi- }	
— de fer avec crénate	0,094	neuse................ }	0,007
Chlorure de calcium.......	0,087	Acides crénique et apocré- }	
— de magnésium....	0,041	nique................ }	
Sulfate de chaux..........	0,012		0,343
— de magnésie........	0,008	(Girardin et Preisser.)	

VERSAILLES (seine-et-oise).

Température .... froide.

Eau de *Trianon*.

Acide carbonique libre	} ind.	Acide silicique et alumine...	0,01
Azote		Iode, au moins 1/100 de milligramme	
	gr.	Cuivre	} traces
Bicarbonate de chaux	0,21	Arsenic	
— de fer	0,02	Matière organique carbo-	
Sulfate de magnésie	0,05	azotée	0,03
Chlorure de sodium	0,02		0,34
Azotates	traces		

AUMALE (seine-inférieure).

Température .... froide.

	lit.		
Acide carbonique	0,201	Carbonate de fer	0,1713
— sulfhydrique	0,037	Chlorure de calcium	0,3426
	gr.		0,5710
Carbonate de chaux	0,0571	(Disengremel.)	

Il semble que l'on aurait dû rencontrer des sulfates dans une eau minérale notablement sulfhydriquée.

RANÇON (seine-inférieure).

Température .... froide.

	gr.		
Carbonate de chaux	0,202	Acide silicique	} traces
— et crénate de fer	0,024	Acides crénique et apocré-	
Chlorure de magnésium	0,006	nique	
— de calcium	0,011	Matière organique	
Sulfate de chaux	0,015		0,258

(Girardin et Preisser, 1842.)

GOURNAY (seine-inférieure).

Température .... froide.

	gr.		
Carbonate de chaux	0,073	Sulfate de chaux	0,077
— de magnésie	0,032		0,275
— de fer	0,093	(Dupray, 1810.)	

MONTLIGNON (seine-et-oise).

Température .... froide.

Acide carbonique	indét.	Sulfate de chaux	0,028
	gr.	Chlorure de sodium	0,171
Carbonate de chaux	0,028	— de calcium	0,114
— de magnésie	0,057		0,513
— de fer	0,114		

SEGRAY (LOIRET).

Température............ froide.

	gr.		
Acide carbonique libre......	0,161	Sulfate de magnésie.......	0,016
		— de chaux..........	0,012
Bicarbonate de chaux......	gr. 0,214	Acide silicique et alumine...	0,027
— de magnésie....	0,065	Matière organique non azo-	
— de fer.........	0,008	tée.................	0,016
Chlorure de magnésium...	}		
— de sodium......	} 0,025		0,544
— de calcium......	}		

(O. Henry, 1839.)

L'*Annuaire* fait remarquer que, si cette eau minérale est employée à titre de ferrugineuse, sa composition est peu en rapport avec les propriétés qu'on lui attribue.

PROVINS (SEINE-ET-MARNE).

Température............ froide.

	lit.		
Acide carbonique..........	0,069	Chlorure de sodium.......	0,042
		— de calcium.......	traces
Carbonate de chaux........	gr. 0,552	Acide silicique.............	0,025
— de magnésie.....	0,022	Matière grasse............	inap.
Oxyde de fer.............	0,076		0,735
Manganèse...............	0,017	(Vauquelin et Thenard.)	

RUILLÉ (SARTHE).

Température............ froide.

	lit.		
Acide carbonique..........	0,025	Chlorure de calcium.......	0,183
Air atmosphérique.........	0,013	Acide silicique et oxyde de fer.	0,027
		Alumine.................	0,014
Carbonate de chaux........	gr. 0,097	Matière animale..........	0,024
Sulfate de chaux..........	0,042		0,546
Chlorure de sodium.......	0,159	(Dessaigne et Gendron, 1807.)	

SAINT-DENIS-LEZ-BLOIS (LOIR-ET-CHER).

Température............ froide.

Source *Saint-Denis*.

Acide carbonique libre..	1/6 du vol.	Azotate.................	indic.
		Sels de potasse et de chaux	
Bicarbonate de chaux......	gr. 0,370	(crénates).............	0,060
— de magnésie....	0,030	Sel ammoniacal (carbonate).	indic.
Sulfate de soude et de chaux.	0,035	Acide silicique et alumine...	0,044
Protoxyde de fer crénaté et		Principe arsénical dans les	
carbonaté.............	0,056	dépôts ocracés..........	indic.
Chlorure de sodium........	0,162		0,777
Iodure alcalin	traces	(O. Henry.)	

BOULOGNE (Pas-de-Calais).
VALMONT (Seine-Inférieure).
L'ÉPINAY (Seine-Inférieure).
ROLLEVILLE (Seine-Inférieure).
BLÉVILLE (Seine-inférieure).
MONTLIGNON (Seine-et-Oise).
LA CHAPELLE GODEFROY (Aube).
BELLESME (Orne).

HUITIÈME RÉGION.

CASTELJALOUX (LOT-ET-GARONNE).

Température........... faible.

Acide carbonique libre..... indét.	Chlorure de sodium...... ⎫
	— de magnésium... ⎬ 0,025
Bicarbonate de chaux...... 0,450 gr.	— de calcium...... ⎭
Carbonate et crénate de fer.. 0,048	Silicates de soude et de chaux. 0,011
— de magnésie..... 0,005	Acide silicique............ 0,080
Sulfates de soude et de chaux. traces	0,619

(O. Henry.)

SAINTE-MADELEINE-DE-FLOURENS (HAUTE-GARONNE).

Température........... froide.

Acide carbonique.......... 0,060 lit.	Chlorure de sodium........ 0,193
	— de magnésium 0,020
Carbonate de chaux........ 0,312 gr.	Acide silicique............ 0,011
— de magnésie..... 0,015	Matière bitumineuse....... 0,007
— de fer.......... 0,081	— végétale 0,010
Sulfate de soude......... 0,077	0,751
— de chaux.......... 0,020	

COURS (Gironde).

Algérie.

OIOUN-SEKHAKHNA ou FRAIS-VALLON (ALGÉRIE) (1).

Température........... froide.

Acide carbonique..........	Bicarbonate de magnésie.... 0,075
	Bicarbonate de protoxyde de
Chlorure de sodium........ 0,314 gr.	fer.................. 0,007
Sulfate de soude 0,046	Silicate de chaux.......... 0,030
Bicarbonate de soude 0,061	0,632
— de chaux 0,099	(Millon) (2).

(1) A 3 kilomètres d'Alger.
(2) Bertherand, *Eaux minérales de l'Algérie*, extrait de la *Gazette médicale de l'Algérie*.

Il n'y a, comme on le voit, rien de caractérisé dans ces eaux, auxquelles leur proximité d'Alger donne seule quelque importance. Ce sont surtout des eaux gazeuses, qui peuvent être utilisées comme eaux de table. Cependant il est certain que, prises sur place, elles peuvent agir très efficacement comme eaux digestives et comme eaux ferrugineuses.

TENIET-EL-HAD (province d'Alger).

Ces eaux, froides, paraissent fort semblables aux précédentes (1).

Stations thermales étrangères.

SPA (BELGIQUE) (2).

Température.......... froide.

Pouhon.

	lit.		
Acide carbonique........	1,134	Carbonate de magnésie....	0,0207
		Oxyde de fer...........	0,0608
	gr.		
Sulfate de soude.........	0,0115	Silice................	0,0259
Chlorure de sodium.......	0,0130	Alumine..............	0,0034
Carbonate de soude......	0,0259	Perte................	0,0342
— de chaux.......	0,1143		0,3097

(Jones, 1816) (3).

Spa est à peu près la seule source ferrugineuse (avec *Schwalbach*, cependant) qui attire un nombre un peu considérable d'étrangers : on doit faire à ce sujet la part du séjour, de la mode.

Il y a plusieurs sources : le *Pouhon* est la plus célèbre et celle dont on fait le plus grand usage à *Spa* même ou à distance. La *Géronstère*, située à 3 kilomètres de *Spa*,

---

(1) *Annales de la Société d'hydrologie médicale de Paris*, t. II, p. 238.
(2) Chemin de fer de Bruxelles, jusqu'à la station de Pepinster.
(3) Patissier, *Manuel des eaux minérales*, p. 347.

vient après, comme importance, et est célèbre par l'usage qu'en a fait Pierre le Grand : elle passe pour plus active que le *Pouhon*, bien que contenant moins de fer. M. Fontan (1) l'attribue à ce que le fer y serait à l'état de crénate, et que le crénate de fer aurait plus d'activité que le carbonate. Elle est un peu sulfureuse, ce qu'elle gagne, ainsi que son acide crénique, dans des terrains tourbeux qu'elle traverse.

Il y a encore le *Grœsbeck*, la *Sauvenière* et les sources du *Tonnelet*, etc.

Spa peut être considérée comme le type des eaux ferrugineuses.

SCHWALBACH (NASSAU) (2).

Élévation .... 900 p.
Température............ froide.

Weinbrunnen.

(Sur seize onces d'eau.)

	p. c.		
Acide carbonique.........	27,850	Fluorure de calcium.....	traces.
Azote.................	0,215	Chlorure de sodium......	0,26000
	grains.	— de potassium ...	0,00025
Bicarbonate de soude.....	0,28230	— de calcium.....	0,10000
— de potasse....	0,00084	— de magnésium ..	0,10250
— de lithium ...	0,00018	Iodure de sodium	0,00006
— de strontiane .	0,00002	Silicate d'alumine.......	0,00006
— de chaux	3,08800	Sulfate de soude.........	0,20000
— de magnésie ..	5,77600	Phosphate de soude......	0,00010
— de prot. de fer.	1,05420	— d'alumine.....	0,00011
— de prot. de manganèse....	0,00055	Crénate d'alumine.......	traces.
			10,86518
			(Kastner) (3).

Il y a quatre sources : *Stahlbrunnen*, *Weinbrunnen*, *Paulinenbrunnen* et *Rosenbrunnen*.

Ces eaux sont très gazeuses. La source de *Stahl* serait la plus riche en fer, celle de *Pauline* en bicarbonates. Ce sont des eaux très actives. On les emploie beaucoup en

---

(1) Fontan, *Recherches sur les eaux minérales des Pyrénées.*
(2) On va de Wiesbaden à *Schwalbach* (quelques kilomètres de distance).
(3) *Traité sur les eaux minérales du duché de Nassau*, p. 207.

bains : mais ceux-ci même ne doivent être usités qu'avec réserve.

Le Dr Helfft insiste sur l'heureuse influence que l'élévation de *Schwalbach*, l'air sec et pur, et la température peu élevée qui y règnent, doivent exercer sur les malades.

PYRMONT (WESTPHALIE).

Température............ froide.

	lit.		
Acide carbonique..........	0,950	Sulfate de chaux..........	0,909
	gr.	— de manganèse......	0,598
Carbonate de magnésie.....	1,062	Chlorure de sodium........	0,165
— de chaux.......	0,480		3,291
— de fer..........	0,077	(Bergman) (1).	

Outre ses sources ferrugineuses, dont les principales sont le *Trunkbrunnen*, surtout employée pour la boisson et la transportation, et le *Brodelbrunnen*, qui dégage avec un bruit extrême une grande quantité d'acide carbonique, il y a des sources salées, le *Salzbrunnen* et le *Stahlbrunnen*, dont on fait usage, soit pures, soit coupées avec du lait chaud.

Le dégagement de gaz est utilisé dans un cabinet au-dessus de la source *Brodelbrunnen*. Cette salle a dix pieds de diamètre et reçoit sa lumière d'en haut par une coupole. Le gaz s'échappant de la source est reçu dans un large entonnoir, et amené par un conduit dans le cabinet. Ce conduit correspond à un réservoir de cuivre, d'où partent trois tuyaux différents, qui servent aux douches locales, des yeux, du nez, etc. (2).

Pyrmont, *Schwalbach* et *Spa* sont les trois stations thermales ferrugineuses les plus recherchées en Europe.

Bocklet et Bruckenau (Bavière) ont encore une certaine importance, comme stations thermales ferrugineuses et gazeuses.

---

(1) Patissier, *Manuel des eaux minérales*, p. 351.
(2) Helfft, *Handbuch der Balneotherapie*.

DEUXIÈME DIVISION DES EAUX FERRUGINEUSES.

EAUX FERRUGINEUSES MANGANÉSIENNES.

DEUXIÈME RÉGION.

CRANSAC (AVEYRON).

Température .... froide.

	Sources	
	Haute-Richard. gr.	Basse-Richard. gr.
Sulfate ferroso-ferrique	0,757	0,05
— de manganèse................	0,506	0,28
— d'alumine.................		
— de chaux..................		
— de magnésie		
— de soude	2,843	6,15
— d'alumine et d'ammoniaque...		
Chlorure et silicate ou acide silicique excédant......................		
Principe arsénical (arséniate ferrique?) dans les dépôts ocracés...........		
	4,100	6,48

(O. Henry, 1850.)

M. Blondeau avait trouvé, dans la source *Haute-Richard*, en 1850 :

Sulfure d'arsenic............ 0,00905

Les eaux de *Cransac* offrent certainement un intérêt très particulier, par leur richesse en certains principes, tels que les sulfates, le fer, le manganèse et l'arsenic.

Sous tous ces rapports du reste, les deux sources que nous avons dû rapprocher l'une de l'autre offrent de notables différences. L'une est sulfatée, et appartient effectivement à la division des sulfatées mixtes, bien que les sulfates ferreux y prédominent considérablement, le sulfate de soude s'y trouvant en très faible proportion (0,011, dans l'analyse de M. Blondeau). Cette source sulfatée est déjà très notablement ferrugineuse et manganésienne. Mais la source *Basse-Richard* offre ces principes dans une proportion rarement atteinte.

L'arsenic joue encore un rôle important dans la constitution des eaux de *Cransac*.

Ces sources offrent cette circonstance curieuse, de sortir froides d'un terrain houiller et schisteux, brûlant à sa partie supérieure, et présentant de distance en distance de larges crevasses par lesquelles se dégagent de la vapeur d'eau et des fumées acides, et près desquelles la chaleur devient insupportable (1).

La *Montagne brûlante* de Cransac, d'où s'écoulent ces diverses sources, se recouvre d'efflorescences, les unes *salines alunifères*, les autres *sulfatées magnésiques*, d'autres *jaune-orangées* et composées de :

Soufre..................	29,59
Arsenic...............	69,79
	99,38

(Blondeau.)

Près des sources que nous avons signalées, il en est un grand nombre minéralisées par le *sulfate de fer peroxydé*, associé à des composés *arsénicaux*, sources rangées par MM. O. Henry et Poumarède parmi les eaux *toxiques* (2).

La source *Basse-Richard* est laxative ; et cet effet en est d'autant plus facilement obtenu, qu'elle se tolère très bien à des doses un peu élevées, ce que M. Poumarède attribue à la nature de la combinaison ferrugineuse (sulfate double ferroso-ferrique), véritable alun de fer (3).

On trouve encore à *Cransac* des étuves sulfureuses naturelles, excavations pratiquées dans le voisinage des feux souterrains, et produites par les émanations sulfureuses qui résultent de la combustion des schistes pyriteux et des autres

(1) *Annuaire des eaux de la France*, p. 575.
(2) Auzouy, *Aperçu médical et pittoresque sur les eaux minérales et les étuves de Cransac*, 1854, p. 14.
(3) *Eod. loc.*, p. 12.

couches minérales (1). La température de ces étuves, sur les parois desquelles il se dépose beaucoup de soufre sublimé, varie entre 32° et 42° (2).

QUATRIÈME RÉGION.

LUXEUIL (HAUTE-SAÔNE).

Source ferrugineuse.

Température........ { 22° (Chapelain). / 33° à 43° (Billout).

	gr.		
Chlorure de sodium........	0,257	Matière azotée............	0,010
— de potassium.....	0,002	Silice et alumine..........	0,108
Sulfate de soude	0,070	Oxyde de fer	
Oxyde de manganèse.......	0,022	Phosphate de fer........	0,027
Carbonate de chaux........	0,035	Arséniate de fer.........	
Sulfate de chaux	0,005		0,441
Magnésie................	0,007	(Braconnot, 1853) (3).	

Les eaux de *Luxeuil* appartiennent aux eaux chlorurées sodiques faibles à haute température. A côté des sources de cette composition (4) se trouve la source ferrugineuse ou ferro-manganifère, dont nous venons de donner l'analyse.

Comme eau manganifère, cette source peut être rapprochée de la source *Basse-Richard* de *Cransac*. Elle a été l'objet d'une série d'études que l'on trouvera dans les *Annales de la Société d'hydrologie médicale de Paris.*

M. O. Henry (fils) s'est livré à un examen spécial des

---

(1) Nous avons déjà parlé des *étuves naturelles d'Ischia*. On a également trouvé dans l'île de *Milo* des *bains de vapeur naturels*, pratiqués dans des excavations où se remarquent d'antiques vestiges. Mais la composition de ces vapeurs ne nous est pas connue. Il est question seulement de *jets d'eau salée*, thermale sans doute? (*Gazette des Hôpitaux*, 20 janvier 1857.)

(2) Auzouy, *Aperçu médical...*, p. 14.

(3) Communiquée par M. Chapelain, *Annales de la Société d'hydrologie médicale de Paris*, t. I, p. 201.

(4) Voy. pag. 134.

dépôts qu'abandonnent les différentes sources de *Luxeuil*. Il pense, avec M. Braconnot, que le manganèse et la baryte que l'on retrouve dans ces dépôts proviennent du passage de ces eaux à travers un minerai qui en est formé (1). Cet observateur a remarqué que le manganèse se retrouvait en beaucoup moindre quantité dans les dépôts des sources ferrugineuses que dans ceux des autres sources, sans doute parce qu'il y est plus complétement retenu en dissolution. Enfin M. Billout a appelé l'attention de la *Société d'hydrologie* sur le *bain ferrugineux* de *Luxeuil*, qu'il appellerait volontiers *bain manganique*, et sur son action thérapeutique (2).

(1) *Annales de la Société d'hydrologie médicale de Paris*, t. II, p. 206.
(2) *Eod. loc.*, t. III, p. 58.

DEUXIÈME PARTIE.

THÉRAPEUTIQUE DES EAUX MINÉRALES.

DOUZIÈME LEÇON.

S'il s'agissait ici de la thérapeutique générale des maladies chroniques et de chacune d'elles en particulier, voici comment tout écrivain procéderait sans doute.

Il exposerait d'abord les indications générales commandées par la nature et le caractère de chaque maladie, et les indications spéciales relatives à chacune des circonstances qu'elle peut offrir; et après avoir présenté les divers modes thérapeutiques réclamés par ces différents objets, il s'appliquerait à les rapprocher de leurs sujets d'application, procédant toujours des indications générales et des agents qui y répondent, aux indications particulières et aux moyens de les remplir.

Telle est la marche que nous avons dû suivre, en concentrant notre étude, bien entendu, dans les indications relatives aux eaux minérales et dans les applications de ces dernières.

Les eaux minérales ne constituent certainement pas l'unique ressource thérapeutique des maladies chroniques. Quand les thérapeutistes les connaîtront, ils leur assigneront la place qu'elles doivent prendre parmi les divers agents pharmaceutiques ou hygiéniques dont se compose leur traitement. Mais il nous a fallu nécessairement les envisager à un point de vue très spécial, de montrer, autant qu'il dépendait de nous, ce qu'elles sont susceptibles d'opérer dans le cercle d'action qui leur est propre, sans entrer nous-même dans le sujet, inabordable ici, de leur combinaison avec tous les autres agents ou procédés thérapeutiques.

Notre travail a dû être, d'un autre côté, limité par les matériaux que nous avons eus à notre disposition.

Nous faisant un devoir de ne donner place ici qu'aux faits et aux assertions qui nous ont paru d'une certaine valeur, nous avons dû nous restreindre aux documents sérieux qu'il nous a été possible de réunir. Il est certain que beaucoup de nos collègues des eaux minérales savent des choses qui ne se trouvent pas dans cet ouvrage ; mais s'ils ne les ont pas fait connaître, elles n'ont pu être devinées. Il ne suffit même pas qu'ils aient exposé tels ou tels résultats d'observation. On sait combien la majorité des écrits relatifs aux eaux minérales sont peu explicites au sujet des applications les plus vantées de ces mêmes eaux. Mais il n'est pas plus possible, en thérapeutique thermale qu'à propos de toute autre thérapeutique, d'accepter sans contrôle les assertions même les plus sincères, lorsqu'on ne s'est pas donné la peine de les appuyer d'une manière suffisante.

Beaucoup d'observations contenues dans ces écrits n'ont guère elles-mêmes plus de valeur. Des observations isolées peuvent ne pas offrir une plus grande signification que de simples assertions. Il est possible avec quelques observations, même très sincèrement recueillies, de déplacer les spécialisations les plus légitimes et les plus exactes de n'importe quelle eau minérale.

Nous avons donc seulement dû présenter la thérapeutique thermale, telle que les documents rassemblés sur ce sujet nous permettaient de le faire avec quelque sécurité. Ceux qui cherchent dans les livres des formules tout arrangées et qui s'attendent à rencontrer ici la médecine thermale toute faite, feront mieux de s'adresser aux *Guides*. La littérature hydrologique est très riche en *Guides*. Mais la prétention de cet ouvrage est plus modeste : il se propose tout au plus comme un *Indicateur*.

Et tout en reconnaissant que bien des points peuvent être éclairés par de plus habiles que nous, nous n'hésitons pas à affirmer qu'il est impossible aujourd'hui de présenter la médication thermale d'une manière plus dogmatique et plus formelle qu'elle n'est présentée dans cet ouvrage, sous peine de tromper la crédulité du lecteur. Le temps n'est pas encore venu de faire davantage dans ce sens.

Le principal mérite du travail dont nous essayons de faire comprendre l'esprit et la portée, le seul peut-être, est de présenter un cadre qui facilitera désormais le genre d'études dont les eaux minérales ont le plus besoin, c'est-à-dire les études comparatives sans lesquelles il est impossible de songer à remplir les indications multipliées dont nous avions à tracer les tableaux successifs.

En attendant que ces études soient poussées plus avant, nous espérons que l'on pourra reconnaître à ce travail une autre utilité : c'est de présenter aux praticiens tous les éléments possibles à rassembler, aujourd'hui, d'une application rationnelle et scientifique des eaux minérales au traitement des maladies chroniques.

Maintenant que vous connaissez, au moins d'une manière élémentaire, la médication thermale dans les agents qui la constituent, il s'agit de l'étudier à l'œuvre, c'est-à-dire dans ses applications pratiques. J'ai besoin de vous exposer sur ce sujet quelques considérations générales, qui résumeront les principes auxquels la thérapeutique thermale nous paraît devoir être soumise. Ces considérations s'appliquant à deux sujets principaux embrasseront, d'une part, les notions que vous devez posséder sur la *pathogénie* des maladies chroniques, et, d'une autre part, les *indications* qui doivent servir de base à la thérapeutique thermale. La *pathogénie* est le point de départ naturel de la pathologie, comme les *indications* le sont de la thérapeutique.

§ Ier. — Pathogénie des maladies chroniques.

Nous entrons sur un terrain nouveau : l'étude des maladies chroniques ; car c'est à elles seules que la médication thermale peut avoir affaire.

Mais si nous connaissons, jusqu'à un certain point au moins, l'un des éléments de la question, les *eaux minérales*, connaissons-nous aussi bien l'autre, les *maladies chroniques* ?

Je ne fais pas allusion, messieurs, aux notions de pathologie spéciale que je vous suppose très complétement acquises sur ce sujet.

Sans doute, si je voulais insister sur l'imperfection des études relativement aux maladies chroniques, je trouverais un champ facile à exploiter. Si l'on excepte, en effet, les maladies du cœur et la phthisie pulmonaire, il n'est guère de groupes de maladies chroniques qui aient été sérieusement étudiés, j'entends au point de vue dogmatique et de l'instruction médicale. Je dois ajouter cependant une série d'états morbides que l'anatomie pathologique a décrits avec complaisance et d'une manière très complète : ainsi les tumeurs, les cancers, les hydatides, etc.

Mais n'êtes-vous pas frappés de ceci ? C'est que les maladies chroniques que l'on connaît le mieux, et dont l'étude vous est communiquée le plus volontiers par l'enseignement, sont presque exclusivement des maladies incurables, dont

17

le diagnostic importe pour leur pronostic, dont la connaissance anatomique intéresse la nosologie, mais dont l'étude reste à peu près muette au sujet de l'intervention effective de l'art, de la médecine.

Si donc vous me permettiez de creuser très avant les résultats de votre éducation médicale, à ceux d'entre vous qui n'ont pas encore eu le temps de la compléter par l'étude personnelle et par l'expérience directe, je trouverais certainement que ce que vous connaissez le moins, ce sont précisément les maladies traitables, curables, celles enfin vis-à-vis lesquelles la médecine trouve surtout à s'exercer avec utilité.

Cependant, je suppose que vous possédiez, sur ces différents côtés de la pathologie des maladies chroniques, des notions égales et suffisantes ; il resterait encore à savoir si vous vous faites une idée juste et précise de ce que c'est que les maladies chroniques envisagées à un point de vue très général, mais surtout envisagées au point de vue de leur pathogénie, et de ce que l'on appelle leur nature.

C'est sur ce terrain surtout que les résultats de mon enquête seraient le moins satisfaisants, et il ne saurait guère en être autrement. Ce genre d'études n'est pas de ceux qu'aborde volontiers la médecine contemporaine, et, sur ce sujet difficile, nous ne trouvons guère de guide qu'en nous-mêmes, après toutefois les écrivains du XVIIe et du XVIIIe siècles.

Vous comprenez que je n'ai pas la prétention personnelle de combler une telle lacune, dans la partie la plus obscure et la plus complexe de toute la pathologie. Il est évident aussi que ce n'est pas ici le lieu de vous faire l'histoire même des maladies chroniques.

Cependant comme, lorsqu'on aborde un sujet, la première nécessité est d'avoir sur lui des idées aussi nettes que possible, vous me permettrez de vous exposer succinctement quelques points de vue qui me paraissent dominer l'étude des maladies chroniques, relativement à la médication thermale.

On lit dans tous les traités de pathologie : qu'un des modes de terminaison des maladies aigües, c'est le passage de celles-ci à l'état chronique.

Mais ce serait une erreur de croire qu'il en soit généralement ainsi.

Les maladies chroniques naissent presque toujours chroniques d'emblée ; et lorsque l'on cherche à remonter à leur origine, on peut presque toujours reconnaître que celle-ci se rattache :

Tantôt au dérangement fonctionnel apporté directement dans un organe par des causes accidentelles plus ou moins appréciables;

Tantôt, et le plus souvent, à une condition générale de l'organisme dont la maladie n'est autre chose que l'exagération, ou bien dont l'exagération a entraîné directement la maladie.

Lorsque vous entendez porter le pronostic d'une maladie chronique ou en définir les indications thérapeutiques, il faut de toute nécessité arriver à la classer dans l'une ou l'autre de ces catégories.

Exemples :

Phthisie héréditaire et spontanée, ou phthisie acquise et dépendant de fautes hygiéniques ;

Gastralgie spontanée ou due à des écarts de régime ;

Métrite chronique, c'est-à-dire engorgement, érosions, leucorrhée, spontanée, ou consécutive à un accouchement difficile ou mal soigné.

Mais comme il est fort rare que, dans les choses de l'organisme, les faits s'isolent et se séparent comme dans notre esprit, il arrive que, dans la plupart de ces cas, les deux éléments, l'élément constitutionnel et général, et l'élément accidentel et local se combinent : le travail que vous aurez alors à faire consistera à distinguer lequel a dominé la pathogénie et dominera les indications.

Je me suis servi du mot développement *spontané* pour indiquer que la marche propre et déviée de l'organisme a joué le rôle unique ou principal dans la détermination de la maladie, et que la part des causes accidentelles ou déterminantes est nulle ou imperceptible pour nous.

Or ce que je veux développer devant vous, c'est que la plupart des maladies chroniques n'existent ou ne s'entretiennent qu'en vertu d'un état constitutionnel de l'organisme, qui leur a préexisté : ce qui fait qu'en général, lorsqu'on cherche à pénétrer la nature de leurs causes, on ne trouve qu'un rapport très éloigné entre ces causes et leur mode d'action d'une part, et d'une autre part le siége ou la nature de la maladie elle-même. Souvent même ce rapport devient très difficile à saisir, et l'on demeure dans l'impuissance d'assigner une cause à la maladie.

Après vous avoir montré comment les maladies chroniques résultent en général d'un état constitutionnel vicieux ou dévié de l'organisme, je vous dirai comment cet état constitutionnel, alors même qu'il n'aurait pas présidé au développement de la maladie, se développerait consécutivement et par le fait même de l'existence de cette dernière.

Parmi ces déviations de l'organisme dont l'influence est si formelle sur la pathogénie des maladies chroniques, il en est de très déterminées, dont les caractères sont très saillants et les conséquences inévitables : nous voulons parler des *diathèses*.

Il n'entre pas dans notre sujet, ni dans les nécessités de ce cours, d'insister sur les définitions. Vous pouvez savoir quelle est la difficulté des définitions, et comment, dans l'état imparfait de la science, la nécessité de comprendre dans une formule un nombre déterminé de faits ou de phénomènes entraîne nécessairement vers la scolastique. Je ne prétends donc point réformer les définitions des auteurs. Il peut suffire, à défaut de bonnes définitions, que les mots amènent dans vos esprits des idées générales bien comprises.

Ainsi le mot *diathèse* vous donne l'idée d'un état général de l'économie qui entraîne nécessairement certaines manifestations morbides, à caractères spéciaux de siège, de forme, de marche, de pronostic, et qui impriment de tels caractères aux circonstances morbides qui peuvent fortuitement survenir.

Il y a des diathèses qui sont surtout originelles; il en est qui sont surtout accidentelles.

Les scrofules sont parmi les premières.

La syphilis se trouve parmi les secondes.

Si j'ajoute les diathèses cancéreuse, tuberculeuse, rhumatismale, dartreuse, vous aurez saisi de vous-mêmes les caractères spéciaux que les différentes diathèses peuvent imprimer au siège de la maladie, rhumatisme sur le tissu fibreux, dartres sur la peau; à son pronostic, incurabilité du cancer, opiniâtreté du rhumatisme, curabilité parfaite de la syphilis; aux indications thérapeutiques, une série d'agents thérapeutiques spéciaux répondant à la plupart de ces diathèses.

Au-dessous des diathèses nous rencontrons des états analogues, mais moins caractérisés, les *constitutions*, ce mot pris dans une acception physiologico-pathologique, lesquelles ne paraissent être que l'exagération des tempéraments, comme les diathèses seraient, pour quelques-unes au moins, une exagération des constitutions.

Le *tempérament*, voilà l'état parfaitement physiologique.

La *constitution* entraîne déjà la prédisposition à un certain ordre pathologique.

La *diathèse*, enfin, c'est la maladie, alors même que les manifestations n'en ont pas encore frappé la vue.

La constitution n'a rien de fatal comme la diathèse : son empreinte n'est pas aussi formellement assurée aux phénomènes qui se passent dans l'organisme. Cependant elle entraîne une prédisposition qui revêt d'un caractère particulier les dérangements de la santé, comme elle indique une marche spéciale à la thérapeutique.

Si le rôle des constitutions est moins saillant et moins manifeste que celui des diathèses, il est plus considérable, c'est-à-dire plus répandu, s'exerce dans des circonstances bien plus fréquentes, et par cela même qu'il a des caractères moins frappants, réclame une plus grande attention.

C'est donc cette idée que je veux présenter à votre esprit: que la plupart des maladies chroniques reconnaissent pour origine et pour point de départ un état constitutionnel ou diathésique.

Si je vous faisais un cours de pathologie, il me serait facile, si je ne m'abuse, de vous rendre cette démonstration très claire, en vous exposant l'histoire des maladies les plus communes, et qui jouent le plus grand rôle dans la pathologie. Mais un retour sur votre propre observation, et quelques méditations sur un sujet si digne de fixer votre esprit, suppléeront à ce que je ne puis vous apporter ici d'exemples ou de preuves.

Mais quelle idée pouvons-nous nous faire de ces changements qui, par leur apparition et leur développement graduel, apportent à l'économie ces caractères nouveaux qui marquent les constitutions et les diathèses?

Car un organisme livré à une constitution déterminée, ou en proie à une diathèse, peut être considéré simplement comme un organisme nouveau, dans lequel l'harmonie qui présidait à la marche régulière et normale de la vie est altérée dans une certaine mesure, et si nous voulions envisager ces phénomènes nouveaux à un simple point de vue biologique, nous dirions est *changée* : car l'idée d'altération ne doit exister que dans ce sens, que la durée de cet organisme se trouve plus ou moins directement menacée.

La vie s'offre à nos yeux sous deux aspects qui nous frappent d'abord, ou nous offre deux ordres de phénomènes qui résument à peu près tout ce que notre observation peut atteindre :

Phénomènes vitaux,

Phénomènes chimiques.

Ne pouvant se séparer ni s'isoler, on peut dire que tout est chimie dans l'organisme, mais que tout est vie aussi : pas un acte vital qui ne s'accompagne de phénomènes de composition et de décomposition ; pas une réaction chimique qui ne soit sollicitée par un acte vital.

La seule idée que nous puissions concevoir de l'état de santé, c'est un état d'équilibre parfait entre ces différents phénomènes, d'action vitale d'une part, et de réactions chimiques de l'autre.

Or supposez l'un de ces éléments de la vie troublé, le reste suivra.

Les exemples abondent.

Exagérez l'activité d'un organe ou d'un système d'organes, du cerveau, de l'estomac, du cœur, vous verrez au bout de quelque temps l'organe dont l'activité aura été multipliée se troubler, non-seulement dans ses fonctions, mais dans sa texture ; et consécutivement, le reste de l'organisme dérangé dans son harmonie générale, enrayé dans sa marche naturelle, participer à cet état de désordre, purement local dans le principe,

Si nous pouvons suivre quelquefois la filiation de ces phénomènes, les causes de suractivité locale d'abord, puis l'effet ressenti par l'organe mis en jeu dans sa fonction, puis dans sa texture, puis l'extension au reste de l'organisme, nous ne voyons pas toujours aussi clair. Dans ce double dédale de l'organisme, et du monde extérieur où cet organisme puise tant d'éléments de vie et de conservation, de désordre et de mort, la filiation des faits nous échappe souvent. Mais il faut nous servir de ceux qui demeurent à notre portée pour comprendre les autres.

D'autres fois ce sont les phénomènes chimiques qui dominent.

Vous savez que la signification des diverses sécrétions dont l'organisme est le siége, est de maintenir un état d'équilibre chimique, ou de composition chimique moyenne dans nos tissus, de manière que les éléments introduits du dehors compensent les pertes que nous faisons, mais que nous perdions aussi des éléments proportionnels à ceux introduits dans l'économie.

La physiologie moderne admet, sans pour cela suivre la chimie organique dans tous ses développements, que l'oxygène introduit dans le sang par la respiration est nécessaire à l'accomplissement des deux ordres de phénomènes qui constituent la nutrition, c'est-à-dire :

L'assimilation,

Et l'élimination

des divers éléments apportés à nos tissus, lesquels, réduits à leur dernière expression, sont représentés par : carbone, hydrogène, et azote.

Ces divers éléments, dont deux, carbone et azote, doivent surtout être considérés, concourent spécialement à l'entretien de telles ou telles parties de l'organisme, et se partagent inégalement entre les diverses voies d'élimination.

Ainsi, le carbone s'échappe surtout par la respiration et par les sécrétions cutanées.

Que son départ vienne à être troublé ou amoindri, vous le verrez s'accumuler dans l'économie sous forme de graisse, dont l'existence en excès constitue une véritable maladie, une diathèse, dont la dernière expression est la polysarcie.

L'azote s'échappe surtout par les urines, sous forme d'urée ou décomposés uriques. Suspendez-en la libre élimination, et vous pourrez voir naître ce qu'on a appelé la diathèse urique, à laquelle la gravelle et la goutte paraissent appartenir, diathèse à laquelle on arrive par une infinité de degrés qui ne sont pas encore la maladie, tout en n'offrant plus précisément les conditions d'une santé parfaite.

De sorte que vous voyez des diathèses dont les manifestations les plus extérieures nous dénotent des troubles dans les phénomènes chimiques de l'économie ;

D'autres où ce sont des troubles dynamiques ou vitaux, comme dans certains états névropathiques qui sont de véritables diathèses ; peut-être dans la diathèse rhumatismale, où l'élément douleur est à peu près le seul que nous percevions, celui surtout qui paraît le plus évidemment préexister.

Nous devons ajouter à cela un ordre particulier de diathèses où ce sont surtout des éléments histologiques qui se montrent, comme dans les différentes sortes de cancers, c'est-à-dire où il semble survenir une déviation dans la forme des cellules normales.

Mais si ces divers ordres de phénomènes, à un certain degré de développement, constituent des diathèses proprement dites, amoindrissez-les par la pensée, répartissez-les surtout sur chacun des éléments sans nombre dont se composent les êtres organisés, et vous comprendrez comment une foule de dérangements de santé, plus ou moins définissables dans leur origine, n'ont d'autre cause qu'un trouble ou un changement apporté dans l'équilibre ou dans l'harmonie qui préside aux phénomènes vitaux ou chimiques dont l'organisme est le siége.

Nous venons de placer la genèse des maladies chroniques dans un état général, diathésique ou constitutionnel, préexistant et imprimant à la maladie elle-même telles conditions de siége, d'aspect, qu'il appartient au génie qui lui est propre de déterminer.

Mais prenez une maladie chronique dont l'origine soit aussi locale que possible : une gastralgie ou une dyspepsie par exemple, occasionnée ou entretenue par un régime vicieux, et au bout de quelque temps vous verrez sous son influence les autres fonctions de l'organisme se troubler, et un état général constitutionnel apparaître et bientôt dominer la scène.

Le sens de tout ceci, c'est que, lorsque vous rencontrez une maladie chronique toute faite, et c'est ce qui arrive dans l'application des eaux minérales, vous avez presque toujours à vous préoccuper autant ou plus de l'état général de l'organisme que de la maladie locale.

Maintenant, lorsque j'ai invoqué, pour expliquer le développement de la plupart des maladies chroniques, des changements survenus dans les rapports physiologiques et normaux des éléments dynamiques ou chimiques dont nos organes sont constitués, j'ai fait allusion à la pathogénie, mais non point à l'étiologie de ces maladies.

Or, cette étiologie, si sa recherche nous laisse presque toujours au dépourvu, quand nous nous attachons à l'idée d'un ordre de causes occasionnelles ou déterminantes appréciables, nous la retrouverons aisément dans un ensemble de circonstances dont le jeu répond très nettement aux effets que nous avons exposés. Je veux parler des circonstances hygiéniques,

Si vous voulez énumérer, en effet, toutes les infractions que le cours naturel et nécessaire de la vie civilisée nous force à commettre vis-à-vis de la matière de l'hygiène, atmosphère, aliments, exercice, si vous y ajoutez la somme incalculable des phénomènes intellectuels et affectifs, si vous rapprochez ensuite de toutes ces circonstances l'influence qu'elles peuvent exercer sur chacun des actes dynamiques ou chimiques de l'organisme, vous ne vous étonnerez que d'une chose : c'est que les maladies chroniques, fonctionnelles ou organiques, n'exercent pas de plus grands ravages sur l'espèce humaine.

Vous vous étonnerez moins cependant, si vous exercez la médecine près de certaines stations thermales, comme Vichy par exemple : car vous verrez là se réunir un nombre infini de maladies qui n'interrompent pas nécessairement les habitudes de la vie, qui ne réclament rien de la thérapeutique ordinaire, mais que l'habitude du jour, l'attrait du déplacement, du repos, peut-être un certain instinct, attirent auprès des sources minérales.

Pourquoi tant de maladies chroniques relèvent-elles effectivement des eaux minérales, tandis que le reste de la thérapeutique, qu'elles soient graves ou légères, se heurte presque toujours avec impuissance vis-à-vis d'elles ?

C'est qu'à la médication thermale appartient au plus haut degré le caractère d'une médication générale ; tandis que les agents thérapeutiques dont nous disposons n'ont habituellement, et de quelque dénomination qu'on les décore, qu'une influence locale, partielle, circonscrite, et par suite absolument insuffisante.

Car à une maladie générale et tenant l'ensemble de l'organisme, il faut opposer une médication générale et touchant également à tous les points de l'organisme. Et quand j'ai développé devant vous l'idée de la nature diathésique ou constitutionnelle de la plupart des maladies chroniques, c'était pour en venir à vous expliquer le lien qui les unissait de près à la médication thermale.

§ II. — Des indications des eaux minérales.

La thérapeutique n'existe, à l'état de science, qu'autant qu'elle repose sur les *indications*. Un empirisme intelligent peut sans doute rendre quelques services : mais à la médecine rationnelle seule appartient la véritable thérapeutique, celle qui s'adresse aux indications. Les médecins les plus instruits et les plus expérimentés peuvent varier sur le choix des moyens à employer dans un cas donné : ils ne varieront pas sur les indications. C'est qu'il est toutes sortes de moyens de remplir une indication, tandis qu'il n'existe qu'une sorte d'indication dans le traitement d'une maladie.

Les indications de la médecine thermale n'ont guère été exposées que d'une manière très incomplète encore et à des points de vue fort restreints. Aussi les idées que la plupart des praticiens se font de cette médication, ne s'élèvent guère au-dessus de l'idée d'une médication empirique, tour à tour objet d'espérances chimériques ou de défiances exagérées.

Il est possible de mieux faire aujourd'hui : sans doute, nous sommes loin de pouvoir établir d'une manière positive les indications de la médication thermale en général, et de chacun des agents dont elle dispose en particulier. Quelle est d'ailleurs la partie de la thérapeutique qui puisse se vanter encore d'en être arrivée là ? Nous pouvons cependant présenter sur ce sujet quelques considérations générales, basées sur une expérience suffisante, et propres à servir de guide dans l'usage de cette branche si importante et si puissante de la thérapeutique.

Vous savez combien sont multipliées les sources d'indications dans les maladies. Les unes se déduisent du malade lui-même, de ses conditions d'âge, d'hérédité, de constitution, d'habitudes; les autres, de la maladie, de son époque, de son siége, de son étendue, de ses causes surtout; les autres, du médicament lui-même. De là d'infinies combinaisons qui feront toujours de l'étude des indications dans les maladies un des sujets les plus élevés et les plus difficiles de la médecine spéculative comme de la médecine agissante.

Le caractère essentiel des indications que les eaux minérales sont propres à remplir, est d'être générales, et de s'adresser à des états constitutionnels et à des états diathésiques de l'économie. Je ne veux pas dire pour cela que les eaux minérales ne puissent être appliquées à des indications partielles ou locales : qui peut le plus peut le moins. Je veux dire que les indications locales pour lesquelles il nous arrive de les employer, peuvent, en général, être également remplies par des médications beaucoup plus simples et d'une autre nature. Tandis que si nous traitons par les eaux minérales un état constitutionnel ou diathésique, nous faisons réellement la médecine propre aux eaux minérales, nous en appelons à leur grande spécialité thérapeutique, nous tentons, par leur usage, ce que nous ne pouvons faire qu'avec beaucoup de difficultés par d'autres moyens.

A quoi donc les eaux minérales doivent-elles cette prérogative considérable, de nous fournir les moyens de modifier l'économie tout entière, de manière que l'idée de médications substitutives, altérantes, reconstituantes, puisse s'y appliquer par excellence.

Elles le doivent d'abord à la nature et à la complexité de leur propre constitution, qui, alors qu'elle leur permet d'agir sur les phénomènes les plus intimes de la nutrition, multiplie en même temps leurs moyens d'action et crée, sans doute, dans la manière dont elles s'adressent à des organes et à des fonctions différentes, des combinaisons que nous ne pourrions ni analyser ni reproduire. Elles le doivent encore aux modes variés d'administration que l'art met à notre disposition, et qui, des eaux minérales bien dirigées, fait à la fois un traitement médicamenteux et un traitement hydrothérapique. Elles le doivent, enfin, aux circonstances du ressort de l'hygiène, déplacement, exercice, distractions, qui accompagnent en général les traitements suivis près des sources minérales.

Et si nous voulions rapprocher tout ce que la thérapeutique nous permet de rassembler de relatif aux eaux minérales, nous trouverions quatre termes, que nous pouvons considérer comme quatre degrés, descendant de la médication générale à la médication locale :

D'abord, les eaux minérales prises à leur source, dans leur intégrité et dans toute la puissance des agents qui les environnent ;

Puis, les eaux minérales transportées, déjà dépouillées d'une partie des propriétés qui leur appartenaient et des conditions qui leur étaient inhérentes, mais retenant encore une partie inimitable de leur constitution première ;

Puis les eaux minérales artificielles, qui, cherchant en vain à reproduire leur modèle, ne nous donnent qu'une copie pâle et inanimée, non pas même des eaux prises à leur source, mais seulement des eaux transportées et déjà amoindries ;

Enfin, le médicament dominant dans une eau minérale, fer, soufre, chlorure de sodium, etc., qui n'en est plus que le titre et la caractéristique.

La plupart des eaux minérales sont caractérisées par la prédominance d'un principe chimique et thérapeutique, qui sert à les rapprocher et à les classer.

La considération de ce principe prédominant préside à une partie des indications qu'elles doivent remplir.

Mais, dans la plupart des cas, le cercle de ces indications s'étend bien au delà de ce qui pourrait se rattacher à cette simple considération, soit comme puissance d'action, soit comme sujets d'application.

C'est-à-dire que la plupart des eaux minérales, non-seulement possèdent une activité thérapeutique plus considérable que celle attribuée au principe qui les caractérise, mais offrent encore une série d'indications auxquelles ce même principe, pris isolément, serait parfaitement étranger.

Il faut donc en un mot, si l'on veut se faire une juste idée du médicament que constitue une eau minérale, l'envisager, sans pour cela faire abstraction des principes chimiques qui la composent, comme un médicament à part, dont les propriétés sont dues bien moins à tel ou tel des principes qui s'y rencontrent qu'au tout constitué par leur ensemble.

Ainsi, les eaux minérales constituent une médication tout à fait spéciale, distincte de toute autre par la multiplicité des éléments dont elle se compose. A l'inverse des autres médications, dans lesquelles on recherche la simplicité d'action, celle-ci se trouvera d'autant plus complète qu'elle sera plus compliquée. Il résulte, en effet, de cette multiplication dans les moyens d'action, une médication essentiellement générale, c'est-à-dire s'adressant à l'ensemble de l'organisme, pouvant en modifier à la fois les diverses fonctions, profonde en ce qu'elle paraît atteindre souvent les phénomènes les plus intimes de la nutrition, étendue en ce sens qu'aucun des principaux actes de l'organisme ne peut absolument lui échapper, se laissant en outre manier à son gré par celui qui la sait employer, en un mot une médication non moins spéciale par son mode d'action que par la constitution qui lui est propre.

Lorsque l'on a affaire à une maladie chronique, l'une de celles pour lesquelles la médication thermale est le plus souvent invoquée, on se trouve toujours vis-à-vis d'un double sujet d'étude et d'appréciation : d'abord une maladie particulière tenant, sous une forme organique ou fonctionnelle, un organe ou un appareil d'organes, et, pour me servir d'un terme scolastique, occupant une place déterminée dans le cadre nosologique ; puis un ensemble de conditions plus ou moins intimement liées à la maladie elle-même, comprenant les questions d'âge, de sexe, de genre de vie, d'hérédité, de causes, etc, et se résumant en général en un état simplement constitutionnel, ou en un état diathésique.

La direction du traitement devra surtout dépendre de la part prédominante qui pourra être attribuée ou bien à la maladie locale et déterminée, ou bien, au contraire, à l'état constitutionnel ou à l'état diathésique, des relations qui les uniront l'un à l'autre, suivant qu'ils se trouveront sous une dépendance mutuelle ou existeront simplement à côté l'un de l'autre. Prenons un exemple.

Si vous ouvrez un des traités sur les eaux minérales, que vous avez eus jusqu'ici à votre disposition, vous trouverez le rhumatisme rangé parmi les applications thérapeutiques de la plupart d'entre elles, pour peu qu'elles soient thermales, quelle que soit du reste la nature ou le degré de leur minéralisation.

La confusion qui en résulte porte à douter de l'efficacité de moyens thérapeutiques qui se proposent avec cette apparente banalité, et il semble en effet difficile d'admettre que des agents médicamenteux, aussi différents que ceux rassemblés dans la médication thermale, se trouvent propres à remplir des indications semblables. On a raison d'en douter; mais c'est que le rhumatisme peut offrir les indications les plus différentes, les plus contraires même, et lorsqu'on a dit qu'une eau minérale est utile dans le rhumatisme, on n'a pas dit grand'chose : la question est de savoir dans quelles conditions elle peut être appliquée utilement au rhumatisme.

Je ne tarderai pas à vous montrer que le rhumatisme, suivant qu'il est mobile ou fixe, suivant qu'il a laissé ou non des traces organiques et matérielles, suivant qu'il existe chez un individu lymphatique, ou scrofuleux, ou névropathique, ou dyspeptique, qu'il paraît diathésique ou accidentel, etc., réclame des médications très différentes, et comment la médication thermale fournit à chacune des indications particulières qui résultent de conditions si opposées, des agents appropriés.

Vous verrez les indications successivement dominées, non-seulement, comme dans les exemples que je viens de vous présenter, par la diathèse ou par la constitution régnante, mais tantôt encore par l'âge des sujets, tantôt par la forme symptomatique de la maladie, tantôt par telle ou telle condition pathologique coexistante, etc. Mais les exemples ne vous manqueront pas, car toute la partie thérapeutique de ce travail sera consacrée à la recherche des indications et des moyens de les remplir.

Le tort auquel bien peu d'écrits relatifs aux eaux minérales ont échappé, c'est d'avoir cherché à établir la spécialité de ces eaux sur des maladies déterminées. Faites bien attention qu'il n'est guère d'indications qui puissent résulter de la place qu'une maladie tient dans le cadre nosologique. Prenez la plus simple et en apparence la plus facile à traiter des maladies aiguës, la pneumonie, et demandez-vous quelle idée précise de traitement vous pourrez attacher à ce seul mot isolé? Aucune assurément : car ici la saignée, si souvent héroïque, devra être funeste; là triomphera le tartre stibié à haute dose ; ailleurs, le vomitif devra se combiner aux émissions sanguines; ailleurs, enfin, les vésicatoires et les toniques pourront seuls être employés.

Il en sera surtout ainsi des maladies chroniques.

Les indications, en médecine thermale, comme sur aucun autre terrain, ne se prêtent guère à des formules simples; et mieux les eaux minérales seront étudiées, plus elles seront connues, et plus les points de vue relatifs à leurs indications et à leurs contre-indications se multiplieront. Vous ne devrez pas vous plaindre si les problèmes à résoudre viennent à se compliquer, du moment que les éléments de leur solution seront mis sous vos yeux. Bien que ce ne puisse être encore d'une manière très complète, faute de matériaux suffisants encore, il est possible cependant d'appuyer cette étude sur des données de quelque certitude. Le problème n'est même pas aussi difficile à résoudre qu'il pourrait sembler au premier abord.

Nous avons vu que deux points de vue principaux dominaient les indications des eaux minérales dans le traitement des maladies chroniques.

Le premier est celui de l'état constitutionnel ou diathésique que l'on suppose en général exister, ou prendre au moins une certaine part à l'état anormal de l'économie.

L'autre point de vue est celui de la maladie partielle et déterminée qui existe au-dessous de l'état diathésique ou constitutionnel et dans sa dépendance, ou à côté de lui, ou bien isolément et par lui-même.

A la plupart des états diathésiques ou constitutionnels peut s'opposer une classe particulière d'eaux minérales, ou une condition générale de la médication thermale possible à formuler.

Ainsi, il est certain que la diathèse scrofuleuse réclame d'une manière générale les eaux chlorurées sodiques, *Bour-*

bonne, *Uriage, Kreuznach, Nauheim,* etc.; la diathèse herpétique réclame les eaux sulfurées, *Baréges, Luchon, Ax, Enghien,* etc.; la diathèse urique, les eaux bicarbonatées sodiques, *Vichy, Ems, Vals, Saint-Alban,* etc.; le rhumatisme, les eaux à *température élevée* et à installation hydrothérapique complète, *Aix-en-Savoie, Aix-la-Chapelle, Néris, Chaudesaigues,* etc.

Les maladies de certains appareils organiques s'adressent également à certains groupes faciles à déterminer : ainsi, aux maladies catarrhales de l'appareil respiratoire conviennent plusieurs eaux sulfurées, *Bonnes, Cauterets, Allevard, Enghien,* etc.; ou bicarbonatées sodiques, *Ems,* le *Mont Dore.*

Les maladies de l'appareil utérin qui, dans quelques circonstances, peuvent être favorablement modifiées par des eaux actives, comme *Vichy,* ou certaines eaux chlorurées sodiques fortes, réclament très-spécialement des eaux sédatives, et en particulier des sources empruntées à la classe des sulfatées, comme *Ussat.*

Les eaux *bicarbonatées sodiques* sont très spéciales dans les maladies de l'appareil digestif et de ses annexes.

Dans chacune de ces classes d'eaux minérales, toutes sortes de degrés d'activité se tiennent à la disposition du praticien, pour graduer les traitements analogues, pour se prêter aux conditions variées que réclame la thérapeutique.

Une fois ces spécialisations établies, spécialisations de classes, de groupes d'eaux minérales et d'eaux minérales isolées, on comprend à combien de combinaisons thérapeutiques il est possible d'avoir recours, pour répondre aux combinaisons non moins nombreuses que constituent les diverses sources d'indications puisées sur chaque sujet.

La thérapeutique thermale doit donc se traiter exactement comme le reste de la thérapeutique, soumise aux mêmes principes, offrant les mêmes ressources, réclamant la même attention et les mêmes procédés d'analyse. Il faut avouer qu'il y a loin de là à l'incroyable banalité qui procède habituellement à l'usage que l'on fait des eaux minérales. Si, sur ce terrain comme sur celui du reste de la thérapeutique, les erreurs se corrigent souvent d'elles-mêmes, heureusement pour la médecine et pour l'humanité, beaucoup sont funestes; et lorsqu'on a pu apprécier les services que rend la médecine thermale, aussi mal appréciée qu'elle l'a été jusqu'ici, on se demande quelle ne deviendra pas l'importance d'une telle médication, alors qu'on voudra bien l'étudier et l'appliquer à propos.

Cependant, je ne puis dissimuler que la médication thermale, dans les conditions d'éloignement et d'isolement qui lui appartiennent nécessairement, ne doive présenter toujours certaines difficultés qui lui sont propres. Il en est une, entre autres, dont on ne me paraît pas s'être encore bien rendu compte. Il peut arriver que, lorsque l'indication d'une eau minérale a paru la plus formelle et la plus sûre, au jugement des plus experts, l'application qu'on en fait trompe toutes les prévisions, et non-seulement ne produit pas les effets attendus, mais en détermine de fâcheux.

Ceci touche à une question dont la solution échappe le plus souvent : c'est celle de la tolérance pour les médicaments.

On voit quelquefois, en effet, par suite de ce que nous appelons *idiosyncrasie*, c'est-à-dire une disposition tout individuelle et impossible à définir, tel ou tel médicament ne pouvoir être toléré par un individu, et déterminer même des effets opposés à ceux sur lesquels on comptait.

Il n'en résulte pas, en général, de grands inconvénients entre les mains d'un médecin clairvoyant et expérimenté. La répulsion de l'organisme et l'infidélité du médicament sont bientôt reconnues, et il est rare que l'on ne trouve aisément à remplacer ce dernier par un équivalent thérapeutique.

En médecine thermale, il n'en est malheureusement pas de même.

Comme les effets physiologiques des eaux minérales sont généralement peu prononcés, et que leurs résultats thérapeutiques ne se montrent le plus souvent qu'avec lenteur, quelquefois même d'une manière consécutive, il peut être difficile d'apprécier d'abord l'opportunité effective d'une médication que l'apparence indiquait. En outre, l'équivalent thérapeutique ne se trouve plus ici à portée, et lorsqu'un malade a parcouru un long trajet pour aller chercher la médication prescrite, l'intolérance fortuite pour la médication acquiert une gravité beaucoup plus grande. On se décide bien plus difficilement à l'accepter, et le médecin lui-même, par un sentiment facile à définir, se laisse aller souvent à insister, plus qu'il ne conviendrait, sur un traitement dont l'inopportunité ne s'explique pas à ses yeux.

A cette question de la tolérance des eaux minérales, il s'en rattache une autre qui a peut-être avec elle plus d'un point de contact : c'est celle qui a trait à l'époque des maladies où il convient de recourir au traitement thermal.

Je ne fais pas allusion en ce moment au degré d'ancienneté de la maladie : il est difficile d'établir quelque précepte général à ce sujet ; l'opportunité est ici toute relative à la nature de la maladie. Tout le monde sait, d'un autre côté, que des accidents à marche aiguë ne se prêtent guère à l'application des eaux minérales.

Le point de vue que je vais vous exposer est, si je ne me trompe, moins connu, mais d'une importance capitale.

Dans les applications de la thérapeutique, en général, l'époque la plus opportune est celle où les phénomènes morbides, que l'on a l'intention de combattre ou d'atténuer, sont le plus prononcés.

C'est précisément le contraire en médecine thermale.

La règle suivante doit être considérée comme formelle, et ne souffrant guère d'exceptions.

L'époque la plus opportune pour l'application du traitement thermal est celle où les symptômes de la maladie sont le plus effacés ; et si la maladie est à forme d'accès ou d'exacerbations, l'époque la plus éloignée possible des exacerbations passées ou des accès futurs, dans les cas où ceux-ci pourront être prévus.

Cette règle domine entièrement l'opportunité d'application des eaux minérales.

Quelques exemples en feront bien comprendre la portée.

Dans la goutte, le rhumatisme, les névralgies, le traitement thermal sera appliqué le plus loin possible des accès.

Dans les maladies à marche continue, il y a généralement des périodes d'aggravation et des périodes de rémission. Ces dernières devront toujours être préférées pour l'application des eaux minérales.

Je suppose un dyspeptique : vous prescrirez les eaux à l'époque où il digérera le mieux. Dans le catarrhe vésical, on devra les administrer alors qu'il y aura le moins de dysurie. Dans le catarrhe pulmonaire, vous choisirez, autant que possible, les intervalles de retour du catarrhe ; et si vous rencontrez une époque de santé en apparence parfaite, ce sera celle où le traitement se trouvera le plus utilement applicable.

Si vous voulez traiter une de ces dermatoses qui se montrent et disparaissent alternativement, vous choisirez le temps où elle se trouvera absente.

Les maladies du foie, les maladies intestinales elles-mêmes sont presque toujours aggravées par une température élevée.

Cependant c'est en général l'époque la plus chaude de l'année, le mois de juillet, que l'on choisit pour leur traitement thermal : c'est une faute. On commettrait une faute semblable, si l'on envoyait des rhumatisants aux eaux minérales par des temps frais ou humides, alors que leurs douleurs en sont exaspérées.

Il est, du reste, facile de se rendre compte de ceci : il suffit de réfléchir que les eaux minérales ne constituent guère une médication symptomatique. C'est, comme nous venons de l'exposer, une médication qui s'adresse aux conditions générales de l'organisme, que celles-ci renferment la pathogénie de la maladie ou qu'elles contribuent simplement à l'entretenir.

Or plus cet objet spécial de la médication se trouvera simplifié, mieux celle-ci remplira l'objet auquel elle est destinée. En outre, l'action *excitante*, inhérente à la plupart des eaux minérales, bien qu'elle ne constitue qu'une partie de leurs modes thérapeutiques, si elle doit être souvent recherchée, est quelquefois un inconvénient, surtout si elle vient se heurter contre quelque état pathologique actuel.

SCROFULES.

§ Ier. — Indications générales.

Les scrofules, envisagées au point de vue de la diathèse, indiquent toujours les eaux minérales.

L'état diathésique qui préside aux manifestations scrofuleuses nous est inconnu dans son essence ; mais nous connaissons les circonstances qui en favorisent spécialement le développement.

Les unes préexistent à la naissance, telles que l'hérédité, le défaut de croisement des familles, les circonstances débilitantes qui ont pu accompagner la formation et le développement du germe, causes morales dépressives, syphilis, etc.; les autres, postérieures à la naissance, empruntées à la matière de l'hygiène, peuvent se résumer dans un ensemble de conditions que caractérise surtout l'insuffisance de l'air et de la lumière.

Nous considérons la constitution lymphatique comme touchant au premier degré des scrofules. Ceci peut être contesté en théorie, mais ne saurait l'être au sujet des indications hygiéniques et thérapeutiques.

Il est impossible de se faire une idée un peu juste de l'action que la thérapeutique thermale ou toute autre peut exercer sur les scrofules, sans avoir présentes à l'esprit les considérations suivantes :

Les scrofules se manifestent presque exclusivement dans certaines limites d'âge très déterminées : assez rarement apparentes avant cinq ans, c'est entre cet âge et quinze ans, vingt et un ans au plus, que l'on observe presque exclusivement leur développement. Une fois vingt ans atteints, on les voit devenir de plus en plus rares, pour disparaître à mesure que la vieillesse approche (1).

Bien que marquant l'organisme d'une empreinte profonde et universelle, cette diathèse peut exister à un haut degré d'intensité, et multiplier ses manifestations, sans que la vie en soit nécessairement compromise. Si en effet celles-ci ne viennent pas à s'arrêter avec une fixité particulière vers de grandes articulations, ou sur des masses musculaires profondes, ou s'il ne survient pas quelque complication tuberculeuse vers les grands appareils viscéraux, les scrofules sont rarement mortelles : on peut dire qu'elles abâtardissent, plutôt qu'elles ne détruisent les populations.

(1) Lebert, *Traité pratique des maladies scrofuleuses et tuberculeuses*, 1849, p. 58.

Nous ne connaissons pas de médicament spécifique des scrofules. Mais si l'art ne possède pas de moyens de les guérir, à proprement parler, il n'est pas absolument désarmé vis-à-vis cette diathèse redoutable. Il peut en atténuer à un haut degré les manifestations, et aider l'organisme à traverser cette période de l'existence qui paraît en quelque sorte livrée aux scrofules.

Prévenir les manifestations scrofuleuses qui pourraient menacer la vie par elles-mêmes, ou celles qui doivent laisser une empreinte ineffaçable, déformations ou lésions organiques ou fonctionnelles irréparables, tel doit être, dans l'impossibilité où elle se trouve de détruire la diathèse scrofuleuse elle-même, l'objet de la thérapeutique.

Pour arriver à cela, la médecine dispose de deux ordres de moyens : moyens hygiéniques et agents médicamenteux spéciaux.

La médication thermale, et c'est là ce qui doit la faire constamment rechercher dans les scrofules, emprunte ses ressources à ces deux sortes de modificateurs.

Mais on n'a pas seulement à combattre les scrofules pendant leur période d'activité et de développement. Les diathèses, alors même qu'elles sont venues à s'éteindre, par le bénéfice de l'âge, comme les scrofules, ou d'un traitement approprié, comme la syphilis, laissent quelquefois après elles certaines manifestations qui, une fois fixées sur tel ou tel point, se perpétuent pour ainsi dire pour leur propre compte, et ne cèdent qu'à des moyens en rapport avec leur origine et leur point de départ. Il en est de même de certaines cachexies, celles des pays chauds, par exemple, ou encore des contrées marécageuses, qui peuvent laisser des engorgements viscéraux opiniâtres alors même que l'état cachectique a disparu, et que la santé générale s'est rétablie.

C'est ainsi que nous rencontrerons à chaque instant, dans

l'étude que nous ferons d'un grand nombre de maladies chroniques, ce caractère pathogénique dont la détermination permet seule, en révélant les véritables indications, de leur opposer un traitement approprié.

§ II. — Indications particulières.

Nous avons dit que les eaux minérales étaient toujours indiquées par le fait même de l'existence d'une diathèse scrofuleuse.

Mais cette diathèse peut se manifester par des phénomènes variés.

Il en est parmi ceux-ci qui appartiennent essentiellement aux scrofules ; d'autres qui, sans avoir d'affinité aussi directe avec elles, apparaissent facilement sous son influence; il est enfin un grand nombre de phénomènes morbides qui, sans reconnaître les scrofules pour point de départ, empruntent à la diathèse dont ils ont trouvé l'organisme pénétré, des caractères particuliers, et finissent par se placer secondairement sous sa dépendance.

Les manifestations essentielles de la scrofule sont les engorgements des ganglions lymphatiques, du tissu cellulaire, des os et des articulations, avec tendance suppurative, les dermatoses tuberculeuses, etc.

D'autres manifestations moins essentielles, mais très communes encore, s'opèrent :

Sur la peau, impetigo, eczéma, etc.; sur les muqueuses, catarrhe nasal, oculaire, utéro-vaginal.

Enfin, les états pathologiques les plus variés, bronchite, entérite, engorgement utérin, rhumatisme, etc., peuvent se relier assez étroitement à la diathèse scrofuleuse, pour que cette dernière vienne à dominer les indications thérapeutiques qu'ils réclamaient par eux-mêmes.

Or, c'est de la considération de ces différentes manifestations, de leur forme, de leur siége, du caractère pathologique qui leur est propre, que dépendent surtout l'opportunité de la médication thermale, le choix des eaux minérales, la direction du traitement.

En un mot, c'est à la nature des manifestations de la diathèse scrofuleuse que se rattachent spécialement les indications particulières et les contre-indications de la médication thermale.

Cependant les conditions générales de l'organisme, en dehors de l'état diathésique lui-même, ne laissent pas que de prendre également leur part dans les indications.

Les scrofuleux ne présentent pas un type toujours uniforme et auquel une médication identique puisse toujours convenir. Les uns nous offrent un caractère général de faiblesse ou d'atonie, les autres, au contraire, d'excitabilité nerveuse ou de disposition inflammatoire. Le premier type est sans doute le plus commun, puisqu'un des caractères de l'état lymphatique ou scrofuleux est précisément d'allanguir le système nerveux et d'amoindrir la sensibilité ; mais le second peut exister aussi, et il pourrait y avoir de graves inconvénients à ne pas tenir compte de l'un et de l'autre dans la direction du traitement.

Les scrofules se développent en général chez des individus lymphatiques ; mais quelquefois, et ce sont surtout des scrofules acquises par suite de mauvaises conditions postérieures à la naissance, chez des sujets pléthoriques.

Un médecin allemand, qui a observé beaucoup de scrofuleux, le docteur Wiesbaden, insiste sur ce sujet, et cette distinction nous paraît assez importante au point de vue de la médication thermale, pour que nous reproduisions textuellement un passage de cet auteur : « Les scrofules peuvent se manifester chez des personnes d'une constitution sensible

(*Scrofulæ erethicæ*) ou d'une constitution phlegmatique (*Scrofulæ torpidæ*), ce qui constitue deux formes de scrofules : la forme *sensible* (éréthique), et la forme *atonique* (torpide). La forme *sensible* se développe chez les personnes d'une constitution délicate, au teint pâle, aux joues vermeilles et transparentes, aux cheveux blonds et roux, aux formes sveltes et élancées, et qui se distinguent communément par une grande vivacité d'esprit et un caractère fort aimable. La forme *torpide* se manifeste, au contraire, chez les individus d'humeur fâcheuse et chagrine, qui sont remarquables par leur paresse d'esprit, et se caractérisent par le visage terreux, le nez gros, la lèvre supérieure bouffie, les cheveux foncés et hérissés, le gros ventre et le corps ramassé. C'est à l'époque de la seconde dentition que la diathèse scrofuleuse va se perdre chez les uns, tandis qu'alors elle commence à se développer chez les autres dans ses formes les plus hideuses, et c'est communément l'époque de la puberté qui met un terme à la maladie; elle se continue pourtant quelquefois jusqu'à l'âge viril, en reparaissant sous ses formes primitives, ou en prenant la forme nouvelle et dangereuse de tubercules pulmonaires. Aussi y a-t-il des cas où la maladie semble s'être assoupie durant toute l'époque de la puberté, pour se réveiller au déclin de la vie.....(1). »

§ III. — Traitement.

Les scrofules paraissent avoir été traitées avec quelque efficacité auprès d'un grand nombre de sources thermales, très différentes sous le rapport de leur température, du degré ou de la nature de leur minéralisation, de leurs conditions topographiques, etc.

(1) Docteur Wiesbaden, *Kreuznach et ses sources minérales*. Francfort, 1814, p. 75.

On comprend aisément que, à part toute intervention médicamenteuse spéciale, l'action excitante commune à la plupart des eaux minérales, l'introduction dans l'économie de principes modificateurs quelconques, l'animation des fonctions cutanées par les procédés balnéatoires, les circonstances hygiéniques inhérentes à la médication thermale, on comprend que cette réunion de conditions exerce, sur un organisme en proie au lymphatisme ou à la scrofule, une intervention favorable.

Il semble que le type de cette action, banale en quelque sorte, de la médication thermale, soit exactement représenté par ces eaux de *Forges* (Seine-et-Oise), où l'administration de l'assistance publique envoie depuis quelques années des enfants scrofuleux. Ces eaux sont froides. Elles ne présentent à l'analyse aucun principe qui les différencie très notablement de la plupart des eaux douces (1); et, sans vouloir préjuger absolument de ce qu'elles peuvent renfermer d'inconnu encore, il est difficile de ne pas assigner, à l'usage qu'on en fait et aux conditions nouvelles où se trouvent les enfants réunis à *Forges*, un caractère spécialement hygiénique. Or nous savons, par le témoignage formel de l'estimable et savant médecin qui se trouve le mieux à portée d'apprécier les résultats de ce traitement, M. le docteur Gillette, que les enfants scrofuleux en ressentent la plus heureuse influence, et en rapportent le plus souvent les signes les plus prononcés d'une véritable reconstitution de l'organisme, en même temps que les manifestations diathésiques se sont résolues ou enrayées (2).

Sans doute ce sont des enfants de l'assistance publique, c'est-à-dire qui échangent en général les pires conditions

(1) Voyez page 243.
(2) Il est probable que cette médication si simple de *Forges* acquerrait une bien autre portée, si l'on combinait avec elle les *eaux mères des salines*.

hygiéniques pour un milieu tout nouveau, et auquel le fait seul du contraste imprime une efficacité particulière. D'un autre côté, on ne peut se dissimuler que, chez un bon nombre de ces enfants, le retour parmi des conditions nuisibles ne vienne atténuer singulièrement ou détruire entièrement ce qu'ils avaient acquis pendant leur séjour à *Forges*. Cependant les résultats que nous avons signalés n'en ont pas moins une signification propre à nous rendre compte de bien d'autres observations et à nous éclairer sur la réelle valeur de ces dernières.

Mais s'il est vrai que beaucoup de scrofuleux sont remarquablement sensibles à l'influence bienfaisante de conditions assez superficielles et, à proprement parler, hygiéniques, on ne peut néanmoins disconvenir que les scrofules n'indiquent l'usage d'un traitement surtout médicamenteux. En présence de cette altération radicale et universelle de l'organisme, du mode vicieux qui préside à toutes les sécrétions, de la perversion de l'assimilation, des lésions multiples et profondes par lesquelles la diathèse se manifeste habituellement, il est évident qu'il convient de recourir à des modificateurs aussi énergiques que possible. En effet, de tous les groupes pathologiques qui nous passeront sous les yeux, les scrofules sont certainement celui auquel répond la médication la plus formelle et la plus considérable.

Cette médication est surtout représentée par les *eaux chlorurées sodiques* et les *eaux mères* des salines.

Les eaux *chlorurées sodiques*, telle est la médication spéciale des scrofules.

Les eaux *sulfurées* se présentent en seconde ligne, et comme s'adressant plutôt à une série importante de manifestations scrofuleuses qu'à la diathèse elle-même.

Nous rencontrerons ensuite quelques autres eaux minérales, appartenant à des classes différentes, mais paraissant, la plupart, devoir à leur qualité d'eaux *iodurées* une application spéciale au traitement des scrofules.

Nous passerons successivement en revue ces trois groupes d'eaux minérales, considérées soit comme classes, soit dans leurs stations les mieux caractérisées.

Nous rapprocherons ensuite leurs applications, des formes différentes et de chacune des manifestations de la scrofule : ces deux séries d'études répondant, la première aux indications générales, la seconde aux indications particulières du traitement qui nous occupe.

A. *Eaux chlorurées sodiques.*

Les eaux *chlorurées sodiques* se divisent en deux groupes très caractérisés, et entre lesquels nous ne rencontrons que peu d'eaux minérales d'une attribution difficile : ce sont les eaux chlorurées *fortes* et les eaux chlorurées *faibles* (1).

Les premières appartiennent spécialement au traitement des scrofules.

Elles nous représentent les plus minéralisées de toutes les eaux minérales. Le chlorure de sodium est leur caractéristique formelle. Froides ou thermales, la plupart plutôt calcaires que sodiques en dehors du chlorure de sodium, elles renferment tantôt des sulfates, et peuvent devoir à leur décomposition un caractère sulfureux (*Uriage*, *Aix-la-Chapelle*); tantôt des carbonates, et peuvent être notablement gazeuses (*Bourbon-l'Archambault*, *Nauheim*, *Kissingen*); mais surtout elles renferment du brôme, quelquefois de l'iode, et montrent ces principes, le premier du moins, concentrés à un haut degré dans les *eaux mères*.

Tel est le médicament qui, pris sur les lieux d'origine

(1) Voyez page 115.

et suivant les modes appropriés, possède à un haut degré la propriété de modifier dans un sens favorable les constitutions lymphatiques et scrofuleuses, et de résoudre les manifestations diathésiques les plus profondes et les plus considérables.

Aux eaux chlorurées sodiques s'ajoutent, près de certains établissements thermaux, les *eaux mères des salines*.

Nous avons présenté précédemment (1) un exposé succinct de l'histoire de ces eaux mères (*mutterlauge*), résidus de l'évaporation des salines où l'on exploite le chlorure de sodium. Les chlorures dominent encore dans ces eaux mères, moins le chlorure sodique (si ce n'est dans celles de *Salins*); des sulfates s'y montrent en proportion notable; les carbonates en ont disparu; enfin les bromures s'y rencontrent à doses relativement considérables. Telle est la constitution générale de ces eaux mères.

Celles-ci se recueillent auprès de toutes les exploitations salines, que celles-ci proviennent des bancs de sel gemme de nos départements de l'Est, ou des bancs houilliers du Taunus, ou des bords de la mer, marais salants.

On ne les a guère employées jusqu'ici qu'en Allemagne, près des salines elles-mêmes : ainsi, à *Nauheim*, à *Kreuznach*, à *Kissingen*, ou transportées auprès d'autres stations thermales, chlorurées sodiques comme *Hombourg*, où l'on emploie les eaux mères de *Nauheim*, ou sulfatées comme *Lavey*, où l'on emploie les eaux mères de *Bex*.

En France, il existe à peine quelques vestiges de cette médication, que MM. Trousseau et Lasègue ont fait connaître il y a quelques années (2), et sur laquelle nous avons

---

(1) Voyez page 119.
(2) Trousseau et Lasègue, *Études thérapeutiques sur les eaux minérales des bords du Rhin* (extrait de la *Gazette des hôpitaux*. Bruxelles, 1847, p. 323).

essayé nous-même, plus récemment, d'appeler l'attention des praticiens (1).

Les eaux mères n'ont encore été employées thérapeutiquement en France qu'à *Salins* (Jura), établissement thermal tout récemment constitué, et connu seulement dans un rayon très circonscrit (2). On en fait encore quelque usage à *Salies* (en Béarn), mais sans qu'il existe là d'établissement thermal proprement dit. On aurait également, si nous sommes bien informé, commencé à utiliser les eaux mères des marais salants *au Croisic* (Loire-Inférieure). Mais encore une fois, la médication par les eaux mères peut être regardée comme à peu près nulle en France.

Les eaux mères, on n'en saurait douter par leur composition, ne s'emploient que sous forme de bains. Médicament très énergique, il faut en graduer soigneusement l'administration, et de très sérieux inconvénients peuvent résulter de son usage en excès.

On commence en général le traitement par les bains d'eau minérale simple, bains faciles eux-mêmes à graduer près des salines où l'exploitation s'opère peu à peu dans des bâtiments dits de *graduation;* puis on y ajoute l'eau mère, dont on élève successivement la dose. MM. Trousseau et Lasègue avaient sans doute été mal informés, lorsqu'ils ont écrit qu'on pouvait prendre à *Kreuznach* jusqu'à 100 litres de *mutter-lauge*, dans un bain de 300 litres, et que si cette dose ne dépassait jamais 50 litres à *Hombourg*, c'était seulement par une raison d'économie (3).

Les eaux mères sont loin de se prescrire à cette dose

---

(1) Durand-Fardel, *Études sur les eaux mères des salines*, in *Annales de la Société d'hydrologie médicale de Paris*, t. II, 1856, p. 28.

(2) Germain, *Sources minérales, eaux mères sodo-bromurées de la saline de Salins*, Paris, 1854.

(3) Trousseau et Lasègue, *loc. cit.*, p. 329.

élevée. A *Nauheim*, on commence par un litre, quelquefois moins, et on ne dépasse guère 8 ou 10 (1). A *Kreuznach*, beaucoup de malades ne peuvent supporter une dose plus élevée ; cependant on peut aller jusqu'à 20 ou 30 litres (2). M. Lebert ajoutait aux eaux de *Lavey* de 12 à 18 litres des eaux mères de *Bex* (3). M. Germain emploie en moyenne de 25 à 30 litres d'eaux mères à *Salins*, et ne paraît pas dépasser 45 (4) ; ce qui représenterait, pour un bain de 2 hectolitres, l'énorme proportion de :

	gr.
Bromure de potassium...........	140,03
Chlorure de sodium	9950,00
Différents sels....................	8215,00 (5)

L'analyse des eaux mères ne nous rend pas compte des différences de doses que nous voyons atteindre dans ces différents établissements thermaux : il faut nous en rapporter ici tout à fait à la pratique locale.

Les bains additionnés d'eaux mères constituent une médication très énergique.

Des compresses imbibées d'eaux mères (pures), et appliquées sur la peau, provoquent, au bout de vingt-quatre ou de quarante-huit heures, une éruption ressemblant beaucoup à celle que détermine la pommade d'Autenrieth (6). Il faut surveiller attentivement le mode d'administration, la dose, la durée des bains. M. Rotureau a observé que ces bains rendaient plus marquée la sensation de froid que l'on éprouve d'abord en se plongeant dans l'eau salée de *Nau-*

---

(1) Rotureau, *Étude sur les eaux minérales de Nauheim*, 1856, p. 84.
(2) Prieger, *Observations pratiques sur les eaux minérales de Kreuznach*, 1847.
(3) Lebert, *Comptes rendus des eaux de Lavey*, 1840, 1841 et 1842.
(4) Germain, *loc. cit.*, p. 154.
(5) Duboz, *Quelques considérations sur les sources salées et les eaux mères des salines de Salins (Jura)*, thèses de Strasbourg, 1856, p. 42.
(6) Rotureau, *loc. cit.*, p. 85.

heim. Un sentiment de chaleur ne tarde pas à y succéder ; mais si le bain est trop fort en eau mère, la peau se revêt bientôt d'une rougeur intense, des démangeaisons intolérables se développent, et il apparaît souvent des palpitations, de la dyspnée, des bourdonnements d'oreilles, des éblouissements qui pourraient annoncer des accidents plus graves. M. Rotureau signale encore la nécessité de grandes précautions, lorsqu'on fait usage des eaux mères dans les cas de plaies ou d'ulcères, des érysipèles pouvant résulter de leur emploi inopportun ou trop actif.

Des éruptions peuvent être déterminées par les bains d'eau minérale simple, même sans eau mère. Quelquefois même une addition excessive d'eau mère peut, suivant M. Wiesbaden, en troubler l'évolution (1). M. Wiesbaden a vu les bains de *Kreuznach* déterminer des éruptions vésiculeuses, ou papuleuses, ou furonculeuses ; quelquefois des plaques d'exanthème pourpre, semblables à celles que Vogler a remarquées à *Ems* (2), et qui ne seraient pas toujours de bon augure. Mais ce que cet observateur a rencontré de plus particulier à *Kreuznach*, c'est entre le 20e et le 30e bain, de petits tubercules à sommet transparent, à circonférence rouge, apparaissant surtout dans les régions pileuses, et se transformant en pustules purulentes semblables à celles de la variole. Elles se dessèchent après plusieurs jours d'état et ne se reproduisent plus. Cette éruption se montre surtout chez les scrofuleux, et l'auteur lui attribue un caractère vraiment critique.

M. Trousseau insiste avec raison sur ce que ces bains additionnés d'eaux mères n'agissent pas seulement sur les points avec lesquels ils sont mis en contact (3). Ils agissent

---

(1) Wiesbaden, *Kreuznach et ses sources minérales*, 1844, p. 63.
(2) Je n'ai rien vu de semblable à Vichy.
(3) Trousseau et Lasègue, *loc. cit.*, p. 337.

manifestement sur l'état diathésique. C'est ainsi que les ophthalmies et les scrofules ulcérées s'en trouvent très notablement modifiées, même sans contact direct. Mais ces exemples n'étaient pas nécessaires pour prouver la portée curative d'une telle médication.

En même temps que les bains, les eaux salées sont prises à l'intérieur.

Les eaux chlorurées sodiques, prises à doses un peu considérables et rapprochées, purgent en général. Mais un pareil effet doit être ordinairement évité dans le traitement des scrofules. On les emploie plutôt à titre d'altérant que de purgatif. Leur mode d'administration, accommodé surtout aux susceptibilités individuelles, permet de diriger leur action dans le sens que l'on veut. Lorsqu'elles ne provoquent pas de supersécrétions intestinales, elles agissent quelquefois comme diurétiques. Mais leur effet le plus ordinaire est de développer de l'appétit et d'entraîner un sentiment de bien-être et de force, pourvu toutefois qu'on n'en fasse pas un usage exagéré (1). En résumé, il semble que le mieux est qu'elles déterminent des phénomènes physiologiques aussi peu tranchés que possible.

Telle est la pratique, assez simple comme on le voit, qui préside au traitement des scrofules près des eaux chlorurées sodiques.

Mais, nous l'avons déjà dit, ce traitement appartient spécialement aux stations thermales de l'Allemagne que nous avons déjà mentionnées.

Pourquoi n'en est-il pas de même en France? Chez nous, la médication thermale des scrofules appartient à peu près exclusivement aux bains de mer et aux eaux sulfurées. Nous verrons plus loin ce que les uns et les autres offrent d'incomplet.

(1) Duboz, Thèse citée, p. 20.

MM. Figuier et Mialhe ont déjà fait ressortir l'analogie parfaite qui existe entre nos eaux minérales et les eaux d'outre-Rhin les plus célèbres par leur spécialité, et ont indiqué les moyens de rendre cette analogie plus complète au moyen de certaines additions, qui permettraient de faire des eaux de *Bourbonne*, par exemple, quelque chose d'à peu près identique avec celles de *Hombourg* ou de *Soden* (1). La combinaison des eaux mères nous semble un moyen plus pratique, plus efficace et moins artificiel, d'élever ces médications à la hauteur les unes des autres, car c'est surtout le traitement externe qu'il nous paraît essentiel de développer et de fortifier.

Les auteurs qui ont écrit sur les eaux chlorurées sodiques en France, ont bien mentionné les scrofules parmi les cas qui rentraient dans leur cercle d'application, mais avec très peu d'insistance. C'est ainsi que notre excellent et savant ami, M. Regnault, médecin inspecteur des eaux de *Bourbon-l'Archambault*, subordonne tout à fait cette importante pratique à celle si ingrate et si imparfaite des paralysies (2).

Les auteurs qui ont écrit le plus récemment sur *Bourbonne*, une des stations thermales les plus riches en principes minéralisateurs actifs, semblent s'être donné le mot pour parler de tout, excepté des applications thérapeutiques de ces eaux, et indiquent à peine la scrofule (3). Il est vrai qu'en revanche elles ont été conseillées par Chevallier dans l'hystérie, par Therrin dans les congélations, par M. Raige-Delorme dans les maladies de peau. Il n'a jamais

---

(1) Figuier et Mialhe, *Examen comparatif des principales eaux minérales salines d'Allemagne et de France*, 1848.

(2) Regnault, *Traité descriptif et pratique sur les eaux de Bourbon-l'Archambault*, 1842.

(3) Prat, *Mémoire sur les eaux minérales de Bourbonne*, 1827. — Magistel, *Essai sur les eaux minérales de Bourbonne*, 1828.

été question du traitement des scrofuleux à *Balaruc.*
M. Kuhn ne distingue pas les applications des eaux de *Niederbronn* aux prédominances lymphatiques et scrofuleuses, de toutes sortes d'autres applications certainement moins spéciales (1). Nous devons cependant faire une exception au sujet des eaux d'*Uriage*, dont M. Gerdy a très bien développé l'action spéciale contre les scrofules (2), et de celles de *Salins*, où M. Germain a traité un grand nombre d'affections scrofuleuses (3).

Pourquoi les eaux chlorurées sodiques en France se sont-elles laissé dominer par les eaux sulfurées, dans le traitement spécial de la scrofule? Et en quoi cèdent-elles aux eaux minérales de l'Allemagne?

Il est vrai que *Kreuznach*, *Nauheim*, *Hombourg*, *Soden*, dépassent en minéralisation les eaux de *Bourbonne*, de *Balaruc*, d'*Uriage*. Mais nous savons de reste qu'une fois une certaine proportion de minéralisation atteinte, il ne faut pas toujours juger du degré d'efficacité des eaux minérales par le chiffre de leur analyse.

Ce n'est pas à leur acide carbonique que *Nauheim* et *Hombourg* devraient leur spécialité, car *Kreuznach* en renferme à peine, beaucoup moins que *Bourbon-l'Archambault*, et peut-être que *Bourbonne* (4).

Ces eaux de l'Allemagne sont froides ou à peu près; les nôtres, au contraire, sont presque toutes thermales et à un haut degré. Il est difficile d'admettre qu'une telle cir-

---

(1) Kuhn, *Les eaux laxatives de Niederbronn*, 1854.
(2) Gerdy, *Études sur les eaux minérales d'Uriage*, 1849.
(3) On peut consulter sur les eaux de *Salins* l'ouvrage de M. Germain et le mémoire de M. Duboz, déjà cités, ainsi qu'un mémoire de M. Carrière, inséré dans les *Mémoires de l'Académie royale de médecine*, in 4°, t. XIX.
(4) C'est à tort que (page 118) nous avons rangé *Bourbonne* parmi les eaux chlorurées *non gazeuses*; elle appartient aux eaux *faiblement gazeuses.*

constance soit précisément défavorable. Celles-ci sont notablement bromurées, même un peu iodurées, notamment *Bourbonne*, *Bourbon* et *Balaruc*.

Reste l'usage des *eaux mères*. Est-ce à celles-ci qu'il faut attribuer uniquement cette suprématie, apparente ou réelle?

Mais sous ce rapport encore, nous ne voyons pas pourquoi nous resterions tributaires de l'Allemagne. *Salins* nous offre dès aujourd'hui les mêmes ressources. Le voisinage des marais salants semble désigner *Balaruc* pour devenir une station spéciale aux scrofuleux. L'air marin qu'on y respire, le climat méridional, viennent ajouter à cela des circonstances éminemment favorables. Il semble qu'une des conditions les plus essentielles du traitement des scrofuleux devrait être le changement, aussi radical que possible, de milieu et de climat. Remarquez que les stations thermales le plus spécialement dévolues aujourd'hui au traitement des scrofules se trouvent précisément situées dans des contrées où les scrofules abondent. N'est-il pas vraisemblable que, si des conditions thérapeutiques identiques se rencontraient dans une région peu favorable elle-même au développement des scrofules, comme le Midi, leur valeur curative en serait considérablement accrue? C'est à cela sans doute que les eaux sulfurées doivent une grande partie de leur appropriation au traitement des scrofules.

Après les détails dans lesquels nous venons d'entrer, il ne nous reste guère qu'une simple mention à faire des principales stations thermales qui se trouvent indiquées par les scrofules. On trouvera, dans la première partie de cet ouvrage, les détails nécessaires à connaître sur leur constitution chimique et leur installation.

Kreuznach et *Nauheim* se présentent d'abord à nous sur la même ligne; au moins nous paraît-il difficile d'établir entre ces deux stations thermales quelque différence au point de vue qui nous occupe. Froides ou à peu près l'une et l'autre, fortement minéralisées, toutes deux ferrugineuses et bromurées, offrant également le chlorure de calcium au-dessous du chlorure de sodium très prédominant, *Nauheim* seule très gazeuse, le traitement près de l'une et de l'autre se caractérise surtout par l'usage des *eaux mères*.

Ces deux stations thermales nous paraissent représenter parfaitement ce que les eaux salines fortes peuvent offrir pour le traitement des scrofules, et l'expérience a suffisamment prononcé sur leur efficacité.

Auprès d'elles cependant, nous pouvons mentionner *Hombourg, Soden, Kissingen, Wildegg*, etc.

Salins peut seul, en France, être mis en parallèle avec *Nauheim* et *Kreuznach*, pour l'usage que l'on y fait des eaux mères. Il y a à *Salins* une très belle piscine, chose assez rare dans les établissements de cette classe (eaux chlorurées fortes). Ce mode balnéatoire est excellent pour les scrofuleux. Il n'a que l'inconvénient de ne pas se prêter à l'addition des eaux mères, qu'il est nécessaire de doser pour chaque individu.

Les eaux de *Salins* sont froides, très minéralisées et nullement gazeuses. Aussi ne sont-elles pas toujours facilement tolérées. Il est probable qu'en les chargeant, artificiellement, d'acide carbonique, on en rendrait l'usage beaucoup plus facile et plus salutaire. Il n'est pas besoin de faire remarquer que cette pratique ne pourrait exercer aucune action altérante sur la constitution d'eaux minérales essentiellement fixes comme celles-ci.

Après *Salins, Uriage, Bourbonne* et *Balaruc* nous paraissent les trois stations thermales les mieux appropriées à ce traitement spécial. C'est à *Uriage* qu'il a reçu le plus de développement. C'est *Balaruc* qui nous paraît offrir à ce sujet le plus de convenances thérapeutiques réunies.

Telles sont les stations thermales chlorurées sodiques auprès desquelles le traitement des scrofules peut s'effectuer d'une manière aussi complète que possible. Il faut cependant faire une réserve à ce sujet. Ce sont là des eaux chlorurées sodiques fortes. Or, dans certaines circonstances, en raison, soit de la constitution nerveuse, excitable du sujet, soit du caractère des manifestations, elles se trouvent certainement trop actives.

On peut alors recourir à des eaux chlorurées sodiques plus faibles. Mais s'il est vrai que les scrofules réclament autant que possible une médication formelle et déterminée, il est probable que les eaux chlorurées sodiques faibles n'exerceront qu'une action assez insuffisante sur la diathèse. Nous le pensons ainsi, et nous croyons qu'alors la spécialité de ces dernières s'efface, et qu'il est une série d'eaux minérales très peu excitantes, chlorurées sodiques, sulfurées, sulfatées ou bicarbonatées calcaires, qui se peuvent ranger dans une même catégorie pour leurs applications aux scrofules. Si nous les séparons ici pour suivre un ordre méthodique dans cette étude, il est impossible de ne pas les rapprocher, à propos des indications particulières.

Cependant il est des degrés dans l'application des eaux chlorurées, au point de vue qui nous occupe.

Entre les eaux *fortes* que nous avons mentionnées tout à l'heure, et les eaux *faibles* proprement dites, il y a des intermédiaires.

Ainsi, *Aix-la-Chapelle*, sulfureuse comme *Uriage*, est plus facile à supporter pour certains malades ; *Baden-Baden*, *Niederbronn*, *Saint-Nectaire* et *la Bourboule* (en Auvergne), etc.

Toutes ces eaux minérales offrent encore un caractère assez déterminé. Si celles de *la Bourboule*, peu connues encore, jouissent peut-être même d'une activité toute particulière, si leur activité est encore redoutée, il en est d'autres qui ne paraissent devoir exercer sur les scrofuleux qu'une action assez superficielle, mais dont l'emploi ne paraît pas pour cela stérile, et qui peuvent d'ailleurs être employées comme préparation à des eaux plus actives et plus excitantes: ainsi *Luxeuil*, *Bourbon-Lancy*, quelques sources peu connues dans les Landes (1), *Wildbad*, etc.

Les *bains de mer* appartiennent à la médication chlorurée sodique : nous devons donc nous en occuper ici. Ils constituent, avec les eaux sulfureuses, la médication scrofuleuse la plus usitée en France, et attirent surtout les constitutions empreintes de lymphatisme.

Nous avons signalé précédemment l'analogie de composition de l'eau de la mer avec les eaux chlorurées sodiques très minéralisées; mais l'analogie entre les traitements que l'on suit auprès de l'une et auprès des autres nous paraît plus apparente que réelle.

On ne nous semble pas s'être bien rendu compte jusqu'ici du véritable caractère de la médication marine.

Ce qu'on fait à la mer, c'est de l'hydrothérapie beaucoup plus qu'une médication minérale. Les bains les plus courts sont les plus efficaces. Ce qu'on recherche donc surtout, presque exclusivement même, c'est la réaction. Cette réaction a pour éléments la température froide de l'eau, l'agitation de la mer; si la minéralisation de celle-ci y prend une part très active, c'est bien plutôt par son action sur la peau que par sa pénétration dans l'organisme, c'est par sa densité plutôt que par sa nature.

C'est pour cela que les *bains de mer* constituent essentiellement la médication de l'enfance, âge de la réaction, et

---

(1) Voyez page 129.

les enfants lymphatiques ou scrofuleux en tirent effectivement très bon parti. Mais chez les adultes, et dès la puberté, il y a beaucoup moins à compter sur leurs résultats en pareil cas.

Ce qu'il y a peut-être de plus minéralisateur dans les *bains de mer*, tels qu'on en fait usage, c'est l'atmosphère, dont l'inhalation continue constitue elle-même un mode de traitement très actif. On en fait bien aussi quelque usage à l'intérieur (Gaudet, Pouget), mais dans des limites nécessairement assez restreintes.

Cependant il y a d'importantes distinctions à établir. Ce que nous venons de dire s'applique spécialement aux *bains de mer* des côtes du nord de la France et de l'Europe, ceux qui sont les plus recherchés. Certaines plages dans la Méditerranée et dans l'Océan, abritées contre les mouvements violents de la mer et échauffées par le soleil, permettent des bains prolongés, où l'on ne recherche plus la réaction, mais bien une action minéralisante. *Arcachon* présente le type de ces sortes de bains (1). On retrouve quelque chose de semblable au sud de l'Angleterre.

En résumé, nous ne doutons pas que les *bains de mer* ne constituent un modificateur excellent à opposer au lymphatisme et aux scrofules. Mais nous croyons qu'ils n'agissent pas en général dans le même sens que les eaux chlorurées sodiques, malgré l'analogie de composition. Et si leur action, surtout hydrothérapique, nous paraît parfaitement appropriée aux constitutions lymphatiques, elle nous semble assez insuffisante dans les scrofules déterminées. Nous es-

---

(1) Pereyra, *Des bains de mer d'Arcachon, de l'influence des bords de ce bassin sur les tubercules pulmonaires et les maladies du cœur, et de l'habitation de cette plage pendant l'hiver par les personnes atteintes de maladies chroniques.* 1853.

sayerons du reste tout à l'heure de faire la part spéciale de leurs applications.

B. *Eaux sulfurées.*

C'est aux eaux *sulfurées* qu'est attribuée en France la spécialisation relative au traitement des scrofules. Les auteurs qui ont écrit sur les eaux minérales de cette classe réclament pour elles toutes les formes de la scrofule, et sont unanimes pour attacher une valeur considérable à cette médication.

Une semblable spécialisation ne nous paraît cependant appartenir aux eaux sulfureuses que d'une manière assez secondaire. Nous allons exposer sous quel point de vue, un peu rectifié, cette importante question de pratique nous paraît devoir être envisagée.

Ce qui a entraîné certainement quelques illusions à ce sujet, c'est que les eaux sulfureuses se trouvent parfaitement appropriées à certaines manifestations très communes du lymphatisme (1) ou de la scrofule : ainsi les manifestations cutanées et catarrhales. On est d'autant plus dans le vrai en employant les eaux sulfureuses dans les formes lymphatique et scrofuleuse des dermatoses et des catarrhes laryngés et bronchiques, que ces formes sont précisément celles auxquelles la médication thermale, considérée d'une manière générale, s'approprie le mieux. Aussi les résultats que l'on obtient, à leur sujet, de l'usage des eaux sulfureuses, sont-ils habituellement très satisfaisants.

Mais s'attaquer aux manifestations d'une diathèse ou à la diathèse elle-même, ce n'est pas toujours la même chose. Le traitement radical de la diathèse détermine des résultats

---

(1) C'est, je crois, à M. Fontan qu'appartient ce mot.

plus assurés, mais souvent moins rapides et moins évidents. Le traitement des manifestations produit des effets plus immédiats, plus brillants, mais moins profonds et moins durables.

Ce n'est pas que les eaux sulfureuses, telles qu'on les emploie, soient précisément sans action sur l'état diathésique. Nous n'entendons pas déprécier cette médication, mais la ramener à sa juste valeur.

S'il est vrai, et nous ne pensons pas qu'on le conteste, que les scrofules réclament une médication aussi active et aussi médicamenteuse que possible, il faut convenir que les eaux sulfureuses présentent des ressources fort restreintes sous ce rapport.

A peine minéralisées, dépourvues de brôme, à peu près d'iode que l'on ne trouve guère que dans leur matière organique, elles agissent surtout par leur principe sulfureux, principe fugace lui-même et qui semble s'adresser, pour la plus grande partie, d'une manière topique, soit à la peau, soit aux muqueuses, et par leurs principes alcalins (silicates, carbonates et sulfates sodiques). Elles renferment avec cela bien peu de chlorure de sodium ou de sels calcaires. Aussi M. Barrié nous paraît-il s'être fait illusion, lorsqu'il a exprimé que les eaux sulfureuses agissaient, dans les scrofules, plus par leurs iodures et leurs chlorures que par leur soufre (1). Du reste, et c'est là le point important, il est impossible de comparer les résultats obtenus à *Kreuznach* et à *Nauheim* avec ceux que l'on obtient auprès des stations thermales des Pyrénées, sans se convaincre de la supériorité de la première médication sur les eaux sulfureuses.

Mais voici un nouveau point de vue, tout à l'avantage des eaux sulfureuses, de la plupart d'entre elles au moins,

---

(1) Barrié, *Thèse citée*, p. 51.

et qui rend compte d'une partie des bons effets qu'elles produisent dans l'ordre de faits que nous étudions.

Nous avons déjà fait ressortir l'importance du changement de climat et de milieu dans le traitement de la scrofule. Plus un scrofuleux se trouvera éloigné des conditions parmi lesquelles, ou sous l'influence desquelles, sa constitution se sera développée dans un sens vicieux, plus il aura de chances de voir sa santé prendre une direction meilleure, et plus les traitements suivis, au milieu de ces conditions nouvelles, auront de prise sur lui.

Ce sont précisément de telles conditions que nous présentent la plupart des stations thermales sulfureuses appartenant en général à des régions montagneuses et méridionales. Transplantez un scrofuleux des plaines basses et humides du Nord, ou du sein d'une grande ville, dans les montagnes des Pyrénées, et nous n'avons pas besoin d'énumérer les circonstances multipliées qui exerceront sur lui une influence bienfaisante. L'altitude seule, à laquelle nous reprocherons plus loin d'exercer sur la phthisie une action défavorable, sera déjà ici une condition précieuse (1).

Il n'est donc pas étonnant que les traitements, déjà salutaires par eux-mêmes à un certain degré, suivis près de telles stations thermales, entraînent d'heureux résultats. Mais ces résultats sont plus superficiels que ceux obtenus près des eaux chlorurées, parce qu'ils sont dus plutôt à des influences hygiéniques et toutes passagères, qu'à des influences médicamenteuses, plus stables de leur nature.

Telle est, à notre sens, la part équitablement faite aux eaux sulfureuses dans le traitement des maladies qui nous occupent. Très précieuses vis-à-vis de constitutions simplement entachées de lymphatisme, elles nous paraissent in-

(1) Herpin, *Études médicales*, etc., *sur les principales sources d'eaux minérales de France*, etc., 1855, p. 190.

suffisantes dans la diathèse scrofuleuse, et fort inférieures aux eaux chlorurées sodiques. Nous trouvons, du reste, ceci exactement exprimé dans un travail fort remarquable et qui, tout en émanant d'un jeune médecin justement regretté, porte l'empreinte d'une des expériences les plus considérables et les plus estimées de la pratique des *Pyrénées*. « Les eaux sulfureuses, dit Astrié, agissent dans les scrofules, peut-être plus sur l'ensemble des fonctions générales qu'elles relèvent, et surtout sur l'appareil sanguin qu'elles stimulent et réveillent d'une manière particulière, que sur la diathèse scrofuleuse elle-même. Les eaux sulfureuses *ne guérissent pas directement les scrofules* comme les dartres, elles modifient heureusement l'ensemble de l'organisme et mettent les malades en voie de guérison : tel est le résultat vrai qui me paraît basé sur l'ensemble des faits (1). »

Ceci établi, ou si l'on veut soumis à l'appréciation du lecteur, on comprend qu'il nous sera difficile d'attribuer à telle ou telle source sulfureuse une spécialité plus ou moins prononcée, relativement au traitement des scrofules.

Les deux seules considérations qui pourront nous guider à ce sujet seront relatives aux conditions topographiques, d'une part, et, de l'autre, au degré d'activité physiologique des eaux, c'est-à-dire de leurs propriétés excitantes.

Sous le premier rapport, nous n'hésitons pas à attribuer une grande supériorité aux eaux sulfurées, la plupart sodiques, des Pyrénées, sur les eaux sulfurées, la plupart calciques, des régions de plaines.

Il est vrai que M. de Puisaye considère « la maladie scrofuleuse comme une des affections auxquelles les eaux d'*Enghien* s'appliquent avec le plus d'avantages, non pas

(1) Astrié, *De la médication thermale sulfureuse*, Thèses de Paris, 1852, p. 162.

seulement dans la scrofule confirmée, mais aussi chez les sujets qui, sans avoir des symptômes apparents, ont l'habitude extérieure des scrofuleux : condition qui, dans une multitude d'affections locales, est souvent la seule indication de la médication sulfurée (1). »

Malgré la confiance que nous avons dans l'expérience de notre estimable confrère, nous ne pouvons admettre une proposition aussi absolue. Que les eaux d'*Enghien* aient pu exercer sur des plaies scrofuleuses une action salutaire, que sous leur influence les traitements médicamenteux essayés inutilement jusque-là aient acquis un empire nouveau (observations de M. de Puisaye), nous ne saurions en douter, et nous admettons parfaitement que l'usage thermal de ces eaux, ajouté à l'administration de médicaments tels que l'huile de foie de morue ou l'iode, ne puisse être que très avantageux aux scrofuleux. Mais de là à une médication (nous ne disons pas à une curation) radicale et diathésique de la scrofule, il y a loin encore : il y a loin, nous le croyons fermement, de l'efficacité des eaux d'*Enghien* à celle des eaux chlorurées sodiques, surtout employées avec les eaux mères.

En tant que médication scrofuleuse, il n'y a pas non plus de parité à établir entre un séjour dans une campagne, salubre sans doute, mais aux portes de Paris, et un séjour dans les Pyrénées.

Ici, les eaux les plus actives seront choisies. *Baréges*, les sources fortes de *Luchon*, d'*Ax*, de *Cauterets*, *Bagnols*, *Schinznach* dans une autre contrée, se trouvent d'abord indiquées. Les médecins qui ont l'expérience des eaux sulfurées sont d'accord sur ce sujet, et sur celui-ci, qu'il faut appliquer les traitements à doses élevées et sous les

---

(1) De Puisaye et Leconte, *Des eaux d'Enghien, au point de vue chimique et médical*, 1853, p. 218.

formes les plus actives. Les lymphatiques et les scrofuleux les supportent ainsi avec la plus grande facilité.

Il est évident que nous faisons abstraction ici des indications spéciales qui peuvent résulter de telles ou telles manifestations de la scrofule. Nous nous occuperons tout à l'heure de celles qui lui appartiennent le plus directement ; on retrouvera dans des chapitres particuliers ce qui concerne les manifestations plus éloignées, dermatoses, bronchites, métrites, etc.

Nous signalerons seulement quelques points de vue qui appartiennent à l'étude présente.

Nous avons dit que les eaux chlorurées sodiques fortes pouvaient se trouver contre-indiquées, chez un certain nombre de scrofuleux, en vertu de leur trop grande activité.

Ici les eaux sulfureuses peuvent retrouver une indication formelle. Les sources faibles d'*Ax*, de *Luchon*, les eaux de *Saint-Sauveur*, les *Eaux-Chaudes* peut-être, *Olette*, *Amélie*, le *Vernet*, celles-ci employées avec circonspection, *Enghien* même, *Allevard*, *Aix en Savoie*, nous paraissent applicables à l'ordre de faits à propos desquels nous avons signalé l'opportunité des eaux chlorurées sodiques faibles, et nous paraissent devoir en général être préférées à ces dernières.

Un autre ordre de considérations peut encore tourner l'indication vers les eaux sulfureuses.

Il est des cas où certaines manifestations diathésiques dominent à tel point, qu'elles viennent à dominer les indications; on peut dire qu'elles constituent une indication d'urgence. Il en est ainsi pour les formes cutanées et catarrhales de la scrofule. Alors les eaux sulfureuses seront employées d'abord; ce seront, suivant les cas, *Bonnes*, *Cauterets*, *Enghien*, *Luchon*, *Baréges*, etc. Les eaux à la fois chlorurées sodiques et sulfureuses, telles que *Aix-*

la-Chapelle et *Uriage* surtout, présentent souvent alors un avantage tout particulier.

Enfin, dans des circonstances inverses, ces mêmes eaux sulfureuses pourront apporter un complément précieux et indispensable aux eaux chlorurées sodiques. Cela constituera, suivant un ordre logique, la médication symptomatique après la médication diathésique.

C. *Eaux iodurées, etc.*

La qualité d'eaux *iodurées* doit assigner à certaines eaux minérales une spécialisation très formelle au sujet des scrofules. Mais il faut savoir que la plupart des sources de ce genre ne sont usitées que depuis un temps assez rapproché, et nous sont encore peu connues sous le rapport expérimental.

Les eaux de *Saxon* (Valais), faiblement minéralisées avec prédominance de carbonate de chaux, sont en tête de ces eaux iodurées. Il est probable qu'elles sont actives dans le sens d'eaux résolutives spéciales. Leur composition nous paraît de nature à les recommander dans le traitement du goître en particulier.

Les eaux de *Challes*, auprès de Chambéry (Savoie), sont des eaux très sulfurées sodiques, et en même temps iodurées et bromurées. Mais il n'y a pas d'établissement thermal à *Challes*.

Nous devons signaler encore les eaux chlorurées sodiques de *Wildegg* (Argovie), remarquablement bromurées et iodurées surtout (iodure de sodium, 0,028). L'insuffisance de l'eau minérale ne permet pas d'employer ces eaux en bains; mais il paraît que leur usage interne a permis de développer très efficacement le traitement des scrofules près des eaux très voisines de *Schinznach* (sulfureuses) et de *Baden* (sulfatées calcaires) (1).

(1) Robert, *Notice sur l'eau minérale iodurée et bromurée de Wildegg.* Strasbourg, 1847, p. 32.

Il existe, parmi les eaux sulfatées ou carbonatées calcaires ou mixtes, certaines stations thermales telles que *Bagnères-de-Bigorre, Loesche, Baden* (Suisse), qui peuvent être employées utilement à titre d'eaux faibles, dans certains cas de lymphatisme ou de scrofules. Mais nous ne saurions dire en quoi elles diffèrent de celles que nous avons déjà mentionnées parmi les chlorurées sodiques et les sulfurées, et qui nous paraissent suffire à tous les cas.

Nous devons faire une exception pour les eaux de *Lavey* (Vaud), sulfatées mixtes, chlorurées ensuite, mais faiblement, très légèrement sulfureuses, mais qui doivent surtout leur appropriation aux scrofules, à l'usage que l'on y fait des eaux mères des salines voisines de *Bex*. La pratique des eaux de *Lavey* se rapproche beaucoup, sous ce rapport, de celle des eaux de *Kreuznach*, mais avec un fond de médication plus douce.

Cet exemple de *Lavey* montre ce que l'on pourrait faire en France, si l'on voulait bien développer chez nous une telle médication.

§ IV. — Des formes diverses de la scrofule.

Nous venons de passer en revue les différentes formes minérales que peut revêtir le traitement thermal de la scrofule. Nous devons actuellement rechercher les indications spéciales qui peuvent décider du choix à faire entre elles ; et, mettant à profit ce que nous savons des rapports de la médication avec la maladie, déterminer les applications multipliées que les scrofules peuvent revêtir.

Bien que ce qui concerne la diathèse considérée en elle-même et indépendamment des manifestations particulières sous lesquelles elle peut apparaître, ait été particulièrement en vue dans l'étude qui précède, nous supposerons dans un premier paragraphe, que nous avons affaire à l'état lymphatique ou scrofuleux dans sa plus grande simplicité. Nous aurons ainsi l'occasion de parler du traitement préventif (thermal) de la scrofule, et aussi de la part que la considération de l'âge peut prendre à la détermination des moyens thérapeutiques.

Nous nous occuperons ensuite du traitement des manifestations scrofuleuses qui ont leur siége dans les ganglions lymphatiques ou dans le tissu cellulaire, puis de celles qui se fixent sur les os ou sur les articulations.

Pour les manifestations cutanées et catarrhales, nous renverrons aux chapitres consacrés aux maladies de la peau ou aux affections catarrhales.

A. *États lymphatique ou scrofuleux simple.*

Nous réunissons ici deux conditions de l'organisme qui peuvent être considérées comme différentes l'une de l'autre, sous beaucoup de rapports. Mais au point de vue des applications hygiéniques et thérapeutiques, au point de vue de la médication thermale en particulier, il est permis de les rapprocher et de les envisager comme deux degrés d'un état analogue, sinon semblable, car les mêmes moyens leur sont applicables, comme des circonstances identiques tendent à les développer, et sans doute à les transformer l'un dans l'autre.

Or, les moyens thermaux propres à modifier une constitution simplement lymphatique, ou à prévenir le développement des scrofules, sont exactement les mêmes, d'autant que les scrofules ne peuvent guère être prévues que d'après des circonstances d'hérédité, ou par suite de l'existence d'un état lymphatique caractérisé.

L'opportunité qui peut résulter de la considération de

l'âge, au sujet de la médication thermale la plus convenable, mérite de nous arrêter quelques instants.

L'enfance, à partir de l'âge de cinq ans environ, indique spécialement les *bains de mer*. Nous avons rappelé, plus haut, pourquoi cet âge, âge de la réaction, s'accommodait particulièrement d'une telle médication. Mais ce sont les enfants lymphatiques ou scrofuleux qui la supportent le mieux. « A la différence de la plupart des enfants, dit M. Gaudet, on peut, dès le début, administrer hardiment les bains de mer froids aux scrofuleux du jeune âge, même par une température très basse (1). »

Cependant il faut généralement éviter les bains de mer chez les très jeunes enfants, avant cinq ou six ans. La réaction est incertaine alors. En revanche, les eaux chlorurées sodiques fortes sont remarquablement supportées par eux, et ces enfants, trop jeunes ou trop faibles pour subir sans danger la médication marine, il ne faudra pas craindre de les soumettre à une médication chlorurée très énergique. C'est ainsi que les plus petits enfants se trouvent très bien des eaux mères, que beaucoup d'adultes ne peuvent supporter. Il est bien entendu toutefois que ces moyens très actifs ne seront usités que sous une forme appropriée, et avec les précautions nécessaires.

Jusqu'à la puberté, nous ne pensons pas qu'il y ait à hésiter sur la préférence à donner aux *bains de mer*, ou bien aux eaux *chlorurées sodiques* et aux *eaux mères*, sur les eaux *sulfureuses*.

L'époque de la puberté amène des indications nouvelles. Les *bains de mer* ne sont déjà plus si bien applicables. « Nous n'avons jamais observé, dit encore M. Gaudet, d'hésitation chez les enfants, dans la réaction cutanée, si ce

(1) Gaudet, *Recherches sur l'usage et les effets des bains de mer*, 3ᵉ éd., 1844, p. 123.

n'est à l'âge où cesse l'enfance, chez les filles qui viennent d'être nubiles, par exemple (1). » Les eaux sulfureuses conviennent mieux alors pour leurs propriétés plus stimulantes, et se trouvent plus propres à donner à l'économie le coup de fouet nécessaire à l'établissement de la menstruation. L'auteur d'une thèse sur les eaux de *Baréges* assure que c'est à l'époque de la puberté que ces eaux agissent le mieux dans les scrofules (2).

Au delà de la puberté, les indications sont surtout déterminées par la nature des manifestations scrofuleuses.

En effet, dans l'enfance, l'état diathésique domine d'une manière plus ou moins évidente : il est prêt à aboutir partout ; il menace les points les plus divers ; il faut à tout prix tenter d'enrayer la direction vicieuse de cet organisme altéré.

Mais dans l'âge adulte, la diathèse scrofuleuse s'assoupit; elle tend peu à peu à s'éteindre. Mais elle laisse souvent des traces qui lui survivent, ou sur lesquelles elle semble s'être concentrée : c'est une maladie articulaire, ou cutanée, ou catarrhale. Alors il faut diriger le traitement, toujours général et diathésique, dans un sens plus particulier, et à côté de l'indication scrofuleuse domine l'indication relative à telle ou telle manifestation devenue prédominante.

Vous voyez qu'ainsi envisagée, la médication thermale scrofuleuse s'éclaircit et ne se présente plus à nous avec cette apparente confusion d'une série de médications différentes, applicables au même objet. En procédant avec cet esprit d'analyse, nous sommes assurés d'être dans la bonne voie ; ce sera à l'avenir de préciser davantage les indications que nous essayons de poser aujourd'hui.

Ces considérations nous rendent maintenant facile de pré-

---

(1) Gaudet, *eod. loc.*, p. 124.
(2) Theil, *Aperçu sur les eaux minérales de Baréges*, Thèses de Montpellier, 1830, p. 15.

senter le traitement prophylactique de la scrofule, lequel est à proprement parler le traitement prophylactique des manifestations scrofuleuses, car on peut supposer que la scrofule existe au moins à l'état virtuel dans les cas où elle ne paraît encore qu'imminente.

L'état lymphatique peut offrir une foule de degrés.

Il se montre souvent non pas comme un état morbide, mais comme une disposition, une tendance nuisible de l'organisme, surtout à deux époques de la vie, dans l'enfance ou après la puberté, tenant presque toujours dans ce dernier cas à des influences hygiéniques vicieuses.

L'usage des *bains de mer* est alors tout à fait indiqué, comme nous venons de le dire, jusqu'à la puberté. Plus tard, les eaux sulfureuses, cherchées au loin surtout, *Luchon*, *Cauterets*, *Olette*, *Schinznach*, trouveront une excellente application.

Il y a entre ces deux époques de la vie une période de transition où les ferrugineux sont le plus souvent utiles. Mais seuls ils ne combattent qu'incomplétement l'état lymphatique. Leur combinaison avec les eaux sulfureuses sera donc tout à fait indiquée. C'est ce que l'on pourra faire auprès de deux stations thermales sulfurées calciques, *Castera-Verduzan* (Gers), et *Cambo* (Basses-Pyrénées), notablement sulfatées, un peu chlorurées, comprenant en même temps des sources ferrugineuses, et fort appropriées aux cas de ce genre. Nous pouvons encore recommander à ce sujet les sources ferrugineuses et sulfatées de *Bagnères-de-Bigorre* (la *Reine* et le *Dauphin*).

Mais les antécédents héréditaires, l'exemple des aînés, font redouter l'éclosion des scrofules : il n'y a pas à hésiter à recourir sans retard aux eaux mères des salines, si bien supportées par les jeunes enfants.

MM. Trousseau et Lasègue se plaignent de l'incertitude

du diagnostic alors, et paraissent redouter une médication *aussi perturbatrice*, chez des enfants sujets aux gourmes, aux affections cutanées, mais dont la constitution « plutôt suppurative que strumeuse, offre une prédisposition aux accidents aigus (1). »

Ne sachant pas sur quels faits est basée cette appréhension, nous dirons qu'on a certainement beaucoup plus souvent à se reprocher d'avoir négligé cette médication, que de l'avoir employée intempestivement; et tout en recommandant une circonspection certainement nécessaire, surtout dans les cas douteux, nous insisterons vivement sur l'usage immédiat des eaux mères, à *Kreuznach*, à *Nauheim* et à *Salins*, dans tous les cas où l'imminence des scrofules pourra être prévue. Les contre-indications accidentelles à une médication de ce genre seront facilement appréciées par tout médecin attentif : nous croyons du reste qu'elles partiront rarement de la constitution elle-même, en faisant remarquer de nouveau la grande tolérance que présentent en général les jeunes enfants pour les eaux mères.

B. *Engorgements ganglionnaires.*

Il est un degré d'engorgement des ganglions cervicaux qui accompagne assez habituellement l'état scrofuleux ou même l'état lymphatique prononcé, et qui ne constitue pas d'indications très précises par lui-même. Leur absence ou leur existence ne change rien aux préceptes que nous avons exposés touchant le choix des eaux minérales.

Mais lorsqu'il existe des ganglions volumineux, durs, en chapelet, autour du cou ou ailleurs, et que cette forme de la manifestation scrofuleuse a pris un certain développe-

---

(1) Trousseau et Lasègue, *loc. cit.*, p. 330.

ment, on doit alors y rattacher l'indication thérapeutique.

Il convient de distinguer ici l'engorgement du tissu cellulaire environnant, de celui des ganglions eux-mêmes, et l'engorgement simple de ces derniers, de leur dégénérescence tuberculeuse.

L'engorgement du tissu cellulaire cède beaucoup plus aisément que celui des ganglions, et les engorgements simples que les engorgements tuberculeux. « Les tumeurs glandulaires commencent à diminuer de volume par le dégorgement du tissu cellulaire qui les environne, et se montrent bientôt divisées en autant de lobules qu'il y avait de ganglions lymphatiques engorgés. Ceux-ci se comptent à travers la peau, acquièrent une mobilité qu'ils n'avaient pas, relativement à eux-mêmes et aux tissus voisins, et subissent une détuméfaction plus ou moins prompte (1). »

La plupart des auteurs qui ont écrit sur le traitement des scrofules près des eaux minérales ont indiqué la résolution des engorgements ganglionnaires comme un des résultats les plus faciles et les plus constants du traitement thermal. Cela peut être vrai, d'une manière générale, le nombre des enfants qui portent des engorgements faciles à résoudre étant très considérable. Mais il en est beaucoup de fort résistants, il en est d'absolument rebelles à la médication, et il en est aussi qui reparaissent ensuite.

Ce dernier point est, en effet, la pierre de touche de la médication. Une médication même superficielle, comme bien des eaux minérales, peut, surtout si elle s'effectue parmi des conditions hygiéniques très notables, améliorer assez rapidement et changer en apparence la physionomie de ces sortes de malades. Mais il ne faut pas toujours s'en rapporter à ces premiers effets.

---

(1) Gaudet, *loc. cit.*, p. 125.

Nous ne possédons certainement pas de résultats statistiques sur ces résultats consécutifs ; mais nous sommes en mesure d'apprécier la valeur relative des diverses médications.

Les engorgements *tuberculeux* du cou paraissent résister avec assez d'opiniâtreté à la médication thermale. M. Gerdy est très explicite à ce sujet : « Lorsque les ganglions lymphatiques sont simplement engorgés, dit-il, on peut, par la médication, modifier cet engorgement, en amener la résolution, et on l'obtient, en effet, généralement. Mais quand ces ganglions contiennent des amas considérables de matière tuberculeuse, alors la résolution est presque toujours impossible et la suppuration seule peut évacuer cette substance étrangère à la vie (1). » M. Wiesbaden fait sans doute allusion à la même altération, bien qu'il l'indique moins clairement, lorsqu'il dit que : « dans l'induration des glandes scrofuleuses, il y a lieu d'espérer d'heureux résultats des eaux de *Kreuznach*, si le produit de la maladie scrofuleuse n'est pas entièrement détaché de la racine du mal, et qu'il entretienne encore quelque liaison avec la dyscrasie fondamentale (2). » M. Astrié (3) et M. Barrié (4) déclarent aussi que les eaux sulfureuses sont impuissantes à résoudre les engorgements tuberculeux.

Lorsque l'on aura affaire à des engorgements ganglionnaires simples, mais considérables et opiniâtres, surtout s'ils sont tuberculeux ou soupçonnés tels, on n'hésitera pas à recourir à la médication la plus spéciale, aux eaux chloru-

---

(1) Gerdy, *loc. cit.*, p. 331.
(2) Wiesbaden, *loc. cit.*, p. 82.
(3) Astrié, *De la médication thermale sulfureuse*, Thèses de Paris, 1852, p. 164.
(4) Barrié, *Des eaux minérales de Bagnères-de-Luchon*, Thèses de Paris, 1853, p. 52.

rées sodiques, et en particulier à celles où l'on fait usage des eaux mères (*Nauheim, Kreuznach, Salins*). Non pas que près des eaux sulfurées on ne puisse obtenir des résultats assez satisfaisants, les assertions et les observations des médecins d'*Enghien*, et surtout de *Luchon* et d'*Ax*, ne nous permettent pas d'en douter. Mais on sera beaucoup plus sûr, en suivant le conseil que nous donnons, d'obtenir le degré de résolution le plus complet possible, c'est-à-dire de réduire les tubercules à leur plus simple expression, et de préparer leur résolution spontanée qui, avec le bénéfice de l'âge et d'un ensemble de conditions favorables, n'est pas impossible. « Je ne sais par quelle fatalité, disait Bordeu, à propos des eaux sulfureuses des Pyrénées, je n'ai vu que rarement des tumeurs et des glandes que nos eaux aient parfaitement et complétement fondues et dissoutes (1). »

Il est probable que les eaux minérales nettement iodurées auraient une action plus directe sur ces engorgements rebelles. Ce pourrait être le cas, après un traitement commencé par les *eaux mères*, de continuer la cure par les eaux de *Saxon*, de *Challes* ou de *Wildegg*.

M. Engelmann, cité par M. Lebert, a vu, dans les cas opiniâtres, les tumeurs glandulaires ne se résoudre, à *Kreuznach*, qu'après l'apparition de pustules et de furoncles critiques (2). On trouvera, dans l'ouvrage déjà cité de M. Rotureau, des observations d'engorgements considérables, dont on a obtenu la guérison à *Nauheim*, dans un mémoire de M. Cossy, à *Lavey* (3). M. Barrié en rapporte aussi quelques exemples recueillis à *Luchon*; mais il ne s'agit ici que de femmes ayant atteint ou dépassé l'époque de la puberté, et,

---

(1) Astrié, thèse citée, p. 162.

(2) Engelmann, *Kreuznach, ses sources naturelles et leur mode d'administration*. Heidelberg, 1839.

(3) Cossy, *Bulletin clinique de l'hôpital des bains de Lavey*, 1848.

dans un cas, il fallut répéter le traitement pendant six années consécutives (de 18 à 24 ans), pour obtenir la résolution de ganglions ulcérés (1).

Les eaux minérales (chlorurées sodiques au moins) sont, dans les cas de ce genre, appliquées sous forme topique; à *Nauheim* et à *Salins*, ce sont les eaux mères. M. Cossy a insisté sur cette pratique à *Lavey*, mais je ne sais pas si ce sont les eaux minérales simples de *Lavey* qu'il employait ainsi ou les eaux mères (de Bex). On fait la même chose avec l'eau de mer (Pouget).

C. *Abcès, fistules et ulcères.*

Le ramollissement et l'imminence de suppuration des tumeurs glandulaires ne sont nullement une contre-indication à l'emploi des eaux minérales. Celles-ci hâtent et décident ordinairement la suppuration. Mais ce n'est pas un mal. La suppuration est le plus souvent le véritable mode de guérison des engorgements tuberculeux, et encore à condition qu'elle s'effectue avec abondance et facilité. N'est-ce pas pour cela que MM. Trousseau et Lasègue font remarquer que les tumeurs glanduleuses, en voie de suppuration, s'améliorent plus vite que les tumeurs de même nature non encore suppurantes, pourvu toutefois qu'elles aient atteint un certain développement (2)?

On a attribué, en effet, à la plupart de ces médications, une action détersive et cicatrisante dans les plaies, les trajets fistuleux, les décollements chez les scrofuleux.

C'est, sans doute, à l'action directement résolutive des eaux que sont dus ces résultats. Il y a là des effets salutaires

---

(1) Barrié, thèse citée, p. 58.
(2) Trousseau et Lasègue, *loc. cit.*, p. 338.

qui paraissent communs à la plupart des eaux que nous avons mentionnées, chlorurées fortes ou faibles, sulfurées, eaux de mer. Mais il ne faut pas toujours se contenter de pareils résultats, en apparence assez faciles à obtenir, et de ce qu'une eau minérale réussit à nettoyer et cicatriser promptement de ces plaies scrofuleuses, nous ne nous empresserons pas d'en déduire pour cela une spécialité suffisante vis-à-vis de la diathèse.

Ce qui facilite encore ces résultats, et fait que des désordres, souvent beaucoup plus considérables en apparence, cèdent plus promptement que de simples engorgements glandulaires, c'est que les dépôts tuberculeux, si communs dans ces derniers et si résistants de leur nature, ne se rencontrent presque plus dans le tissu cellulaire, et qu'à moins de tenir à des suppurations glandulaires tuberculeuses, les abcès, ulcères et fistules scrofuleuses sont tout simplement des lésions froides, que le traitement thermal peut aisément corriger, même en dehors d'une action très spéciale sur la cause diathésique.

M. Lebert, fort compétent en cette matière, non-seulement à cause de ses recherches anatomiques et pathologiques sur les tubercules et les scrofules, mais à cause de l'expérience pratique qu'il a acquise à *Lavey* au sujet des scrofuleux, fait remarquer, et cette remarque vient à l'appui de ce qui précède, que, dans ces sortes d'altérations, c'est le traitement local qui est de beaucoup le plus important (1). Non pas que l'indication du traitement général ou diathésique n'existe toujours au même degré, mais elle est moins nécessaire à remplir pour la guérison du mal actuel que pour certaines autres formes de la diathèse.

Nous devons supposer ici, bien entendu, que le traite-

(1) Lebert, *Traité pratique des maladies tuberculeuses et scrofuleuses*, 1849, p. 303.

ment chirurgical de ces abcès ou fistules aura été complètement effectué, que l'on aura fait usage des topiques indiqués, émollients ou autres, des cautérisations nécessaires, etc., sauf à combiner des moyens de ce genre avec le traitement thermal lui-même. La plupart des malades auront également été soumis préalablement à un traitement général approprié par les toniques, et spécialement l'iodure de potassium très indiqué dans les cas de ce genre. Mais la cicatrisation ne s'effectuait pas; l'aspect terne ou violacé de ces plaies, la suppuration épaisse et grumeleuse, l'induration des bords persistaient opiniâtrément. C'est alors que l'on a eu recours aux bains de mer ou aux eaux minérales.

C'est donc ici surtout que nous voyons réussir, parallèlement aux moyens plus actifs, les moyens auxquels nous avons reproché de ne pas agir assez profondément sur l'état diathésique : eaux de *Luchon*, d'*Ax*, de *Cauterets*, d'*Olette*, de *Baréges*, d'*Enghien*, d'*Aix* en Savoie; eaux chlorurées sodiques, depuis *Bourbonne*, *Bourbon-l'Archambault* jusqu'à *Aix-la-Chapelle*, *Baden-Baden*, *Bourbon-Lancy*; eaux sulfatées, *Baden* (Argovie), *Lavey*, etc.; enfin les *bains de mer*.

Nous ne saurions guère assigner à quelques-unes de ces eaux des propriétés plus cicatrisantes qu'aux autres; mais, d'après ce que vous connaissez maintenant de ces eaux et de leur appropriation aux scrofules, il vous sera aisé de choisir parmi elles ce qui conviendra le mieux au sujet, suivant les conditions d'âge ou autres qu'il présentera.

Nous ne parlons plus ici des *eaux mères*. Elles peuvent, sans doute, être encore utiles dans les cas de fistules ou d'ulcères très atoniques; mais il faut prendre garde à leur action très excitante, et qu'elles ne dépassent la mesure nécessaire. Hormis donc ces cas exceptionnels, on préférera les eaux, que je viens d'énumérer, aux eaux chlorurées fortes et froides que nous avons recommandées dans tant d'autres cas.

Même dans le cercle des moyens que nous venons de conseiller, il faut user de circonspection. On voit quelquefois, si l'excitation thermale a été poussée trop loin, les parties malades devenir tendues, chaudes et douloureuses, la fièvre s'allumer. M. Pouget recommande, avec raison, d'avoir fort égard à ces phénomènes dans l'emploi des bains de mer (1).

Mais comme de pareils effets ne dépendent pas seulement du degré absolu d'activité du moyen thérapeutique employé, mais encore du degré d'excitabilité des parties malades, on comprend que le traitement doit être soigneusement gradué suivant les cas. Souvent il faudra s'en tenir aux sources douces de *Luchon*, d'*Ax*, aux eaux de *Saint-Sauveur;* les sources faibles de *Bagnères-de-Bigorre*, *Foulon* et *Salut*, pourront également être applicables aux cas de ce genre, et, nous le croyons, préférablement aux eaux chlorurées sodiques faibles.

D. *Maladies des os et des articulations.*

Les manifestations scrofuleuses, fixées sur les os ou les articulations, sont les plus graves, et les seules à peu près (avec les tuberculisations viscérales) qui mettent directement la vie en danger. Nous n'entrerons point dans le détail des altérations qui les constituent, supposant celles-ci bien connues du lecteur.

Les trois propositions suivantes résumeront ce qui a trait aux rapports de la médication thermale avec ces altérations pathologiques spéciales.

C'est chez les scrofuleux que l'on voit les altérations les plus profondes et les plus multipliées s'enrayer et se guérir

---

(1) Pouget, *Des bains de mer*, 1851, p. 282.

(avec les déformations ou les stigmates inévitables) de la manière la plus inattendue.

Les eaux minérales appropriées jouissent d'une très remarquable efficacité dans ces sortes de traitements, et c'est certainement à elles que sont dus les exemples les plus frappants de réparations inespérées. Mais, employées d'une manière inopportune, elles peuvent aggraver considérablement ces mêmes altérations, sur lesquelles elles ont quelquefois un empire extraordinaire.

Il est une série d'altérations osseuses ou articulaires qui, par leur forme organique ou leur degré, ne sauraient être, en aucune façon, modifiées par le traitement thermal.

Le sujet que nous traitons en ce moment est, certainement, un de ceux sur lesquels il importerait de posséder les documents les plus formels et les plus circonstanciés. Mais la plupart des monographies relatives aux eaux minérales laissent beaucoup à désirer sur ce sujet, comme sur tant d'autres. Cependant nous essayerons de formuler quelques indications pratiques, en résumant exactement les observations recueillies par MM. Gerdy à *Uriage*, Germain à *Salins*, Lebert et Cossy à *Lavey*, Rotureau à *Nauheim*, Chevallier et Dufresse de Chassaigne à *Bagnols* (Lozère), Astrié à *Ax*, et Barrié à *Luchon*.

Dans les cas d'infiltration tuberculeuse et fongueuse des extrémités articulaires et du corps des os, de raréfaction générale du tissu osseux, de dégénérescence lardacée, les eaux minérales sont certainement impuissantes.

L'existence d'ostéites partielles et fistuleuses, avec carie et issue de fragments osseux, nous paraît la condition qui se prête le plus à l'action favorable du traitement. La multiplicité des points, soit osseux, soit articulaires, entrepris à la fois, n'est nullement un obstacle au succès du traitement. On trouve, dans l'ouvrage de M. Gerdy et dans celui de

M. Germain, des exemples très curieux sous ce rapport.

Les simples engorgements périostiques et périarticulaires cèdent assez communément, mais nécessitent des traitements actifs.

Les épanchements intra-articulaires, bien que fort résistants de leur nature, peuvent céder au traitement thermal. M. Gerdy en cite un exemple dans un des cas de désorganisations scrofuleuses les plus invétérées et les plus multipliées qui se puissent rencontrer (1). Mais ces exemples ne paraissent pas communs. M. Barrié reproduit un cas de double hydropisie capsulaire des pieds (24 ans), guérie à *Luchon* (2), et M. Germain un cas d'hydropisie récente du genou chez un enfant de 12 ans, guérie avec les eaux mères de *Salins* (3); mais ces individus paraissaient plutôt lymphatiques que scrofuleux.

L'action du traitement thermal, dans les cas de carie et de nécrose, paraît se faire sentir d'abord sur les parties molles environnantes : les engorgements celluleux s'amoindrissent, le derme s'assouplit, les chairs prennent une meilleure teinte, la suppuration devient de meilleure nature, quelquefois s'accroît d'abord, puis diminue. L'issue des fragments nécrosés est évidemment facilitée, lorsqu'elle est matériellement possible. Les fragments cariés se détachent, et enfin le travail de réparation s'effectue plus ou moins rapidement, pour aboutir, mais non toujours, à une cicatrisation complète.

Dans les cas de succès, ces divers phénomènes s'accomplissent graduellement, et, à moins que des retours d'inflammation ne viennent entraver le traitement et forcer à le suspendre, les résultats qu'il est permis d'atteindre dans

---

(1) Gerdy, *loc. cit.*, p. 350.
(2) Barrié, thèse citée, p. 60.
(3) Germain, *loc. cit.*, p. 99.

l'espèce s'obtiennent sans efforts et sans crises. Nous parlons ici des premiers résultats, car pour arriver à la résolution complète d'engorgements articulaires, de caries ou de nécroses, il faut souvent des années.

Dans des formes scrofuleuses d'une apparence moins grave, telles que les engorgements glandulaires, les effets directs du traitement sur les altérations scrofuleuses se font souvent attendre et quelquefois ne se montrent que d'une manière consécutive. Ils succèdent en général à l'amélioration manifeste de la santé générale et à l'amendement de l'état diathésique.

Ici il n'en est pas de même : habituellement, dès les premiers jours, les modifications que nous venons d'indiquer se laissent apercevoir sur les parties malades. Il semble que le contact de l'eau minérale sur les surfaces dénudées ait une vertu toute particulière, et que l'action résolutive, au lieu de s'opérer de dedans en dehors et par le chemin le plus long, comme dans les engorgements simples, s'opère ici de dehors en dedans et par une voie directe. Nous avons déjà fait la même remarque au sujet des plaies et ulcères scrofuleux.

Ce qui importe surtout ici, c'est de préciser l'opportunité du traitement thermal, eu égard à l'époque de ces altérations, et les formes à donner à ce traitement.

Voici comment cette question d'opportunité nous paraît pouvoir être formulée :

Il y a généralement deux périodes assez tranchées dans le développement de ces altérations osseuses ou articulaires : une période active, et une période d'état. La première n'a qu'un temps, la seconde est en quelque sorte indéfinie.

Ce que nous appelons période *active* ne doit pas s'entendre de chacun des points qui peuvent être successivement envahis, mais du premier travail d'arthrite ou d'ostéite qui s'est opéré. Car, sous quelque forme qu'apparaissent ces altérations spécifiques de la scrofule, il faut toujours admettre un élément inflammatoire dans leur mode pathologique.

Mais une fois que les premiers phénomènes d'ostéite ont parcouru leur évolution et que la carie est instituée, la généralisation et la reproduction de semblables altérations appartiennent à ce que nous appelons période d'*état*.

Ce que nous avançons ici est en rapport avec les indications thérapeutiques, et signifie que les apparitions secondaires ne déterminent pas, en général au moins, les phénomènes de réaction qui accompagnent en général les accidents primitifs.

La conséquence pratique de ceci est qu'il faut éviter en général les applications thermales pendant les périodes de développement de toutes ces altérations, depuis les simples périostites et engorgements péri-articulaires, jusqu'aux arthrites et aux ostéites profondes.

Le moment opportun de la médication thermale est au contraire la période d'état, quand l'organisme s'est en quelque sorte habitué à l'existence de ces altérations, et même à la reproduction incessante d'altérations identiques.

Sans prétendre qu'il ne puisse se produire dans la pratique d'exception à cela, nous croyons que cette règle est la plus conforme à ce qui a été observé, et qu'elle met à l'abri des conséquences fâcheuses de traitements prématurés ou inopportuns.

Nous arrivons à la détermination de l'application directe des eaux minérales aux cas de ce genre.

Nous avons remarqué précédemment que, dans les simples engorgements ou indurations scrofuleuses, il convenait de recourir à la médication diathésique la plus énergique, à moins de contre-indications particulières, et qu'alors les eaux chlorurées fortes avec les eaux mères offraient des ressources résolutives toutes particulières. Nous avons reconnu au contraire que dans les cas de plaies, fistules ou ulcères scrofuleux, les eaux moins énergiques, chlorurées moins fortes, sulfureuses, les bains de mer, semblaient réussir également, au moins contre les manifestations scrofuleuses en question, car la portée de leur action diathésique doit rester la même.

Nous retrouvons ici la même chose.

Dans ces caries et ces nécroses du corps des os et des extrémités articulaires, avec abcès et trajets fistuleux, les traitements les moins actifs en apparence, les eaux faibles, les eaux sulfurées, les bains de mer, s'appliquent parfaitement. Du moment que les eaux minérales, par les applications topiques et les moyens balnéatoires, peuvent être portées directement sur le siége du mal, ou le plus près possible, elles semblent acquérir des propriétés nouvelles.

Dans un grand nombre de cas même, il n'est pas permis de dépasser un pareil ordre d'agents thermaux. Il y a beaucoup de ces arthrites et ostéites profondes, où les eaux chlorurées fortes et les eaux mères peuvent n'être pas sans danger. M. Lebert a insisté justement sur ce sujet.

Il faudra donc alors faire une grande attention au degré de susceptibilité du sujet, des parties malades; s'assurer qu'il n'y a point de travail inflammatoire profond en voie d'activité, possible à surexciter et à ramener à l'état aigu. Qu'un engorgement superficiel du tissu cellulaire vienne à passer à l'état aigu sous l'influence du traitement thermal, il n'y a pas grand inconvénient : d'abord la marche peut en être exactement appréciée et suivie; et s'il vient à suppurer, ce sera souvent le meilleur moyen d'en obtenir la résolution. Mais qu'il s'agisse d'un travail analogue survenant dans un os des membres ou du tronc, ou dans ses enveloppes immédiates, toute action de ce genre serait fort grave et pourrait devenir funeste. Les progrès du mal ne peuvent souvent être aperçus à temps, et les suppurations osseuses ou celluleuses profondes ne sauraient plus offrir le caractère bénin et résolutif des suppurations superficielles.

Il est donc prudent de commencer le traitement par des eaux peu excitantes, d'essayer ainsi la susceptibilité du malade : *Saint-Sauveur*, les *Eaux-Chaudes*, *Molitg*, les sources douces d'*Ax* et de *Luchon* se présentent d'abord à nous dans des conditions à peu près identiques ; *Olette*, *Amélie*, *Bagnols*, *Enghien*, sont un peu plus excitantes. La question de l'éloignement et du déplacement ne sera pas négligée dans certaines maladies articulaires.

Les eaux de *Baréges*, fort spéciales dans les maladies des articulations, sont plus actives que les précédentes. Elles ne seront donc pas indifféremment prescrites à titre d'eaux sulfureuses. Il ne faut jamais y recourir tant que l'on a la moindre appréhension de voir s'exaspérer les accidents locaux.

Les eaux d'*Uriage*, de *Bourbonne*, de *Bourbon-l'Archambault*, sont conseillées dans des circonstances analogues. Celles d'*Uriage* et de *Bourbonne* nous paraissent plus indiquées que celles de *Baréges*, chez les enfants et les individus chez qui l'état scrofuleux domine encore. Mais on a souvent à traiter ces sortes d'altérations chez des adultes qui demandent à être débarrassés de reliquats de la scrofule : alors *Baréges* peut suffire.

Cependant nous avons trouvé *Baréges* quelquefois insuffisant encore ; et lorsque les malades étaient à l'abri de tout accident inflammatoire, *Kreuznach* et les eaux mères nous ont paru très efficaces pour les débarrasser de ces accidents ultimes.

Les gradations dans le traitement thermal que nous

venons d'indiquer, suivant la nature des cas, peuvent être parfaitement suivies chez le même individu. A mesure qu'il s'éloigne du début de la maladie et aussi qu'il s'est habitué à l'action thermale, les moyens qu'il fallait redouter d'abord redeviennent possibles et nécessaires.

Maintenant, nous n'entendons nullement proscrire les eaux chlorurées fortes et les eaux mères dans tous les cas de maladies des os ou des jointures, chez les scrofuleux.

Il est bien des individus, et dans l'enfance surtout, chez qui la scrofule la plus riche en manifestations présente au plus haut degré ce caractère torpide dont nous avons parlé plus haut. Il ne faut pas craindre alors de recourir aux eaux très énergiques : c'est la seule chance d'enrayer la maladie ; et en procédant avec les précautions convenables, on pourra s'en assurer les bénéfices sans en courir les dangers.

Quant aux *bains de mer*, très salutaires dans tous ces cas, pourvu qu'on ne les emploie pas inopportunément, car toutes les réserves que nous avons faites s'appliquent entièrement à leur usage, nous voudrions les voir employer comme complément habituel aux médications que nous avons passées en revue, mais surtout à ce titre de complément.

RÉSUMÉ.

I. La diathèse scrofuleuse et l'état lymphatique indiquent toujours les eaux minérales par eux-mêmes.

II. Les contre-indications à la médication thermale peuvent provenir de circonstances empruntées aux manifestations diathésiques ou à d'autres sujets, mais toujours étrangères à l'état constitutionnel ou diathésique lui-même.

III. Les indications particulières, c'est-à-dire relatives au choix des eaux minérales et à la direction du traitement thermal, dépendent tantôt des conditions générales de l'organisme ou de l'âge du sujet, tantôt et plus souvent des conditions de forme, de siége, d'ancienneté, etc., des manifestations diathésiques.

IV. La diathèse scrofuleuse se montre le plus souvent sous une forme torpide, mais quelquefois sous une forme facilement excitable, dans le sens soit névropathique, soit inflammatoire. Elle se développe ordinairement chez des individus lymphatiques, et quelquefois chez des sujets pléthoriques. Tout cela doit être pris en considération.

V. Les eaux *chlorurées sodiques fortes*, avec les *eaux mères* des salines, constituent la médication spéciale des scrofules. Elles représentent un traitement très actif et très médicamenteux, convenant essentiellement à une maladie de ce genre (*Kreuznach*, *Nauheim*, *Salins* (eaux mères), *Uriage*, *Bourbonne*, *Balaruc*, *Niederbronn*, etc.). Les *bains de mer* sont salutaires aux scrofuleux, mais ils représentent plutôt un traitement hydrothérapique qu'un traitement médicamenteux.

VI. Les eaux *sulfurées* sont également applicables aux scrofules, mais à un titre beaucoup moins spécial. Elles agissent plutôt sur certaines manifestations de la scrofule ou du lymphatisme, auxquelles elles s'accommodent parfaitement, que sur l'état diathésique lui-même (*Luchon*, *Ax*, *Cauterets*, *Bagnols* (Lozère), *Enghien*, *Schinznach*, etc.).

Les stations thermales sulfurées offrent, pour la plupart, des conditions hygiéniques supérieures, et qui prennent une grande part aux résultats qu'on en obtient (eaux sulfurées des *Pyrénées* et de la *Suisse*).

VII. Les eaux très *iodurées* doivent être fort bonnes pour les scrofuleux, mais une expérience suffisante n'a pas encore prononcé à leur égard (*Saxon*, *Challes*, *Wildegg*, etc.).

VIII. On est quelquefois obligé de s'en tenir, les eaux très actives ne devant pas être tolérées, à des eaux faiblement minéralisées, chlorurées sodiques faibles ou sulfurées douces, qui n'ont guère de prise sur le fond de la diathèse, bien qu'elles puissent en modifier assez nettement les manifestations (*Baden-Baden*, *Aix-la-Chapelle*, *Bourbon-Lancy*, *Wildbad*, *Gastein*, *Saint-Sauveur*, *Eaux-Chaudes*, etc.).

IX. L'*âge* doit être pris en considération dans l'application de la médication thermale.

Les *eaux mères* conviennent spécialement aux très jeunes enfants; les *bains de mer*, depuis la première enfance jusqu'à la puberté; les eaux *sulfurées*, combinées quelquefois avec les eaux *ferrugineuses*, paraissent mieux appropriées à l'époque de la puberté; les eaux *chlorurées fortes* avec les *eaux mères* ensuite.

Tout ceci, bien entendu, doit se combiner avec les indications déduites de la forme et du degré de la diathèse et de ses diverses manifestations.

X. Le traitement *prophylactique* de la scrofule, lequel n'est guère autre chose que le traitement de l'état lymphatique, trouve une excellente médication dans les *bains de mer*, à un degré plus prononcé dans les eaux *chlorurées sodiques*, moyennes et fortes.

XI. Les *engorgements ganglionnaires* réclament, en général, une médication active (*eaux salines fortes* et *eaux mères*). Il ne faut pas compter sur la résolution des engorgements tuberculeux.

XII. Les *abcès*, *fistules* et *ulcères* scrofuleux sont beaucoup plus facilement et rapidement modifiés par des eaux moins actives (*sulfurées*, *chlorurées faibles*, *bains de mer*), bien que ces eaux modifient moins profondément que les précédentes l'état diathésique lui-même.

XIII. Les *maladies des os et des articulations* réclament

de grandes précautions, un traitement trop actif pouvant exaspérer les phénomènes inflammatoires qui y jouent toujours un certain rôle.

Les eaux de faible ou moyenne activité (*chlorurées faibles* et de préférence *sulfurées douces*) leur seront d'abord appliquées en général, et pour essayer la susceptibilité du malade et pour l'habituer à l'action thermale.

On pourra, mieux assuré à ce sujet, recourir aux eaux *sulfurées actives* (*Baréges* en particulier), et même aux eaux *chlorurées fortes* avec *eaux mères*.

XIV. Les *bains de mer*, dont l'usage réclame également beaucoup de circonspection, seront surtout employés alors comme complément des médications indiquées.

XV. On fera l'application des principes précédemment exposés aux *ophthalmies*, *otorrhées*, *engorgements mésentériques*, etc.

XVI. Les formes lymphatiques ou scrofuleuses des *dermatoses*, des *catarrhes*, du *rhumatisme* seront étudiées aux chapitres concernant ces divers états pathologiques.

XVII. Le traitement des scrofules et de leurs diverses manifestations est nécessairement un traitement de longue durée. Il faut ou le prolonger, dans certaines circonstances, ou, en général, y revenir à des reprises réitérées, soit sous une forme spécialement indiquée, soit sous les formes graduelles que nous avons signalées.

XVIII. La diathèse scrofuleuse ne se prête guère à une curation absolue et directe.

L'objet du traitement doit être surtout d'atténuer la diathèse, d'en guérir les manifestations, et de permettre au malade de gagner, dans les meilleures conditions possibles, l'époque où le bénéfice de l'âge se fait généralement sentir dans les cas de ce genre.

QUATORZIÈME LEÇON.

DIATHÈSE HERPÉTIQUE ET MALADIES DE LA PEAU.

§ Ier. — Indications générales.

Les maladies de la peau ont été longtemps considérées à peu près exclusivement à un point de vue d'ensemble, et sous la dénomination très générale de *dartres*. L'idée d'un *vice dartreux* dominait alors la médecine, et présidait aux médications dépuratives dont les différentes maladies de la peau étaient presque indistinctement l'objet.

Depuis qu'une classification anatomique des maladies de la peau a prévalu, les variétés dans leur constitution anatomique ont absorbé tout autre ordre de considérations, et l'idée, comme l'expression même, de diathèse ou de constitution herpétique ou dartreuse a été à peu près bannie de l'enseignement et du langage médical. Lorry avait pourtant fait des réserves à ce sujet : mais ses successeurs en dermatologie ont été beaucoup plus exclusifs que lui.

Cependant il est incontestable qu'il existe des individus qui sont particulièrement disposés aux maladies cutanées, eczémateuses ou autres, et chez qui cette disposition se témoigne aux diverses époques de leur vie, et il n'est pas moins certain que beaucoup de ces individus présentent des phénomènes pathologiques de formes et de siége variés, auxquels on ne peut refuser une connexion formelle avec l'affection de la peau.

C'est à cette double disposition que l'on peut donner le nom de constitution ou *diathèse herpétique*. Ici la forme de la maladie cutanée est tenue au second plan par le fait de la disposition générale.

La diathèse herpétique existerait donc sous trois états :

Maladie de peau actuelle ;

État latent ;

Manifestations de siége et de caractère variés, mais se rattachant à la même cause pathogénique que la maladie de la peau.

Il n'est pas nécessaire pour admettre l'existence d'une diathèse dartreuse, de posséder la définition de cette diathèse. Son existence s'établit sur un ensemble de faits dont le lien mutuel qui les unit ne paraît pas contestable aux observateurs qui croient l'avoir saisi. Il est conforme à la logique scientifique de grouper les faits avant de les définir. L'histoire de la diathèse herpétique en est encore à cette première période, à cause de la longue lacune qui sépare l'époque un peu confuse où elle tenait sa place dans la pathologie, de celle où nous la reprenons aujourd'hui.

Il est donc indifférent pour l'intelligence des faits pathologiques auxquels nous faisons allusion, au point de vue de leur thérapeutique, que l'on suppose un *vice dartreux* spécifique, ou un *mode vital vicieux*, suivant l'expression de M. Baumès (1), ou que l'on considère ce groupe d'affections cutanées « comme la manifestation idiopathique d'un principe ou d'une disposition qui préexistait dans l'organisme, aussi inexplicable que d'autres conditions pathogéniques dont nous sommes conduits à admettre l'existence, sans que nous puissions ni les saisir avec nos sens, ni leur assigner un siége dans l'économie (2). »

A quoi reconnaîtra-t-on, ou soupçonnera-t-on qu'une maladie de peau existe sous l'empire d'une diathèse particulière, *idiopathique* ?

---

(1) Baumès, *Précis historique et pratique sur les diathèses*, 1853, p. 307.
(2) Noël Gueneau de Mussy, *Traité de l'angine glanduleuse*, 1857, p. xxxii.

Aux antécédents du malade, s'il a présenté antérieurement des éruptions morbides, de la même espèce surtout; à ses antécédents héréditaires ;

A l'opiniâtreté de la maladie ;

A l'absence, pour l'apparition actuelle ou pour les apparitions antérieures, de toute cause déterminante directe, et surtout de toute circonstance propre à en expliquer la persistance ou la reproduction ;

A l'absence de tout état diathésique ou constitutionnel particulier, qui puisse mieux en rendre compte.

Les dermatoses peuvent en effet être rattachées à des diathèses différentes, dont elles ne sont plus les manifestations essentielles, comme nous pourrons rencontrer des manifestations accidentelles de la diathèse herpétique, comme il arrive encore dans la diathèse goutteuse ou dans la diathèse rhumatismale. On sait qu'elles jouent un rôle assez considérable dans les scrofules, dans la syphilis également.

Il y a peut-être des dermatoses rhumatismales. M. Ricord assure que la syphilis crée, à part les syphilides qui en sont une manifestation symptomatique directe, une disposition particulière aux dermatoses, d'où résulterait une combinaison de l'*herpétisme*, expression employée par M. Fontan, et de la syphilis.

Les dermatoses ne sont pas seulement les manifestations plus ou moins normales ou, au contraire, imprévues, de diathèses déterminées : elles sont quelquefois aussi symptomatiques de certaines conditions de l'organisme qui assignent à leur pathogénie un caractère fort analogue, ainsi de la puberté, ou de l'âge critique chez la femme, de la dysménorrhée ou de la dyspepsie.

Or, si l'on veut bien récapituler ces diverses conditions d'origine des maladies de la peau, on reconnaîtra aisément que dans le plus grand nombre des cas, ces maladies sont purement secondaires et reconnaissent pour point de départ, ou pour raison d'être, quelque état morbide auquel la peau est par elle-même étrangère.

Tel est le fait capital qu'il importait de mettre sous vos yeux, parce que de là découlent les véritables indications de la thérapeutique, et parce que vous ne rencontrerez que sur ce terrain un guide un peu sûr, pour vous diriger dans le choix des eaux minérales.

A ce point de vue, vous voyez que la considération de la forme anatomique de la maladie cutanée perd beaucoup de son importance; non pas toute son importance cependant: d'abord elle peut fournir un élément de diagnostic.

Les ophthalmologistes qui ont religieusement conservé la doctrine des diathèses, doctrine tellement perdue dans ces derniers temps, que le mot de *diathèse* a été oublié dans le *grand dictionnaire en* 30 *volumes*, et se trouve comme égaré dans la plupart des ouvrages de pathologie que nous avons entre nos mains, les ophthalmologistes ont soigneusement rattaché les formes anatomiques des maladies des yeux aux conditions diathésiques desquelles peuvent dépendre les nombreuses variétés de l'ophthalmie.

On peut attribuer une signification analogue aux diverses conditions anatomiques des maladies de la peau, et il serait important de diriger l'observation dans ce sens. On sait déjà que dans le bas âge, l'*eczéma*, l'*impétigo*, les *pseudo-teignes* se montrent, pendant le travail de dentition « comme des affections dépuratoires liées à certaines conditions générales qui doivent être prises en grande considération (1) »; que l'*eczéma* est souvent lié, dans l'âge adulte, à la pléthore; les pustules d'*acné* ou de couperose à la ménopause, le *favus*, ou teigne vraie à l'état

---

(1) Gibert, *Traité pratique des maladies spéciales de la peau*, 1840, p. 17.

lymphatique, les affections *tuberculeuses* aux scrofules. « Les affections cutanées qui m'ont paru se rattacher à la diathèse rhumatismale, dit M. Noël Gueneau de Mussy, étaient erythémateuses ou papuleuses, accompagnées de prurit ou même de douleurs très vives. Je me rappelle avoir vu une éruption lichénoïde de l'avant-bras et de la main, alterner avec un rhumatisme très opiniâtre, à forme subaiguë. La sensibilité de la peau affectée était portée à un tel degré, qu'on ne pouvait la toucher sans arracher des cris à la malade (1). »

Il est encore vrai que certaines eaux minérales s'adaptent mieux que d'autres à telles ou telles formes anatomiques des maladies de la peau.

La diathèse herpétique, à l'état latent, fixe peu l'attention, mais c'est à tort. Elle peut se reconnaître aux mêmes antécédents que l'existence actuelle d'une dermatose diathésique, et, par conséquent, le retour de ses manifestations peut être prévu.

Nous devons rappeler ici les considérations que nous avons exposées plus haut, touchant les époques opportunes d'application des eaux minérales. Si l'analyse de la santé d'un individu vous donne lieu de le croire exposé à des manifestations herpétiques ultérieures, lesquelles pourraient arriver à se produire ailleurs que sur la peau, circonstance toujours fâcheuse, vous n'avez pas besoin d'attendre ces manifestations pour lui prescrire le traitement spécial qui leur serait le mieux applicable. Vous avez alors à faire une thérapeutique prophylactique dont le mode sera indiqué plus loin.

Le plus difficile est certainement de retrouver la trace de la diathèse herpétique, vis-à-vis les accidents très variés qui

---

(1) *Traité de l'angine glanduleuse*, p. xxvi.

peuvent survenir sous son influence. Ce sont, le plus souvent, des bronchites ou des métrites chroniques. « M. le professeur Chomel faisait remarquer, dans ses leçons cliniques, que certaines névralgies paraissaient se rattacher à l'herpétisme; qu'elles alternaient ou coïncidaient avec des dartres, et guérissaient par les sulfureux (1). »

Ici encore se présente un double problème : s'agit-il, dans les cas de ce genre, de la rétrocession de la manifestation cutanée, ou bien d'une manifestation herpétique primitive sur une muqueuse, ou sur quelque autre tissu bien plus éloigné de la structure dermique?

Ces questions, je dois les poser ici, mais je ne puis les résoudre. Leur solution, d'ailleurs, est toute dans l'analyse des faits particuliers, et ce serait dépasser l'objet de ces leçons que de les poursuivre sur ce terrain. Nous verrons d'ailleurs plus loin que, dans la pratique thermale, cette distinction n'est pas indispensable à l'utile direction du traitement.

Mais toutes les maladies de la peau ne sont pas diathésiques.

Le tégument externe peut assurément, comme tous les autres tissus de l'économie, se trouver primitivement affecté par toutes sortes de causes morbides. Exposé directement à toutes les vicissitudes extérieures, en contact immédiat avec tant de corps étrangers et de matières irritantes, il est plus que tout autre sujet à des troubles violents et habituels dans ses sécrétions.

La solidarité très prochaine qui unit les fonctions de la peau à celles de l'appareil digestif, fait que les troubles physiologiques de ce dernier se traduisent souvent en phénomènes morbides vers la première.

---

(1) Noël Gueneau de Mussy, *loc. cit.*, p. xxviii.

Enfin la nature des fonctions éliminatrices de la peau tient ce système sous la dépendance des qualités que peuvent revêtir les principes qui la traversent : tantôt d'une composition excessive, sous l'influence d'une alimentation particulière ou exagérée, ou de certaines habitudes diététiques (1), tantôt d'une composition insuffisante, sous l'influence de conditions opposées, ces principes peuvent devenir par eux-mêmes la cause directe ou l'occasion de changements morbides dans la constitution organique de la peau.

Les maladies de la peau développées sous l'influence de conditions de ce genre n'appartiennent plus d'une manière primitive et directe à la médecine thermale. C'est à des agents d'ordres différents qu'il faut recourir pour détruire ou écarter les causes qui les ont engendrées ou les entretiennent, et pour corriger leurs effets. Mais voici dans quel sens cependant l'indication des eaux minérales finit souvent par reparaître à leur sujet.

Les maladies de la peau, quelle qu'ait été leur cause, et lors même que celle-ci a cessé d'exister, ont une tendance fréquente à s'installer, pour ainsi dire, c'est-à-dire à résister à la thérapeutique et à l'hygiène, ou à se reproduire lorsqu'on en a obtenu la disparition. Il semble alors se créer une sorte de diathèse herpétique secondaire qu'il ne faut pas confondre avec la diathèse herpétique primitive ou essentielle, mais qui offre de commun avec celle-ci l'opiniâtreté ou la tendance au retour des affections dermatosiques, et l'échange possible des manifestations cutanées en manifestations plus profondes, sur tels ou tels tissus plus ou moins analogues à la peau.

(1) On sait que l'on peut rendre à volonté des chiens herpétiques, en forçant leur alimentation dans un certain sens.

Parmi ces diathèses acquises, il faut ranger celle que peut développer la gale. On sait quelle part considérable était autrefois attribuée à la psore, en pathogénie. La connaissance de la nature parasitique de la gale a dû singulièrement la réduire. Cependant on ne peut nier que chez certains individus la gale et les éruptions qui l'accompagnent, pour peu que par défaut de soins on les ait laissées se développer, ne déterminent, comme si elles avaient trouvé un terrain d'une fécondité particulière, une diathèse prononcée. Cette diathèse n'est sans doute autre chose que la diathèse herpétique, qui viendrait à éclore sous l'influence de cette cause occasionnelle, l'implantation de l'acarus, comme une contusion de la glande mammaire fait quelquefois éclore tout à coup et avec fureur une diathèse cancéreuse latente, ou larvée jusque là.

§ II. — Indications particulières.

Nous venons d'exposer les indications générales des eaux minérales dans les maladies de la peau, et vous avez vu que ces indications se trouvaient surtout sous la dépendance des conditions générales de l'organisme.

Les indications particulières dont je vais vous entretenir, se rapportent au contraire principalement à la maladie de la peau, considérée en elle-même et dans certaines circonstances qui peuvent l'accompagner.

Ici l'état d'acuité ou d'excitabilité morbide de la peau domine même la question d'espèce dans la classification.

La plupart des dermatoses, et les dermatoses eczémateuses peuvent servir de type à cet égard, sont sujettes à revêtir, sous des influences faciles à apprécier ou non, un certain état d'acuité. Celui-ci se reconnaît aux modifications survenues dans la couleur de l'éruption, dans la nature ou la proportion des produits de secrétion, enfin dans les troubles de la sensibilité.

Il est de règle générale que, dans ces époques d'exacerbation, les eaux minérales sont contre-indiquées. Les qualités excitantes que possèdent à un certain degré toutes celles qui peuvent être utilement employées dans les dermatoses, en sont la cause. Il faut alors, avant de recourir au traitement thermal, ou laisser passer la période d'exacerbation, ou chercher à l'éteindre par des moyens appropriés.

Mais les contre-indications qui peuvent résulter de cet ordre de considérations, ne sont pas toujours absolues : elles peuvent n'être que relatives, et s'appliquer seulement à telle ou telle qualité d'eaux minérales, tel ou tel mode de leur emploi.

Nous pouvons donc établir la règle suivante :

Qu'une des circonstances qui, pour le choix des eaux minérales, ou pour l'époque de leur application, doivent être prises en considération, c'est le degré d'acuité actuelle ou d'irritabilité habituelle d'une éruption cutanée.

Un autre sujet de préoccupation doit présider à l'application des eaux minérales au traitement des dermatoses : c'est la possibilité que la disparition d'une affection cutanée soit suivie de l'apparition de phénomènes morbides d'un autre caractère et sur un autre siége. C'est ce qu'on a appelé métastase, rétrocession. La dénomination ou l'explication d'un pareil phénomène peut appartenir à la théorie : mais quant au phénomène lui-même, il appartient aux faits, et ne prête, quant à sa possibilité, à aucune contestation.

Il faut avoir en vue cette possibilité dans deux cas.

Il est des éruptions cutanées qui se déplacent avec une extrême facilité, passant d'un point à un autre, disparaissant pour se montrer ensuite de nouveau, alternant avec des accidents variés, de la toux, de l'oppression, de la céphalalgie, ou bien de la leucorrhée. Il n'est pas permis d'appliquer à de pareils cas un traitement curatif quelconque sans de grandes précautions.

Il y a d'autres dermatoses, au contraire, qui sont très fixes, c'est-à-dire très anciennement fixées sur un point. Si leur sensibilité à la thérapeutique n'a pas encore été essayée, il faut prendre garde que certaines éruptions se laissent très facilement effacer par un traitement un peu actif, mais non pas sans inconvénient pour l'intégrité de l'organisme qui, habitué à leur existence, comme à celle d'un exutoire, reçoit presque toujours ailleurs le contre-coup de leur disparition.

En un mot, il faut se garder de guérir trop rapidement une dermatose quelle qu'elle soit.

Sans parler de certains cas où il pourra être prudent de n'essayer aucun traitement, par exemple chez les vieillards porteurs d'anciennes éruptions, suivant la recommandation de M. Rayer, il est clair que le précepte précédent a surtout en vue le choix des eaux et la direction du traitement thermal.

Enfin, on tiendra en grande considération le tempérament ou l'état actuel de l'économie.

La pléthore, une disposition connue aux fluxions actives, un cœur volumineux, etc., s'ils ne se présentent pas à un degré assez considérable pour fournir de formelles contre-indications, devront au moins prendre une grande part dans le choix des eaux.

Il en sera de même de toutes les conditions actuelles de la santé un peu notables; ainsi fonctions menstruelles, état des organes digestifs, etc.

Il faudra souvent, dans les cas de ce genre (il est inutile d'en multiplier les exemples), faire précéder l'usage des eaux d'un traitement préparatoire, émissions sanguines, purgations, etc., précautions trop souvent négligées dans la pratique.

La division des dermatoses en *humides* (formes vésiculeuses, pustuleuses) et *sèches* (formes squameuses, papuleuses) trouve quelques applications utiles, au point de vue général des applications de la médecine thermale.

En résumé, les indications propres à déterminer l'application du traitement thermal, ou le choix des eaux minérales, seront empruntées :

1° A la nature de la constitution ou de la diathèse prédominante ;

2° Aux conditions générales de l'organisme (tempérament, état actuel des organes) ;

3° Au degré d'irritation actuel ou habituel de l'éruption cutanée.

Lorsqu'on aura tenu compte de ces trois ordres de considérations, on se sera placé dans les meilleures conditions possibles pour que le traitement soit inoffensif, et pour qu'il rende les services qu'on en attend.

Mais il faut savoir encore que, dans la plupart des cas et dans les meilleures conditions possibles, les dermatoses ne guérissent que lentement, à la suite de traitements longs et réitérés, et que la persévérance n'est pas moins nécessaire, pour arriver à un bon résultat, que la considération attentive des divers points de vue que nous avons exposés.

§ III. — Traitement.

Les eaux minérales *sulfureuses* constituent la médication spéciale de la diathèse herpétique et des maladies de la peau considérées en elles-mêmes.

Il n'est convenable ou nécessaire de recourir à d'autre médication (thermale), que lorsque celle-ci se trouve réclamée par quelque cause diathésique, ou quelque circonstance particulière, tenant elle-même la maladie de la peau sous son influence, ou ne pouvant être négligée dans le traitement.

Nous commencerons donc par exposer la médication sulfureuse dans son ensemble et dans ses diverses applications : nous passerons ensuite aux autres médications qui peuvent être indiquées à sa place.

A. *Action thérapeutique des eaux minérales dans les dermatoses.*

On peut dire, d'une manière générale, que, lorsqu'une maladie de peau ou une disposition herpétique se montre accompagnée de circonstances d'organisation et de santé moyennes, et ne laisse soupçonner l'existence d'aucune diathèse spéciale, toutes les eaux sulfureuses se trouvent indiquées.

Nous reconnaissons deux modes d'action appréciables aux eaux sulfureuses employées dans les maladies de la peau :

L'introduction d'un médicament spécial adressé à la disposition morbide, ou si l'on veut à la cause pathogénique de la maladie, et dont le mode d'action, que l'on peut appeler *altérant*, ne nous paraît pas plus susceptible d'analyse que s'il s'agissait d'un médicament véritablement spécifique ;

L'application à la peau d'un médicament excitant qui tend à changer son mode de vitalité vicieux, et qui semble agir à la manière des médicaments *substitutifs*.

Au point de vue de l'action spéciale qui paraît s'exercer sur la disposition ou sur la diathèse herpétique, et dans l'ordre des faits très simples que nous étudions en ce moment, on peut dire que le choix de l'eau minérale sulfureuse est à peu près indifférent.

Au point de vue de l'action exercée par l'eau minérale sur la peau, action directe, excitante, substitutive, le choix de l'eau minérale prend au contraire une grande importance.

Les eaux sulfureuses, qui peuvent être employées ici, se rapportent aux trois catégories suivantes :

Eaux *sulfurées sodiques*,
Eaux *sulfurées calciques*,
Eaux *chlorurées sodiques, sulfureuses.*

La partie essentielle du traitement des dermatoses est certainement la forme externe, c'est-à-dire les bains, et très secondairement les douches et les étuves.

Cependant leur administration interne ne nous paraît pas devoir être négligée.

Quelques auteurs, qui font justement autorité en cette matière, ne paraissent pas attacher une grande importance à l'usage des eaux sulfureuses en boisson, dans les cas qui nous occupent : « Il n'est pas nécessaire, dit M. de Puisaye, que les malades fassent usage de l'eau en boisson : il n'y a d'exception que dans le cas où il existe une complication gastro-intestinale (1). » M. Gerdy parle des malades qui s'imaginent ne pouvoir guérir s'ils ne boivent de l'eau minérale. « C'est là, dit-il, une opinion complétement erronée. Tous les ans un bon nombre de malades se guérissent sans avoir bu de l'eau minérale, parce que l'état de leur estomac ne le permet pas. Seulement alors le traitement peut exiger quelques jours de plus. L'emploi de l'eau à l'intérieur, fort utile comme auxiliaire, n'est donc pas indispensable (2). »

Lorsqu'il ne s'agit que du traitement d'une maladie de peau considérée en elle-même, il se peut, en effet, que l'usage

---

(1) De Puisaye et Leconte, *Des eaux d'Enghien au point de vue chimique et médical*, 1853, p. 254.

(2) V. Gerdy, *Études sur les eaux minérales d'Uriage*, 1849, p. 216.

exclusif des bains se trouve suffisant. Mais lorsqu'il s'agit de combattre une disposition ou une diathèse herpétique, et que l'on en appelle à l'action *altérante* du soufre, il nous semble que l'administration du médicament sulfureux acquiert une importance réelle, et nous serions disposé à y voir plus qu'un utile auxiliaire.

Cependant il est certain que le traitement des maladies de peau consiste essentiellement dans l'usage des bains.

Ici l'on a affaire à une médication excitante directe, et nous trouvons quelques remarques intéressantes à présenter sur ce sujet.

Cette excitation se traduit par le retour de la maladie à l'état aigu. C'est là, suivant M. de Puisaye, la condition de la guérison (1). Mais ce retour a lieu, tantôt dès le début du traitement, tantôt à une époque ultérieure.

Le premier cas paraît se rencontrer spécialement près des eaux sulfurées calciques, comme à *Enghien*, à *Schinznach*. On l'observe aussi près d'eaux minérales qui ne sont pas sulfurées, mais sulfatées, à *Loesche*.

Il n'en serait pas, le plus souvent, de même près des eaux sulfurées sodiques. Ici la tolérance s'établit, en général, tout d'abord. Puis, vers le vingtième ou le quarantième bain, des phénomènes aigus se développent : fluxion douloureuse vers la partie malade, sécrétions exagérées... (2).

Les eaux d'*Uriage*, bien que sulfurées calciques, se rapprochent des sulfurées sodiques sous ce rapport. Les quinze ou vingt premiers bains déterminent une amélioration sen-

---

(1) *Loc. cit.*, p. 253.

(2) Astrié, *De la médication thermale sulfureuse appliquée au traitement des maladies chroniques*, Thèse de Paris, 1852, p. 128. Cette thèse d'Astrié et celle de M. Barrié, que nous citerons souvent aussi, offrent ceci de particulier qu'elles ont été faites, l'une et l'autre, sous les inspirations et d'après les observations de deux des praticiens les plus expérimentés des Pyrénées : M. Barrié de *Luchon*, et M. Astrié, d'*Ax*.

sible, puis les accidents d'excitation cutanée surviennent. M. Gerdy attribue cette première action sédative des eaux d'*Uriage* à leur composition saline qui les rapproche des *bains de mer*, lesquels commenceraient, en général, par réprimer les irritations cutanées, quelquefois même d'une façon trop énergique et très rapide, au lieu de les surexciter d'abord, comme font les eaux sulfureuses (1).

Cette opposition entre l'action primitive des *bains de mer* et des eaux sulfureuses, telle que la présente notre savant collègue M. Gerdy, ne nous paraît pas très exacte. Nous venons de voir que l'action des eaux sulfurées sodiques *peut être*, pendant assez longtemps du moins, purement sédative. Or, relativement aux *bains de mer*, M. Gaudet est précisément assez explicite dans le sens contraire : il dit expressément que, sous l'influence dynamique des *bains de mer*, les dermatoses humides commencent toutes par se raviver (2).

Nous ferons remarquer qu'aux eaux d'*Aix-la-Chapelle*, sulfureuses et chlorurées sodiques, comme celles d'*Uriage*, mais beaucoup moins minéralisées, le traitement des affections eczémateuses s'effectue souvent sans aucune espèce d'excitation appréciable (3). M. Gerdy a fait lui-même une semblable observation à *Uriage* (4), mais dans des cas beaucoup plus rares sans doute. Ceci tend à prouver que ce mode physiologique n'est pas par lui-même nécessaire à la guérison des dermatoses.

Quoi qu'il en soit, tous les auteurs nous paraissent d'accord

---

(1) Gerdy, *Études sur les eaux minérales d'Uriage*, 1849, p. 208.

(2) Gaudet, *Recherches sur l'usage et les effets des bains de mer*, 3ᵉ édit., 1844, p. 330.

(3) Wetzlar, *Traité pratique des propriétés curatives des eaux thermales sulfureuses d'Aix-la-Chapelle*, 1856, p. 60.

(4) Gerdy, *loc. cit.*, p. 207.

sur ce point, qu'une fois l'irritation thermale déclarée, il est indispensable de continuer le traitement.

La continuation du traitement fournit dans certains cas le moyen le plus efficace de tempérer les accidents survenus par son propre fait. C'est ainsi qu'à *Loesche* on voit l'érythème général et souvent très douloureux qu'ont déterminé les premiers bains, s'éteindre par le séjour prolongé dans l'eau minérale. Et d'un autre côté, M. Gerdy assure que l'interruption du traitement, à *Uriage*, permet à la recrudescence de la maladie de prendre une intensité considérable et de dépasser les limites qu'elle présentait à l'arrivée des malades (1).

Ensuite, la cessation inopportune du traitement à cette époque, que l'on pourrait appeler décisive, entraîne le risque de faire perdre tout le bénéfice du traitement suivi jusqu'alors. M. Boúland insiste beaucoup sur ce sujet. « La guérison, dit-il, dépend moins de l'intensité de l'excitation que de sa continuité » (2). Il a même érigé la pratique basée sur cette observation en méthode, qu'il appelle *méthode de l'excitation continue*. Astrié, tout en trouvant une pareille observation juste, pense qu'elle doit plus encore s'appliquer au traitement général, considéré comme *altérant*, qu'à l'excitation thermale localisée à la peau (3). Ceci répond à l'importance que nous avons attachée plus haut à l'usage interne des eaux sulfureuses.

Cependant les eaux sulfurées sodiques ne paraissent pas posséder cette action sédative que les sulfurées et les sulfatées calcaires pourraient exercer sur leurs propres effets. M. Barrié recommande expressément de suspendre le trai-

---

(1) Gerdy, *loc. cit.*, p. 208.

(2) Bouland, *Études sur les propriétés des eaux minérales d'Enghien*, 1850, p. 141.

(3) Thèse citée, p. 132.

tement à *Luchon*, lorsque survient une recrudescence aiguë, et de le remplacer par des émollients (1), et Astrié reproduit le même conseil (2). Mais il ne s'agit que d'une suspension momentanée. Le traitement doit être repris aussitôt ces accidents calmés.

Le résumé de ces observations nous apprend que :

Dans les eaux *sulfurées calciques*, le retour de la dermatose à l'état aigu survient, dans la plupart des cas, de bonne heure, et trouve son remède dans la continuation du traitement lui-même ;

Dans les eaux *sulfurées sodiques*, souvent beaucoup plus tardif, il nécessite une interruption momentanée du traitement ;

Dans les eaux *chlorurées sodiques sulfureuses*, ce retour à l'état aigu peut ne pas survenir : mais s'il apparaît, c'est le plus souvent tardivement, comme dans les eaux sulfurées sodiques, mais tout en indiquant la continuation du traitement, comme dans les eaux sulfurées calciques.

Ces faits, vous ne devez les prendre qu'à un point de vue un peu général. Il ne faudrait pas s'imaginer qu'ils se passent toujours ainsi. Le degré de susceptibilité d'une dermatose, ou bien encore de l'économie, doit tantôt hâter l'action irritante des eaux sulfurées sodiques, tantôt retarder celle des eaux sulfurées calciques. Mais enfin vous pouvez vous faire une idée de ce que l'on observe le plus communément.

Ces mêmes faits se rapportent surtout aux dermatoses humides, quoiqu'ils puissent s'appliquer aussi à quelques dermatoses sèches faciles à ramener à l'état aigu, comme le prurigo.

---

(1) Barrié, thèse citée, p. 88.
(2) Astrié, thèse citée, p. 128.

Dans les dermatoses sèches et invétérées, on a beaucoup plus de peine à ramener un état aigu, et cependant ce dernier paraît être une condition non moins utile de guérison.

On a recours pour cet objet à des modes particuliers d'administration des eaux.

La température des eaux joue un rôle important vis-à-vis l'excitabilité des dermatoses : aussi distingue-t-on soigneusement, au point de vue de ces sortes de traitements, les bains frais, tempérés et chauds. Dans les formes très excitables, les formes eczémateuses, les impétigos, certaines affections faveuses, il faut procéder avec beaucoup de ménagements, et commencer par des bains frais et tempérés, sous peine de dépasser les limites de l'excitation salutaire.

Dans les dermatoses sèches et invétérées, on usera beaucoup plus largement d'une température un peu élevée. Les bains de piscine prolongés rempliront le même objet. Les douches pourront être adressées aux altérations cutanées très localisées.

Quand la maladie est superficielle et disséminée sur de larges surfaces, dit Astrié, on se trouvera bien de l'action des étuves.

M. Chevallier conseille, contre les dartres superficielles et étendues, les bains qui dégagent de l'hydrogène sulfuré, et contre les formes invétérées et plus constitutionnelles, les bains où le principe sulfureux se conserve le mieux (1). Je vous rappellerai tout à l'heure les considérations chimiques exposées au chapitre des eaux sulfurées, et qui nous enseignent les moyens de remplir de semblables indications.

---

(1) Chevallier, *Recherches et observations sur les eaux thermales de Bagnols-les-Bains* (Lozère), 1840, p. 118.

On voit quels principes dominent l'application des eaux sulfureuses aux dermatoses.

Ramener la maladie cutanée à l'état aigu, et, dans beaucoup de cas, s'en rapporter au traitement lui-même du soin de maintenir ce retour à l'état aigu dans des limites salutaires.

Cependant il nous semble que les auteurs qui ont développé ces principes n'ont pas fait de suffisantes réserves au sujet des contre-indications que peut soulever un tel mode de traitement. Sans doute, la plupart des maladies de peau qui se présentent aux eaux minérales, sont parvenues à une période d'état qui permet de généraliser les règles de leur application. Cependant cette période ne serait pas toujours la plus favorable à l'application des eaux minérales.

M. de Puisaye dit expressément que les eaux d'*Enghien* sont employées avec d'autant plus d'avantages, dans les affections herpétiques, qu'elles sont administrées aussitôt après la période aiguë (1). Mais on sait combien les affections eczémateuses, pustuleuses, prurigineuses, sont sujettes à produire des recrudescences. Il faut certainement en tenir grand compte quand il s'agit de décider de l'opportunité du traitement thermal. Ce point n'a pas été suffisamment traité dans les ouvrages où nous avons puisé les renseignements qui précèdent. Quelle que soit la variété de l'eczéma, dit M. Alibert, s'il est enflammé, on est certain de l'aggraver en le traitant par les bains sulfureux (2). Et ce n'est pas toujours sans conséquences graves qu'il en arrive ainsi.

M. Dauvergne considère les eaux sulfureuses comme contre-indiquées dans les dartres squameuses humides, trop vives et surtout trop générales, « puisqu'un de ses confrères,

---

(1) De Puisaye, *loc. cit.*, p. 276.
(2) Alibert, *Traité des eaux d'Ax*, 1853, p. 43.

malgré son avis, voulut y conduire une de ses parentes, qui succomba quinze jours après, sous l'inflammation générale des téguments (1). »

C'est à propos des cas de ce genre qu'une préparation au traitement thermal, précaution trop souvent négligée, nous paraît nécessaire. M. Dufresse conseille de pratiquer une saignée préalable, s'il existe encore un certain degré d'inflammation, lorsque toutefois la constitution générale du sujet s'y prête (2). Le régime, les laxatifs concourront au même objet.

Enfin, lorsqu'on en sera à la question d'application de la médication thermale, on se guidera, pour son appropriation à la condition actuelle de la dermatose, sur la nature particulière des différentes eaux minérales.

Il nous est déjà permis à ce sujet de poser les indications suivantes :

Quand on craindra l'imminence d'une exaspération spontanée de la maladie cutanée, ou que l'on aura affaire à une susceptibilité particulière des parties malades, on préférera les eaux sulfurées sodiques aux eaux sulfurées calciques, celles-ci paraissant devoir réveiller plus tôt l'inflammation.

On préférera encore les eaux sulfurées sodiques pour une autre raison : c'est qu'il est beaucoup plus facile d'y graduer le traitement et de l'approprier aux formes individuelles de la maladie. En effet il ne faut pas croire que l'on mitige toujours à son gré une eau minérale excitante, en la mêlant d'eau douce. M. Gerdy a fait cette remarque, qui est d'une grande justesse (3) : nous l'avons éprouvé nous-même main-

(1) Dauvergne, *Hydrothérapie générale. Du véritable mode d'action des bains de mer en particulier*, 1843, p. 156.
(2) Dufresse de Chassaigne, *Guide des malades aux eaux de Bagnols* (Lozère). Angoulême, p. 171.
(3) Gerdy, *loc. cit.*, p. 205.

tes fois, à propos d'eaux minérales prises en bains ou en boisson (1). Mais auprès des stations thermales sulfurées sodiques, on trouve des nuances très variées qui permettent de graduer le traitement en fournissant à chaque cas le degré naturel qui lui convient.

Si l'on redoute l'excitation consécutive des eaux sulfurées sodiques, on s'en trouvera plus à l'abri près des eaux chlorurées sodiques sulfureuses, et à *Aix-la-Chapelle* plus sûrement qu'à *Uriage* (2).

B. *Stations thermales.*

Nous étudierons successivement les stations thermales,
Sulfurées,
Sulfatées,
Chlorurées sodiques,
Bicarbonatées sodiques, rangées dans l'ordre de leur afférence aux maladies de la peau; les premières pouvant seules revendiquer cette spécialisation, les dernières ne rencontrant que des sujets accidentels d'application.

Eaux sulfurées. — En tête des stations thermales sulfurées qui peuvent être utilisées dans le traitement des maladies de la peau, nous plaçons *Luchon* et *Ax*, cette dernière station inférieure à la première pour l'installation et l'aménagement. Ce n'est pas que nous considérions ces eaux minérales comme plus efficaces que beaucoup d'autres, par leur constitution même : mais c'est que la mul-

(1) Ceci ne veut pas dire que des bains plus ou moins étendus d'eau douce, ou mélangés de son ou d'amidon surtout, ne puissent être rationnellement et utilement employés.

(2) Nous n'entendons parler ici que de l'action de l'eau d'*Uriage* sur la peau malade; car, quant à l'action excitante générale, nous ne pouvons pas admettre qu'elle ne soit pas notablement plus prononcée qu'auprès de la plupart des eaux sulfurées.

tiplicité et la variété des sources permettent d'y accommoder le traitement aux conditions les plus différentes dans lesquelles puissent se présenter les dermatoses : vous êtes à même aujourd'hui d'en apprécier l'importance. Il est d'ailleurs souvent difficile de prévoir quel sera le degré de susceptibilité ou de l'économie ou de la peau malade, vis-à-vis le traitement thermal. Il est donc bien important d'avoir sous la main les moyens de modifier le traitement à volonté, et suivant les nécessités reconnues.

Nous avons signalé déjà les conditions remarquables où se trouve *Luchon* sous ce rapport (1).

Il y a des sources qui s'altèrent plus lentement que les autres, c'est-à-dire qui conservent leur principe à l'état de sulfure ou de polysulfure : ces sources sont plus excitantes, ainsi les sources *Richard* et de la *Grotte* ; d'autres voient leur sulfure rapidement décomposé développer de l'hydrogène sulfuré en quantité, et lui empruntent une action relativement sédative : *Bosquet* et *Bordeu* ; d'autres, enfin, deviennent laiteuses, blanches, véritables émulsions de soufre en nature : ce sont les plus douces de toutes, ainsi la *Blanche*.

A *Ax*, également, les bains, les douches, les étuves, les buvettes elles-mêmes « offrent, dans les diverses parties de l'établissement thermal, suivant M. Alibert, l'exemple d'une eau minérale croissant avec mesure, et d'une sorte de gamme sulfureuse apte à remplir de nombreuses indications (1). » A *Ax*, aussi, on trouve des bains de lait de soufre, *blanchis*, et d'autres qui, dépouillés de leur principe sulfureux, ont conservé leurs éléments salins et organiques, de manière à fournir une médication alcaline d'une grande douceur.

Cauterets se rapproche, en quelque chose, des stations

(1) Voyez pages 74 et 82.
(2) Alibert, *Traité des eaux d'Ax*, p. 108.

thermales dont nous venons de parler. On y trouve des sources où le sulfure, rapidement converti en sulfite et en hyposulfite, rapproché d'une matière organique abondante, laisse aux bains des qualités fort adoucies, et d'autres plus fixes et plus actives.

Il n'en est pas de même à *Baréges*. Ici ce n'est pas de l'hydrogène sulfuré ou un lait de soufre qui viennent développer leurs propriétés sédatives ; ce ne sont pas des sulfites et des hyposulfites qui viennent remplacer un principe plus actif, c'est, au contraire, un polysulfure qui vient redoubler l'activité de l'eau minérale, avec un caractère de fixité qui ne se prête à aucune de ces mutations dont nous venons de montrer les avantages.

Il ne faut donc envoyer à *Baréges* que les cas où l'on se croit assuré contre les conséquences d'une excitation un peu vive de la peau : là se rencontre nécessairement un traitement actif et peu susceptible de se modifier suivant les circonstances.

Mais, comme contraste à cet excès d'activité des eaux de *Baréges*, nous indiquerons une série d'eaux sulfureuses que l'on peut appeler sulfurées faibles, et dont le mode d'action est aussi uniformément adouci, que celui de *Baréges* est exagéré. Ce sont les eaux de *Saint-Sauveur*, près de Baréges, les *Eaux-Chaudes*, près des Eaux-Bonnes, mais à un moindre degré, surtout *Molitg*, dans les Pyrénées-Orientales. Mais nous devons ajouter que ces eaux ne nous paraissent pas spécialement intéressantes pour le traitement des dermatoses. Souvent insuffisantes, elles seront plutôt encore commandées par une constitution névropathique que par une susceptibilité particulière de la peau malade.

Les sources d'*Amélie*, du *Vernet*, d'*Olette* (Pyrénées-Orientales), de *Bagnols* (Lozère), d'*Aix* (Savoie), toutes fort thermales, se présentent à nous dans des conditions moyennes d'activité et d'efficacité très formelles, mais qu'il nous paraît difficile de mesurer, comparativement, d'après les observations que nous avons sous les yeux.

Nous avons exposé plus haut, avec quelques détails, les différences que les eaux sulfurées sodiques et les sulfurées calciques paraissaient affecter dans leur mode direct d'action sur les maladies cutanées. A part les conséquences que nous en avons tirées, il nous semble difficile d'établir une comparaison un peu précise entre le degré d'efficacité particulière de ces deux divisions des eaux sulfurées dans le traitement des maladies de la peau.

Beaucoup plus disséminées et moins nombreuses que les eaux sulfurées sodiques, les eaux sulfurées calciques nous offrent cependant à *Enghien*, à *Gréoulx*, à *Allevard*, mais surtout à l'étranger, à *Schinznach* et à *Baden* (Suisse), à *Acqui* (Piémont), à *Saint-Gervais* (Savoie), des stations importantes.

Comme dans les eaux sulfurées sodiques, nous trouvons ici des eaux d'une activité considérable, d'autres d'une activité moyenne, d'autres, enfin, que leurs propriétés, relativement sédatives, permettent d'employer dans des cas où les précédentes ne pourraient convenir.

Je ne saurais présenter ces distinctions comme des divisions formelles et dogmatiques : nous ne sommes pas assez sûrement renseignés sur ces différents sujets. Mais elles expriment toujours une gradation vraie, et dont on peut faire l'application avec sécurité dans de certaines limites.

Les eaux de *Schinznach* sont au nombre des plus excitantes parmi les eaux sulfurées calciques. Elles ne ressemblent pourtant point à celles de *Baréges*, fixes ou ne se changeant qu'en polysulfures. Elles dégagent, au contraire, beaucoup d'hydrogène sulfuré, et déposent du soufre en abondance. Aussi je ne doute pas que l'on ne puisse trouver à *Schinz-*

nach des eaux très altérées et très adoucies. Mais, telles qu'on les emploie, ces eaux nous paraissent douées d'une grande activité. Les phénomènes de *poussée*, ou d'apparitions exanthématiques à la peau, y sont en particulier très prononcés.

Les eaux d'*Enghien*, d'*Allevard*, de *Gréoulx*, d'*Acqui*, nous paraissent devoir être considérées comme douées d'une activité moyenne et pouvant s'appliquer à la majorité des cas. Il nous est difficile d'établir quelque distinction formelle entre ces différentes stations thermales, toutes également pourvues d'aménagements complets et de ressources suffisantes. Le climat offre peut-être la circonstance la plus propre à les distinguer, *Enghien* se trouvant situé à la porte de Paris, *Allevard* dans une région montagneuse de l'Isère, où l'air est assez vif et changeant, *Gréoulx* en pleine Provence, au milieu du climat le plus beau de la France, comme dit M. Patissier, pourvu toutefois que le mistral ne souffle pas, *Acqui* dans les plaines accidentées du Piémont, entre Gênes et Alexandrie.

Parmi les eaux moins excitantes, et qui sont aux précédentes ce que *Saint-Sauveur* et *Molitg* sont à *Luchon* et au *Vernet*, nous citerons *Baden*, en Suisse, et *Saint-Gervais*, en Savoie.

Ici, nous abordons les *eaux sulfatées* par un côté qui les rapproche fort des eaux sulfurées.

Les eaux de *Baden* et de *Saint-Gervais* ne sont que très secondairement sulfureuses ; aussi les avons-nous rangées parmi les eaux sulfatées. Ces deux stations offrent, en effet, une composition qui signale ordinairement des eaux sédatives, ou, du moins, peu stimulantes : une proportion médiocre de chlorure de sodium, et des sulfates de soude ou de chaux.

Parmi toutes les eaux que l'on peut utiliser dans le trailement des maladies de la peau, celles-ci, celles de *Saint-Gervais* surtout, doivent être considérées avec certitude comme les moins excitantes. Les sujets les plus irritables les supportent facilement (1).

Eaux chlorurées sodiques et bains de mer. — Les *bains de mer* exercent, à côté des eaux sulfureuses, une action thérapeutique intéressante sur les dermatoses, et, en particulier, sur les affections eczémateuses.

Nous avons déjà signalé l'action sédative que leur attribue M. Gerdy, d'une manière que nous croyons exagérée, et sur la nature de laquelle notre honorable collègue pourrait bien s'être mépris.

Les *bains de mer* exercent, sur les dermatoses, une action résolutive marquée. Ce n'est pas que l'excitation, propre à la médication sulfureuse, manque complétement ici : « Nous avons vu, dit M. Gaudet, la révivification des eczémas, la provocation de leur pyogénie et le développement de leur sensibilité donner lieu à un mouvement fébrile et exiger un repos de deux jours. Ces cas ne guérissent ordinairement que dans la période des effets secondaires (2). » Mais il n'en est pas moins vrai que ces bains agissent plutôt comme résolutifs que comme stimulants.

Le mode de leur emploi n'est pas sans influence sur ce mode d'action. Mais M. Dauvergne insiste, avec raison, sur la part que la densité de l'eau et sa température froide prennent à cela (3). Nous insisterons nous-même surtout sur l'action du froid.

Un des inconvénients de la médication sulfureuse, particulièrement dans le traitement des affections eczémateuses, est l'emploi de bains chauds. Cet inconvénient ne saurait

---

(1) Payen, *Notice sur les eaux minérales de Saint-Gervais*, 1854, p. 12.
(2) Gaudet, *loc. cit.*, p. 331.
(3) Dauvergne, *loc. cit.*, p. 157.

guère être évité, car ce que l'on recherchera toujours dans une semblable médication, c'est la prolongation des bains, et il est difficile de prolonger des bains frais. Or des bains tempérés sont souvent des bains chauds pour une surface eczémateuse.

Tel est l'avantage que les *bains de mer* présentent sur les bains *sulfurés*.

Les indications comparatives peuvent être aisément saisies entre les uns et les autres.

Quand on aura affaire à un état lymphatique ou scrofuleux, tenant la dermatose sous sa dépendance ou s'opposant à sa résolution, les *bains de mer* seront adressés spécialement à l'ensemble de la constitution, que M. Gaudet les croit surtout propres à modifier, et ils se rapporteraient, sous ce point de vue, à la médication antilymphatique ou antiscrofuleuse, si souvent indiquée dans le traitement des dermatoses.

S'il s'agit d'une affection eczémateuse due à des causes locales, irritable, supportant difficilement l'eau chaude, les *bains de mer* pourront être encore préférés pour la partie sédative de leur mode d'action.

Mais s'il est question d'une disposition herpétique effective, il ne faut pas oublier que les eaux sulfureuses offrent une spécialité à laquelle les bains de mer ne sauraient aucunement suppléer.

Il faut, en outre, songer aux inconvénients possibles d'une médication aussi résolutive que les *bains de mer*. Nous ne sommes pas aussi rassuré que M. Gaudet sur la portée de ces inconvénients : cet auteur pense qu'une médication qui agit sur l'ensemble de l'organisme met à l'abri de toute répercussion nuisible. Ceci ne s'appliquerait pas moins aux eaux sulfureuses. Mais il faut faire attention que la disparition trop rapide d'une dermatose peut très bien s'effectuer avant que l'organisme ait été modifié d'une manière suffisante.

Du reste, dans l'usage des *bains de mer*, il est aussi des modes et des degrés.

Ainsi, dans les bains froids de l'*Océan*, cette action répercussive sera plus à redouter que dans les bains de mer attiédis de la *Méditerranée*. Les bains à la lame seront beaucoup plus stimulants que ceux pris dans une mer calme et immobile. Sous ce rapport, il y a, en particulier, un contraste absolu entre les bains de mer du bassin d'*Arcachon*, où ils peuvent se prolonger pendant des heures entières, sans inconvénient, et les bains nécessairement courts et à vive réaction des côtes de la Normandie.

Les eaux *chlorurées sodiques* ne nous paraissent indiquées, dans les maladies de peau, qu'alors que celles-ci sont de nature scrofuleuse. Très bien indiquées alors, on aurait tort de recourir à elles dans les autres circonstances (1).

Le meilleur traitement des dermatoses scrofuleuses est, suivant nous, une combinaison des deux médications spéciales, chlorurée sodique et sulfureuse. Telle est la pratique que nous n'hésitons pas à conseiller, regardant les eaux sulfureuses comme salutaires, sans doute, mais comme insuffisantes dans les scrofules.

Chez les scrofuleux sujets à de fréquents retours ou à des exacerbations faciles d'affections eczémateuses, pustuleuses ou squameuses, chez qui, sous les squames ou les croûtes, le derme demeure rouge, tendu, il faut d'abord recourir à des eaux chlorurées faibles dont l'usage, presque exclusivement externe, ne laissera courir aucun risque d'exaspération, mais peut exercer, sur ces affections constitutionnelles, une action plus prononcée que leur faible

(1) Lebert, *Traité pratique des maladies scrofuleuses et tuberculeuses*, 1849, p. 226.

minéralisation ne porte à le penser : certaines eaux étrangères, *Gastein*, *Wildbad*, *Pfeffers*, sont assez usitées dans ce sens. *Néris* nous paraît propre à rendre les mêmes services en France (1).

Dans les cas ordinaires, on recourra aux eaux chlorurées sodiques, telles que nous les avons conseillées dans le traitement des scrofules. A *Kreuznach* et à *Nauheim*, on prétend guérir les dartres les plus rebelles. M. Wiesbaden insiste sur ce que les eaux chlorurées sodiques portent spécialement leur action sur la dyscrasie, ou la maladie fondamentale des humeurs (2).

Il conviendra toujours de commencer le traitement par les eaux chlorurées sodiques, et de le continuer près des eaux sulfureuses, soit de suite, soit après un certain intervalle.

Aux eaux de *Lavey* (Suisse), accidentellement et légèrement sulfureuses, le traitement des dermatoses scrofuleuses se fait avec beaucoup de succès, grâce à la combinaison habituelle des eaux mères des salines voisines de *Bex*, avec les eaux minérales de *Lavey*.

On trouve encore en Suisse deux stations thermales parfaitement appropriées, par leur voisinage très rapproché, à ce double traitement : *Wildegg*, très chlorurée sodique et remarquablement iodurée et bromurée, et *Schinznach*, sulfurée calcaire.

Eaux bicarbonatées sodiques. — Les bains alcalins sont souvent employés dans les maladies de la peau. Mais les eaux minérales alcalines ou bicarbonatées sodiques sont rarement usitées, en France au moins, dans ces sortes de traitements. Les eaux bicarbonatées sodiques fortes, comme

---

(1) De Laurès et A. Becquerel, *Annales de la Société d'hydrologie médicale de Paris*, t. I, p. 209.

(2) Wiesbaden, *Kreuznach et ses sources minérales*, 1844, p. 92.

Vichy, ne leur conviennent pas beaucoup. J'ai bien vu disparaître à *Vichy* quelques eczémas, intertrigos, sycosis ; mais je ne saurais rien généraliser à ce sujet, et, à part les cas où il importe de détruire quelque complication *abdominale* avant de procéder au traitement spécial d'une dermatose, je ne pense pas que les eaux de *Vichy* soient applicables, même à titre d'alcalines, au traitement des dermatoses. Les eaux bicarbonatées sodiques moins fortes, comme *Ems*, leur conviennent certainement mieux.

M. Spengler attribue aux eaux d'*Ems*, dans le traitement des dermatoses, une action altérante qu'il soumet aux explications ordinaires de la médecine alcaline : « elles exercent une action dissolvante, saponifiante sur l'épiderme…; elles sont indiquées par la nature acide du contenu des vésicules ou de la sécrétion qui se fait sur la surface cutanée intéressée (1). »

Les eaux d'*Ems* me paraissent surtout indiquées dans les cas où l'on aura reconnu l'utilité des alcalins, dans certaines affections squameuses, en particulier ; chez les individus que les sulfureux excitent trop vivement, ou qui les auront inutilement essayés ; ou bien s'il règne une diathèse particulière, goutteuse ou graveleuse, à laquelle des eaux de cette sorte s'appliquent utilement.

Les eaux de *Schlangenbad*, à peine minéralisées, jouissent d'une certaine réputation en Allemagne, dans le traitement des maladies de la peau. Le docteur Bertrand fait remarquer qu'elles ne sauraient convenir dans les exanthèmes avec dyscrasie spécifique (2). Elles conviennent surtout aux individus névropathiques, aux dermatoses très irritables, aux affections de la peau avec prurit.

---

(1) Spengler, *Études balnéologiques sur les thermes d'Ems*, traduit par Kaula. Strasbourg, 1855, p. 39.

(2) *Traité sur les eaux minérales du duché de Nassau*, p. 180.

[§ IV. — Maladies spéciales de la peau.

Formes eczémateuses. — L'*eczéma* est la forme la plus commune des maladies de la peau, et aussi celle que l'on rencontre le plus souvent dans les établissements thermaux. C'est le type des dermatoses diathésiques, des dartres. C'est à elle que doivent surtout s'appliquer les considérations que nous avons présentées, touchant la mobilité des manifestations cutanées, leurs rapports avec les muqueuses; touchant l'état d'irritation et l'excitabilité des surfaces malades, la nature diathésique de l'éruption. Mais nous ne pouvons individualiser les indications qui en résultent, et c'est d'après l'étude que nous en avons faite que l'on pourra définir facilement ces indications et les moyens de les remplir.

Si l'eczéma est la plus commune des dermatoses que l'on traite aux eaux minérales, c'est celle également que l'on y guérit le plus aisément, pour un certain nombre de cas au moins. Dans les cas moyens en effet, et en faisant abstraction des indications toutes spéciales que nous avons signalées, que l'on s'adresse à *Enghien*, à *Aix-la-Chapelle*, à *Luchon*, à *Cauterets*, si l'on a affaire à une simple disposition herpétique, à *Niederbronn* (1), *Uriage*, *Aix-la-Chapelle*, si la constitution offre plutôt une tendance lymphatique ou scrofuleuse, et la disposition générale et la maladie locale se trouvant attaquées par la médication la plus convenable, on aura des chances à peu près égales de réussite.

Telle n'est pas l'opinion de M. Devergie : « Nous n'avons pas fait mention d'eaux minérales quand nous avons traité de l'eczéma, dit-il : c'est qu'à part *Loesche*, nous en con-

(1) Kuhn, *Les eaux laxatives de Niederbronn*, 1854, p. 133.

naissons peu qui le guérissent (1). » M. Devergie n'admet l'efficacité des eaux sulfureuses que dans l'*eczema impetiginodes* à l'état chronique, et les y conseille toutes indifféremment. Biett ne fait pas les mêmes restrictions, et considère les eaux sulfureuses comme tenant une place importante dans le traitement de l'eczéma (2). Du reste, à part la recommandation de procéder avec précaution, de commencer par les sources les plus faibles, les dermatologues paraissent peu se préoccuper des modifications considérables dont la médication thermale est susceptible dans ses modes d'administration.

Loesche, qui n'est connu que pour sa spécialité dans le traitement des dermatoses, ne paraît en effet devoir s'appliquer qu'aux dermatoses humides, et en particulier à l'eczéma. On sait que *Loesche* convient surtout aux formes lymphatiques ou scrofuleuses de l'eczéma ; mais c'est la seule indication spéciale que nous puissions fournir de son emploi (3).

Formes pustuleuses. — L'*impétigo* est, avec l'eczéma, la maladie cutanée qui se rencontre le plus communément aux eaux minérales : c'est également une de celles que l'on y guérit le mieux.

Mais il ne faut pas négliger la question constitutionnelle, à laquelle se rattache si communément l'impétigo. Ici les eaux sulfureuses, fixes et actives, conviennent plus communément que dans l'eczéma, les sources les plus fortes d'*Ax*, de *Luchon*, *Olette*, *Baréges* surtout. Dans les formes chroniques anciennes, les douches sulfureuses sont souvent utiles pour modifier les surfaces malades (Devergie).

Quand l'état scrofuleux dominera, on devra préférer les

---

(1) Devergie, *Traité pratique des maladies de la peau*, p. 263.
(2) *Dictionnaire de médecine*, en 30 vol., 2ᵉ édit., p. IX, t. 196.
(3) Payen, *Essai sur les eaux minérales de Loesche*, thèses de Paris, 1828, p. 143.

bains de mer et les eaux chlorurées sodiques aux eaux sulfureuses, ou du moins commencer par là. Ces dernières ont souvent l'inconvénient, chez les scrofuleux, de guérir l'affection cutanée sans modifier l'état constitutionnel, dont les manifestations se reproduisent consécutivement sous d'autres formes. Cette observation du professeur Shœnlein, de Berlin, est importante. Nous l'avons dit dans un chapitre précédent, les eaux sulfureuses agissent plutôt sur les manifestations scrofuleuses que sur les scrofules elles-mêmes.

La médication chlorurée sodique, combinée avec les eaux mères, pourra suffire pour guérir un *impetigo* ou un *ecthyma* franchement scrofuleux. Mais que la maladie de peau ait paru céder ou non, ce sera toujours une excellente pratique de recourir ensuite à la médication sulfureuse. Après *Nauheim, Kreuznach, Salins, Bourbonne*, on conseillera *Schinznach, Aix en Savoie, Enghien* ou *Baréges*. M. Rotureau a vu traiter surtout les affections pustuleuses, à *Nauheim*, par les bains de gaz acide carbonique (1).

L'*acné* est une affection ordinairement difficile à guérir. *Couperose* ou *mentagre*, il offre en général et en même temps une ténacité locale toute particulière, et une nature constitutionnelle difficile à pénétrer et fort résistante aux sulfureux. Astrié (2) et M. Alibert (3) sont d'accord sur ce point. M. Wetzlar a souvent échoué à *Aix-la-Chapelle* dans le traitement de l'acné (4). M. Gaudet dit que les bains de mer ne produisent d'effet que sur la constitution individuelle (5). Cependant M. de Puisaye rapporte plusieurs

(1) Rotureau, *Étude sur les eaux minérales de Nauheim*, 1856, p. 136 et 152.
(2) Astrié, Thèse citée, p. 133.
(3) Alibert, *Traité des eaux d'Ax*, p. 146.
(4) Wetzlar, loc. cit., p. 61.
(5) Gaudet, loc. cit., p. 332.

observations de couperose heureusement traitée à *Enghien*, par les bains et les douches sur le visage (1). Sauf de la constipation, il ne paraissait pas y avoir de dérangement des fonctions digestives.

L'acné se lie souvent à la ménopause, ou bien à un état dyspeptique habituel. Dans ce cas, les eaux bicarbonatées sodiques et ferrugineuses sont utiles. Nous nous sommes bien trouvé, alors qu'il existait concurremment un état de dyspepsie et de dysménorrhée, d'une addition artificielle de sulfures alcalins aux bains pris à *Vichy*, en même temps que de l'usage interne des sources ferrugineuses.

Vichy sera souvent trop actif alors. Cette congestion permanente, comme variqueuse, des vaisseaux de la face, s'exaspère avec une extrême facilité. Comme degrés de la même médication, nous indiquerons *Ems*, puis *Schlangenbad*. Nous avons presque à nous excuser d'intervenir dans la pratique d'eaux minérales aussi éloignées de nous ; mais il nous semble que l'usage interne des eaux voisines (ferrugineuses) de *Schwalbach* pourrait, dans certains cas, s'unir très avantageusement aux bains peu actifs par eux-mêmes de *Schlangenbad*.

Formes bulleuses. Le *pemphigus* est une maladie souvent d'une extrême gravité, apparaissant sous l'influence d'une altération profonde de l'organisme et entraînant une cachexie souvent mortelle. Nous ne croyons pas que les eaux minérales puissent s'y appliquer avec quelque efficacité.

M. Alibert dit avoir été plus heureux à *Ax*, dans le traitement du *rupia* que dans celui du pemphigus.

Le pemphigus est souvent de nature syphilitique (voir le chapitre consacré au traitement de la *syphilis*).

---

(1) De Puisaye, *loc. cit.*, p. 264.

Teignes. — Les médecins qui ont observé près des sources sulfureuses sont assez d'accord sur ce sujet, que ces eaux n'exercent point d'action directement salutaire sur le *favus* et ses diverses variétés. Il y a quelque chose, dans la nature des teignes, qui ne rentre pas dans l'action spéciale des eaux sulfureuses. Aussi Astrié pense-t-il que la plupart au moins des guérisons de teignes, attribuées aux eaux minérales, n'étaient autre chose que des eczémas impétigineux ou des pityriasis du cuir chevelu.

Cependant, les teignes paraissent réclamer la médication thermale au point de vue de la constitution générale des sujets qui en sont atteints, constitution habituellement lymphatique ou scrofuleuse. Nous ne doutons donc pas que les traitements indiqués par l'expérience comme les meilleurs contre les diverses espèces de teignes ne vissent leurs effets s'accroître singulièrement, si l'on venait à combiner avec eux la médication chlorurée sodique, avec ou sans eaux mères. Les *bains de mer* sont, dans les cas de ce genre, au premier rang des indications.

« Chez plusieurs enfants de tempérament lymphatique, mais bien portants du reste, dit M. Gaudet, les *bains de mer* ont fait graduellement disparaître des croûtes de *favus* isolées, qui existaient à la fois sur le front et sur le nez, après avoir régné sur tout le cuir chevelu, et de véritables *teignes faveuses* sèches, circonscrites au sommet du vertex (1). »

Formes squameuses. — M. Devergie proscrit les eaux sulfureuses dans le traitement du *psoriasis*. « Il pourra paraître surprenant, dit-il, que nous ne parlions pas de l'emploi des sulfureux dans le traitement de cette maladie; ces agents sont sans succès, ils irritent le plus souvent et

---

(1) Gaudet, *loc. cit.*, p. 332.

ne guérissent pas. Aussi les eaux des Pyrénées n'ont-elles aucune valeur, je ne connais même pas d'eaux minérales qui guérissent cette affection ; j'en excepterais peut-être les bains de mer qui comptent quelques succès (1). »

Cet auteur fait cependant une réserve pour le psoriasis à forme composée, en particulier l'*herpès psoriasiforme*, que les eaux minérales guérissent à merveille (2). M. Gibert mentionne parmi les moyens de traitement du psoriasis les bains sulfureux, sans autre explication (3), et M. Cazenave déclare, comme auxiliaire au traitement interne, préférer aux bains alcalins, sulfureux, etc., les bains et les douches de vapeur aqueuse. Il a quelquefois seulement ordonné avec avantage une saison aux bains de mer (4).

Il est sans doute difficile de s'occuper du traitement d'une maladie aussi tenace et aussi constitutionnelle que le psoriasis, sans assigner à chacun des éléments de ce traitement la part qui lui appartient.

On sait que le psoriasis réclame un traitement énergique, dont la forme la plus habituelle est l'application de topiques très actifs, et une médication interne dont l'arsenic fait autant que possible la base, car l'arsenic paraît être jusqu'ici le médicament le plus spécial du psoriasis.

Il peut donc être considéré comme certain que les eaux sulfureuses ne devraient pas prétendre à une action directe et suffisante sur une affection aussi rebelle et de telle nature. Mais il ne s'ensuit pas qu'elles ne puissent exercer aucune influence favorable sur la marche de la maladie, surtout si on les combine habilement avec d'autres médications. Ceci nous paraît au contraire résulter des renseignements assez

---

(1) Devergie, *loc. cit.*, p. 512
(2) *Eod. loc.*, p. 515.
(3) Gibert, *Traité pratique des maladies spéciales de la peau*, 1840. p. 332.
(4) *Dictionnaire de médecine*, en 30 vol., 2ᵉ édit., 1842, t. XXVI, p. 281.

incomplets, il est vrai, que nous rencontrons chez les auteurs qui ont dit ce qu'ils avaient observé près des eaux minérales. Nous croyons devoir présenter un exposé succinct de ces renseignements.

Astrié dit : « Le *psoriasis*, surtout l'*inveterata*, est en général long à guérir sous l'influence du traitement thermal, et souvent il résiste à l'action des bains sulfureux. Les variétés *guttata* et *diffusa* cèdent plus facilement que la lèpre *vulgaire*. C'est dans ces cas qu'il est important d'obtenir une poussée, une surexcitation vive qui puisse modifier l'état de la peau ; car l'inflammation est le plus sûr moyen de changer la nature des tissus altérés (1). »

M. Barrié : « Le *psoriasis*, l'*ichthyose* exigent, en général, un traitement énergique, une excitation violente, pour modifier l'état de la peau ; c'est dans ces cas qu'à *Luchon*, on devra employer de préférence les eaux de la source de la *Reine*, de *Bordeu* et de la *Grotte* » (2). On voit que les indications présentées par les médecins des Pyrénées sont peu en rapport avec les craintes exprimées par M. Devergie.

M. Alibert : « Quand le *psoriasis* est quelque peu étendu, quand il est général et se métamorphose en *lèpre vulgaire*, le traitement en est long ; mais les bains *Viguerie*, à *Ax*, en triomphent (3). »

M. de Puisaye a traité à *Enghien* un monsieur de cinquante ans, affecté de *psoriasis inveterata*, depuis trente ans sous l'influence d'une diathèse herpétique héréditaire, dont les eaux d'*Aix-la-Chapelle*, de *Schinznach*, n'avaient jamais suspendu les manifestations que momentanément, le malade vivant dans des conditions mauvaises ; il offrait

---

(1) Astrié, Thèse citée, p. 136.
(2) Barrié, Thèse citée, p. 91.
(3) Alibert, *Traité des eaux d'Ax*, p. 148.

l'état suivant : autour du genou et sur la partie externe de la jambe gauche, la peau était rouge, recouverte de squames épaisses, croûteuses en quelques endroits, et se détachant en écailles furfuracées dans les sillons que formaient les plis de la peau, surtout autour du genou ; sur la jambe, les téguments étaient rouges, et de distance en distance on retrouvait ces squames épaisses que l'on compare, avec juste raison, à une écorce d'arbre ; sur les membres supérieurs, il y avait des traces anciennes de la maladie.

Les eaux d'*Enghien* furent prises pendant six semaines concurremment avec l'iodure de potassium. Le malade était à peu près complétement guéri, à la fin du traitement, « mais nous craignons, ajoute M. de Puisaye, que la guérison ne se soit pas maintenue (1). »

M. Armand donne le titre seulement d'une observation de « dartres aux membres, *psoriasis* se rapprochant de l'ichthyose, fournissant une abondante desquamation d'écailles épidermiques, » suivie de guérison après un traitement par les eaux sulfureuses de *Viterbe* (2).

M. Wetzlar dit que « le *psoriasis*, d'un degré de développement modéré, peut être guéri par les eaux d'*Aix-la-Chapelle* à elles seules, pourvu que la constitution du malade ne mette pas d'obstacles à un *long séjour* dans le bain. Un psoriasis invétéré et d'autres formes de la maladie, répandus sur une grande partie du corps, exigent d'autres médicaments outre les eaux (3). » C'est surtout l'iodure de potassium, de préférence à l'arsenic, qu'emploie M. Wetzlar, les bains de longue durée, les bains de vapeur, l'usage interne de l'eau minérale et les frictions avec le goudron

---

(1) De Puisaye, *Des eaux d'Enghien*, p. 272.
(2) Armand, *Des eaux minérales de Viterbe* (États-Romains), 1852, p. 86.
(3) Wetzlar, *loc. cit.*, p. 62.

ou l'huile de cade. Cet auteur attribue formellement aux eaux d'*Aix-la-Chapelle* les résultats qu'il a pu obtenir sans arsenic, médicament dont il croit préférable de s'abstenir. Il a vu des récidives ne revenir que trois ou quatre ans après le traitement. Il a pu s'assurer, dans d'autres circonstances, qu'aucune rechute n'était encore survenue au bout de six à sept ans.

M. Lebert cite un cas de *psoriasis* aux lèvres *invétéré* et opiniâtre, guéri par les eaux de *Lavey* (1). Le même auteur mentionne encore, mais dans de simples relevés statistiques, plusieurs cas de guérison de psoriasis (2).

Nous ne donnons les citations qui précèdent qu'à titre de renseignements. On voit qu'on a généralement compris la nécessité de combiner d'autres médications avec les eaux minérales : des observations réitérées et attentives permettront certainement de reconnaître si les eaux sulfureuses ou autres sont propres à concourir à leur action salutaire. On a pu remarquer qu'aucun usage n'a été fait, dans les cas mentionnés ici, de l'arsenic. Les eaux, notablement *arsenicales*, seraient-elles plus efficaces que les autres dans le traitement du psoriasis? Nous ne connaissons aucun fait qui soit propre à éclairer cette question.

Quoi qu'il en soit, les observations précédentes, tout incomplètes qu'elles puissent être, nous semblent de nature à faire revenir sur la proscription prononcée par M Devergie contre les eaux minérales dans le traitement du *psoriasis*.

Le *pityriasis capitis* est aussi difficile à guérir par les eaux sulfureuses que par les autres moyens. Cependant M. Wetzlar assure que la combinaison des eaux d'*Aix-la-*

---

(1) Lebert, *Compte rendu des eaux de Lavey*, 1842, p. 71.
(2) Lebert, *Compte rendu*, 1841, p. 33.

Chapelle avec d'autres moyens appropriés, comme une pommade au borax dans le *pityriasis capitis*, au goudron dans le *pityriasis versicolor*, lui a fourni d'excellents résultats (1).

Formes papuleuses. — Les affections lichénoïdes, passées à l'état chronique, sont très tenaces de leur nature. Le traitement du *lichen* ne présente pas, auprès des eaux sulfureuses, de résultats très favorables. On s'est assez bien trouvé quelquefois de l'emploi des douches; mais il paraît certain qu'à moins de cas légers et d'une durée peu ancienne, il y a peu à compter sur cette médication. Cependant M. Alibert paraît avoir eu un peu plus à se louer des eaux d'*Ax*, à ce sujet, que la plupart de ses confrères des Pyrénées (2).

Si l'on en croit M. Spengler, les eaux bicarbonatées sodiques, et *Ems* en particulier, conviennent beaucoup mieux au traitement du lichen (3). Ces eaux représenteraient en réalité la médication thermale du lichen, dans lequel, du reste, les bains alcalins réussissent mieux, dans la pratique usuelle, que les bains sulfureux artificiels. Cette action salutaire des eaux d'*Ems*, dans le lichen, ne doit, du reste, s'appliquer qu'aux eaux bicarbonatées sodiques douces; *Vichy* ne saurait y être approprié que dans des cas très particuliers.

M. Spengler fait remarquer que ce qu'il dit du lichen ne peut s'appliquer au *prurigo*, qui n'appartient pas thérapeutiquement à *Ems*. Il fait une exception pour le *prurigo senilis*, affection essentiellement prurigineuse, ordinairement accompagnée de phénomènes gastriques, et auquel les eaux d'*Ems*, surtout préparées par celles bien plus douces

---

(1) Wetzlar, *loc. cit.*, p. 83.
(2) Alibert, *loc. cit.*, p. 148.
(3) Spengler, *Études sur les thermes d'Ems*, traduit de l'allemand par M. Kaula. Strasbourg, 1855, p. 47.

encore de *Schlangenbad*, se trouveraient parfaitement appropriées. M. Wiesbaden assure que les eaux de *Kreuznach* guérissent très bien les lichens anciens et invétérés (1).

RÉSUMÉ.

I. Les eaux minérales sont généralement indiquées, dans les dermatoses, lorsque celles-ci se trouvent sous la dépendance d'une diathèse susceptible d'être modifiée elle-même par les eaux minérales, ou que, malgré l'absence d'une diathèse évidente, la maladie a résisté aux agents ordinaires de la thérapeutique.

II. Les indications particulières, ou le choix des eaux minérales et leurs modes d'administration, se déduisent: de la nature de la diathèse reconnue, des conditions générales de l'organisme, tempérament, état actuel des diverses fonctions, du caractère anatomique de la dermatose, et du degré d'irritation actuelle ou d'excitabilité qu'elle présente.

III. Les eaux *sulfurées* constituent la médication spéciale de la diathèse herpétique et des maladies de la peau, considérées en elles-mêmes.

Les eaux *chlorurées sodiques* et les *bains de mer* sont indiqués par l'existence d'une diathèse scrofuleuse, soit seuls, soit plus souvent combinés avec les eaux sulfureuses.

Les eaux *sulfatées*, sulfureuses à un certain degré, possèdent des propriétés sédatives qui trouveront, dans des cas déterminés, des applications utiles.

Les eaux *bicarbonatées sodiques* pourront être préférées, dans le cas de complication vers les organes digestifs, à l'époque de la ménopause, et vis-à-vis certaines formes spéciales de dermatoses.

IV. Les eaux minérales, mais les sulfureuses surtout,

(1) Wiesbaden, *Kreuznach et ses sources minérales*, 1844, p. 91.

paraissent exercer une double action, altérante sur l'ensemble de l'économie, excitante sur la maladie cutanée que l'on s'efforce en général de ramener à l'état aigu. Cette dernière circonstance ne paraît cependant pas indispensable à la guérison.

V. Les eaux minérales offrent des degrés divers d'activité, au point de vue de l'excitation des altérations cutanées, et de l'ensemble de l'économie.

VI. Parmi les eaux *sulfurées*, au nombre des plus douces, nous trouvons *Molitg*, *Saint-Sauveur*, les sources douces de *Luchon* et d'*Ax*.

Au nombre des plus fortes, *Schinznach*, *Baréges*, les sources fortes d'*Ax* et de *Luchon*.

Enghien, *Aix-en-Savoie*, *Bagnoles*, *Cauterets*, *Olette*, *Amélie*, *Gréoulx*, etc., se présentent dans des conditions moyennes d'activité.

Il paraît difficile d'établir quelques différences formelles, au point de vue de leur efficacité vis-à-vis les dermatoses, entre les eaux sulfurées calciques et les eaux sulfurées sodiques.

Seulement ces dernières paraissent déterminer plus rapidement que les premières les phénomènes d'excitation par lesquels passe habituellement une dermatose, avant de subir l'action favorable du traitement.

VII. Les eaux *chlorurées sodiques* fortes que l'on peut employer sont, avec les *bains de mer*, *Kreuznach*, *Nauheim*, *Niederbronn*, *Bourbonne*, etc.; *Lavey*, combiné avec les eaux mères des salines de *Bex*.

Les eaux *chlorurées sodiques* faibles de *Gastein*, *Wildbad*, *Néris*, devront quelquefois être préférées.

VIII. Les eaux *chlorurées sodiques* et *sulfureuses* d'*Uriage* et d'*Aix-la-Chapelle* participent aux propriétés des deux médications, auxquelles elles empruntent leur double caractéristique.

IX. Les eaux *sulfatées* sédatives, que l'on emploiera le plus sûrement, sont celles de *Saint-Gervais* et de *Baden* (Suisse).

X. Parmi les eaux *bicarbonatées sodiques* (alcalines), nous rencontrons *Schlangenbad*, *Ems*, plus rarement *Vichy*.

QUINZIÈME LEÇON.

MALADIES DE L'APPAREIL RESPIRATOIRE.

Les maladies de l'appareil respiratoire que nous avons à étudier, au point de vue de la médication thermale, se résument assez complétement dans le catarrhe de la muqueuse respiratoire : car si elles s'adressent à bien des circonstances où le catarrhe n'existe pas seul, c'est toujours sur l'élément catarrhal qu'elles agissent essentiellement.

Nous étudierons successivement :

Le *catarrhe bronchique* ou *laryngé* ;

Le catarrhe accompagné de phénomènes névropathiques, dépendant ou non de circonstances anatomiques appréciables, c'est-à-dire l'*asthme* ;

La *phthisie tuberculeuse*.

I.

CATARRHE BRONCHIQUE.

§ Ier. — Indications générales.

Nous entendons parler ici de toutes les bronchites chroniques ou bronchorrhées, c'est-à-dire de tous les cas où la muqueuse bronchique, plus ou moins altérée dans sa texture, se trouve le siége d'une sécrétion exagérée, plus ou moins éloignée des caractères normaux qui lui appartiennent.

Il se présente ici beaucoup de distinctions à établir. Nous allons exposer rapidement celles qui ont le plus spécialement rapport à la médication thermale.

Mais nous dirons d'abord que, sauf quelques contre-indications que nous signalerons plus loin, la persistance d'un catarrhe bronchique suffit, par elle-même, pour indiquer l'usage des eaux minérales.

Les catarrhes bronchiques constituent quelquefois une maladie parfaitement locale.

D'autres fois, ils se relient plus ou moins intimement à certains états constitutionnels ou diathésiques.

Lorsqu'un catarrhe persiste avec assez d'opiniâtreté, en dépit du temps et des moyens thérapeutiques ordinaires, pour rendre nécessaire l'intervention de la médication thermale, on peut être à peu près assuré qu'il se trouve entretenu par certaines conditions générales de l'organisme, sous la dépendance desquelles il est né ou il s'est placé.

Qu'une bronchite, survenue par suite d'une cause accidentelle chez un individu offrant des conditions moyennes de santé et d'organisation, passe à l'état chronique par suite de défaut de soins, ou de circonstances hygiéniques défavorables, elle cédera ordinairement, avec quelque facilité, aux moyens ordinairement usités en pareil cas, révulsifs sur la poitrine, résineux, eaux sulfureuses transportées (*Bonnes, Labassère, Enghien*), que nous rattachons, sous cette forme, à la thérapeutique usuelle, et non pas à la médication thermale. En pareil cas, cependant, le retour des mêmes causes et des mêmes influences défavorables peut éveiller, dans la muqueuse bronchique, une susceptibilité particulière, qui y fixe avec opiniâtreté ou y ramène habituellement le même état morbide.

Mais si cette bronchite s'est développée chez un individu scrofuleux, ou dartreux, ou rhumatisant, elle trouvera, dans l'existence d'une telle diathèse et dans les caractères qu'elle lui empruntera elle-même, des circonstances favorables à son installation ; et alors, devenue secondaire elle-même, elle ne cédera plus qu'à un traitement propre à modifier les conditions générales de l'organisme auxquelles elle participe. Il n'est même pas nécessaire, pour cela, qu'elle rencontre des diathèses déterminées : il suffit que l'organisme présente une de ces constitutions qui semblent le diminutif de ces diathèses, pour que les choses se passent ainsi.

D'autres fois même, il est possible que le catarrhe se soit développé primitivement sous l'influence d'une des diathèses en question, comme on voit naître des ophthalmies rhumatismales, scrofuleuses ou dartreuses ; et probablement, dans ces différents cas, l'élément anatomique du catarrhe varie, comme nous voyons l'élément anatomique des ophthalmies changer avec leur nature diathésique, comme nous voyons, dans le catarrhe lui-même, les manifestations symptomatiques, et surtout les sécrétions bronchiques revêtir des formes variées.

Voici donc trois conditions pathogéniques du catarrhe bronchique, qui vont, pour ainsi dire, du simple au composé :

Catarrhe primitivement local et ne devant sa persistance qu'à des circonstances extérieures et accidentelles ;

Catarrhe, primitivement local et accidentel, mais empruntant aux conditions diathésiques qu'il a rencontrées dans l'économie une raison de fixité, en même temps que des caractères particuliers ;

Catarrhe se développant sous la seule influence de ces mêmes conditions diathésiques, c'est-à-dire se montrant dès son début, comme un de leurs éléments propres.

Telles sont les trois classes auxquelles il est possible de

rattacher la plupart des catarrhes difficiles à guérir que l'on rencontre dans l'âge adulte.

Nous ne pensons pas avoir besoin d'insister sur les rapports qui peuvent relier ces catarrhes aux trois grandes diathèses auxquelles ils se rattachent le plus communément.

La fréquence des catarrhes, chez les scrofuleux, l'alternative commune d'apparitions cutanées et de bronchites plus ou moins inflammatoires; le retour si facile de toux et d'expectoration pituiteuse, souvent avec dyspnée, chez les rhumatisants : si la plupart de ces faits sont négligés dans un grand nombre de descriptions classiques du catarrhe pulmonaire, ils se présentent trop communément dans la pratique pour qu'il y ait nécessité d'entrer à leur sujet dans des détails plus circonstanciés.

Mais il est une autre condition de l'organisme à laquelle le catarrhe se relie plus communément encore : c'est la vieillesse.

L'idée généralement admise qu'à cet âge, où la constitution anatomique de la peau profondément altérée, et les fonctions de cette membrane devenues tout à fait insuffisantes, en ont frappé d'inertie les facultés éliminatrices et les propriétés perspiratoires, alors que toutes les sécrétions physiologiques sont amoindries et languissantes, l'idée que la supersécrétion bronchique a pour objet de suppléer à l'imperfection d'un élément indispensable de l'équilibre nécessaire à l'entretien de la vie, est fort acceptable. Il est certain que, chez les vieillards, dès qu'une sécrétion même morbide s'établit quelque part, elle devient par le fait de son existence, et avant même d'avoir acquis l'empire d'une longue habitude, une condition inhérente et nécessaire à l'organisme : il en est ainsi des ulcères des membres inférieurs. L'élimination incessante de principes organiques et chimiques est la conséquence nécessaire du travail de l'assimilation et de l'introduction continuelle d'aliments nouveaux, pénétrant par les surfaces digestives ou respiratoires. Alors que les voies naturelles d'élimination se ferment, d'autres doivent s'ouvrir, c'est une loi de l'existence. Admettons donc, comme une forte présomption du moins, qu'il y a quelque chose de physiologique dans cette supersécrétion des bronches, si commune dans la période décroissante de la vie (1).

Il résulte de ces considérations que, lorsque le catarrhe des vieillards se montre simplement comme une sécrétion supplémentaire, plus ou moins gênante, sans revêtir de caractère précisément morbide, sans entraîner par lui-même de troubles dans la santé générale, il ne convient de lui opposer aucun traitement, pas plus les eaux minérales qu'autre chose.

Mais il n'en est pas toujours ainsi. Le catarrhe sénile entretient quelquefois une susceptibilité de la muqueuse bronchique qui y occasionne facilement des exacerbations, plus ou moins graves, mais toujours fâcheuses, à un âge avancé surtout. D'autres fois les sécrétions bronchiques prennent des proportions habituelles qui dépassent ce que l'économie, surtout à une époque de réparation difficile, peut supporter sans inconvénient. Il en résulte de l'amaigrissement, de la dyspepsie et, à un degré plus rarement atteint, une véritable cachexie. Dans d'autres cas enfin, un état habituel d'irritation de la muqueuse ou le caractère plastique des sécrétions entraîne une toux pénible et répétée : c'est alors surtout que consécutivement se produisent des dilatations bronchiques et des emphysèmes partiels, qui viennent ajouter une complication anatomique aux troubles fonctionnels des catarrhes.

(1) Durand-Fardel, *Traité clinique et pratique des maladies des vieillards*, 1853, p. 414.

Les circonstances dans lesquelles le catarrhe sénile rentre dans l'opportunité de la médication thermale, viennent d'être énumérées. Nous reviendrons plus loin sur la manière dont cette médication doit être alors appliquée.

Nous ajouterons seulement ici qu'on ne fait pas en général un usage suffisant, dans les affections catarrhales des vieillards, ni des eaux minérales prises à l'intérieur, ni surtout des traitements suivis près des localités thermales.

§ II. — Indications particulières.

Nous venons de voir que le catarrhe bronchique, considéré dans ses éléments généraux, indiquait d'une manière à peu près constante l'emploi des eaux minérales, du moment surtout qu'il se montrait rebelle à la thérapeutique usuelle.

Nous pouvons dire également que l'usage des eaux minérales ne rencontre guère de contre-indications dans les éléments locaux du catarrhe lui-même.

Ce que nous pouvons déduire de la considération du catarrhe en particulier, au sujet de l'opportunité de la médication thermale, sera purement relatif à l'époque et à la forme de cette médication.

L'état chronique convient seul à l'application du traitement thermal. Celle-ci est contre-indiquée par l'état aigu de l'affection bronchique et ce qui peut y ramener un état aigu. M. Bouland rapporte, il est vrai, une observation de *laryngite aiguë* traitée par les eaux d'*Enghien*; mais il ne s'agissait pas probablement d'une maladie aiguë, mais d'accidents qui se reproduisaient habituellement ; ensuite le malade ne prenait d'abord que deux cuillerées d'eau minérale dans du lait d'ânesse (1). C'est ainsi que l'on traite à *Vichy*

---

(1) Bouland, *Études sur les propriétés des eaux minérales d'Enghien*, 1850, p. 106.

des bronchites aiguës, légères, par l'eau du *Puits-Chomel*, coupée avec du lait. Mais ce n'est pas là, à proprement parler, un traitement thermal.

On choisira, dans les catarrhes continus, les époques les plus éloignées des exacerbations, pour l'application du traitement thermal. La saison où l'on a l'habitude de suivre de semblables traitements présente naturellement, sous ce rapport, les conditions les plus favorables.

Il ne s'agit pas toujours de catarrhes continus, mais d'habitudes catarrhales. Beaucoup de personnes sont sujettes à des bronchites qui reviennent tous les hivers, en se prolongeant plus ou moins. C'est précisément en l'absence de ces accidents, et alors que les bronches paraissent dans les meilleures conditions de santé possible, que le traitement est le plus convenablement appliqué.

Il semble souvent qu'il ne s'agisse ici que d'une susceptibilité inflammatoire de la muqueuse bronchique. Mais en cherchant bien, on trouvera souvent à rattacher cette susceptibilité à quelques-unes des conditions générales énumérées plus haut. Quoi qu'il en soit, les eaux minérales réussissent en général parfaitement à l'enrayer.

Les catarrhes anciens et à sécrétions considérables demandent à être traités avec certains ménagements. Il peut toujours résulter quelques inconvénients de la suppression trop rapide d'une sécrétion habituelle et invétérée. Le traitement doit donc avoir pour objet de l'atténuer graduellement, et non de la supprimer promptement. Il est même des catarrhes qu'il ne faudrait pas chercher à guérir entièrement. Tels sont entre autres les catarrhes des vieillards, qu'il importe de ramener à des proportions tolérables, mais qu'il y aurait toujours imprudence à supprimer d'une manière absolue.

Les maladies organiques du cœur entraînent habituellement un état catarrhal des bronches, et ce dernier peut devenir prédominant, de manière à masquer, jusqu'à un certain point, la maladie cardiaque. Tout traitement thermal nous paraît alors contre-indiqué. Nous ne disons pas pour cela tout usage des eaux minérales : car l'usage interne, à faible dose, de l'eau d'*Enghien*, de *Saint-Honoré*, de *Pierrefonds*, pourrait sans doute atténuer le catarrhe, sans inconvénient pour le reste.

§ III. — Traitement.

Le traitement thermal des catarrhes bronchiques comprend :

Les eaux *sulfurées*, les eaux *bicarbonatées sodiques*.

Nous passerons successivement en revue ces deux médications au point de vue du catarrhe simple.

Eaux sulfurées. — Nous avons vu qu'il y avait à considérer, dans le traitement des affections catarrhales de l'appareil respiratoire, deux choses : l'état morbide de la muqueuse bronchique, et les conditions générales de l'économie auxquelles cet état morbide pouvait se rattacher.

Or, les *eaux sulfurées* sont le médicament spécial du catarrhe bronchique. En même temps, elles peuvent s'approprier d'une manière, sinon aussi spéciale, du moins très directe encore, aux conditions diathésiques que nous avons dit le tenir le plus souvent dans leur dépendance, scrofules, dartres, rhumatismes, ou aux conditions constitutionnelles voisines. « La réunion de ces états diathésiques dans la production complexe de certains catarrhes ne peut que fortifier l'indication des eaux sulfureuses. C'est dans cet ordre de faits et d'idées qu'il faut chercher l'utilité toute spéciale reconnue aux eaux sulfureuses, depuis le commencement de la médecine, dans les catarrhes de poitrine.

Efficaces dans les trois diathèses morbides qui produisent surtout et entretiennent l'état catarrhal, mieux que toutes autres, ces eaux peuvent convenir aux diverses formes de catarrhes, et cela est si réel, que maladies catarrhales et eaux sulfureuses s'associent toujours dans la pratique thermale, sans qu'on s'inquiète trop de leur nature (1). »

Sans doute, ce n'est pas au même titre et au même degré que les eaux sulfureuses sont réclamées par ces divers états diathésiques. Si elles se trouvent très spéciales aussi vis-à-vis les maladies de la peau, c'est surtout par leur thermalité qu'elles appartiennent au traitement du rhumatisme; et nous savons maintenant qu'elles possèdent une plus réelle activité contre les manifestations scrofuleuses que contre le fond de la diathèse elle-même. Mais on comprend comment leur spécialité relative au catarrhe commande ici l'indication. Cette double considération présidera, du reste, au choix de l'eau minérale et aussi à son mode d'administration. C'est ainsi que, lorsque le rhumatisme réclame sa part dans les indications, on ne s'adressera jamais à des sources froides, et quelquefois même, on sera obligé d'aller chercher en dehors des eaux sulfureuses le moyen de mieux remplir alors l'indication dominante.

Suivant tous les auteurs qui ont écrit sur les eaux sulfureuses, celles-ci agissent de deux manières sur le catarrhe bronchique :

1° Elles excitent les fonctions de la peau et remontent le ton général de l'économie ;

2° Elles déterminent une irritation passagère de la muqueuse bronchique, laquelle irritation amène elle-même la résolution de l'état catarrhal.

---

(1) Astrié, *De la médication thermale sulfureuse, appliquée au traitement des maladies chroniques*. Thèses de Paris, 1852, p, 191.

Cette double action des eaux sulfureuses répond aux deux séries d'indications que nous avons dit se combiner habituellement dans le traitement des catarrhes bronchiques : modifier l'état morbide de la muqueuse bronchique, modifier l'état général de l'organisme.

Mais cette double action a été trop nettement définie par l'excitation des surfaces.

Le premier effet des eaux sulfureuses est, en général, non-seulement de fluidifier et de faciliter la sécrétion bronchique, mais de l'accroître, d'augmenter la toux, de ramener même quelques douleurs bronchiques. Bordeu disait qu'elles excitaient une petite fièvre propre à mûrir promptement et à favoriser l'expectoration.

Ces effets doivent être soigneusement considérés, parce qu'il est des circonstances où ils acquièrent une grande importance, soit comme valeur thérapeutique, soit comme danger, s'ils dépassent une certaine limite.

Mais, dans le catarrhe simple, ils n'ont pas l'importance que leur attachent certains auteurs. L'action spéciale que nous attribuons aux sulfureux, ne se traduit pas toujours par un retour à l'état aigu. Cette excitation est une conséquence du traitement, mais elle ne nous paraît pas nécessaire à son efficacité. Il est des catarrhes qui guérissent sans excitation locale préalable.

Il en est de même de l'action sur l'état général. Sans doute, la stimulation des fonctions de la peau et des sécrétions, en général, a une valeur thérapeutique par elle-même. Elle tend à remplacer l'activité morbide de la muqueuse bronchique par l'activité normale ou physiologique d'autres tissus. Mais, vis-à-vis la diathèse herpétique et peut-être vis-à-vis les autres, il y a certainement plus que cela.

Ce n'est pas par une simple excitation que l'iode fait disparaître un engorgement glanduleux, le mercure une périostose. On affecte généralement d'appliquer une définition trop simple au mode d'action des eaux minérales; elles exercent, au moins dans les cas auxquels nous faisons allusion ici, une action spéciale tout autre que l'excitation.

Les eaux sulfurées se présentent à nous avec des degrés divers d'activité et des différences d'application.

Nous rencontrons d'abord deux divisions fort tranchées, au point de vue chimique : les eaux sulfurées sodiques (*Cauterets, Luchon, Saint-Sauveur, le Vernet, Amélie*, etc.), et les eaux sulfurées calciques (*Enghien, Allevard, Schinznach*, etc.).

Mais nous serions fort embarrassé pour tracer, à propos de l'application thérapeutique, une ligne de démarcation un peu formelle entre ces deux divisions des eaux sulfurées.

Le fait qui paraît dominer ici, c'est l'hydrogène sulfuré que les unes et les autres dégagent, pour une raison chimique différente, mais avec un résultat identique. Près des unes et des autres, en buvant l'eau minérale, en prenant des bains, on inspire de l'hydrogène sulfuré, avec de la vapeur d'eau, plus ou moins suivant la température de l'eau minérale; avec de l'acide carbonique, près des eaux sulfurées calciques. Nous étudierons plus loin la valeur de l'inhalation. Nous nous bornons à constater ce fait en ce moment.

Quant aux différences de composition des eaux sulfurées sodiques et calciques, nous ferons remarquer qu'elles portent sur de si minimes proportions, qu'il est bien difficile de leur attacher quelque importance. En effet, dans les cas d'application thérapeutique un peu délicate, on ne dépasse guère, et souvent l'on n'atteint pas, la proportion de 500^{gr} par jour. Or, voici ce que représentent 500^{gr} des plus usitées de ces eaux, en principes minéralisateurs :

Cauterets	0,09	Ax	0,17
Saint-Sauveur	0,09	Enghien	0,25
Le Vernet	0,11	Eaux-Bonnes	0,20

Le tout se partageant entre de nombreux principes, soude, chaux, magnésie, silice, chlorure de sodium, etc., auxquels on n'attribue pas en général une grande valeur thérapeutique à dose infinitésimale.

Les eaux sulfurées sodiques sont plus alcalines, moins chlorurées, mais plus chargées en matière organique.

Tout ce que nous pouvons dire à ce sujet, c'est que les eaux *sulfurées sodiques*, plus fixes, au point de vue sinon de la forme, du moins de l'existence du principe sulfureux, nous paraissent constituer une médication plus active et plus diathésique que les eaux *sulfurées calciques*; mais que les unes et les autres nous paraissent agir de la même manière et aussi efficacement sur le fait même et isolé du catarrhe.

Nous devons rapprocher des eaux sulfurées celle de *Weissembourg* (Suisse), dont la spécialisation dans ces sortes de maladies nous paraît assez curieuse. C'est une eau *sulfatée*, nullement *sulfureuse* (1). Ce ne saurait donc être à sa qualité *sulfurée*, ou à l'*hydrogène sulfuré*, qu'elle peut devoir sa spécialisation dans les affections catarrhales. Nous empruntons à une monographie fort intéressante, consacrée par M. le docteur Pointe à cette station thermale, l'exposition suivante des applications de cette eau minérale :

« Le catarrhe pulmonaire ou bronchite chronique est une des maladies que l'on traite le plus souvent et avec le plus de succès à *Weissembourg*. Quand elle est simple et date seulement de quelques mois, elle guérit souvent en une vingtaine de jours. Si elle existe depuis plusieurs années, les malades éprouvent assez promptement un soulagement sensible; mais ce n'est qu'après un laps de temps plus long que les symptômes disparaissent complétement : deux *cures*

(1) Voyez page 216.

peuvent être nécessaires. Il est des cas qui résistent au traitement le mieux dirigé, heureusement ils sont rares ; presque toujours les malades sont soulagés. Il est probable que, dans les cas de résistance opiniâtre, il y a eu erreur de diagnostic, et que quelque complication s'est opposée à l'action ordinairement efficace du traitement... »

Ce qui n'est pas moins curieux, c'est la détermination des cas où les eaux de *Weissembourg* paraissent le mieux indiquées.

« M. le professeur Vogt pense que le traitement de *Weissembourg* réussit surtout chez les individus atteints de catarrhe chronique très ancien, consécutif à un état d'irritation de la muqueuse bronchique, accompagné d'une toux sèche ou d'expectoration abondante ; chez les jeunes sujets à système nerveux ou sanguin très mobile, et chez les sujets d'un âge moyen, mais faibles, délicats, très disposés à la bronchite, et qui, une fois atteints de cette affection, ont la plus grande peine à s'en débarrasser. Le même auteur a remarqué que, chez les vieillards, la plupart des catarrhes chroniques avec atonie et expectoration de crachats muqueux abondants, restaient stationnaires, ou étaient aggravés, par la cure (1). »

On remarquera ce qu'il y a de contradictoire entre ces indications et celles qui se rattachent en général à l'usage des eaux sulfurées. Nous retrouverons la même chose à propos de l'application des eaux de *Weissembourg* au traitement de la phthisie.

Eaux bicarbonatées sodiques. — Nous éprouvons ici un plus grand embarras pour caractériser la médication des affections catarrhales par les eaux *bicarbonatées sodiques*.

(1) Pointe, *Monographie des thermes de Weissembourg*. Lyon, 1853, p. 25.

En effet, il nous avait semblé que les eaux sulfureuses présentaient contre ces affections une spécialité formelle et directe ; et en même temps nous avons trouvé qu'elles offraient une médication, sinon toujours aussi spéciale, du moins convenablement appropriée à des états constitutionnels ou diathésiques qu'il importe si souvent de combattre en même temps que le catarrhe.

Ici il n'en est plus de même. Nous ne trouvons plus une médication spéciale, ni même identique, ainsi que les eaux sulfureuses prises dans leur ensemble.

La médication par les eaux *bicarbonatées sodiques* est représentée par deux stations thermales, le *Mont-Dore* et *Ems*, qui l'une et l'autre, bien qu'appartenant à la même classe, constituent des médicaments différents.

Ems présente une prédominance double de bicarbonate de soude ($1^{gr.},9$) et de chlorure de sodium ($1^{gr.},6$), et le *Mont-Dore* une minéralisation insignifiante ; *Ems* un traitement interne surtout, et essentiellement médicamenteux, le *Mont-Dore* un traitement surtout externe, dans lequel la thermalité et les moyens hydrothérapiques paraissent jouer le rôle principal.

Nous entrerons, au paragraphe suivant, dans le détail de ces différents traitements. Nous nous en occupons seulement ici au point de vue des indications auxquelles ils semblent surtout devoir se rapporter.

Les eaux du *Mont-Dore* sont depuis très longtemps appliquées à l'ordre de maladies que nous étudions maintenant, *phthiscentibus medicabiles*, disait Sidoine Apollinaire.

M. Bertrand envisage surtout leur action au point de vue « de l'augmentation d'énergie du tissu cutané, et du rétablissement de ses fonctions, circonstances des plus importantes, vu l'intime liaison d'action qui existe entre la peau et la muqueuse pulmonaire. Rarement, ajoute-t-il, le travail de l'une d'elles est-il dérangé, sans que l'autre ne se ressente de ce trouble. Il ne manque pas de maladies pulmonaires dont la cause remonte au dérangement des fonctions de la peau ; il n'en est pas qui ne s'accompagnent ou ne se compliquent de ce dérangement, quelle que soit d'ailleurs leur cause primitive (1). »

Telle est l'idée qui domine toutes les appréciations du savant médecin du *Mont-Dore*, au sujet du mode d'action de ces eaux. « Pour déplacer ces stimulus morbides, dit-il ailleurs, quand déjà ils sévissent depuis longtemps, qu'ils ont pris possession des organes, les irritants extérieurs appliqués sur de grandes surfaces, mais agissant lentement et modérément, réussissent mieux qu'une irritation violente, brusque et circonscrite (2). » Ces idées sont, comme on le voit, basées sur l'action physiologique des eaux minérales, mais nullement sur leur action spéciale.

Pour montrer, du reste, que ces remarques ne sont que la traduction des faits, l'auteur rapproche plusieurs séries d'observations, rangées sous les titres suivants :

Maladies chroniques de la poitrine, survenues après la cessation de douleurs rhumatismales musculaires ;

Survenues après la cessation de douleurs goutteuses ;

Survenues à la suite de la rétrocession d'une affection dartreuse.

On verra tout à l'heure comment le mode d'administration des eaux du *Mont-Dore* est tout à fait en rapport avec cet ordre d'idées et avec les indications qui en ressortent.

La découverte récente de l'*arsenic* dans ces eaux est-elle de nature à ajouter à cela la supposition d'une action spéciale de la part d'un tel agent ? La chose est possible, mais il se-

---

(1) Bertrand, *Recherches sur les propriétés des eaux du Mont-Dore*. Clermont-Ferrand, 1823, p. 275.

(2) *Eod. loc.*, p. 279.

rait prématuré de discuter aujourd'hui une pareille question.

Quoi qu'il en soit, nous pourrons discerner actuellement les indications spécialement propres à désigner les eaux du *Mont-Dore*, auprès des eaux sulfureuses, dans le traitement des affections catarrhales.

Si les eaux du *Mont-Dore* mettent particulièrement en jeu les fonctions de la peau, elles se trouveront donc indiquées lorsqu'il sera nécessaire d'agir d'une manière spéciale sur celle-ci.

Ainsi, dans les catarrhes liés à un état rhumatismal ou goutteux, nous considérons les eaux du *Mont-Dore* comme mieux appropriées que les eaux sulfureuses. Elles le seront surtout si le catarrhe paraît exister en raison de l'amoindrissement des manifestations légitimes du rhumatisme ou de la goutte.

Dans la diathèse herpétique, il y a une distinction importante à faire.

Si le catarrhe se montre lui-même comme une des manifestations de l'herpétisme, les eaux du *Mont-Dore* ne sauraient suppléer à la spécialité d'action des eaux sulfureuses. Mais si le catarrhe paraît entretenu par le déplacement de manifestations dartreuses, qui sembleraient avoir quitté la peau pour se fixer sur la muqueuse, alors les eaux du *Mont-Dore* seront préférées dans le but de rappeler à la peau l'activité morbide déviée, sauf à chercher à l'atténuer ensuite par d'autres moyens, ainsi les sulfureux.

Nous ne disons pas que les eaux sulfureuses administrées dans ce sens ne puissent absolument remplir de telles indications. Mais les eaux du *Mont-Dore* y paraissent plus sûrement appropriées.

La médication par les eaux d'*Ems* est évidemment fort différente de celle que nous venons d'étudier.

Ici il ne s'agit plus d'un traitement surtout externe, avec recherche d'une température élevée, action critique sur la peau ; mais d'un traitement interne surtout, essentiellement médicamenteux, recommandé principalement pour la *douceur* des eaux qu'il emploie, et ne provoquant ni crises, ni phénomènes physiologiques notables.

M. Spengler déclare que les eaux d'*Ems* possèdent une action *spéciale* contre les affections catarrhales chroniques, action qu'il compare, à un point de vue assez empirique, à celle du mercure contre la syphilis, de l'iode contre les scrofules (1).

Quels seraient donc les caractères distinctifs de cette spécialité, comparée à celle des eaux sulfureuses ?

Voici ce qu'il nous a paru possible d'établir, non pas au point de vue de la comparaison théorique et analytique, mais au point de vue des indications qui peuvent recommander l'une de préférence à l'autre.

Nous avons vu que les eaux *sulfureuses* constituaient une médication dans laquelle l'excitation tenait une place notable, et qu'elles se trouvaient d'autant plus indiquées, que la constitution était plus faible ou plus lymphatique.

Les eaux d'*Ems*, beaucoup moins excitantes, puisque M. Vogler assure que c'est à la douceur comparative de ces eaux et à la méthode de leur emploi qu'elles doivent leur réputation dans les affections de la poitrine en général (2), les eaux d'*Ems* remplaceront utilement les eaux sulfureuses, dans les cas où le tempérament plus pléthorique, la constitution plus névropathique, feraient redouter l'usage de ces dernières. De telles conditions d'organisation contre-indi-

---

(1) Spengler, *Études balnéologiques sur les thermes d'Ems*, traduit par M. Kaula. Strasbourg, 1855, p. 6.

(2) V. A. Vogler, *De l'usage des eaux minérales, et en particulier de celles d'Ems*. Francfort, 1841, p. 150.

quent tout traitement thermal, lorsqu'elles atteignent un certain degré; mais dans beaucoup de circonstances elles se prêtent à l'emploi des eaux d'*Ems*.

J'ajouterai à cela l'existence de phénomènes dyspeptiques ou gastralgiques. Sans doute, les eaux sulfureuses sont propres à remonter un estomac affaibli, à rendre l'appétit perdu; et Bordeu avait, avec juste raison, insisté sur cette part importante de leur action, dans les affections catarrhales graves ou compliquées.

Mais dans les dyspepsies avec altération des sécrétions gastro-duodénales, les eaux sulfureuses demeurent le plus souvent impuissantes : l'action toute spéciale à ce sujet des eaux bicarbonatées sodiques doit être alors invoquée. Il en sera de même s'il existe un état névropathique douloureux de l'estomac (gastralgie), circonstance où les eaux de *Vichy* elles-mêmes sont souvent inapplicables, à cause de leur trop grande activité, mais où les eaux d'*Ems* conviennent beaucoup plus sûrement.

J'en dirai autant des complications abdominales ou utérines qui peuvent exister, et auxquelles les eaux d'*Ems* s'appliqueront toujours mieux que les eaux sulfureuses.

On voit ainsi quel parti l'on peut tirer des spécialisations multiples des eaux d'*Ems*, et de la place qu'elles tiennent à côté des eaux sulfureuses, dans le traitement des affections catarrhales.

II.

CATARRHE LARYNGÉ, ANGINE.

On trouve dans les monographies ou les mémoires sur les eaux sulfureuses peu de renseignements sur les affections *laryngées* en particulier, qui nous donnent à penser que les affections du larynx doivent être traitées différemment que les affections bronchiques, au moins au point de vue des indications; de sorte que le traitement des laryngites catarrhales doit être rapproché de celui des catarrhes bronchiques, et celui des phthisies laryngées du traitement de la phthisie, que nous allons exposer tout à l'heure.

Les eaux de *Cauterets* (*la Raillère*) ont une réputation toute spéciale au sujet des angines et des laryngites chroniques en général. Cette spécialité, qui ne saurait toujours être que relative au milieu du groupe des eaux sulfurées analogues, est-elle exacte, et dans ce cas appartiendrait-elle à la constitution même des eaux de *Cauterets*, ou bien à l'usage particulier que l'on y fait du demi-bain? Nous avons pu reconnaître nous-même maintes fois l'excellence des eaux de *Cauterets* dans des cas d'enrouement chronique, de disposition particulière aux angines, de ce qu'on peut appeler, suivant les cas, faiblesse ou susceptibilité de l'appareil vocal ; mais peut-être les *Eaux-Bonnes*, *Amélie* ou *le Vernet* en auraient-ils fait autant.

Du reste, les médecins de *Cauterets* ne paraissent pas eux-mêmes très empressés à faire ressortir cette spécialité, car, dans un de ces excellents rapports que M. Patissier faisait de temps en temps à l'Académie de médecine, nous trouvons un tableau statistique des maladies chroniques traitées à *Cauterets* en 1839 par M. Buron, et les affections laryngées, sans doute confondues avec les catarrhes bronchiques, n'y sont même pas mentionnées (1).

Mais nous devons faire ici une mention particulière d'un ouvrage fort bien fait de M. Noël Gueneau de Mussy, et récemment publié, sur l'*angine glanduleuse* (2). Cette monographie ne se recommande pas seulement par l'excellente

---

(1) Patissier, *Rapport sur les eaux minérales naturelles.* 1841, p. 31.

(2) Noël Gueneau de Mussy, *Traité de l'angine glanduleuse et observations sur l'action des Eaux-Bonnes dans cette affection*, précédé de *Considérations sur les diathèses.* 1857.

description d'une maladie particulière, mais surtout par l'élévation et la justesse des idées qui y sont développées. Tout ce que M. Gueneau de Mussy exprime, beaucoup mieux que nous sans doute, au sujet des diathèses, est en exacte communion avec ce que nous avons essayé nous-même de développer dans plusieurs parties de cet ouvrage, et nous nous estimons fort heureux d'une pareille concordance avec un esprit aussi éclairé et aussi distingué.

Voici le résumé succinct de ce qui, dans cette monographie, nous intéresse particulièrement.

Quatre phénomènes principaux caractérisent l'angine granuleuse :

1° Une toux gutturale, et surtout un effort expirateur, un raclement laryngien, que l'auteur désigne par le mot anglais de *hem*, qui en exprime parfaitement la forme la plus commune ;

2° La sensation morbide qui les provoque et qui consiste le plus souvent dans un chatouillement ;

3° Des crachats globuleux, *colloïdes*, perlés, que rendent les malades, et qui sont sécrétés par les glandules des membranes muqueuses pharyngienne et laryngienne ;

4° Des modifications particulières dans le timbre, la tonalité et la puissance de la voix (1).

Dans le plus grand nombre des cas, cette angine glanduleuse peut se rapporter à la diathèse herpétique. Ce fait, signalé d'abord par M. le professeur Chomel, est parfaitement mis en lumière par M. Gueneau de Mussy. Sur quarante-cinq malades chez qui il a cherché à vérifier cette relation pathogénique, il n'en a trouvé que quatre qui n'offraient pas de manifestations dartreuses très prononcées, et encore deux de ces malades avaient-ils des blépharites chroniques.

(1) *Loc. cit.*, p. 99.

M. Gueneau de Mussy fait parfaitement ressortir la double action des eaux sulfurées et des *Eaux-Bonnes* en particulier sur les affections de ce genre : action stimulante locale et générale, excitation cutanée, gonflements hémorrhoïdaux, etc.; exaspération momentanée de l'angine (phénomènes habituels mais non pas nécessaires); puis une action spéciale pour laquelle il faut insister sur l'emploi topique de l'eau minérale. On peut employer celle-ci sous forme de gargarisme, ou même, comme le conseille M. Fontan, en injections dans les narines, quand l'angine paraît s'étendre dans la partie postérieure des fosses nasales. M. Fontan fait en outre usage, à *Luchon*, des douches sur le pharynx, ou extérieurement sur le larynx.

M. Gueneau de Mussy pense que les bains (peu usités aux *Eaux-Bonnes*) apportent un complément utile au traitement, et il y ajoute quelquefois des douches, en partie pour soumettre les malades à une inhalation sulfureuse.

III.

ASTHME.

Nous possédons peu de renseignements précis sur le traitement de l'*asthme* par les eaux minérales. L'asthme est généralement mentionné, à côté du catarrhe, parmi les applications spéciales des eaux employées dans les affections catarrhales. Mais ce ne sont, en général, que des indications assez concises ou quelques observations isolées, qui ne nous permettront pas de nous arrêter longtemps sur ce sujet.

Le mot d'*asthme* comprend lui-même des choses assez différentes. Faisant abstraction, bien entendu, de toute intervention des altérations organiques du cœur, nous trouvons, le plus souvent, dans l'asthme, un élément névropathique du catarrhe, se reliant, en général, à quelque condition organique, telle que l'emphysème ou les dilatations bronchiques. Il y a ensuite l'*asthme essentiel*, pure névrose de l'appareil respiratoire.

C'est dans l'asthme que nous appellerons *catarrhal* (asthme humide), que les eaux minérales nous paraissent être le plus efficaces ; en général, ce qui est propre à modifier favorablement l'état catarrhal se fait également sentir sur l'état névropathique.

En est-il de même dans l'asthme essentiel ? Quelques observateurs l'affirment. Nous ferons remarquer qu'il ne faut pas négliger, à ce sujet, d'interroger avec soin les antécédents, et que le génie dartreux, rhumatismal ou goutteux peut parfaitement jouer ici un rôle important.

Astrié dit que, dans l'asthme, les demi-bains chauds et la respiration des vapeurs sulfureuses sont des moyens très utiles. Presque toujours les attaques d'asthme cèdent en peu de minutes dans les bains de vapeur (1).

M. Nièpce considère que l'inhalation des vapeurs sulfureuses (nous étudierons plus loin les divers procédés d'inhalation) convient surtout dans l'asthme sec, les inhalations gazeuses froides dans l'asthme humide. « Pour constater l'efficacité des inspirations de vapeurs sulfureuses et iodées chez les asthmatiques, il suffit de voir leur action sur le malade peu d'instants après son entrée dans les salles d'inhalation. Dès qu'il se trouve au milieu de cette atmosphère, on le voit insensiblement faire de longues inspirations ; les parois de la poitrine se dilatent progressivement, et après quelques instants il respire à pleine poitrine ; il ne tousse plus. Il est rare qu'après un mois de ce traitement l'asthme ne soit pas, sinon guéri, du moins très notablement amélioré (2). » Voilà des effets fort intéressants de l'inhalation

(1) Astrié, Thèse citée, p. 298.
(2) Nièpce, *Mémoire sur l'action thérapeutique de l'eau sulfureuse et iodée d'Allevard.* 1855, p. 61.

sulfureuse dans l'asthme : la même chose paraît avoir été observée près de la plupart des stations thermales sulfureuses, celles surtout où la pratique des inhalations est en vigueur. La question capitale est celle des suites du traitement ou des résultats consécutifs. Les assertions de M. Nièpce, à ce sujet, sont trop considérables pour être acceptées sous cette forme un peu insuffisante.

J'ai dit tout à l'heure que les eaux minérales me paraissaient devoir agir plus facilement et plus directement sur l'élément catarrhal que sur l'élément névropathique des asthmatiques. Ce que l'on observe près des eaux bicarbonatées sodiques que nous avons étudiées tout à l'heure, vient à l'appui de notre manière de voir à ce sujet.

M. Bertrand rapporte une série d'observations fort intéressantes sur l'application des eaux du *Mont-Dore* aux affections nerveuses de la poitrine, avec des succès fort divers. Ces observations sont résumées par les propositions suivantes :

« Les eaux du *Mont-Dore* n'améliorent point l'état des personnes atteintes de dyspnée nerveuse ou asthme convulsif ;

» Elles produisent de bons effets dans l'asthme humide succédant au catarrhe pulmonaire chronique, ou à la rétrocession du principe rhumatismal ou dartreux (1). »

M. Spengler (2) recommande beaucoup les eaux d'*Ems* dans le catarrhe sec de Laënnec ou l'asthme des Anglais, qui accompagne sans cesse l'emphysème et est cause de la dyspnée, et s'abandonne sur ce sujet à une série d'explications chimiques et alcalines, dans lesquelles il nous paraît au moins superflu de le suivre.

M. le docteur Goin paraît avoir employé avec succès les

---

(1) Bertrand, *loc. cit.*, p. 321.
(2) Spengler, *loc. cit.*, p. 32.

inhalations de gaz acide carbonique dans l'asthme. On trouvera plus loin quelques renseignements à ce sujet.

IV.

PHTHISIE PULMONAIRE.

Ce sujet est un des plus considérables de la thérapeutique thermale.

Il s'agit de savoir si les eaux minérales peuvent ou non intervenir utilement dans le traitement d'une maladie le plus souvent mortelle, et dans laquelle la thérapeutique ordinaire est notoirement frappée d'impuissance.

Il s'agit de savoir si elles peuvent le faire sans danger dans une maladie si facile à exaspérer, qu'un médecin allemand appelle les tubercules, le *noli me tangere* des poumons.

Nous traiterons cette étude avec toute la réserve qu'elle commande, surtout en l'absence de renseignements suffisamment précis et authentiques à son sujet, mais en nous efforçant de rassembler tous les matériaux propres à l'éclairer.

§ Ier. — Indications générales.

Nous avons à considérer, dans la phthisie, trois choses principales :

Un état général de l'économie, simplement constitutionnel ou diathésique, sous l'influence duquel les tubercules sont nés ou se sont multipliés dans les poumons ;

Les tubercules, production hétéromorphe, témoignage et produit de la cause diathésique, mais origine eux-mêmes d'une série de phénomènes morbides, dus à leur développement et à leurs transformations ;

Enfin, le catarrhe bronchique et les altérations du tissu

pulmonaire qui accompagnent toujours, à un certain degré, la tuberculisation.

Ces divers points de vue intéressent la thérapeutique par les indications qui s'y rattachent, et l'action inégale que l'art peut exercer à leur sujet.

Nous avons placé le tubercule lui-même entre les deux termes qui complètent son histoire : la diathèse qui lui préexiste, et les altérations bronchiques et pulmonaires qui peuvent également le précéder, mais dont le caractère essentiel est de l'accompagner et de le suivre.

Or, si nous voyons l'art entièrement impuissant au sujet du tubercule lui-même, nous ne doutons pas qu'il ne puisse agir efficacement sur les deux autres termes de la phthisie, la diathèse, et les altérations des bronches et du poumon.

Il est des individus qui naissent prédisposés à la phthisie. Leurs antécédents héréditaires et certains caractères d'organisation permettent de reconnaître cette prédisposition, et la facilité avec laquelle on voit souvent éclater les signes organiques de la maladie, pour la plus légère cause déterminante, prouve qu'il existait une véritable diathèse dont les manifestations n'attendaient, pour se développer, qu'une occasion favorable.

Quels moyens l'art possède-t-il pour prévenir ou retarder au moins ces manifestations, c'est-à-dire l'apparition de la phthisie elle-même?

Ces moyens sont de deux ordres :

Changer, autant que possible, la constitution du sujet menacé ;

Écarter de lui toutes les circonstances accidentelles propres à favoriser ou déterminer l'éclosion de l'affection locale, tuberculeuse.

L'hygiène prend, dans tout cela, une plus grande part que la médecine.

Si l'huile de foie de morue, si le chlorure de sodium peuvent rendre alors quelques services, il est certain qu'une action ne peut être exercée sur l'organisme, assez profonde pour en changer les caractères et la direction, qu'en changeant le milieu et les habitudes parmi lesquels s'est développée la disposition morbide, envisagée soit dans les antécédents héréditaires, soit dans les premiers âges de la vie.

Tout le monde sait quelle influence un changement apporté dans le séjour, le mode d'éducation, les goûts et les exercices, peut exercer sur l'économie tout entière.

Si les médecins consacraient à ce sujet plus d'attention et de spontanéité, si surtout les exigences de la vie se prêtaient davantage aux nécessités de la santé, nul doute qu'un grand nombre de phthisies tuberculeuses ne pussent être ainsi prévenues.

Les eaux minérales peuvent-elles jouer un rôle dans cette action prophylactique, qui réclame surtout la direction hygiénique?

Oui, sans contredit.

Nous savons que les eaux minérales sont surtout propres à modifier les états constitutionnels ou diathésiques de l'économie. Jusqu'à quel degré? Cela ne peut se mesurer sans doute. Mais il nous suffit d'établir qu'elles agissent dans ce sens.

Or la prédisposition et la diathèse tuberculeuse, en laissant de côté ce qu'elles peuvent renfermer de spécial ou plutôt de spécifique, présentent précisément des caractères qui ne permettent pas de douter de l'efficacité possible des eaux minérales à leur sujet.

Il est constant d'abord que la faiblesse des organes et la langueur des fonctions prennent une grande part à l'éclosion de la phthisie.

Supposez une prédisposition à la phthisie d'une intensité donnée, il est certain qu'elle aboutira aisément à la tuberculisation chez un individu affaibli par une existence énervante, des travaux ou des excès précoces, l'inaction dans un milieu défavorable, des circonstances débilitantes, telles qu'une longue suppuration, des accidents syphilitiques, une fièvre typhoïde. Je cite les exemples les plus vulgaires. Mais il est certain aussi qu'un sujet semblablement disposé, mais fortifié par des exercices salutaires, envoyé dans un milieu salubre, demeurant sain de corps et d'esprit, aura de grandes chances d'y échapper.

Ajoutez à tout cela des eaux minérales appropriées, avec l'action tonique, stimulante, reconstituante de la médication thermale, il est certain que vous aurez ajouté aux chances favorables que vous aviez essayé de réunir.

Mais les eaux minérales peuvent, dans certaines circonstances, exercer une action thérapeutique plus rapprochée sur la disposition aux tubercules.

La constitution tuberculeuse revêt souvent des caractères qui se rapprochent singulièrement de la constitution scrofuleuse. La dégénérescence tuberculeuse des ganglions lymphatiques, si fréquente chez les scrofuleux, sert de trait d'union entre les scrofules et la tuberculisation interne. La plupart des tuberculeux au moins offrent tous les caractères d'une constitution éminemment lymphatique.

Nous ne pouvons donc manquer de trouver ici d'importantes applications à faire à un grand nombre d'individus disposés à la phthisie, de la médication chlorurée sodique et surtout chlorurée sodique bromurée, si spéciale contre les scrofules et la constitution lymphatique.

Mais la disposition tuberculeuse n'est pas toujours assez prononcée pour que la tuberculisation s'effectue sans le concours de quelque cause déterminante. Parmi ces dernières, la bronchite nous représente la plus commune, et s'il nous est le plus souvent difficile de définir avec précision la part pour laquelle une bronchite ou des bronchites répétées se trouvent dans l'apparition de tubercules, on ne peut nier que l'état fluxionnaire, entretenu par la bronchite dans le tissu du poumon, ne doive contribuer singulièrement à y fixer le travail de tuberculisation : on ne peut nier davantage que la reproduction des bronchites n'aggrave et ne précipite la marche des tubercules.

Sous ce rapport donc, tout ce qui agira d'une manière favorable sur la muqueuse bronchique, tout ce qui tendra à en atténuer la susceptibilité, à y prévenir les fluxions accidentelles, à en résoudre l'état catarrhal, exercera secondairement une action favorable sur l'état tuberculeux lui-même. Nous savons que les eaux sulfureuses possèdent cette propriété d'action toute spéciale sur la muqueuse bronchique ; elles peuvent donc encore être utilement employées dans la phthisie sous ce rapport, c'est-à-dire comme devant modifier, dans un sens favorable, l'état morbide des bronches habituellement lié à la phthisie.

Leur utilité sera plus grande encore, si elles sont susceptibles, comme elles paraissent l'être, d'agir, à titre de résolutifs, sur les altérations plus profondes du tissu pulmonaire, qui accompagnent si habituellement les tubercules.

M. Andrieu insiste sur cette action résolutive des *Eaux-Bonnes* qui, sans toucher au tubercule, s'exerce sur les engorgements qui les environnent, et rend ainsi à l'hématose des surfaces perdues pour elle (1). Il a maintes fois pu constater la disparition sous l'influence du traitement, des œdèmes, engouements, engorgements passifs, indurations chroniques, voisins des tubercules. M. Bertrand croit, de

---

(1) Andrieu, *Essai sur les Eaux-Bonnes*. Agen. 1847, p. 99.

son côté, que cette action résolutive énergique, attribuée par lui au traitement du *Mont-Dore*, s'exerce surtout sur ces engorgements inflammatoires qui, à titre de cause ou d'effets, jouent un si grand rôle dans la tuberculisation (1).

Pour ce qui est du tubercule lui-même, placé en dehors de la circulation, isolé dans le tissu pulmonaire à la manière d'un corps étranger, nous ne pouvons admettre aucune action directe des eaux minérales sur lui; quant à son mode particulier de formation, il nous est trop inconnu pour que nous puissions nous faire une idée des actions médicamenteuses ou chimiques qui pourraient directement l'atteindre.

Du reste, les médecins des eaux minérales sont généralement d'accord sur ce point. Si M. Dufresse croit que l'eau sulfureuse, prise en boisson, a pour effet de « décomposer la matière tuberculeuse contenue dans le sang et déposée dans les poumons (2); » si M. Vogler pense que les eaux d'*Ems*, altérantes et fondantes, sont propres à amener la dissolution et la résorption des tubercules (3), il faut convenir que la plupart des auteurs qui recommandent le plus les eaux minérales dans la phthisie, reconnaissent que le tubercule lui-même échappe à leur action.

Telles sont donc, suivant nous, les indications relatives au traitement des tubercules que les eaux minérales sont propres à remplir :

Action sur l'état constitutionnel ou diathésique, sous l'empire duquel le tubercule menace de se développer ou s'est développé ;

---

(1) Bertrand, *Recherches sur les eaux du Mont-Dore*. 1823, p. 294.
(2) Dufresse de Chassaigne, *Guide des malades aux eaux de Bagnols*.
(3) Vogler, *De l'usage des eaux minérales, et en particulier de celles d'Ems*. Francfort, 1841, p. 166.

Action sur l'état catarrhal qui accompagne la tuberculisation pulmonaire et réagit sur elle d'une manière toujours fâcheuse ;

Action sur les altérations pulmonaires (engorgement ou pneumonie chronique) concomitantes.

§ II. — Indications particulières.

Nous pourrions intituler plutôt ce paragraphe : *Des contre-indications*.

En effet, nous avons vu que la phthisie, envisagée dans l'ensemble, soit des conditions générales qui la dominent, soit des conditions particulières de l'organe malade en dehors des tubercules, indiquait habituellement les eaux minérales, c'est-à-dire paraissait ne pouvoir en subir qu'une action favorable.

Mais il s'agit actuellement de rapprocher cette médication, de la tuberculisation considérée dans sa marche et dans son activité, et de préciser les circonstances où elle peut s'y appliquer utilement et sans danger ; c'est donc surtout sur les circonstances défavorables à ce traitement qu'il nous faudra insister.

Nous commencerons par une considération qui domine toute la thérapeutique thermale de la phthisie.

Nous savons que les eaux minérales agissent sur le catarrhe bronchique à la manière d'un excitant. Les eaux sulfureuses présentent surtout ce caractère, qui appartient également, bien qu'à un moindre degré, aux eaux bicarbonatées sodiques. Bien que ce mode d'action ne soit pas indispensable, il n'en est pas moins considéré comme un des éléments de l'action favorable des eaux minérales dans le traitement du catarrhe.

Mais chez les phthisiques, derrière le catarrhe, qui peut

lui-même subir impunément une action médicatrice excitante, se trouve le tubercule, qui présente des conditions tout opposées. Toute excitation apportée au tubercule, ou plutôt aux tissus qui l'environnent, en accélère la marche et tend à en favoriser la multiplication. Or qui peut affirmer, quand on administre des eaux minérales à un phthisique, avec quelque précaution que ce soit, que cette excitation n'atteindra pas un degré nuisible?

Ce n'est pas tout. Si le tubercule est lui-même une des causes qui entretiennent le catarrhe, cette excitation, salutaire dans la bronchite simple parce qu'ici elle se résout d'elle-même après avoir atteint son apogée, que deviendra-t-elle si elle vient se heurter contre une cause matérielle et permanente? Elle se multipliera sans doute par elle-même, et aggravera les conditions qu'elle devait atténuer.

Si l'on s'arrêtait à ces considérations, il semble que la question serait jugée, et qu'il faudrait absolument renoncer à opposer à la phthisie une médication propre seulement à aggraver les circonstances les plus actuelles de la maladie.

Mais l'expérience a prouvé qu'il n'en était pas toujours ainsi. Si beaucoup d'observateurs ont justement remarqué que les eaux minérales accéléraient souvent la marche de la phthisie et en rapprochaient le dénoûment funeste, beaucoup aussi ont pu reconnaître une influence heureuse de cette médication sur l'ensemble de la maladie; ils ont constaté une atténuation formelle des symptômes les plus graves, un répit apporté à des progrès menaçants, quelquefois enfin une part formelle prise à une guérison, soit absolue (chose plus rare), soit relative, puisqu'il est des existences qui se prolongent en quelque sorte indéfiniment, avec des tubercules et même des cavernes dans les poumons.

Nous ne devons donc pas condamner l'usage des eaux minérales dans la phthisie ; mais nous devons, tout en recherchant leurs meilleures conditions d'application, prémunir contre les illusions qu'on pourrait se faire à leur sujet, et surtout prévenir des dangers qu'elles peuvent entraîner.

Les indications particulières des eaux minérales, dans le traitement de la phthisie, doivent être surtout envisagées d'après la forme générale de la phthisie, et d'après la période actuelle de la maladie.

Lorsque nous parlons des formes de la phthisie, nous entendons moins la marche même de la maladie que les caractères que lui impriment les conditions générales de l'organisme au sein duquel elle s'est développée.

La phthisie se développe le plus souvent chez des individus présentant les caractères du lymphatisme, quelquefois même des scrofules.

C'est à de semblables conditions que la médication thermale s'approprie le mieux. Aussi tous les auteurs sont-ils unanimes pour déclarer que c'est dans de pareilles circonstances que les eaux qu'ils ont appliquées agissent le plus favorablement. Qu'il s'agisse des *Eaux-Bonnes* ou de *Cauterets*, d'*Enghien* ou d'*Aix en Savoie*, de *Soden* ou même d'*Ems*, c'est toujours dans les phthisies développées chez des individus lymphatiques ou scrofuleux que les eaux sont spécialement recommandées. Envisagés à un point de vue général, ce sont là, en effet, les cas les moins difficiles à traiter, ceux qui procurent les résultats les plus satisfaisants. Ce sont ceux en particulier auxquels les eaux sulfurées sont certainement le mieux applicables.

Le traitement des phthisies développées dans des conditions différentes est, en général, beaucoup plus épineux. Voici une forme cependant dans laquelle MM. Trousseau et Lasègue recommandent particulièrement les eaux d'*Ems*, la seule à laquelle, suivant ces auteurs, ces eaux doivent être adressées. Il s'agit de ces phthisiques disposés aux congestions sanguines, aux hémorrhagies nasales, aux hémoptysies, à l'oppression, à l'enrouement et à l'aphonie, aux palpitations. Leurs joues sont vivement colorées ; ils sont plus sujets que les autres aux catarrhes bronchiques et à la diarrhée (1). Ici ce n'est plus le système lymphatique, c'est le système sanguin qui prédomine. M. Vogler conseille également les eaux d'*Ems* aux individus chez qui prédomine une grande affectibilité, un vif éréthisme du système vasculaire (2).

Dans les cas de ce genre, les eaux *sulfurées* seraient sûrement nuisibles. Les eaux d'*Ems* elles-mêmes réclament une grande prudence dans leur administration.

Les eaux de *Weissembourg* (sulfatées calcaires, non sulfureuses), suivant le docteur Jonquière, sont plutôt nuisibles chez les individus lymphatiques ou scrofuleux, et peuvent être utiles, à une époque même avancée de la phthisie, aux personnes plutôt douées d'une disposition congestive, et présentant encore l'apparence d'une assez bonne santé (3).

Lorsqu'à cette disposition aux congestions sanguines dont nous venons de parler, se joint un état névropathique qui n'est pas absolument rare chez les phthisiques, et qui constitue une sorte de phthisie nerveuse, nous doutons que le traitement thermal puisse être appliqué sous aucune forme. Astrié croit cependant que les inhalations de vapeurs sulfhydriques pourraient être alors administrées avec avantage (4).

Il y a des phthisiques chez qui la fièvre se montre fréquemment, et comme d'une manière habituelle. Ce n'est pas la violence ni le caractère aigu de la maladie qui paraissent

(1) Trousseau et Lasègue, *Études thérapeutiques sur les eaux minérales des bords du Rhin*, 1847, p. 255.
(2) Vogler, loc. cit., p. 158.
(3) Pointe, *Monographie des thermes de Weissembourg*. Lyon, 1853, p. 48.
(4) Astrié, Thèse citée, p. 251.

la provoquer, mais une disposition particulière. Bien que les eaux sulfurées d'une activité modérée, telles que *Saint-Sauveur*, *Saint-Honoré*, *Pierrefonds*, la plupart des sources des Pyrénées-Orientales, puissent être quelquefois tolérées alors, nous n'oserions guère conseiller les eaux minérales à ces sortes de malades. La susceptibilité dont témoigne une telle disposition serait sans doute trop facilement mise en jeu par les eaux sulfurées, même les plus faibles.

Quant à la phthisie aiguë, nous n'avons pas, bien entendu, à nous en occuper ici.

L'opportunité des eaux minérales aux diverses périodes de la phthisie, époque de prédisposition, première période ou de formation des tubercules, période de ramollissement, enfin période dernière ou de fièvre hectique, est le point le plus important de cette étude. Il se lie intimement à l'appréciation des indications et des contre-indications symptomatiques de la phthisie.

A. L'usage *prophylactique* des eaux minérales ne saurait guère soulever ici d'objection. Toutes les raisons qui nous font redouter plus tard cette active médication n'existent pas alors. Il n'y a rien à craindre des eaux minérales, tant que le tubercule n'a pas encore fait son apparition.

C'est en général contre une constitution lymphatique ou contre un état scrofuleux que cette médication devra être dirigée, car c'est sous cette forme surtout qu'il est possible de prévoir l'imminence tuberculeuse et de la traiter par avance. C'est à la médication *chlorurée sodique* que l'on empruntera surtout cette thérapeutique prophylactique, et l'on peut dire que c'est là la véritable époque de l'application des eaux minérales chlorurées sodiques au traitement de la phthisie.

Nous devons renvoyer, pour l'usage qui peut être fait de cette médication et son appropriation aux conditions individuelles d'âge, de tempérament, aux détails exposés dans le chapitre consacré au traitement des scrofules. Nous ne mentionnerons ici que ce qui se rapporte le plus directement à notre sujet.

Nous rangerons la médication marine au nombre des moyens les plus importants à employer ici. M. Gaudet ne parle pas de la phthisie, ce qui ne doit pas étonner de la part d'un médecin de Dieppe ; mais ce qu'il dit de l'action des *bains de mer* sur les enfants affectés de bronchite ou prédisposés à la bronchite (1) comprend nécessairement beaucoup d'enfants prédisposés aux tubercules. M. Dauvergne (2) et M. Pouget (3) sont plus explicites au sujet de l'action prophylactique des *bains de mer*. Ces auteurs font ressortir avec raison les précieuses propriétés de l'inhalation de l'air marin. Mais ils ne sont peut-être pas assez réservés, lorsqu'ils parlent de l'application possible des bains de mer à la phthisie confirmée.

Je sais combien il est difficile d'établir des règles générales, à propos de faits que chaque individualité peut revêtir d'un cachet nouveau ; mais je ne puis pas ne pas considérer les *bains de mer* comme un moyen à proscrire, à quelque époque que ce soit, de la phthisie confirmée. L'air de la mer lui-même, malgré ses propriétés excellentes au fond, n'a pas été moins souvent funeste que précieux aux phthisiques. Du reste, le mode d'application domine ici la qualité même du moyen employé.

(1) Gaudet, *Recherches sur les usages et les effets des bains de mer*, 1844, p. 158.

(2) Dauvergne, *Hydrothérapie générale*, 1853.

(3) Pereira, *Des bains de mer d'Arcachon, de l'influence des bords de ce bassin sur les tubercules pulmonaires et les maladies de cœur, et de l'habitation de cette plage pendant l'hiver*, 1853.

C'est ainsi que les côtes de la Normandie et de la Bretagne nous paraissent, en thèse générale, inabordables pour les phthisiques. Nous n'en dirons pas de même des bords du bassin d'*Arcachon*, abrités par des dunes élevées couvertes elles-mêmes de forêts de sapins, dont les émanations résineuses viennent se combiner avec les qualités de l'air marin. Les bords de la Méditerranée ont été bien des fois étudiés sous ce point de vue. En un mot, on voit que partout l'usage de l'inhalation marine se trouve subordonné aux conditions topographiques et météorologiques. Rappelons encore, avec M. Dauvergne, que les voyages sur mer ont une tout autre signification physiologique et thérapeutique que la résidence aux bords de la mer, non-seulement pour la différence considérable du milieu et du genre de vie, mais sans doute aussi pour les conditions de l'inhalation elle-même.

Les eaux *chlorurées sodiques* représentent une médication plus topique en quelque sorte que la mer. Leur usage interne permet d'introduire dans l'économie de puissants modificateurs, le chlorure de sodium, l'iode, le brome surtout. Nous croyons qu'il y a là les éléments d'une médication prophylactique trop souvent négligée. « En examinant la thérapeutique de la diathèse tuberculeuse, dit le docteur Thilénius, on voit que les succès se trouvent surtout là où l'on peut enrayer la disposition qui est toujours à regarder comme le premier degré de cette terrible maladie, là où un traitement prophylactique conduit avec prudence, où une hygiène convenablement ordonnée et un régime approprié forment la base de la méthode curative : car malheureusement la maladie une fois déclarée (et c'est surtout dans sa forme la plus importante, la phthisie tuberculeuse, que cela est évident), bien que les guérisons ne soient pas très rares, elle n'est accessible à aucune médication directe. L'expérience a démontré que les eaux de *Soden* conviennent parfaitement pour ce traitement prophylactique (1). »

Il est probable que la plupart des eaux chlorurées sodiques et bromurées sont également propres à remplir cet objet. L'inhalation artificielle développée auprès de la plupart d'entre elles, et la possibilité de vivre, près des grandes salines de *Nauheim*, de *Kreuznach*, de *Kissingen*, dans une véritable atmosphère salée fort semblable à celle de la mer, moins les qualités nuisibles dues au refroidissement et à la vivacité de l'air marin, ajoutent à ces eaux une application plus directe à l'appareil de la respiration. Ici les conditions climatériques prendront une grande part au choix de l'eau minérale. M. Thilénius vante surtout la douceur de l'air et l'égalité de la température à *Soden*.

Mais, après avoir exprimé que la tuberculisation n'est accessible à aucune médication directe, l'honorable médecin de *Soden* nous paraît attribuer à ces eaux, sur la phthisie confirmée, une action difficile à admettre. « Lorsque les dépôts tuberculeux sont parvenus à l'état chronique, dit-il, l'expérience a prouvé que *Soden* agit heureusement pour enrayer la cachexie. Ces eaux secondent d'une manière utile le travail de la nature qui rend le tubercule cru et l'infiltration tuberculeuse innocents pour l'organisme, par sa transformation en matière calcaire, en kyste, et qui conduit les cavernes à la cicatrisation, après l'évacuation des tubercules ramollis (2). »

Ceci nous amène à parler de la médication chlorurée sodique, considérée non plus comme prophylactique, mais comme curative de la phthisie.

Cette question n'est pas la même, suivant qu'on l'envi-

---

(1) *Traité sur les eaux minérales du duché de Nassau*, p. 52.
(2) *Eod. loc.*, p. 55.

sage dans les eaux minérales, ou dans le chlorure de sodium lui-même, et c'est précisément sur ce point que l'ardent et savant propagateur de cette dernière médication nous paraît s'être mépris.

Nous admettons le point de départ de M. A. Latour, relatif à l'heureuse influence exercée par le chlorure de sodium sur le développement et la marche de la phthisie. Nous croyons que le traitement qu'il a conseillé doit être pris en sérieuse considération. Mais ce que nous ne pouvons admettre, ce sont les conclusions qu'en tire M. A. Latour, au point de vue des eaux minérales.

Ces conclusions sont, que les eaux sulfureuses, et *Bonnes* en particulier, pourraient bien agir ici à titre d'eaux chlorurées; ensuite, que les eaux salées (chlorurées sodiques) devraient être considérées comme spéciales dans le traitement de la phthisie (1).

La première question est peu susceptible d'une solution absolue. Qui pourra décider de la part que le chlorure, ou bien le sulfure, prend isolément à l'action thérapeutique des *Eaux-Bonnes?* Nous ferons seulement remarquer que si l'on prend 500 grammes d'*Eaux-Bonnes* par jour, et les phthisiques n'atteignent souvent pas cette dose, on introduit moins de $0_{gr.},15$ de chlorure de sodium, et qu'il paraît difficile d'attribuer une valeur thérapeutique bien formelle, à cette faible dose, à un principe que l'alimentation introduit chaque jour en proportion considérable et sous une forme parfaitement assimilable. Aussi est-ce en *grande proportion* que le lait des chèvres nourries suivant le système de notre honorable confrère renferme le chlorure de sodium (2). Pour nous, l'action des *Eaux-Bonnes*

(1) A. Latour, *Note sur le traitement de la phthisie pulmonaire* (Union médicale du 28 octobre 1856, p. 517).

(2) *Union médicale*, 1856, p. 410.

réside dans l'association des sulfures, des chlorures, et du reste de leur composition, car retirez-leur les sulfures, les chlorures, ou le reste, et ce ne seront plus les *Eaux-Bonnes*.

Quant à la spécialité des eaux *chlorurées sodiques* dans la phthisie, elle pourrait être démontrée par la pratique; mais elle ne saurait se déduire suffisamment de la spécialité attribuée au chlorure de sodium.

Les eaux chlorurées sodiques, quelle que soit la prédominance du sel marin, renferment autre chose, d'autres chlorures, des bromures, des sulfates, des carbonates, du fer, etc. C'est là ce qui en fait une médication spéciale et très active contre les scrofules. Essayez de remplacer ces eaux par le chlorure de sodium, et vous n'opposerez à la scrofule qu'une médication insuffisante; remplacez le chlorure de sodium par ces mêmes eaux, et vous présenterez aux phthisiques une médication beaucoup trop active. De toutes les maladies que l'on traite aux eaux minérales, les scrofules sont celles qui réclament la médication la plus active, la phthisie celle qui réclame la médication la plus douce : il serait donc singulier que ces deux conditions pathologiques se rencontrassent légitimement sur le même terrain.

Or, l'expérience paraît avoir été jusqu'ici peu favorable à l'emploi des eaux chlorurées sodiques dans la phthisie. M. Rotureau a réuni sur ce sujet des documents intéressants, qu'il a communiqués à la *Société d'hydrologie*, et qui nous paraissent, en rassemblant les opinions à peu près unanimes des médecins spéciaux, juger à peu près la question (1).

Faut-il faire une exception pour les eaux de *Soden*, si vantées par M. Thilénius, et au rapport de M. A. Latour, tellement fréquentées aujourd'hui par les phthisiques?

(1) *Annales de la Société d'hydrologie médicale de Paris*, t. III, séance du 2 mars 1857.

Nous dirons simplement que cela ne nous paraît pas vraisemblable.

Pour nous donc, et jusqu'à ce que nous rencontrions de bonnes preuves du contraire, nous ne verrons dans les eaux *chlorurées sodiques* qu'une médication préventive de la phthisie, sauf peut-être sous la forme d'inhalations, point sur lequel nous ferons quelques réserves.

B. La phthisie n'est plus seulement à l'état d'imminence. Les *tubercules* ont apparu. Quel usage peut-on faire des eaux minérales? M. de Puisaye paraît croire qu'elles sont inutiles alors (les eaux d'*Enghien* au moins), n'ayant à rencontrer que le tubercule contre lequel elles ne peuvent rien, et il pense que l'époque la plus favorable à leur administration est la deuxième période (1).

La première apparition des tubercules est généralement difficile à reconnaître. Leur isolement ne permet pas encore à l'auscultation et à la percussion de les déceler. Mais cette période est souvent signalée par quelques accidents plus ou moins aigus, de fièvre, de toux, d'oppression, sinon encore d'hémoptysie, qui, si l'attention est éveillée sur l'imminence d'une tuberculisation, prendront leur véritable signification. Il est certain qu'aucun usage des eaux minérales ne peut être fait alors, sous peine de précipiter la tuberculisation.

Mais les tubercules peuvent aussi survenir d'une manière tout à fait latente, graduelle, et sans éveiller aucune réaction. Nous ne voyons nul inconvénient à l'usage des eaux minérales en pareil cas, et dussent-elles alors favoriser quelque peu l'hémoptysie, cette crainte ne nous paraît pas de nature à les faire écarter dans toute hypothèse de l'exis-

(1) De Puisaye, *loc. cit.*, p. 342.

tence latente de tubercules, l'hémoptysie n'étant pas, en général, un symptôme grave par lui-même, mais seulement par sa signification.

Mais on a reconnu, ou l'on soupçonne vivement l'existence de tubercules, crus encore et plus ou moins rapprochés. L'application des eaux minérales doit être alors entièrement subordonnée à la considération de l'état des bronches, d'une part, et de la constitution générale, de l'autre : eaux d'*Enghien*, d'*Allevard*, si l'état catarrhal domine ; *Eaux-Bonnes*, du *Vernet*, d'*Amélie*, si c'est la constitution lymphatique ; de *Cauterets*, s'il existe une tendance particulière à l'état fluxionnaire, à l'hémoptysie ; *Ems*, si ces derniers caractères sont plus prononcés ; le *Mont-Dore*, s'il y a quelques antécédents goutteux ou rhumatismaux, ou quelque éruption disparue.

Mais si la tuberculisation paraît disposée à marcher avec une certaine activité, si les progrès se marquent sensiblement à l'auscultation, il faut redouter beaucoup la médication thermale, et la prudence nous semble alors la déconseiller formellement.

Dans les tuberculisations vives et considérables, à quelque époque que ce soit, les eaux minérales doivent être non-seulement stériles, mais nuisibles. C'est ainsi que tant de médecins assurent avoir vu des phthisiques ne rapporter des eaux qu'un redoublement de leur maladie. Lorsqu'ils ont été frappés de quelques exemples de ce genre, ils les appliquent à tous les cas et proclament les eaux minérales, les eaux sulfureuses en particulier, nuisibles aux phthisiques. C'est sans doute sous une telle influence que M. A. Latour, dans les articles d'un haut intérêt, du reste, que nous avons déjà cités, a dressé une espèce d'acte d'accusation contre les eaux sulfureuses : « Ces eaux sont dangereuses, dit-il, si on les emploie d'une manière irrationnelle. »

Mais ceci ne s'applique pas seulement aux eaux minérales.

Mais dans les tuberculisations lentes, progressives, sans réactions vives, sans masses tuberculeuses qui menacent de jeter les malades, par leur fonte soudaine, dans le marasme et la colliquation, l'emploi des eaux sulfureuses que nous venons d'indiquer nous paraît devoir rendre souvent de véritables services.

C. Tous les auteurs sont d'accord pour proscrire les eaux minérales, quelles qu'elles soient, s'il survient des *hémoptysies*. Il faut craindre de les administrer à une époque trop rapprochée d'hémoptysies précédentes. Que signifie, en effet, l'hémoptysie chez les phthisiques ? En général, un mouvement fluxionnaire actuel. M. Andrieu s'exprime, en ce sens, au sujet des *Eaux-Bonnes* (1). Mais ce médecin, qui a parfaitement traité la question des indications et des contre-indications des Eaux-Bonnes, ne s'est pas expliqué au sujet des hémoptysies qui paraissent survenir sous l'influence des eaux minérales elles-mêmes. Cela se voit souvent aux *Eaux-Bonnes*. Le mode habituel d'action des eaux sulfureuses en peut rendre compte. Mais il est une circonstance, certainement peu favorable aux phthisiques, et dont on ne tient pas assez compte dans les traitements de ce genre : nous voulons parler de l'*altitude* des principales stations thermales dévolues aux phthisiques.

Lorsque des malades apportent, dans un air raréfié, comme il doit l'être à 800 ou 1000 mètres d'élévation, des poumons imparfaitement perméables à l'air, l'hématose incomplète déjà doit en souffrir. Aux conséquences passives de la diminution de l'hématose doivent s'ajouter les efforts actifs de la respiration pour y suppléer, d'où peut-être une cause

---

(1) Andrieu, *loc. cit.*, p. 119.

d'hémoptysie, que l'on attribuerait alors à tort à l'usage des eaux elles-mêmes.

M. Pouget fait remarquer que, précisément pour compenser cet inconvénient, on envoie souvent aux bords de la mer les phthisiques qui viennent d'achever leur traitement aux *Eaux-Bonnes*. Mais la succession rapide de pressions si différentes doit être une nouvelle cause de troubles pour des organes que de telles circonstances mettent si directement en jeu.

Voici quelques mesures rapprochées de l'altitude de plusieurs sources thermales :

Enghien	48 m.	Ax	710 m.
Amélie	225	Bonnes	790
Saint-Honoré	300	Cauterets	907
Le Vernet	(1)	Weissembourg	1090
Allevard	475	Le Mont-Dore	1052

D. La période de *ramollissement* des tubercules contre-indique les *Eaux-Bonnes*, dit M. Andrieu, « à moins qu'on ne veuille favoriser l'élimination d'un tubercule diffluent, emprisonné dans une étendue très circonscrite du poumon (2). » M. de Puisaye dit, au contraire, que l'époque la plus favorable à l'administration des eaux d'*Enghien* est la deuxième période, en raison du ramollissement des tubercules et de la crainte moins grande du renouvellement de l'hémoptysie (3).

Faut-il attribuer ces deux opinions contraires à la différence de ces deux sortes d'eaux minérales ? Cela peut être dans une certaine mesure. Les eaux d'*Enghien* sont moins

---

(1) Nous n'avons rencontré dans aucun des mémoires publiés sur les eaux du *Vernet* l'indication de leur altitude. On peut l'évaluer approximativement au double de celle d'*Amélie*.
(2) Andrieu, *loc. cit.*, p. 83.
(3) De Puisaye, *loc. cit.*, p. 242.

excitantes que les *Eaux-Bonnes*, ne fût-ce qu'à cause de leur température froide, et n'empruntent pas d'ailleurs à leurs conditions topographiques les causes de troubles pour l'appareil pulmonaire que doit entraîner l'altitude des *Eaux-Bonnes*. Mais je crois que cette divergence d'opinions tient surtout à ce que ces deux auteurs n'ont pas envisagé le ramollissement des tubercules au même point de vue.

M. Andrieu entend un ramollissement simultané de tous les tubercules, avec phénomènes d'acuité, chaleur douloureuse à la poitrine, coloration des pommettes, fièvre le soir. De pareils phénomènes contre-indiquent les eaux minérales.

M. de Puisaye entend parler, de son côté, du ramollissement graduel et successif des tubercules, sans inflammation, période quelquefois aussi chronique et aussi lente que la première, et qui peut s'accomplir sans entraîner aucune perturbation ni aucun changement brusque dans la marche de la maladie.

Ici les eaux minérales nous paraissent applicables au même titre, dans les mêmes conditions et avec les mêmes réserves que dans la première période. Les mêmes choix seront commandés par des circonstances analogues.

C'est-à-dire que, vis-à-vis une marche graduelle des tubercules et sans secousses et sans phénomènes inflammatoires, on peut faire avec une certaine sécurité, mais non sans une grande prudence, usage des eaux minérales.

Vis-à-vis une marche rapide, avec apparitions habituelles ou accidentelles de phénomènes d'acuité, il faut au contraire considérer les eaux minérales comme une médication dangereuse, bien que pouvant quelquefois encore n'être pas sans utilité.

M. Vogler exprime à peu près la même chose, lorsqu'il dit : « Si les tubercules sont accompagnés d'une irritation permanente ou passagère, s'il y a un travail de progression des tubercules, toutes les eaux minérales sont mauvaises... Mais si leur marche vient à s'arrêter un peu, ainsi après la fonte et le rejet des tubercules, alors le traitement thermal peut être mis en usage (1). »

La marche de la phthisie présente souvent en effet des temps d'arrêt qui ne sont que des suspensions, mais qui peuvent offrir une époque favorable à l'application du traitement thermal. M. Andrieu affirme qu'il est possible de rendre ces temps d'arrêt définitifs et que les *Eaux-Bonnes* bien employées peuvent y contribuer (2). Astrié s'exprime dans les mêmes termes : « En résumé, le traitement de la phthisie a surtout pour base de rendre définitif le temps d'arrêt, et de restituer les conditions normales au tissu pulmonaire qui environne le tubercule (3). » M. de Puisaye parle aussi des temps d'arrêt que la médication sulfureuse peut aider à déterminer dans la marche de la maladie (4). Si le malade retombe dans de mauvaises conditions, ce sera sans résultats ; placé dans de bonnes conditions, il peut éviter de nouvelles rechutes.

On tiendra compte de ces observations.

E. Enfin, quelles ressources peut-on tirer de la médication thermale à la dernière période de la tuberculisation, quand la *fièvre hectique* s'est développée ?

Il semble au premier abord que les eaux minérales doivent se montrer impuissantes vis-à-vis une maladie parvenue à un tel degré, et nuisibles vis-à-vis de semblables phénomènes.

Telle est en effet l'opinion exprimée par la plupart des

(1) Vogler, *loc. cit.*, p. 169.
(2) Andrieu, *loc. cit.*, p. 90.
(3) Astrié, *loc. cit.*, p. 252.
(4) De Puisaye, *loc. cit.*, p. 226.

auteurs. Toute période hectique contre-indique les eaux minérales (1). Cependant quelques-uns aussi, M. Andrieu lui-même (2), M. Bertier (3), et d'autres, n'admettent pas cette contre-indication d'une manière absolue. On a vu quelquefois les eaux sulfureuses, employées à cette époque, amener des résultats inattendus.

Astrié va plus loin : « Dans la tuberculisation pulmonaire, dit-il, survenant chez un sujet lymphatique, et s'accompagnant de fluxions catarrhales abondantes, de diarrhée, de sueurs, avec ramollissement même des tubercules et fièvre hectique, on peut hardiment recourir aux eaux sulfureuses ; elles débarrasseront le malade de ses fluxions, de son catarrhe et de sa fièvre hectique (4). »

Nous ne saurions appuyer une telle proposition, qu'il serait dangereux de généraliser. Nous savons bien qu'en effet la plupart des médecins des eaux sulfureuses peuvent citer des exemples de phthisies parvenues en apparence à leur dernier terme, et que le traitement thermal semble avoir enrayées, ramenées, alors qu'on ne les essayait qu'à regret et en tremblant. Cela peut s'expliquer dans des cas de tuberculisation circonscrite, laquelle peut effectivement parcourir toutes ses périodes sans se terminer nécessairement par la mort. Et puis il y a, bien entendu, là comme ailleurs, des cas qui déjouent toutes les prévisions.

C'est alors que le traitement thermal représente, comme le dit très bien M. A. Latour, une sorte de défi jeté à la nature. Le médecin la provoque, il sort de la lutte vainqueur ou vaincu (5). Nous savons très bien ce que la per-

(1) Andrieu, *loc. cit.*, p. 82.
(2) Andrieu, *loc. cit.*, p. 87.
(3) Bertier, *Remarques sur l'action des eaux d'Aix dans la phthisie pulmonaire.* Chambéry, 1853, p. 15.
(4) Astrié, thèse citée, p. 249.
(5) *Union médicale*, p. 514.

spective d'une terminaison inévitablement funeste peut justifier de témérités. Mais jamais nous ne prendrons sur nous de conseiller cette médecine aléatoire.

Et la médication thermale, dans ces cas suprêmes, est tellement douteuse et périlleuse en même temps, qu'il faut redouter même son succès apparent. M. Bertrand, parlant de malades arrivés au dernier terme de la phthisie et soumis au traitement par les eaux du *Mont-Dore*, s'exprime ainsi : « En peu de jours, les eaux, à très faibles doses, ont agi sur ces phthisiques de manière à faire concevoir les plus grandes espérances. Les symptômes les plus redoutables semblaient perdre de leur gravité comme à vue d'œil, mais *sans mouvement critique, sans aucun signe propre à inspirer de la sécurité pour l'avenir ;* et constamment la maladie n'a pas tardé à reprendre sa marche, avec plus de fureur encore, s'il est possible, qu'avant ce calme éphémère et trompeur... Quelle que soit la cause de ces améliorations décevantes, on ne saurait trop s'en défier : dès qu'elles se montrent, il est indispensable de faire cesser sur-le-champ l'usage des eaux, en telle petite quantité qu'on les donne, sans quoi elles deviendraient promptement funestes. Cette détermination exige des idées bien arrêtées, et peut-être aussi quelque fermeté de la part du médecin... (1). » Astrié recommande aussi de se méfier des améliorations trop rapides (2).

§ III. — Traitement.

Les détails multipliés dans lesquels nous sommes entré au sujet des indications et des contre-indications des eaux minérales dans la phthisie nous permettront d'abréger ce paragraphe.

(1) Bertrand, ouvrage cité, p. 298 et 300.
(2) Astrié, thèse citée, p. 252.

Le traitement de la phthisie par les eaux minérales est, du reste, un traitement assez simple. Étant établies les indications et les contre-indications que nous avons exposées, l'application du traitement thermal devient surtout une question de surveillance et de circonspection.

Les eaux minérales se prennent à peu près exclusivement en boisson, dans le traitement de la phthisie.

On sait qu'aux *Eaux-Bonnes* on ne fait guère usage de bains. L'insuffisante quantité de l'eau minérale en paraît surtout la cause (1). M. Andrieu ne dit rien à ce sujet. A *Cauterets*, on prend surtout des demi-bains, dans le but d'éviter l'oppression qu'occasionnent quelquefois les bains entiers et d'exercer une révulsion sur la partie inférieure du corps; mais, si je ne me trompe, les catarrheux s'y baignent plus que les phthisiques. M. de Puisaye conseille, chez les tuberculeux, les bains d'*Enghien*, de courte durée, de 30 à 35 minutes, et d'une température peu élevée, 32° (2). M. Nièpce recommande beaucoup les bains de petit-lait, mélangé à l'eau sulfureuse d'*Allevard*. On emploie généralement près de 2 hectolitres de petit-lait pour un grand bain (3). A *Ischel* (Autriche), on a établi le traitement de la phthisie sur la combinaison d'eaux chlorurées sodiques avec le petit-lait en bains. M. Mastalier vante beaucoup aussi le climat d'*Ischel* (450 mètres environ d'élévation), dont l'atmosphère saline, comme celle des bords de la mer, emprunte encore aux sapins qui couvrent les sommets voisins des Alpes, des propriétés bienfaisantes (4).

---

(1) Cazenave, *Recherches cliniques sur les Eaux-Bonnes*, p. 91.

(2) De Puisaye et Leconte, *loc. cit.*, p. 229.

(3) Nièpce, *Mémoire sur l'action des bains de petit-lait, soit pur, soit à l'état de mélange avec l'eau d'Allevard*, 1850.

(4) Mastalier, *Mémoire sur le petit-lait alpestre, et sur les bains d'Ischel*. Paris, 1854, p. 169.

M. Vogel proscrit les bains d'*Ems* : « pour peu que la tuberculisation ait pris quelques développements, ils sont contraires de tous points (1). »

M. Bertrand dit que, chez les phthisiques, il lui arrive souvent, dans la première année surtout, de n'administrer les eaux du *Mont-Dore* qu'à l'intérieur. Elles agissent alors comme sudorifiques (2). Il dit ailleurs que les bains, par suite de l'accroissement qu'ils déterminent dans la vitalité et les sécrétions cutanées, conviennent dans les catarrhes pulmonaires, dans la pneumonie chronique non fébrile et sans chaleur vive à la peau, et dans quelques cas de phthisie (3). Les indications des bains ne sont pas davantage spécifiées.

L'indication des douches doit se rencontrer rarement dans la phthisie. Nous ne connaissons guère qu'*Enghien* où l'on en fasse usage. Ce sont surtout les douches en arrosoir, sur la partie postérieure de la poitrine, qu'emploie M. de Puisaye. Il en a fait une fois usage exceptionnellement chez un malade arrivé au troisième degré de la phthisie, pour combattre des sueurs colliquatives, qu'il est, en effet, parvenu à arrêter (4).

Le traitement de la phthisie aux eaux minérales se fait surtout par l'usage des eaux en boisson et par les inhalations.

L'usage interne des eaux minérales est tellement relatif à la nature des eaux et aux circonstances particulières, que je n'aurai que de courtes considérations à présenter ici à son sujet.

Je ne puis guère que reproduire, en effet, le conseil donné par tous les auteurs, de faire un usage très circonspect des

---

(1) Vogel, *loc. cit.*, p. 169.
(2) Bertrand, *loc. cit.*, p. 297.
(3) Bertrand, *eod. loc.*, p. 133.
(4) De Puisaye et Leconte, *loc. cit.*, p. 229.

eaux, de commencer par de très faibles doses, et de n'en atteindre jamais d'élevées.

Du temps de Bordeu, on prenait jusqu'à cinq ou six litres d'*Eaux-Bonnes* dans la journée : la durée du traitement était, il est vrai, fort raccourcie et limitée à neuf jours. M. Cazenave fait justement remarquer que ces *neuvaines*, comme les appelait Bordeu, avaient autant de raison d'être que nos *saisons* actuelles de *vingt et un jours*.

Aujourd'hui on ne prend plus les *Eaux-Bonnes* par litres, mais par faibles quantités, et même par cuillerées, dans certains cas au moins. On est poursuivi aux *Eaux-Bonnes* de la crainte de l'hémoptysie, non pas sans raison peut-être ; mais il y a de l'exagération sans doute à mesurer ainsi l'eau minérale. Telle est aussi l'opinion de notre savant ami et confrère, M. Noël Gueneau de Mussy. Nous rappellerons ici ce que nous avons dit plus haut de l'influence que l'élévation des *Eaux-Bonnes* pourrait bien avoir sur la fréquence des hémoptysies, plus souvent que l'eau minérale elle-même.

Les eaux minérales sont souvent associées à des infusions pectorales ou narcotiques, ou à des sirops. En Allemagne, on combine volontiers les eaux minérales chlorurées sodiques avec *une cure de lait ou de petit-lait*. De semblables associations ne se font peut-être pas chez nous d'une manière assez méthodique et assez suivie.

Des inhalations.

Nous devons nous arrêter sur ce sujet, d'une grande importance et assez à l'ordre du jour actuellement, en hydrologie médicale (1). Nous en avons dit quelques mots au com-

(1) La *Société d'hydrologie médicale de Paris* a mis au concours, pour un prix de 500 francs, la question suivante : *Des vapeurs qui proviennent des eaux minérales ou qui en sont obtenues artificiellement, au point de vue*

mencement de cet ouvrage (1). Nous exposerons ici, d'une manière aussi complète que possible et à un point de vue exclusivement pratique, l'état actuel de cette question, en réunissant ce qui est relatif au catarrhe à ce qui a spécialement trait à la phthisie.

L'idée d'employer les inhalations dans les maladies de l'appareil respiratoire, c'est-à-dire de porter le médicament sur les organes malades eux-mêmes, est certainement une idée fort juste. Mais l'opportunité des inhalations dépend de la nature des principes à inhaler, et de l'état des organes à mettre en contact avec eux.

Il y a à considérer trois choses dans l'inhalation près des sources minérales :

Les *gaz*,

Les *vapeurs d'eau*,

Les *principes minéralisateurs fixes* que cette dernière peut entraîner avec elle.

Les gaz qui se dégagent spontanément des eaux minérales et qui peuvent nous intéresser ici sont au nombre de deux seulement : l'*hydrogène sulfuré* et l'*acide carbonique*. Nous parlerons plus loin de ce dernier, et comme nous avons spécialement en vue en ce moment les eaux sulfureuses, nous ne tiendrons compte que de l'hydrogène sulfuré.

L'*hydrogène sulfuré* se trouve plus ou moins mélangé à la vapeur d'eau, suivant la température naturelle ou artificielle des eaux d'où il se dégage.

La vapeur d'eau ne peut guère être considérée ici que comme mélangée aux gaz, ou bien encore comme servant de véhicule aux principes fixes.

---

chimique et thérapeutique, et du mode d'installation des appareils et des salles d'inhalation (*Annales de la Société d'hydrologie médicale de Paris*, t. II, p. 311).

(1) Voyez page 43.

Enfin, ces derniers doivent être envisagés dans les eaux sulfurées, où ils peuvent, en bien faible proportion, accompagner les gaz, et dans les chlorurées sodiques où ils peuvent, au contraire, exister en proportion bien plus considérable.

Près de la plupart des eaux sulfureuses il se fait une inhalation naturelle ; autour des sources, en buvant l'eau minérale, dans le bain, sous la douche, on respire l'hydrogène sulfuré, plus ou moins accompagné de vapeur d'eau. Toutes les eaux sulfureuses ne le fournissent pas en même proportion. A *Baréges*, où les eaux sont plus fixes, à *Cauterets*, où l'altération spontanée de l'eau minérale produit plutôt des sulfites et des hyposulfites qu'autre chose, on trouve moins d'hydrogène sulfuré que près des sources rapidement altérables de *Luchon*, d'*Ax*, du *Vernet*, d'*Amélie*, ou près de certaines eaux sulfurées calciques qui renferment de l'hydrogène sulfuré libre en notable proportion.

Mais il peut être bon de concentrer ces produits d'évaporation, et de créer ainsi une atmosphère médicamenteuse dont la qualité peut être, jusqu'à un certain point, mesurée. Telle est la destination des *salles d'inhalation*.

Il faut se garder, en élevant la température de l'eau minérale, ou en employant les vapeurs d'une eau minérale thermale à un haut degré, de transformer la salle d'inhalation en étuve. Nous n'avons pas besoin d'expliquer les inconvénients qui pourraient en résulter pour des catarrheux et surtout pour des phthisiques. M. Filhol a parfaitement exposé les inconvénients particuliers de la température élevée des vapeurs portées dans l'appareil respiratoire [1].

---

[1] Filhol, *Notice sur les eaux minérales sulfureuses du Vernet.* Montpellier, 1852, p. 52.

La meilleure salle d'inhalation est celle dans laquelle la température sera la moins élevée, et l'atmosphère la moins humide possible, par le fait de l'inhalation elle-même.

Voici quelques renseignements sur la manière dont l'inhalation est pratiquée près de certains établissements thermaux.

Nous commencerons par faire remarquer que l'inhalation ne s'est point pratiquée encore, sauf quelques essais fort imparfaits, aux *Eaux-Bonnes* ou à *Cauterets*, précisément les deux stations thermales près desquelles elle semble devoir se trouver le plus souvent indiquée.

A *Luchon*, dans les salles d'inhalation, pour que leur atmosphère soit suffisamment chargée des principes minéralisateurs des eaux, la température est toujours un peu élevée ; cependant elle n'est pas portée à un degré qui puisse fatiguer et empêcher de s'y livrer au travail, à la lecture et aux autres occupations de la vie de salon ; elle dépasse rarement 26 degrés. On absorbe les principes médicamenteux avec l'air qui entre naturellement dans la poitrine à chaque inspiration, c'est-à-dire environ 230 litres cubes d'air par heure, à 16 aspirations par minute. On commence par y rester une demi-heure, et bientôt on arrive à y passer plusieurs heures. Il faut éviter les transitions trop brusques de ces salles.

Par l'*aspiration* ou *humage*, on fait pénétrer dans les poumons des vapeurs entre 30 et 40 degrés (1).

Au *Vernet* et à *Amélie-les-Bains*, des salles d'inhalation ont été établies au-dessus du griffon même des sources, et reçoivent directement les vapeurs sulfureuses. La proportion de ces vapeurs peut être mesurée à volonté, à *Amélie*. Des galeries, des promenoirs, des appartements reçoivent

---

(1) Lambron, *Notice historique et médicale sur Bagnères-de-Luchon*, p. 58.

les émanations sulfureuses, à une distance assez grande de la source pour que la vapeur d'eau ait à peu près disparu, et ne laisse guère que de l'hydrogène sulfuré (1).

A *Bagnols*, les malades pratiquent l'inhalation en ne plaçant que la tête ou la face dans des ouvertures disposées aux portes des piscines. Ils choisissent l'instant où l'eau thermale (42°), tombant de la source dans les piscines pour les remplir, dégage le plus de gaz. M. Dufresse considère ces aspirations comme une préparation aux étuves (2). L'usage que l'on fait à Bagnols de ces étuves (de 41° à 42°) dans la bronchite chronique, l'asthme, la phthisie avant le ramollissement des tubercules, la laryngite chronique, etc., nous paraît devoir être soumis à révision.

A *Allevard*, il y a deux salles d'inhalation : dans l'une, l'atmosphère est saturée de vapeurs sulfureuses tièdes ou chaudes à volonté, comme au *Vernet*; dans l'autre, l'atmosphère est froide et purement gazeuse. « Ces deux espèces de salles d'inhalation ont des applications différentes, dit M. Nièpce, suivant les affections morbides. Les salles d'aspiration de vapeurs sulfureuses sont indiquées dans les cas de catarrhes bronchiques sans expectoration, accompagnés de toux sèche et pénible, dans la phthisie au premier degré, dans l'asthme sec, dans les laryngites et les angines chroniques, tandis que la salle d'inhalation gazeuse froide est employée dans les catarrhes avec expectoration abondante (3).

La salle d'*aspiration gazeuse froide* d'Allevard consiste en une vaste pièce carrée entourée de banquettes. Au mi-

---

(1) Genyès, *Étude sur Amélie-les-Bains.* Montpellier, 1855, p. 66.

(2) Dufresse de Chassaigne, *Guide des malades aux eaux de Bagnols* (Lozère), p. 82.

(3) Nièpce, *Mémoire sur l'action thérapeutique de l'eau d'Allevard*, 1855, p. 11.

lieu, se trouve une grande vasque surmontée de vasques superposées et de plus en plus petites à mesure qu'elles s'élèvent. De la dernière se dégagent deux jets d'eau (à 40°) qui frappent contre l'intérieur d'une demi-sphère creuse. L'eau retombe, sous forme de pluie, dans la première vasque, de celle-ci dans l'inférieure, et ainsi de suite jusqu'à la dernière où elle se déverse ; et, au moyen de deux conduits, elle est entraînée au dehors de la salle (1).

A *Aix-en-Savoie*, la salle d'inhalation n'est autre chose qu'une étuve dont la température est un peu moins élevée que dans les autres (30° à 31°) (2). Si nous sommes bien informé, on s'occuperait actuellement d'installer à *Aix* une salle d'inhalation froide, sur le modèle de celle d'*Allevard*.

On voit que l'inhalation ainsi pratiquée comporte simplement l'inhalation de l'hydrogène sulfuré plus ou moins mélangé de vapeurs d'eau.

A *Amélie*, au *Vernet*, à *Allevard*, on rencontre une inhalation réduite, tout à fait ou à peu de chose près, à son expression essentielle, l'hydrogène sulfuré. A *Aix en Savoie*, à *Bagnols*, à *Luchon*, les salles d'inhalation tiennent plus ou moins de l'étuve.

Il y a deux choses à considérer dans ces procédés d'inhalation : l'introduction d'un principe médicamenteux dans les bronches, et l'appauvrissement de l'air respiré, en oxygène (3). On comprend la portée de cette dernière circonstance, alors surtout qu'il s'agit de phthisiques, dont les poumons n'offrent déjà à l'hématose que des surfaces

---

(1) Nièpce, *Mémoire sur l'action de l'eau d'Allevard*, 1854, p. 13.

(2) Blanc, *Rapport sur les eaux thermales d'Aix en Savoie*, Paris, 1856, p. 22.

(3) Filhol, *Eaux minérales des Pyrénées*, p. 303, et Lefort, *Annales de la Société d'hydrologie médicale de Paris*, t. I, p. 70.

insuffisantes. Un excès de vapeur d'eau n'a donc pas seulement l'inconvénient de supposer l'existence d'une atmosphère chaude et humide, qui peut convenir fort peu à ces sortes de malades, mais de constituer à ceux-ci une atmosphère que ces vapeurs, ajoutées à l'hydrogène sulfuré, à la dilatation par l'élévation de la température, réduisent fort en propriétés respirables.

Il semble donc que les meilleures salles d'inhalation doivent être celles où le gaz hydrogène sulfuré soit le moins mélangé de vapeurs d'eau, et où la température se trouve la moins élevée artificiellement.

Ces inhalations paraissent avoir les propriétés spéciales et sédatives à la fois de l'hydrogène sulfuré. Nous ne pensons pas en effet que ce gaz agisse seulement sur les bronches par ses qualités sédatives, que M. Trousseau appelle *stupéfiantes* (1). L'hydrogène sulfuré nous paraît renfermer à un haut degré cette action spéciale, que nous ne cherchons pas à définir, et qui fait des eaux sulfureuses la médication propre des affections catarrhales. Son action sédative est ce qu'on peut appeler une action à côté de la précédente. Elle sera elle-même plus ou moins utile suivant les cas. Si nous ne saurions lui attacher une grande valeur dans ces bronchites très chroniques, où il est bon de ramener une certaine acuité, nous les trouverons au contraire très précieuses dans ces phthisies où les qualités excitantes de l'ensemble du traitement rendent celui-ci d'une application si périlleuse.

Dans les cas de ce genre en particulier, il faut prendre garde que cette action attribuée à l'hydrogène sulfuré ne lui appartient pas d'une manière absolue. Trop concentré,

---

(1) Trousseau et Pidoux, *Traité de thérapeutique et de matière médicale*, 1851, p. 623.

ce gaz peut devenir excitant à son tour : on l'emploiera donc avec les mêmes précautions que les autres modes des eaux sulfureuses, à faibles doses, et le mélange d'un peu de vapeur d'eau pourra quelquefois l'accompagner très utilement.

Les inhalations d'eaux sulfureuses paraissent être employées en Allemagne d'une manière plus méthodique que chez nous. Il semble que, moins riches sous le rapport de cette médication spéciale, les Allemands aient cherché à en tirer un meilleur parti. Le passage suivant, que nous transcrivons en entier, contient des renseignements intéressants sur la pratique de l'inhalation dans cette contrée (1) :

En Allemagne, on recommande, comme d'usage vulgaire, l'emploi des inhalations de vapeurs de gaz sulfhydrique dans le traitement du catarrhe chronique de la muqueuse laryngienne (laryngite chronique). On professe que ce gaz abat la surexcitation nerveuse, régularise la respiration, obvie à toutes les affections qui se relient à l'irritation des systèmes nerveux et vasculaire. On invoque à cet égard le témoignage de Galien qui recommandait aux phthisiques de séjourner au voisinage du Vésuve, et d'y respirer les vapeurs sulfureuses se dégageant des entrailles de la terre.

L'installation des salles d'inhalation se multiplie dans les établissements thermaux, au delà du Rhin, avec toutes les précautions appropriées à ce mode de traitement, et en tenant compte de la nature du gaz respiré et de la tolérance à laquelle on doit amener progressivement les organes respiratoires impressionnés par les vapeurs. On remarque, à ce propos, que les médecins allemands préconisent le mélange des gaz hydrogène sulfuré, azote et acide carbo-

---

(1) Helfft, *Handbuch der Balneotherapie*, etc., p. 26 à 47.

nique, tel qu'il se présente à certaines sources, à *Weilbach*, en Nassau, par exemple, et cela, comme neutralisant, en vertu de leur action réciproque, les propriétés déprimantes de chacun de ces gaz.

A *Eilsen*, dans la principauté de Schaumburg-Lippe, les sources sulfatées carbonatées contiennent et laissent dégager une très notable quantité d'hydrogène sulfuré, mêlé à du gaz carbonique, de l'azote, de l'hydrogène carboné et de l'oxygène. La température varie entre 10° et 12° R. Les inhalations ont lieu dans une vaste salle du principal bâtiment des bains, au milieu de laquelle s'exhausse un bassin de pierre. Là, pendant tout le jour, jaillit, au moyen d'une pompe foulante placée sur le griffon de la source, une colonne d'eau qui retombe en bouillonnant. L'eau, en se divisant à l'infini, laisse échapper les gaz qu'elle contient à travers l'atmosphère environnante, et c'est en la lançant pendant plus ou moins de temps qu'on peut augmenter ou diminuer la proportion des fluides élastiques. Ces vapeurs sont administrées à des températures variables, chaudes ou froides. Dans une pièce particulière, le jet d'eau se compose en même temps d'eau minérale refroidie et chaude, en sorte que le gaz et la vapeur d'eau se confondraient, dit-on, d'une manière favorable.

A *Nenndorf*, dans la Hesse, source de même nature et non moins riche en gaz que la précédente, au milieu d'un vaste salon, l'eau de la source la plus minéralisée jaillit à une très grande hauteur et retombe en cascade sur un large disque de cuivre et dans un bassin inférieur. Le dégagement du gaz est si parfait, que l'eau recueillie au fond de ce bassin et soumise à tous les réactifs d'usage ne donne aucune trace d'hydrogène sulfuré. Ce gaz est reçu dans un appareil spécial et utilisé, au milieu d'autres pièces, pour l'inhalation sèche.

De même, à *Langenbrücken* (grand-duché de Bade), avec les éléments minéralisateurs déjà mentionnés, on a installé ce que dans ces thermes on nomme des bains de gaz (*Gazbädern*). L'eau de la source est amenée au moyen d'une pompe foulante dans un réservoir hermétiquement fermé, d'où elle tombe partagée en petits filets, à travers un ajutage, dans un récipient plus grand et également fermé. Des tuyaux, munis de soupapes qu'on peut ouvrir ou fermer à volonté, conduisent le gaz dégagé de la sorte dans la salle d'inhalation, qui s'en remplit. Les malades respirent au milieu de cette atmosphère pendant un quart d'heure, et s'habituent peu à peu à y demeurer durant plusieurs heures. L'installation de cette localité est telle que les inhalations peuvent y être administrées, même pendant l'hiver.

A *Boll*, dans le Wurtemberg, source de composition analogue, les inhalations de gaz sont aussi employées.

Ailleurs, comme à *Aix la Chapelle*, à *Baden* (près Vienne), l'inhalation se pratique sur la source elle-même, tantôt sans installation particulière, tantôt entourée d'une galerie voûtée qu'on ne laisse traverser qu'à intervalles par des courants d'air extérieur.

Les malades, assure le docteur Helfft, se trouvent ordinairement soulagés dès le début. La respiration devient plus libre, l'expectoration est plus aisée, l'apparence des crachats s'améliore, et ces inhalations sont très aisément supportées durant plusieurs heures. Cependant on réussit encore mieux à établir cette tolérance, en graduant l'emploi du moyen. Les malades doivent d'abord se tenir au voisinage des sources, assister à la préparation des bains et recevoir là le faible dégagement de gaz qui s'y fait : quand ils ont supporté cette première action, on leur permet de respirer le gaz mêlé à la vapeur d'eau, puis ils demeurent pendant une ou plusieurs heures dans la salle d'inhalation. Le plus souvent, la fréquence du pouls se ralentit, et la peau, sèche d'abord, devient humide. Un effet hyposthénisant du gaz demande à être surveillé ; il se traduit par de la pesanteur de tête, de la céphalée, des bâillements, de la lassitude; on suspend alors l'usage des inhalations pendant quelques jours.

D'autres eaux minérales ont encore été employées en inhalation :

Ainsi, les eaux du *Mont-Dore*.

L'inhalation fait une partie essentielle du traitement des affections catarrhales au *Mont-Dore*. Mais la salle d'inhalation du *Mont-Dore* est, à proprement parler, une étuve.

Nous avons précédemment signalé les circonstances toutes particulières de l'histoire de ces inhalations. Minéralisées, alors que l'appareil à évaporation se trouvait situé à portée de la salle, elles ne paraissent plus l'être, depuis que cet appareil en a été éloigné (1).

Quelle pouvait être la signification thérapeutique de ces inhalations, alors que l'on n'y soupçonnait pas l'existence de l'arsenic ? Ces eaux ne renferment, en effet, que 0,3 de principes fixes, peu considérables par eux-mêmes, avec de l'acide carbonique. Est-ce à cet acide carbonique, est-ce à l'arsenic qu'elles doivent les propriétés qui leur sont attribuées ? Nous n'en savons rien du tout.

Près des eaux chlorurées sodiques de l'Allemagne, et en particulier près des exploitations salines, on envoie les catarrheux et les phthisiques respirer les vapeurs qui se dégagent des sources thermales ou des chaudières en ébullition. Cela se rapproche de l'inhalation naturelle que comporte le voisinage de la mer.

Ici on n'a plus affaire aux gaz, mais aux principes fixes

(1) Voyez page 167.

des eaux minérales, que les vapeurs *entraînent* avec elles. Cet *entraînement*, qu'il est difficile de régler, dépend cependant du mode de développement des vapeurs, et peut-être considéré comme assez complet, dans ce qu'on appelle les *vapeurs forcées* :

« A *Kreuznach*, certains malades passent une partie de la journée dans les usines, où une pluie imperceptible d'eau chargée de sel marin remplace les bains qu'ils ne pourraient supporter. Les enfants très délicats y séjournent de préférence. *Kreuznach* avait des bains de mer au milieu du continent ; il a cherché à reproduire jusqu'aux brises salées du rivage, sans avoir à craindre les vents froids du soir et les variations de température si fréquentes sur notre littoral (1). »

Cependant l'idée de porter sur les bronches, non pas seulement les gaz et les principes entraînés d'une manière telle quelle par les vapeurs aqueuses, mais les principes fixes des eaux minérales intégralement conservés, a fait inventer des appareils propres à assurer un pareil résultat.

Nous avons mentionné précédemment un appareil mis en pratique depuis longtemps à *Lamotte*, mais que les vapeurs des salines valent peut-être bien.

M. Sales-Girons fait usage, à *Pierrefonds*, d'un appareil imaginé sur son indication par M. de Flubé, et qui réduit l'eau minérale en poussière ou en *poudre*, comme il l'appelle, de manière qu'elle soit aspirée sous forme de gouttelettes extraordinairement divisées et paraissant représenter l'eau minérale dans son intégrité. On trouvera, au commencement de cet ouvrage, la description de cet appareil (2).

---

(1) Trousseau et Lasègue, *Gazette des hôpitaux*, 1846, p. 294.
(2) Voyez page 47.

Cet appareil est certainement fort ingénieux, et il est possible que la forme nouvelle, sous laquelle il permet d'introduire l'eau minérale dans les bronches, ajoute une ressource utile à la thérapeutique actuelle. Mais la pratique seule permettra d'en apprécier la nature et la portée (1). Il serait bon de savoir si ces particules d'eau, réduites à l'état fragmentaire, pénètrent effectivement très avant dans les bronches. Il serait bon surtout de comparer leur action thérapeutique à celle de l'hydrogène sulfuré, qu'elles ne nous paraissent nullement propres à remplacer. Les propriétés sédatives attribuées à ce dernier ne sauraient sans doute se retrouver dans l'eau fragmentée, et nous croyons qu'on fera bien de procéder, avec quelques précautions, aux applications de cette dernière dans la phthisie confirmée (2).

Le *gaz acide carbonique* est employé en inhalation, auprès de quelques établissements thermaux en Allemagne, mélangé à l'air et à de la vapeur d'eau, dans les affections catarrhales et même dans les affections du poumon avec ulcérations. Nous ne connaissons guère de ce traitement qu'une simple indication de M. le docteur Herpin (de Metz) placée elle-même sous le patronage d'Hufeland (3).

Je rencontre en ce moment une notice de M. Nepple sur l'emploi du *gaz acide carbonique* à l'établissement thermal de *Saint-Alban*. Cette citation eût été mieux à sa place au paragraphe relatif à l'*asthme*; mais, ce paragraphe étant composé, je suis obligé de l'ajouter ici.

---

(1) On trouvera quelques observations présentées sur ce sujet dans les *Annales de la Société d'hydrologie médicale de Paris*, t. III, p. 85.

(2) Voyez *Annales de la Société d'hydrologie médicale de Paris*, t. III, p. 158, quelques remarques de M. Allard sur l'usage des inhalations minérales dans le traitement de la phthisie.

(3) Herpin (de Metz), *Études sur les eaux minérales*, 1855, p. 16.

Voici comment M. le docteur Goin fut conduit à employer le *gaz acide carbonique* en inhalation. Un ouvrier asthmatique qui travaillait au canal souterrain servant de conduit aux eaux minérales, avait été plusieurs fois menacé d'asphyxie pendant cette opération; mais il s'aperçut qu'il respirait avec beaucoup plus de facilité, après avoir été soumis à l'action asphyxiante de l'atmosphère du canal.

« Les affections dans lesquelles l'emploi de ce gaz a paru le plus avantageux sont les névroses, et plus particulièrement celles des organes respiratoires, telles que l'asthme, la toux périodique, quinteuse, le catarrhe pulmonaire chronique avec toux spasmodique, les symptômes hystériformes, la fièvre intermittente.

» L'influence du gaz se montre d'autant plus favorable que les malades y sont soumis au moment même de l'explosion des paroxysmes de ces affections, ou très peu de temps avant. Aussi M. Goin a-t-il fait confectionner de petits sacs imperméables qu'il fait charger de gaz, et qu'il confie aux malades dont les paroxysmes ne se manifestent que la nuit.

» Avec cette précaution de combattre ainsi promptement chaque retour paroxystique du mal, au moment même de son apparition, ou au moins pendant son élan, les crises sont bientôt ébranlées et modifiées, d'abord pour l'époque de leur manifestation, puis dans leur intensité. Plus les symptômes d'asphyxie sont portés loin, plus la sédation qui s'ensuit est prononcée et prolongée : aussi dans les cas rebelles et d'une grande violence, le malade devra-t-il avoir la résolution de s'exposer au plus grand étouffement possible (1). »

Cette pratique de *Saint-Alban* signalée se trouve dans un

---

(1) Nepple, *Notice sur l'emploi du gaz acide carbonique pur dans l'établissement des eaux minérales de Saint-Alban*, in Journal de médecine de Lyon, 1842, t. II, p. 291.

rapport de M. Patissier (1), duquel nous extrayons en outre l'indication suivante : que M. Gay, médecin à *Saint-Alban*, n'a observé aucun cas de phthisie bien constatée, qui ait reçu la moindre amélioration de ces inhalations d'acide carbonique.

RÉSUMÉ.

I. C'est spécialement à l'état catarrhal ou à l'élément catarrhal que s'adresse le traitement thermal des maladies de l'appareil respiratoire.

II. Le catarrhe bronchique ou laryngé indique les eaux minérales pour l'action spéciale qu'elles peuvent exercer sur lui-même, et pour celle qu'elles peuvent exercer sur les états constitutionnels ou diathésiques qui sont la cause la plus ordinaire de sa persistance, états lymphatique, scrofuleux, herpétique, rhumatismal.

III. Les eaux spéciales dans les catarrhes bronchiques sont les *eaux sulfurées*, lesquelles possèdent des propriétés spéciales relativement à l'élément catarrhal, et en outre s'accommodent en général parfaitement aux conditions constitutionnelles ou diathésiques auxquelles le catarrhe se rattache le plus habituellement. (*Bonnes, Cauterets, Amélie, Le Vernet, Bagnols, Allevard, Saint-Honoré, Enghien, Pierrefonds*, etc.)

IV. Les eaux *bicarbonatées sodiques*, beaucoup moins spéciales que les sulfurées, ne représentent pas comme celles-ci une médication bien caractérisée.

Les eaux du *Mont-Dore*, surtout employées à titre de thermales, et par un mode externe, paraissent agir surtout sur les fonctions de la peau, et se trouvent indiquées spé-

---

(1) Patissier, *Rapport sur le service médical des établissements thermaux, pendant les années* 1851 *et* 1852, p. 103; inséré dans les *Mémoires de l'Académie impériale de médecine*, t. XVIII.

cialement dans les cas de rhumatisme, de goutte, de rétrocession cutanée.

Les eaux d'*Ems* constituent une médication plus douce, sans crises, surtout interne, et dont l'indication nous paraîtse présenter dans les cas de prédominance pléthorique ou névropathique, ou de complication gastrique ou abdominale.

V. Le traitement des affections du *larynx* ne paraît pas différer notablement, soit comme indications, soit comme applications, de celui des affections catarrhales des bronches.

VI. Le traitement du catarrhe bronchique peut s'appliquer utilement à l'*asthme*, qu'il semble modifier en agissant plutôt sur son élément catarrhal que sur son élément névropathique.

VII. On peut attribuer aux eaux minérales appliquées au traitement de la *phthisie* pulmonaire :

Une action sur l'état constitutionnel ou diathésique sous l'empire duquel le tubercule menace de se développer ou s'est développé ;

Une action sur l'état catarrhal qui accompagne la tuberculisation pulmonaire et réagit sur elle, et sur les altérations pulmonaires concomitantes (engorgement ou pneumonie chronique);

Aucune action sur le tubercule lui-même ne saurait leur être accordée.

VIII. Les indications particulières, ou les autres indications des eaux minérales dans la phthisie, doivent se déduire de la forme générale de la phthisie (lymphatique, inflammatoire, névropathique), et de la période actuelle de la maladie.

IX. Les eaux *chlorurées sodiques* peuvent convenir dans le traitement prophylactique de la phthisie; les *bains de mer* eux-mêmes. Les unes et les autres doivent être entièrement proscrits plus tard.

X. Les eaux sulfurées et bicarbonatées sodiques spéciales peuvent être utilement employées dans la première période de la phthisie, pourvu que celle-ci suive une marche graduelle et lente, sans secousses ni réaction. Même règle pour les périodes consécutives.

XI. La médication thermale ne saurait en général être employée pendant qu'il existe de l'hémoptysie.

XII. Le ramollissement des tubercules contre-indique les eaux minérales lorsqu'il s'opère simultanément sur une grande étendue, et qu'il provoque des phénomènes de réaction; il ne les contre-indique pas dans les circonstances contraires.

XIII. Malgré quelques exemples de succès, les eaux minérales sont contre-indiquées dans la dernière période des tubercules, avec fièvre hectique.

XIV. A part la notoriété des *Eaux-Bonnes*, les eaux minérales spéciales contre le catarrhe bronchique nous paraissent applicables aux mêmes titres à la phthisie.

XV. Les eaux minérales sont spécialement employées en boisson dans le traitement des catarrhes et surtout de la phthisie. Leur usage sous forme d'inhalations mérite d'être plus développé et mieux étudié qu'il ne l'a été jusqu'ici.

SEIZIÈME LEÇON.

RHUMATISME.

§ Ier. — Indications générales.

Il ne nous est guère possible de définir le rhumatisme autrement que par quelques-uns de ses caractères. Cependant, bien que fort éloignés d'en pénétrer la nature intime, il nous est permis d'établir avec quelque précision les indications qui se rapportent à son traitement, et de faire à son sujet une utile application des eaux minérales.

Nous ne nous occuperons pas ici du rhumatisme aigu, qui n'appartient pas à la médication thermale. Le rhumatisme chronique seul fera l'objet de cette étude.

Le rhumatisme chronique est une affection essentiellement douloureuse, ne déterminant pas par elle-même de réaction; siégeant sur les tissus fibreux ou musculaires des membres ou des parois splanchniques, pouvant se fixer également sur d'autres parties, y compris les membranes muqueuses, mais de préférence sur les membranes séreuses et sur les tissus les plus analogues à son siége habituel; tantôt mobile et tantôt fixe, et pouvant, dans ce dernier cas seulement, entraîner des altérations organiques formelles; paraissant se développer d'une manière spéciale sous l'influence du froid humide; cédant surtout à l'application de la chaleur et à l'exaltation artificielle de l'activité cutanée.

Tels sont les principaux points relatifs au caractère, au siége, à la mobilité ou à la fixité, à l'étiologie et à l'indication dominante, qu'il nous importait de rappeler au sujet de l'intervention des eaux minérales dans le traitement du rhumatisme.

Ajoutons que le rhumatisme, par sa transmissibilité héréditaire, la généralisation et la mobilité de ses manifestations, le caractère qu'il peut imprimer aux états pathologiques incidents, son absolue ténacité ou son retour opiniâtre chez certains individus, nous offre les principaux caractères d'une diathèse. C'est ce que M. Baumès appelle une diathèse à principe fluxionnaire mobile (1).

Mais il est deux points de vue auxquels se rattachent sur-

---

(1) Baumès, *Précis sur les diathèses*, p. 282.

toutles indications thérapeutiques dans le rhumatisme. C'est, d'une part, le caractère constitutionnel de l'organisme dans lequel s'est implanté le rhumatisme; d'une autre part, le siége de la manifestation rhumatismale, que l'on pourrait appeler *légitime*, lorsqu'elle a lieu sur des parties fibreuses ou musculaires, et *illégitime*, lorsqu'elle s'est adressée aux appareils viscéraux ou aux organes des sens.

Bien que le rhumatisme offre souvent un caractère diathésique, il est certain que beaucoup d'individus peuvent se trouver atteints de rhumatisme passagèrement et sans plus en offrir de traces par la suite. C'est ainsi que l'on peut être atteint d'eczéma, sans qu'il existe une diathèse herpétique.

D'un autre côté, certains individus n'offrent qu'une disposition au rhumatisme, à laquelle il est difficile d'assigner un caractère diathésique. C'est ainsi qu'un état lymphatique déterminé n'est pas encore la diathèse scrofuleuse. Nous dirons alors qu'ils présentent une constitution rhumatismale.

Le langage médical manque ici de précision, en l'absence d'idées très précises sur la nature des phénomènes auxquels nous faisons allusion. Mais notre devoir en ce moment n'est pas de corriger ce qu'il y a d'imparfait dans l'histoire du rhumatisme, mais d'en extraire, sous la forme la plus claire possible, ce qui se rapporte le plus directement aux applications de la médication thermale.

La persistance d'un rhumatisme, ou d'un état rhumatismal chez un individu, ne suffit même pas pour établir l'existence d'une diathèse rhumatismale.

Mais les considérations que nous avons à présenter à ce sujet, aussi bien qu'au sujet du siége du rhumatisme, sont celles qui président surtout aux indications particulières du traitement du rhumatisme.

§ II. — Indications particulières.

Le rhumatisme est certainement, de tous les états pathologiques, celui auquel le plus grand nombre d'eaux minérales de toutes constitutions et de toute importance paraissent applicables, si l'on en juge par les assertions contenues dans les traités ou les monographies sur les eaux minérales.

Les indications particulières que l'on cherche habituellement à préciser au sujet de l'application spéciale des eaux minérales, ont surtout pour objet les variétés de siége du rhumatisme, suivant que celui-ci affecte les organes internes, ou bien les membres, et suivant qu'il paraît fixé sur le tissu musculaire ou fibreux, autour des articulations ou dans leur intérieur, etc.

Il est un autre ordre de considérations qu'on néglige en général davantage, et qui nous paraît devoir tenir une place plus importante, comme source d'indications : c'est le caractère dominant de la constitution des individus affectés de rhumatisme.

On voit souvent des rhumatismes survenir accidentellement chez des sujets de constitution moyenne, et ne persister alors, dans la plupart des cas au moins, que par défaut de soins convenables.

Que ces rhumatismes soient musculaires ou articulaires, ils guérissent à peu près aussi bien par toutes les eaux minérales, pourvu que celles-ci soient d'une température élevée et convenablement administrées.

Mais le rhumatisme ne se présente pas toujours dans des conditions aussi simples. Il ne se fixe habituellement chez un individu que parce qu'il l'a trouvé dans des conditions favorables à son installation, c'est-à-dire dans des conditions d'organisation anormales.

Ici plusieurs types peuvent se présenter.

Ce peuvent être des individus mous et lymphatiques. Le rhumatisme est moins douloureux alors, mais très opiniâtre, disposé à se fixer sur les articulations, à engorger et épaissir les tissus, surtout si l'état lymphatique se montre à un haut degré ou s'il existe un principe scrofuleux.

Il est une forme de rhumatisme tout opposée à celle-ci : elle se montre chez des individus nerveux, excitables. Le rhumatisme est très douloureux, plus souvent mobile, tendant plutôt à se fixer sur le trajet des nerfs que sur les tissus blancs.

Il est encore des rhumatisants chez qui la santé paraît surtout souffrir du mauvais état des voies digestives. Il y a des dyspeptiques chez qui le rhumatisme persiste tant qu'ils sont dyspeptiques.

Voici des conditions générales de l'organisme bien distinctes, quelques-unes même opposées entre elles, et dont chacune peut offrir une prédominance formelle chez des rhumatisants.

Maintenant faut-il admettre que le rhumatisme ne se soit développé chez ces individus que parce qu'une cause accidentelle, propre à l'engendrer ou à le manifester, sera survenue vis-à-vis un organisme dominé par le lymphatisme, la dyspepsie ou l'état névropathique? Ou bien faut-il admettre ce que M. Baumès appelle un mariage entre la diathèse scrofuleuse rhumatismale, et la diathèse dartreuse catarrhale (1)?

Voici ce qu'il faut croire à ce sujet.

Il est incontestable que la faiblesse, l'atonie, disposent aux rhumatismes. Il semble que le défaut de réaction contre la la cause plus habituelle du rhumatisme, le froid humide, ou

---

(1) Baumès, *loc. cit.*, p. 282.

quelque autre cause moins notoire, livre l'organisme à une affection qu'il ne possède pas, pour ainsi dire, le moyen de repousser.

Mais lorsque le rhumatisme a, tout à fait accidentellement, envahi une constitution lymphatique, herpétique, névropathique, etc., il est probable que cet organisme, dérangé déjà dans son harmonie, soit dans ses sécrétions, soit dans son dynamisme, possède des conditions insuffisantes pour en amener la résolution, ou, si l'on veut, pour s'en débarrasser. Il arrive ici ce qui arrive lorsqu'une plaie, ou même une simple écorchure, survient chez un scrofuleux, un scorbutique, un syphilitique. Au lieu de se cicatriser en quelques jours ou en quelques heures, l'organisme ne pouvant fournir les matériaux propres à cette réparation, la solution de continuité persiste, puis s'appropriant les conditions vicieuses dont l'économie est pénétrée, s'étend et devient, à son tour, comme une manifestation de l'état diathésique ou constitutionnel qu'elle est venue à rencontrer.

Une liaison analogue s'établit souvent encore entre des affections catarrhales et certaines diathèses, surtout la diathèse scrofuleuse ou l'herpétique.

Ce que nous pouvons suivre avec une extrême évidence, à propos d'un accident traumatique, se perçoit encore assez nettement dans des affections telles qu'une bronchite, une ophthalmie, une leucorrhée, toutes affections avec matière. Cette filiation de phénomènes est plus obscure dans le rhumatisme, si peu saisissable en lui-même. Mais le rapprochement de ces différents ordres de faits nous paraît de nature à éclairer le véritable caractère de la combinaison du rhumatisme avec les états constitutionnels ou diathésiques que nous avons énumérés.

Quelle est la portée pratique de ces observations?

C'est, au point de vue des indications, que lorsque le

rhumatisme paraîtra ne devoir sa persistance qu'à son association avec telles ou telles conditions générales de l'organisme, c'est contre ces dernières qu'il faudra diriger au moins la plus grande partie de la médication.

C'est, au point de vue des contre-indications, que l'usage des moyens que le rhumatisme semblait réclamer par lui-même, peut se trouver inapplicable à ces mêmes conditions générales de l'économie ; qu'ils risqueraient, dans certains cas, d'exaspérer.

Nous venons de montrer le rhumatisme combiné à des états constitutionnels ou diathésiques variés et à caractères bien déterminés. Mais nous n'avons pas parlé de la diathèse ou de la constitution rhumatismale elle-même. C'est que il faut le dire, la constitution rhumatismale se fond presque toujours dans quelqu'une de celles que nous avons mentionnées ; il est rare qu'elle existe seule et sans aucune complication constitutionnelle.

Ce que l'on considère comme le type de la constitution rhumatismale, emprunte généralement ses caractères à une sorte de mélange de la constitution lymphatique et de la constitution névropathique. Nous en reproduirons quelques traits d'après le tableau que M. Vidal trace du rhumatisant, tel qu'il se présente souvent aux eaux d'*Aix* (en Savoie).

« Le rhumatisant a le teint pâle, le regard peu animé ; il craint le froid ; sa peau est flasque et souvent couverte d'une sueur visqueuse, froide et d'odeur fade ; il est sujet à des pesanteurs de tête, des étourdissements, des vertiges, des palpitations, de l'oppression ; il est peu disposé au travail, intellectuel surtout ; l'auscultation fournit souvent le bruit anémique ; il s'enrhume facilement ; la langue est souvent saburrale ; il a des flatuosités, de la constipation, de la lassitude le matin comme le soir ; il est habituellement altéré. Ce rhumatisant, quoique faible et sans vigueur ni courage, est rarement alité, et ne se passe d'aucune des jouissances ordinaires de la vie, dont il ne jouit cependant guère. S'il voit quelquefois cet état s'améliorer, c'est, en général, après quelque secousse, ou morale ou physique, imprimée à l'économie.... (1). »

M. Vidal insiste sur deux traits importants de ce tableau, l'état asthénique de la peau et la chloro-anémie. Nous y ajouterons l'état névropathique, en général développé à un assez haut degré, et ce que nous pourrions appeler une disposition *séreuse*, dont l'exagération entraîne une véritable pléthore séreuse. L'état rhumatismal, pris dans sa plus simple expression, mais à un certain degré d'intensité, emprunte donc sa physionomie autant à certaines constitutions dont il revêt les caractères qu'au génie qui lui est propre.

Après avoir envisagé le rhumatisme dans les conditions générales de l'économie qui, plus ou moins rapprochées de lui, peuvent avoir présidé à son développement ou s'opposent tout simplement à sa disparition, nous devons l'envisager dans ses manifestations directes.

Ici nous trouvons deux ordres de faits bien distincts :

Dans les uns, le rhumatisme, plus ou moins mobile, plus ou moins intense, paraît n'exister que sous la forme douloureuse qui lui est essentielle ;

Dans les autres, fixé sur un ou plusieurs points, mais d'une manière continue, le rhumatisme a fini par déterminer des lésions organiques, engorgements périarticulaires, altérations intra-articulaires, portant sur la structure ou les sécrétions des synoviales, sur les cartilages d'encroûtement, etc.

---

(1) Vidal, *Essai sur les eaux minérales d'Aix-en-Savoie, employées dans le traitement des maladies chroniques, et particulièrement dans le traitement du rhumatisme chronique.* Chambéry, 1851, p. 52.

Ces altérations matérielles, consécutives souvent au rhumatisme articulaire aigu, deviennent le point de départ d'indications très formelles en thérapeutique thermale. Nous ferons remarquer qu'elles se montrent surtout chez les individus très lymphatiques ou scrofuleux, et peuvent même alors conduire à ces altérations extrêmes qui constituent les tumeurs blanches. Nous trouvons ici le *rhumatisme goutteux*, qui, placé sur la limite du rhumatisme et de la goutte, nous paraît trop difficile à distinguer d'une manière dogmatique, pour que nous en fassions une étude à part.

Nous avons supposé jusqu'ici le rhumatisme occupant son siège d'élection, tissus fibreux et musculaires, autour des jointures ou dans la continuité des membres et des plans charnus.

Mais le rhumatisme peut se montrer sur d'autres points encore.

Ici encore il se présente des faits assez différents les uns des autres :

Tantôt la douleur rhumatismale se porte d'un de ses points d'élection vers un des organes splanchniques : c'est, en général, vers l'appareil digestif, l'estomac ou les intestins. Une douleur habituelle d'une jointure ou d'un muscle disparaît, et se montre aussitôt avec une forme et une intensité toutes spéciales vers l'épigastre ou l'abdomen. Les malades disent alors que leur rhumatisme s'est porté sur l'estomac ou les intestins, et ils ont raison.

Ceci s'accomplit quelquefois sous une forme très aiguë : c'est-à-dire que, disparition de la douleur primitive, apparition de la douleur secondaire, retour de la première dans ses conditions habituelles, cela s'opère habituellement d'une manière très tranchée, quelquefois très violente, et dans une période en général d'assez courte durée.

Cela peut également s'accomplir sous une forme lente,

moins intense, mais plus persistante ; et, pendant de longues périodes, des phénomènes douloureux ou des troubles fonctionnels s'établissent dans l'appareil digestif d'une manière continue, tandis que les douleurs articulaires ou musculaires ont entièrement disparu ou se sont amoindries.

Les faits de ce genre ne sont pas rares. S'ils sont quelquefois d'une interprétation difficile, il arrive souvent aussi qu'ils se présentent avec une clarté rigoureuse et ne laissent aucune incertitude dans l'esprit.

Mais ce n'est pas là tout ce que nous avons à noter à propos du siége irrégulier du rhumatisme.

Dans les cas auxquels nous venons de faire allusion, on suppose un déplacement, une métastase de la manifestation rhumatismale, de son point d'élection et en quelque sorte légitime, sur quelque autre point de l'économie. Nous avons surtout signalé les déplacements sur l'appareil digestif, parce que ce sont les plus communs en pareille circonstance. Cependant on peut voir encore la douleur rhumatismale se porter sur l'appareil urinaire, sur l'appareil utérin, sur les plexus thoraciques, etc. Nous ne parlons pas ici du transport du rhumatisme sur les séreuses, péricarde, endocarde, plèvres, etc., parce que c'est surtout à propos du rhumatisme articulaire aigu qu'on l'observe.

Mais il peut arriver qu'un état pathologique quelconque, survenant chez un individu rhumatisant, s'empare en quelque sorte du génie de la maladie, et finisse par se ranger au nombre des manifestations secondaires ou indirectes de l'état rhumatismal, constitutionnel ou diathésique, qui domine l'organisme. Il arrive ici ce qui arrive à un rhumatisme accidentellement survenu chez un scrofuleux ou chez un scorbutique : il prend rang parmi les manifestations diathésiques, et, subissant le sort de ces dernières, ne cesse que lorsque la diathèse a été modifiée elle-même par les moyens appropriés. Ainsi une bronchite survenue chez un rhumatisant peut devenir une bronchite rhumatismale, et ne plus céder qu'aux moyens modificateurs du rhumatisme lui-même.

Tout cela est fort difficile à dogmatiser ; mais tous les exemples que je viens de supposer se rencontrent dans la pratique, c'est-à-dire que l'on rencontre des faits qu'il n'est pas permis d'interpréter autrement, et dans lesquels les résultats obtenus en suivant les indications en rapport avec les données pathogéniques que nous venons d'exposer, prouvent la légitimité de ces dernières.

§ III. — Traitement.

Le traitement du rhumatisme par les eaux minérales est, comme on a pu en juger par ce qui précède, plus compliqué qu'on ne serait tenté de le croire au premier abord. Mais du moment que les indications sont présentées avec précision, cette complication ne saurait être un embarras dans la pratique.

Nous aurons donc à envisager le traitement du rhumatisme sous des points de vue divers :

Traitement du rhumatisme dans son plus grand état de simplicité, ou, pourrions-nous dire, traitement de l'élément rhumatismal lui-même ;

Traitement du rhumatisme lié à quelque état constitutionnel ou diathésique déterminé ;

Traitement du rhumatisme avec lésions matérielles.

A. *Rhumatisme simple.*

Il n'est point d'eaux minérales qui soient spéciales dans le traitement du rhumatisme, par suite de leur constitution chimique. En effet, le principe rhumatismal est quelque chose de tellement insaisissable dans sa nature, que nous ne connaissons aucun médicament proprement dit à lui adresser. Il est possible que certaines substances s'approprient mieux que d'autres à l'élément douleur du rhumatisme, le seul que nous puissions apprécier : mais quant au rhumatisme lui-même, notre matière médicale est fort stérile à son endroit.

Mais les eaux minérales agissent surtout dans le rhumatisme, par deux des éléments de la médication thermale: la thermalité, et les procédés hydrothérapiques.

Et comme l'usage interne des eaux minérales ne prend qu'une part peu importante dans le traitement du rhumatisme simple, qu'il agit surtout à titre complémentaire et comme boisson chaude, il en résulte que la nature de l'eau minérale est à peu près indifférente.

Aussi rattachons-nous la spécialisation des eaux minérales relative au traitement du rhumatisme, au seul fait de la *température élevée*.

Les eaux minérales à haute température sont donc à proprement parler les eaux spéciales pour le rhumatisme. Il faut ajouter à cela qu'elles soient pourvues d'une installation hydrothérapique suffisante, car l'on sait que le mode d'administration prend une part importante au traitement du rhumatisme.

Bains, douches, étuves, tels sont les moyens dont il faut user dans le traitement du rhumatisme. Les bains de piscine, comme l'a observé M. Chevalier à *Bagnols* (1), comme on peut aisément s'en assurer à *Néris*, à *Plombières*, à *Baréges*, etc., conviennent mieux aux rhumatisants que

---

(1) Chevallier, *Recherches et observations sur les eaux de Bagnols* (Lozère), 1840, p. 57.

les baignoires. Dans des rhumatismes légers et récents, ils ne sont pas bien nécessaires : mais dans les rhumatismes anciens, opiniâtres, dans les rhumatismes fixes surtout, nous regardons les bains de piscine comme beaucoup plus actifs et par conséquent tout à fait indiqués.

La douche trouve surtout à s'appliquer dans le cas de rhumatisme musculaire ou articulaire fixe; mais il convient presque toujours de l'employer concurremment avec le bain. Une expérience complète des ressources qu'offre ce moyen, suivant les formes si variées auxquelles il se prête, et une application manuelle habile, font de la douche un agent thérapeutique considérable dans le rhumatisme. Les médecins d'*Aix en Savoie* attachent avec juste raison une grande importance à la perfection de l'installation et de l'administration des douches près de leur établissement thermal. « La douche restera toujours la spécialité de l'établissement thermal d'*Aix*, dit M. Bertier (1). »

Si la douche convient surtout au rhumatisme fixe et localisé, l'étuve s'applique beaucoup mieux au rhumatisme généralisé ou mobile.

M. Vidal a observé qu'à *Aix en Savoie* les bains d'étuves déterminaient deux séries de phénomènes, d'excitation d'abord, puis de saturation sulfureuse et de fièvre thermale. Les premiers durent une quinzaine de jours environ. Ils comprennent une sorte de fièvre factice qui accompagne le bain lui-même, puis un état d'excitation physiologique des diverses fonctions, dont le sujet n'a conscience que par un sentiment général de force et de bien-être. Si le traitement se continue, la seconde période arrive avec fièvre, disposition fluxionnaire, état saburral. Il faut souvent combiner

---

(1) Bertier, *Remarques sur l'action des eaux d'Aix dans la phthisie pulmonaire.* Chambéry, 1853, p. 7.

les antiphlogistiques et les émollients aux antispasmodiques pour faire justice de cette *fièvre de saturation* (1).

Il nous paraît douteux qu'avec des eaux aussi peu sulfurées que celles d'*Aix*, employées seulement sous forme externe, cette expression de *saturation sulfureuse* soit bien exacte. Cet état fébrile nous paraît déterminé tout simplement par le degré et surtout la continuité de l'excitation, et s'il peut être quelquefois utile à atteindre, il doit être le plus souvent préférable de s'en passer.

Nous n'insisterons pas davantage sur l'emploi de ces divers moyens : ils rentrent dans le cercle de la pratique locale, et il faut s'en rapporter, pour leur meilleur emploi, à l'expérience spéciale que chaque médecin doit posséder sur la médication dont il fait usage, et aussi au caractère de chaque cas individuel.

Si nous voulions mentionner toutes les eaux minérales dont on peut faire utilement usage dans le traitement du rhumatisme simple, il nous faudrait faire l'énumération de la plupart des sources franchement thermales connues. Nous nous contenterons de signaler les plus notables sous ce rapport dans les diverses classes d'eaux minérales. On se guidera, pour le choix à faire, sur des convenances de localité ou d'une autre nature, et aussi, comme il n'est guère d'état physiologique parfait, sur la meilleure appropriation des diverses sortes d'eaux minérales au tempérament et aux habitudes du malade.

Eaux sulfurées : *Aix* (en Savoie), *Luchon*, *Ax*, *Baréges*, *Cauterets*, *Bagnols*, *Olette*, *Saint-Sauveur*, *Eaux-Chaudes*, *Gréoulx*, *Pietrapola*, *Acqui* (Piémont), *Viterbe* (États-Romains), etc.

Eaux chlorurées sodiques : *Bourbonne*, *Bourbon-l'Ar-*

---

(1) Vidal, *loc. cit.*, p. 26.

chambault, *Balaruc*, *La Bourboule*, *Lamotte*, *Bourbon-Lancy*, *Néris*, *Luxeuil*, *Baden-Baden*, *Wiesbaden*, *Uriage*, *Aix-la-Chapelle*, etc.

Eaux bicarbonatées sodiques : *Mont-Dore*, *Chaudesaigues*, *Châteauneuf*, *Saint-Laurent*, *Tœplitz*, etc.

Eaux sulfatées : *Plombières*, *Bagnères-de-Bigorre*, *Évaux*, *Saint-Amand*, *Dax*, *Bains*, *Saint-Gervais*, *Baden* (Suisse), *Bath*, etc.

Voilà une longue série d'eaux minérales qui, pour la plupart, ne doivent qu'à leur haute température et à leur mode d'emploi leur appropriation au traitement du rhumatisme. C'est parmi elles que nous trouverons à remplir les indications spéciales dont nous avons énoncé plus haut les titres, et que nous allons passer successivement en revue.

Il nous est assez difficile d'établir entre elles des catégories relatives à leur efficacité contre le rhumatisme luimême. Les eaux sulfurées réclament à la vérité cette spécialisation, en vertu de la propriété qu'elles possèdent incontestablement d'agir d'une manière toute particulière sur la peau et d'en activer très vivement les fonctions. Mais les eaux très minéralisées de *Bourbonne* et de *Balaruc*, les boues de *Dax* et de *Saint-Amand*, n'offrent pas moins d'activité, et quand on considère ce que l'on obtient chez les rhumatisants des eaux à peine minéralisées de *Plombières*, *Néris*, le *Mont-Dore*, *Tœplitz*, il est difficile d'attacher à la médication sulfureuse une valeur très spéciale. Seulement, le grand nombre d'eaux sulfurées, à température élevée et à installation hydrothérapique suffisante, assure à cette classe une place importante dans la thérapeutique du rhumatisme.

On emploie, en Allemagne, les bains et douches d'*acide carbonique* dans les affections rhumatismales (1).

---

(1) Herpin, de Metz, *Études sur les eaux minérales*.

On en fait usage depuis longtemps à *Saint-Alban* (1). Mais nous ne possédons, sur cette médication, que des renseignements fort incomplets (2).

B. *Rhumatisme lié à quelque état constitutionnel ou diathésique déterminé.*

Le lecteur devra bien comprendre que les distinctions qui vont être présentées ici, le seront à un point de vue bien plutôt pratique que dogmatique.

Ainsi, le rhumatisme, avons-nous dit plus haut, peut exister chez des individus mous et lymphatiques. Au point de vue des indications exposées ici, d'un tempérament mou et paresseux aux scrofules les mieux caractérisées, il n'y a qu'une succession de moyens analogues, mais dont l'emploi sera gradué suivant leur plus ou moins d'activité physiologique, et d'appropriation formelle à l'état lymphatique ou à l'état scrofuleux.

C'est dans de telles conditions que les eaux sulfurées sont parfaitement indiquées. Qu'il s'agisse de constitutions plutôt molles et atoniques qu'empreintes d'un lymphatisme très déterminé, ou d'individus formellement scrofuleux, avec forme peu douloureuse du rhumatisme, on recourra aux eaux sulfurées actives et aux méthodes actives de leur emploi (*Aix*, en Savoie, *Baréges*, *Luchon*, *Ax*, *Bagnols*, *Schinznach*, etc.).

Si l'état lymphatique se montre à un haut degré, surtout s'il existe des signes de scrofules, si le rhumatisme tend à se fixer sur une articulation, s'il existe de l'engorgement périarticulaire, alors, bien que les eaux sulfureuses puissent encore rendre des services, *Baréges* très particulièrement, les

---

(1) Goin, *Mémoire sur les eaux minérales de Saint-Alban*, 1834.
(2) Voyez, page 13, quelques détails sur le mode d'administration des bains de *gaz acide carbonique*.

eaux chlorurées sodiques seront préférées : *Bourbon-l'Archambault, Bourbonne, Balaruc, Wiesbaden, Uriage* et *Aix-la-Chapelle. Bourbonne* et *Uriage* sont plus énergiques que *Bourbon-l'Archambault* et *Aix-la-Chapelle.* On y recourra plutôt quand on aura en vue l'action résolutive. Les autres pourront être préférées s'il y a plutôt lésion fonctionnelle.

Du reste, nous devons reconnaître, avec Astrié, que l'association du rhumatisme avec la scrofule déterminée est assez rare (1). Il est probable que certaines tumeurs blanches ont bien une origine rhumatismale, mais une diathèse aussi profonde que la scrofule semble absorber tous les autres éléments pathologiques qui pourraient venir se confondre avec elle. Aussi, leur origine fût-elle rhumatismale, ces tumeurs blanches ne sont plus, pour l'indication thérapeutique, qu'une affection scrofuleuse.

Le traitement de ces sortes de rhumatismes (nous ne parlons plus de l'existence de scrofules) ne présente pas de grandes difficultés. L'emploi de moyens suffisamment énergiques et surtout la persistance dans leur usage sont la condition du succès.

Quelquefois la première application du traitement détermine une recrudescence des symptômes douloureux. La convenance de poursuivre ou de suspendre le traitement est une affaire de pratique directe sur laquelle nous ne pouvons rien exprimer. Du reste, cette exaspération du rhumatisme, qui répond à ce que nous avons déjà remarqué dans le traitement des maladies de la peau et dans celui des affections catarrhales, n'est ni constante, ni nécessaire aux bons résultats du traitement.

Lorsque nous avons signalé les eaux minérales qui nous

---

(1) Astrié, Thèse citée, p. 177.

paraissaient spécialement indiquées chez les rhumatisants d'une certaine classe, nous n'avons pas entendu dire qu'aucune autre ne pouvait leur être utilement applicable. Nous savons très bien qu'à *Plombières*, à *Bourbon-Lancy*, à *Néris*, on peut guérir des rhumatismes chez des individus mous et lymphatiques. Mais nous ne pouvons admettre que, dans cet ordre de faits, la médication par cette série d'eaux minérales à faible minéralisation offre la même activité et les mêmes applications que celle recommandée plus haut, par les eaux sulfurées et chlorurées sodiques. Il est vrai que l'on s'attache à suppléer à leur infériorité dans ce sens, en insistant sur les moyens hydrothérapiques, les douches, les bains de piscine prolongés.

Il faut avouer que nous ne sommes pas très aidés pour établir ces distinctions, par les ouvrages, du reste très estimables, que nous avons sous les yeux. Ainsi, à propos de *Néris*, M. Boirot-Desserviers, au lieu de chercher à faire ressortir la spécialité réelle de ces thermes considérables, s'occupe surtout du classement nosologique des maladies chroniques (1). M. Lhéritier, dans une monographie importante du rhumatisme aux eaux de *Plombières*, commence bien par attribuer à ces eaux une action *altérante élective sur le système nerveux*, analogue à celle qui appartiendrait à l'*arsenic* (2). Mais quand il arrive au rhumatisme lui-même, il s'attache surtout à montrer qu'il n'est pas une des formes ou une des déterminations du rhumatisme qui ne puisse être avantageusement traitée à *Plombières*, mais non pas à faire ressortir celles qui appartiennent

---

(1) Boirot-Desserviers, *Recherches historiques et observations médicales sur les eaux de Néris*, 1822.
(2) Lhéritier, *Eaux de Plombières, clinique médicale, Du rhumatisme* 1853, p. 91.

surtout à cette médication. Il est vrai que notre savant confrère attribue cette universalité d'attribution des eaux de *Plombières* au rhumatisme, à leur double action dynamique et chimique sur l'organisme (1). Mais ce n'est pas à l'aide de l'analyse chimique des eaux de *Plombières* qu'il arrivera facilement à démontrer la valeur de cette assertion.

Chez les individus *névropathiques*, alors que le rhumatisme, mobile et très douloureux, offre une tendance particulière à suivre le trajet des nerfs, et occupe plutôt les régions musculaires que les jointures, le traitement devient plus difficile.

Les eaux sulfurées actives sont surtout contre-indiquées, ou du moins d'une application fort délicate, à laquelle les nuances d'application des sources diverses de *Luchon* et d'*Ax* peuvent se prêter, mais qui exclut absolument des eaux plus fixes, comme *Baréges*.

Il ne faut pas seulement, dans les cas de ce genre, proscrire les eaux minérales trop actives. Il faut éviter avec soin les modes d'administration trop énergiques. Une eau minérale, toute faible qu'elle soit, peut, par un emploi inopportun de la douche, par l'extrême chaleur des étuves, se rendre difficile à tolérer. Il en est peut-être ainsi à *Aix en Savoie*, où il se fait dans quelques circonstances un usage un peu excessif de ces modes importants du traitement. Du moins avons-nous rencontré quelques exemples où l'insuccès des eaux d'*Aix*, difficile à attribuer à une trop grande activité médicamenteuse de l'eau minérale elle-même, nous a paru dépendre d'un usage exagéré de la médication. Nous ferons remarquer que cette observation ne s'adresse pas aux très habiles médecins qui dirigent

---

(1) *Eod. loc.*, p. 266.

cet établissement thermal, mais aux malades que le rôle important que jouent ces modes d'administration près de l'établissement d'*Aix*, engage à en abuser.

Astrié recommande, contre les rhumatismes nerveux, généraux ou localisés, les douches de vapeur et les bains de vapeur à douce température, et contenant de l'hydrogène sulfuré. Nul moyen n'est plus puissant, suivant cet auteur (1). Il faut s'en tenir aux eaux de *Saint-Sauveur*, *Eaux-Chaudes*, *Olette*, certaines sources du *Vernet*, d'*Ax*, de *Bagnols*.

Mais les eaux faiblement minéralisées, riches en matière organique et à haute température, nous paraissent surtout applicables à ces sortes de rhumatismes, indépendamment de leur propre minéralisation, chlorurée sodique ou sulfatée; ainsi ce groupe fort remarquable que forment les eaux de *Plombières*, de *Bains*, *Luxeuil*, *Bourbon-Lancy* et *Néris*.

Quelles sont les applications spéciales de ces diverses stations thermales comparées entre elles? Je ne saurais les définir : *Plombières* est plus arsénicale, *Luxeuil* plus ferrugineuse, *Bourbon-Lancy* plus chlorurée, *Néris* d'une grande richesse en matières organiques. *Bagnères de Bigorre* possède des sources peu minéralisées qui peuvent être rapprochées des précédentes, pour cette série d'applications.

Nous avons signalé déjà la nécessité de procéder avec ménagements dans l'administration de ces eaux minérales. On trouvera dans l'ouvrage de M. Boirot-Desserviers sur les eaux de *Néris* une série d'observations fort intéressantes de névralgies rhumatismales, sciatiques, fémoro-poplitées, où l'on pourra étudier avec fruit cette question pratique.

Les eaux de *Lamalou* (ferrugineuses et bicarbonatées, 34 degrés) ont été fort vantées par Saisset dans les rhu-

---

(1) Astrié. Thèse citée, p. 182.

matismes nerveux, et même dans les rhumatismes aigus ou plutôt les suites de rhumatismes aigus (1). Un grand nombre d'observations sont jointes à son mémoire, mais elles sont très incomplètes et rassemblées sans aucun ordre. M. Boissier insiste également sur l'effet sédatif des eaux de *Lamalou* dans le rhumatisme nerveux (2). Ce qui est certain, c'est que la notoriété a fort développé à *Lamalou* le traitement des rhumatismes, qui paraît constituer la spécialité de cette station thermale.

Parmi les eaux minérales usitées dans le traitement du rhumatisme nerveux, *rhumatismus erethicus* des médecins allemands, il en est une fort célèbre, ce sont les eaux de *Wildbad* (Wurtemberg). Chimiquement parlant, ces eaux paraissent parfaitement insignifiantes. On n'en fait guère qu'un usage externe, et les bains s'y prennent dans des piscines à la température native de l'eau minérale (3). Il est difficile de se rendre compte de la nature d'une telle médication, qui me paraît plus propre à agir sur certaines névropathies hypochondriaques, que contre l'élément rhumatismal lui-même (4).

J'ai déjà parlé de rhumatisants dyspeptiques, qui ne guérissent de leur rhumatisme que lorsqu'ils sont débarrassés de leur dyspepsie. Les eaux de *Vichy* conviennent alors parfaitement, et le traitement doit être dirigé à la fois, comme mode interne et comme mode externe, contre les deux états pathologiques combinés.

(1) Saisset, *Mémoire pratique sur les bains de Lamalou*. Montpellier, 1842.

(2) Boissier, *Étude sur le vallon thermal de Lamalou*. Thèses de Montpellier, 1855, p. 124.

(3) Voyez p. 148.

(4) Trousseau et Lasègue, *Études thérapeutiques sur les eaux minérales des bords du Rhin*. Bruxelles, 1847, p. 371.

Ce sont en général des individus faibles, chez qui l'état dyspeptique paraît tenir ou à des privations ou à un mauvais régime habituel ; ils sont souvent névropathiques à un certain degré. Le rhumatisme occupe plutôt les muscles ou le trajet des nerfs que les articulations. Il est quelquefois mobile, et peut se porter sur l'appareil digestif en y développant des phénomènes douloureux, ou en empirant seulement l'état dyspeptique. J'ai rencontré quelques cas de sciatiques, de rhumatismes lombaires, des parois thoraciques ou abdominales, qui rentraient dans cette catégorie, et guérissaient très bien à *Vichy*. Les faits de ce genre ne sont pas du reste très communs, et ont encore besoin d'être étudiés.

Tel est le point de vue assez restreint sous lequel on peut envisager l'action des eaux bicarbonatées sodiques dans le traitement du rhumatisme.

Un certain nombre d'eaux bicarbonatées sodiques sont cependant très spécialement employées contre le rhumatisme ; mais c'est à titre d'eaux thermales, beaucoup plus qu'en vertu de leur minéralisation très peu prononcée ; telles sont les eaux du *Mont-Dore*, de *Chaudesaigues*, de *Châteauneuf*.

Les eaux du *Mont-Dore* sont surtout appliquées au rhumatisme musculaire (1). Il en est de même de celles de *Chaudesaigues* (2). Il semble que lorsque le rhumatisme est fixé sur les jointures, il réclame une médication plus formelle.

C'est du reste plutôt de l'hydrothérapie chaude qu'une

---

(1) Bertrand, *Recherches sur les eaux du Mont-Dore*, 1823, p. 423.
(2) Dufresse de Chassaigne, *Rapport sur les eaux minérales de Chaudesaigues*, 1850, p. 21.

médication minérale, qui paraît être mise en usage dans les cas de ce genre.

Autrefois, dans le siècle dernier, les eaux d'*Ems*, étaient spécialement employées dans le traitement du rhumatisme chronique : aujourd'hui il ne s'y rend guère de rhumatisants. M. Trousseau explique parfaitement ce déplacement de spécialisation (1). Autrefois les bains étaient pris à *Ems* aussi chauds et aussi prolongés qu'ils pouvaient être supportés. A peine sortis de l'eau, les malades étaient transportés dans un lit où l'on excitait des sueurs abondantes. Aujourd'hui les bains sont tempérés, de courte durée, et n'agissent plus de la même manière. C'était exactement la médication du *Mont-Dore* qui se faisait alors à *Ems*.

Et ce mode d'action des eaux qui nous occupent en ce moment est tellement artificiel, c'est-à-dire emprunté bien plutôt à leur mode d'administration qu'à leur nature même, que ces eaux du *Mont-Dore*, à peine minéralisées, exaspèrent habituellement ou renouvellent les douleurs rhumatismales, et sont contre-indiquées « si le rhumatisme coexiste avec un état nerveux constitutionnel, ou antérieur à l'affection rhumatismale. » (Bertrand.)

C. *Rhumatisme avec lésions matérielles.*

Le rhumatisme avec altérations matérielles des jointures, c'est-à-dire engorgements péri-articulaires, épanchements synoviaux, désordres imminents ou effectués dans les surfaces articulaires, peut se montrer dans deux circonstances différentes.

Souvent c'est la suite d'un rhumatisme articulaire aigu

(1) Trousseau et Lasègue, *loc. cit.*, p. 373.

dont la solution ne s'est faite qu'imparfaitement. Il est important de recourir promptement alors aux eaux minérales, afin de prévenir le passage de la maladie à l'état chronique, et d'enrayer le développement des altérations organiques à craindre en pareille circonstance, surtout sous l'influence d'une certaine disposition qu'il n'est pas toujours possible de définir. Le traitement thermal nous paraît même le seul auquel on puisse alors attribuer quelque efficacité.

Si les douleurs sont vives encore, s'il survient aisément des recrudescences inflammatoires, ce traitement devra être dirigé avec de grands ménagements. Les sources faibles et thermales sont indiquées alors. *Luxeuil* (1), *Plombières, Néris, Bains*, nous paraissent préférables aux eaux sulfurées faibles. Du reste, dans les cas de ce genre, il faut souvent aller au plus près, de longues distances pouvant être difficiles à franchir pour ces sortes de malades. Nous signalerons, comme pouvant être usitées au même titre que les précédentes, sinon tout à fait aussi spécialement, *Evaux, Saint-Laurent, Chaudesaigues, Lamalou, Aix* (Bouches-du-Rhône), *Gréoulx, Bagnères de Bigorre*, etc.

Si le malade offre une constitution lymphatique, à laquelle on attribue en partie la ténacité des engorgements articulaires, *Baden-Baden, Aix-la-Chapelle, Saint-Gervais, Baden* (Argovie), offrent une activité plus formelle.

Enfin si les accidents inflammatoires sont plus éloignés, les douleurs modérées, les eaux sulfurées, et très spécialement *Baréges*, mais de préférence les chlorurées sodiques thermales, *Bourbon-l'Archambault, Bourbonne, Balaruc, Lamotte, Uriage*, seront employées sans hésitation.

Quand le rhumatisme se sera fixé primitivement sous forme chronique sur les jointures, ou si, à l'époque du trai-

(1) Revilliout, *Recherches sur les propriétés physiques, chimiques et médicales des eaux de Luxeuil*, 1838, avec plusieurs observations de ce genre.

tement, il est éloigné de son origine par un long intervalle, on commencera par les eaux les plus actives, tout en ayant égard cependant à la constitution générale. Dans les cas où l'on craindrait d'employer des eaux trop excitantes, on s'en tiendrait à *Baden-Baden* et *Bourbon-Lancy*, que M. Reyrolle considère comme très spéciales vis-à-vis le rhumatisme articulaire (1), à *Néris*, où l'application topique des conferves paraît ajouter au traitement thermal une action résolutive, avec vive excitation suivant M. de Laurès (2), et que les prédécesseurs de ce médecin distingué considéraient à tort comme émolliente (3).

Les boues de *Saint-Amand* et de *Dax* peuvent rendre de grands services dans les cas de ce genre, par les propriétés résolutives qui leur appartiennent. Elles sont surtout indiquées dans les cas de lésions organiques articulaires consécutives au rhumatisme (4). Nous croyons ces *boues* indiquées surtout dans le cas où l'état rhumatismal ayant cessé de sévir par lui-même, les désordres articulaires offrent un caractère tout local, et où il faut appliquer une médication plutôt résolutive qu'altérante, locale que diathésique.

Il est bien entendu, du reste, que la portée curative de tous ces moyens est tout à fait subordonnée à la nature des lésions organiques et au degré de résolution et de réparation possible qu'elles possèdent encore.

Dans les formes, certainement très différentes, que l'on réunit sous le nom de *rhumatisme goutteux*, quand l'état

---

(1) Reyrolle, *Notice sur les eaux minérales de Bourbon-Lancy*. Lyon, 1849.

(2) De Laurès et Becquerel, *Mémoire sur les conferves des eaux thermales de Néris*, in *Annales de la Société d'hydrologie médicale de Paris*, t. I, p. 234.

(3) Patissier, *Rapport sur les eaux minérales naturelles*, 1841, p. 66.

(4) Charpentier, *Traité des eaux et des boues de Saint-Amand*, 1852, p. 31.

goutteux semble prédominer, c'est-à-dire que les douleurs ne sont pas très vives, qu'il y a plutôt une apparence de déformation des extrémités articulaires que d'épanchement dans l'intérieur de l'articulation, que les petites articulations sont spécialement entreprises, *Vichy* est employé très efficacement. Mais nous avons peine à croire que les eaux chlorurées sodiques telles que *Bourbon-l'Archambault*, *Bourbonne* et *Balarue*, ne soient pas alors plus efficaces.

Il est un point sur lequel nous appellerons encore l'attention des observateurs, mais que nous ne pouvons qu'indiquer ici. Il s'agit de l'*atrophie musculaire consécutive au rhumatisme*. Nous ne voulons point parler de l'*atrophie musculaire progressive*, à laquelle nous consacrerons tout à l'heure un chapitre : mais de cette altération circonscrite à un ou plusieurs muscles, qui, lorsque la période active et douloureuse du rhumatisme a cessé, consiste en un état d'amaigrissement et d'affaiblissement, enfin de véritable atrophie des muscles qu'il occupait.

Cette conséquence du rhumatisme, dont la gravité peut devenir extrême, tient-elle à l'intensité de l'atteinte rhumatismale subie par les muscles atrophiés, ou à une disposition tout individuelle, témoignage d'une diathèse rhumatismale profonde, voilà ce que nous ne saurions dire. On sait combien l'histoire de ces atrophies musculaires est encore obscure : cependant la liaison de quelques-unes d'entre elles avec le rhumatisme ou leur nature rhumatismale, ne saurait être un objet de doute.

Il est probable que les eaux minérales offrent d'importantes ressources au sujet de ces atrophies, tant que celles-ci n'ont pas dépassé une certaine période. L'analogie nous porte à penser en même temps que les eaux chlorurées sodiques fortes et thermales, *Bourbonne*, *Bourbon-l'Archam-*

bault, Balaruc, Lamotte, Aix-la-Chapelle, sont celles qui s'y adresseront le plus efficacement.

Nous nous arrêterons encore quelques instants aux *maladies du cœur* de nature rhumatismale.

Les maladies du cœur ont été jusqu'ici rangées d'une manière à peu près universelle, parmi les contre-indications formelles aux eaux minérales. Il est probable qu'il y a quelque peu à appeler de ce jugement.

On a généralement le tort de considérer les traitements thermaux d'une manière absolue et indépendante de la direction qu'il est permis de leur imprimer. Et de même que, dans bien des cas où l'usage le plus simple des eaux minérales demeure impuissant, il est possible, au moyen de modes particuliers d'administration de ces mêmes eaux, de leur assurer une efficacité dont elles étaient dépourvues ; de même, alors que leur usage banal semble rencontrer des contre-indications de nature à les faire proscrire, on peut arriver à en rendre l'administration possible et profitable, moyennant certaines précautions. Dans un cas, il faut agir en plus, dans l'autre en moins.

Ceci est particulièrement applicable aux maladies du cœur. Ce qui a fait généralement bannir ces maladies des établissements thermaux, c'est la considération des propriétés excitantes qui sont attribuées aux eaux minérales. Cette préoccupation est très légitime, bien qu'il ne soit pas impossible d'atténuer ou même de masquer en quelque sorte ces propriétés, qui sont loin de constituer l'essence de leur action.

Le point de vue qui peut nous intéresser ici, est celui du traitement des affections diathésiques sous la dépendance desquelles la maladie cardiaque a pu naître et se développer, c'est-à-dire du rhumatisme qui présente avec les altérations organiques du péricarde et de l'endocarde les rapports que l'on sait.

Nous rencontrons quelques documents sur ce sujet encore peu étudié, dans un rapport adressé par M. Patissier à l'Académie de médecine sur l'*emploi des eaux minérales dans le traitement de l'endocardite chronique coexistant avec le rhumatisme* (1).

M. Regnault considère l'emploi approprié des eaux de *Bourbon-l'Archambault,* comme propre à résoudre les traces de péricardite que laisse si souvent après lui le rhumatisme articulaire aigu (2).

M. de Puisaye ne considère pas la persistance d'un certain degré d'endocardite, comme contre-indiquant les eaux d'*Enghien*, mais seulement comme commandant une grande réserve dans leur emploi (3).

M. Lhéritier a vu les eaux de *Plombières* réussir complétement (en quoi consistait cette réussite?) sur un individu chez qui il avait diagnostiqué une hypertrophie du cœur avec dilatation, remontant à un rhumatisme fort ancien, tandis que le traitement thermal ne fit qu'empirer l'état d'un malade en apparence tout semblable, si ce n'est qu'il n'accusait pas un semblable antécédent (4).

M. Patissier a rencontré des observations de ce genre dans des mémoires inédits de MM. Bertrand (*Mont-Dore*), Falvart de Montluc (*Néris*), Dupré (*Lamalou*), Izarié (*Eaux chaudes*) (5), et a fait une analyse très circonstanciée de deux mémoires sur ce sujet, l'un de M. Vernière,

(1) *Bulletin de l'Académie impériale de médecine*, 1854, t. XX, p. 198.
(2) Regnault, *Précis sur les eaux de Bourbon-l'Archambault*, 1842, p. 59.
(3) De Puisaye et Leconte, *Des eaux d'Enghien au point de vue chimique et médical*, 1853, p. 286.
(4) Lhéritier, *Eaux de Plombières, clinique médicale, Des paralysies*, 1854, p. 17.
(5) Patissier, *eod. loc.*, p. 202.

médecin inspecteur des eaux de *Saint-Nectaire*, et l'autre de M. Dufresse de Chassaigne, médecin inspecteur des eaux de *Chaudesaigues*. Neuf observations empruntées à ces deux médecins sont textuellement reproduites par M. Patissier. Les malades, actuellement rhumatisants, avaient de l'oppression, des palpitations, et offraient à des degrés divers du bruit de souffle ou de frottement dans la région cardiaque. En général, cependant, les signes fournis par l'auscultation étaient plus prononcés que les troubles fonctionnels de la circulation elle-même (Vernière). La plupart de ces malades, soumis au traitement thermal, voyaient les palpitations, l'oppression, les bruits anormaux, diminuer ou même disparaître assez rapidement, quelquefois avant l'affection articulaire elle-même, pourvu qu'ils ne fussent pas de trop ancienne date.

Il nous paraît effectivement conforme à ce qui s'observe ailleurs, d'admettre que des altérations rhumatismales de l'endocarde ou du péricarde récentes puissent trouver, dans des eaux minérales appropriées, une action résolutive qui enraye leur progrès, ou qui aide ou détermine leur résolution. Nous ferons remarquer cependant, au sujet de l'interprétation des faits particuliers, que les bruits anormaux et les palpitations que l'on observe à la suite du rhumatisme aigu, traité par les émissions sanguines surtout, ne sont pas toujours inflammatoires ou dus à une cause organique, mais souvent l'indice d'un état anémique.

Quant aux altérations organiques toutes faites du cœur, nous ne pensons pas que les eaux minérales leur soient applicables. M. le docteur Nicolas a bien tenté de prouver, dans un mémoire étendu, que, « lorsque le vice rhumatismal ou goutteux affecte le cœur, soit par métastase, soit par concomitance d'autres expressions symptomatiques de ces diathèses, soit directement sous formes d'irritation spasmodique ou d'irritation nutritive, ou de cardite et d'endocardite, dont les résultats sont l'hypertrophie simple ou complexe, l'induration et l'épaississement des valvules, le rétrécissement des orifices; lorsque ces lésions sont à la deuxième période de leur marche chronique, et qu'elles n'ont pas encore dépouillé les tissus de leurs propriétés organiques spéciales, elles sont susceptibles de résolution par les eaux de Vichy, administrées en bains et boisson, comme les engorgements d'autres viscères... (1). » Mais tout ceci est, je le crains bien, purement hypothétique, malgré les observations nombreuses que l'on pourra consulter dans le mémoire de M. Nicolas.

RÉSUMÉ.

I. Le rhumatisme, considéré au point de vue de l'état diathésique ou constitutionnel, indique les eaux minérales.

II. Les indications particulières qu'il présente au sujet de la médication thermale ont principalement rapport à la constitution générale des individus, molle, lymphatique, atonique, ou bien névropathique, ou bien pléthorique avec disposition aux fluxions actives, ou bien dyspeptique.

III. Les manifestations du rhumatisme doivent encore être prises en grande considération, suivant qu'elles sont légitimes et fixées sur les tissus fibreux ou musculaires, ou illégitimes et fixées sur d'autres parties, appareils viscéraux, surfaces muqueuses, séreuses, etc. On distinguera également les manifestations simplement douloureuses de celles qui ont entraîné des altérations matérielles.

IV. Les eaux minérales spéciales vis-à-vis le rhumatisme simple et sans complication sont les eaux à *haute tempé-*

---

(1) Victor Nicolas, *Aperçu clinique de l'utilité des alcalins, et surtout des eaux minérales de Vichy contre les affections organiques du cœur*, 1851, p. 160.

rature, pourvu qu'elles se trouvent munies d'une installation hydrothérapique suffisante.

V. Le traitement externe, bains de piscine surtout, douches, étuves, est le plus important.

VI. On peut donc établir que parmi les eaux *sulfurées, chlorurées sodiques, bicarbonatées sodiques* et *sulfatées*, la plupart des eaux thermales et bien installées peuvent convenir au traitement du rhumatisme.

VII. Chez les individus mous et lymphatiques, on emploiera les eaux sulfurées actives, *Aix-en-Savoie, Baréges, Luchon, Ax, Bagnols, Schinznach*, etc., ou des eaux chlorurées sodiques, telles que *Bourbon-l'Archambault, Bourbonne, Balaruc, Wiesbaden, Uriage, Aix-la-Chapelle*, celles-ci de préférence quand il y aura des engorgements articulaires à résoudre.

VIII. Dans les rhumatismes nerveux, on recourra aux eaux de *Saint-Sauveur, Eaux-Chaudes, Olette*, mais surtout aux eaux de *Néris, Plombières, Bains, Luxeuil, Bourbon-Lancy, Lamalou, Wildbad*.

IX. Il est des individus dyspeptiques chez qui le rhumatisme paraît ne pouvoir disparaître que lorsque la dyspepsie est guérie. Les eaux *bicarbonatées sodiques* conviennent alors, et *Vichy* en particulier.

X. Dans le rhumatisme accompagné d'engorgements ou d'épanchements articulaires, on emploiera *Baréges* ou les eaux chlorurées sodiques fortes, *Bourbon-l'Archambault, Bourbonne, Balaruc, Lamotte, Uriage*; dans les cas consécutifs à un rhumatisme aigu encore récent, *Néris, Plombières, Bains, Luxeuil*; dans ces mêmes cas avec prédominance lymphatique, *Aix-la-Chapelle, Baden-Baden, Saint-Gervais, Baden* (Suisse), etc.; dans les engorgements très anciens et invétérés, les *boues* de *Saint-Amand* ou de *Dax*.

XI. L'*atrophie musculaire* consécutive au rhumatisme sera probablement très efficacement traitée par les eaux *chlorurées sodiques fortes*, précédemment indiquées.

XII. Il est possible que les traitements indiqués contre le rhumatisme ne demeurent pas sans action sur les complications cardiaques du péricarde ou de l'endocarde, qui sont si communes dans le rhumatisme. Mais il n'est pas probable que cela puisse s'appliquer aux lésions organiques du cœur proprement dites.

ATROPHIE MUSCULAIRE PROGRESSIVE.

L'*atrophie musculaire progressive* est une affection du tissu musculaire dans laquelle on voit ce dernier, d'abord simplement affaibli dans son activité, puis réduit à une inaction complète, perdre ses caractères constitutifs et se transformer peu à peu en un tissu cellulo-graisseux.

Nous ne connaissons guère d'applications des eaux minérales à cette affection grave, contre laquelle la thérapeutique ordinaire offre si peu de ressources, et qui est d'ailleurs peu connue encore dans ses conditions pathogéniques. Aussi apporterons-nous une attention toute particulière à quelques cas de ce genre, observés par M. Wetzlar à *Aix-la-Chapelle*, et avec des résultats thérapeutiques dignes de remarque (1). Nous reproduisons ici l'analyse de ces observations, que nous avons déjà présentée à la *Société d'hydrologie médicale de Paris*.

La première est relative à un Prussien âgé de quarante ans : le début de la maladie paraissait remonter à huit ans. L'atrophie, complète aux membres supérieurs, avait com-

---

(1) Wetzlar, *Traité pratique des propriétés curatives des eaux thermales sulfureuses d'Aix-la-Chapelle*. Bonn, 1856, p. 36.

mencé à s'emparer des muscles du tronc, et les membres inférieurs semblaient menacés par l'apparition, au-dessus des genoux, de taches brunes qui partout ailleurs avaient précédé les premiers symptômes d'affaiblissement. Le malade paraissait plongé dans un état de cachexie avancée ; le teint était grisâtre, l'oppression extrême, la peau complétement inerte et la calorification tellement amoindrie, qu'il ne pouvait supporter le bain qu'à 39 degrés centigrades.

Le malade fut soumis pendant un mois à l'usage interne des eaux et à des bains journaliers, qui peu à peu furent portés à deux heures de durée. Au bout d'un mois, il n'y avait aucun changement apparent ; mais quinze jours environ après la fin du traitement, la peau commença à devenir plus souple, la chaleur reparut, une partie des muscles retrouvèrent des mouvements plus étendus. Enfin la santé générale revint ; un an après, les muscles intercostaux et deltoïdes avaient repris leurs fonctions et leur volume antérieur ; la maladie avait cessé de s'étendre. Le malade revint plusieurs années à *Aix-la-Chapelle* dans ces conditions satisfaisantes ; mais il n'avait absolument rien gagné pour les mains et les avant-bras.

La seconde observation est relative à la sœur du précédent malade (leurs parents étaient cousins germains). Cette dame, mère de famille, âgée de trente-neuf ans, paraissait en avoir soixante ; l'atrophie s'était successivement étendue des membres supérieurs aux muscles intercostaux, puis au cou, puis aux membres inférieurs, d'autant plus complète qu'elle était plus ancienne : la première apparition paraissait dater de neuf ans. Depuis plusieurs années, la malade n'avait pu poser la plante des pieds à terre : elle vivait dans un fauteuil, très oppressée, la tête penchée sur la poitrine, la circulation fort affaiblie, le teint cachectique, la peau refroidie ; toujours bien réglée.

Le traitement dura deux mois et se composa de bains, à 38 degrés d'abord et prolongés jusqu'à deux heures. Les effets du traitement furent plus promptement marqués que dans le cas précédent : la bouche put s'ouvrir plus aisément, les parois thoraciques se soulever complétement, la marche devint possible avec des béquilles ; les fonctions de la peau se rétablirent, ainsi que la caloricité ; des crampes très douloureuses cessèrent. Un an après, lors d'un second traitement, la malade pouvait faire quelques pas sans béquilles : elle était très bien portante, mais n'avait rien gagné, comme dans le cas précédent, pour les mains ni les avant-bras.

Il s'agit, dans la troisième observation, d'un officier anglais âgé de cinquante ans, chez qui la maladie, qu'il faisait remonter à deux ans, était bornée aux avant-bras et aux mains. Les muscles étaient très amaigris, les mouvements très incomplets, l'écriture impossible ; il y avait des crampes et des soubresauts de tendons. La santé générale paraissait encore assez bonne, sauf un état habituel d'embarras gastrique. Ici la guérison fut complète.

Chez un autre Anglais, âgé de soixante ans, la maladie occupait depuis plusieurs mois les membres supérieurs et surtout les muscles des épaules et du cou ; la tête, ne pouvant se soutenir, retombait incessamment sur la poitrine. Il y avait beaucoup d'affaiblissement général, de refroidissement. Au bout de six semaines de traitement, « la santé générale était excellente, les muscles de la nuque avaient gagné du volume, les espaces interosseux n'étaient plus creux, les affaissements des éminences thénar et hypothénar étaient diminués. La tête pouvait être maintenue plus longtemps sans s'incliner. »

Il est positivement indiqué que, dans tous ces cas, aucun traitement n'a été employé concurremment ou consécutivement au traitement thermal. Il y a donc eu une action curative formelle. L'état général de l'économie, la caloricité, les fonctions de la peau, ont paru très manifestement subir l'action favorable du traitement avant les fonctions musculaires elles-mêmes. Quant à celles-ci, nous voyons que la marche progressive de la maladie s'est toujours arrêtée sous l'influence du traitement thermal, et qu'il y a eu un degré de retour dans les muscles paralysés tout à fait en rapport avec l'état organique que l'on pouvait supposer à ces derniers : c'est ainsi que le retour, nul pour les muscles des mains et des avant-bras, là où la maladie avait débuté comme d'habitude à une époque assez éloignée déjà pour que ces derniers eussent subi une transformation parfaite, le retour fut sensible, mais incomplet, pour les muscles du tronc et des membres inférieurs, alors que la maladie n'avait pas encore laissé sur ces parties une empreinte absolument ineffaçable; complet enfin dans les muscles atteints seulement depuis une époque récente et nullement encore dans leur constitution organique.

On trouvera l'indication d'une cinquième observation du même genre dans les *Annales de la Société d'hydrologie médicale de Paris* (1).

Trois observations d'atrophie musculaire progressive ont été rapportées par M. le docteur Buissard, inspecteur des eaux de *Lamotte* (2), avec des résultats fort différents. Mais dans deux de ces cas le traitement paraît avoir été essayé fort superficiellement. Dans l'un, il s'est composé de quinze douches très chaudes, avec fortes sueurs par l'emmaillottement; les muscles atrophiés ont paru recouvrer un peu

---

(1) Tome III, p. 167.
(2) Buissard, *Eaux thermales et salines fortes de Lamotte, études cliniques*. Grenoble, 1854, p. 71.

de force. Dans l'autre, quelques bains et quelques douches n'ont amené aucun changement. Les malades de M. Wetzlar prenaient des bains prolongés (plutôt que des douches) et pendant six semaines ou deux mois.

M. Le Bret nous a fait part de quelques cas d'atrophie musculaire progressive observés également par lui à *Balaruc*, et dans lesquels il n'aurait non plus obtenu que des résultats négatifs. Mais il n'a point revu ses malades après le traitement, et il faut remarquer que, dans les observations de M. Wetzlar, les résultats thérapeutiques ne se sont généralement développés qu'à la suite du traitement lui-même.

Enfin, M. Buissard rapporte l'observation d'une atrophie des muscles du cou, des épaules et des mains, d'origine peut-être rhumatismale. L'habitation d'un climat chaud l'hiver, et les eaux thermales (*Aix-en-Savoie, Uriage, Allevard, Balaruc, Lamotte*), ralentissaient les progrès de la maladie, mais sans exercer d'autre influence sur sa marche.

DIX-SEPTIÈME LEÇON.

GOUTTE.

§ Ier. — Indications générales.

On a écrit tant de choses sur la goutte, et toujours pour tourner dans un même cercle descriptif, faute de notions un peu précises sur la nature de la maladie, que je me tiendrai aussi bref que possible sur ce sujet.

Je me contenterai de vous exposer quelques points de vue pathogéniques relatifs à l'indication générale de la médication thermale, et de vous rappeler quelques-uns des caractères de la maladie qui président aux applications de cette même médication.

On sait que la goutte est une maladie dont les manifestations très variées présentent, comme l'un de leurs caractères, l'élimination d'un excès de principes azotés que l'organisme n'est pas parvenu à utiliser sous les formes ordinaires. Telle est au moins la circonstance de la goutte qui a le plus frappé les esprits, peut-être parce qu'elle était de nature à mieux frapper les sens : l'urine présente souvent des dépôts d'urates, ou même du sable urique ou des graviers; on la dit habituellement plus acide qu'à l'état normal, la sueur aussi ; enfin, quand les fluxions périodiques, qui sont la manifestation la plus régulière de la goutte, laissent après elles des résidus matériels, ceux-ci sont formés spécialement par des dépôts de sels, urates de soude ou de chaux.

Ces faits sont même venus à dominer à tel point les caractères de la goutte, qu'on a construit sur eux toute la théorie de la maladie, et que, cherchant sa pathogénie dans ces phénomènes ultimes, on a cru trouver la cause de la goutte dans les traces qu'elle laissait après elle.

C'est ainsi que M. Petit a pu dire que la cause de la goutte consistait en ce que le sang contenait un excès d'acide urique (1), que c'était un principe acide qui était la cause déterminante de la goutte (2). L'appropriation que les eaux de *Vichy* présentaient au traitement de la goutte semblait confirmer cette théorie, et l'on trouvait tout naturel que les sels alcalins qu'elle renferme vinssent à neutraliser les acides qui étaient supposés la cause de la goutte.

(1) Ch. Petit, *Du mode d'action des eaux minérales de Vichy*, 1840, p. 326.
(2) *Eod. loc.*, p. 329.

Quoique cette théorie n'ait pas un caractère véritablement scientifique, comme elle exhumait des idées médicales fort vieillies, mais non encore enterrées, sur la rencontre des acides et des alcalis dans l'économie, elle était acceptée par beaucoup de médecins, ainsi qu'il arrive des choses qui semblent faciles à saisir; et tous les jours encore on envoie à *Vichy* des goutteux (ou des graveleux) pour y neutraliser leurs acides ou pour y dissoudre leurs sels.

Au lieu de dire que c'est l'acide urique qui est la cause de la goutte, ce qui équivaut à dire que les ganglions tuberculeux sont la cause de la scrofule, que l'épanchement est la cause de la pleurésie, vous direz donc que c'est la goutte qui est la cause, non pas sans doute de l'acide urique, mais de l'apparition irrégulière ou excessive de l'acide urique ou de composés uriques, dans des conditions déterminées.

Ceci ne nous apprend pas davantage ce que c'est que la goutte, mais empêche au moins qu'une étude fort difficile par elle-même ne soit obscurcie par une transposition de mots et d'idées, que rien ne saurait justifier.

Comme nous n'écrivons pas un traité de pathologie, nous ne sommes obligé ni de résoudre ni même d'approfondir cette question. Notre tâche ne va pas au delà de ceci :

Essayer de nous rendre compte de la nature et des caractères de l'intervention des eaux minérales dans le traitement de la goutte.

Tel est le sens des remarques suivantes, qui ont été faites et déjà publiées par nous (1), au sujet de l'application particulière des eaux de *Vichy* au traitement de la goutte.

---

(1) *De la goutte sous le rapport de sa pathologie et de son traitement par les eaux de Vichy*, in *Gazette hebdomadaire*, 1855, t. II, p. 307. — *Lettres médicales sur Vichy*, 1855, p. 117.

Que nous enseigne l'hygiène au sujet de la goutte, ou, si l'on veut, que nous apprend la physiologie de la goutte? C'est qu'un individu chez lequel les fonctions digestives, cutanée ou urinaire, s'exercent normalement et avec un certain degré d'activité, paraît le plus possible à l'abri des atteintes de la goutte. Or comme ce sont là précisément les fonctions qui sont le plus directement afférentes à la nutrition, c'est-à-dire à l'assimilation, il est permis de croire que la goutte consiste spécialement dans une altération de la nutrition, peut-être pourrait-on dire dans une erreur de l'assimilation. De ce désordre dans l'assimilation résultent un départ anormal des principes azotés et une direction vicieuse de ces mêmes principes destinés à être éliminés.

La physiologie suppose que l'oxygène introduit dans le sang par l'acte de la respiration est nécessaire à l'accomplissement de l'assimilation d'une part, de l'élimination de l'autre, des divers éléments apportés à nos tissus, et en particulier de l'un des plus considérables d'entre eux, l'azote. Il est permis de faire jouer, dans l'analyse intime de ces phénomènes, tel rôle que l'on voudra à la prédominance des principes azotés introduits, par exemple, eu égard à la proportion d'oxygène abordant nos tissus, ou bien à l'insuffisance de l'oxygène eu égard à la proportion des principes azotés introduits ; ce qui revient au même et peut se traduire ainsi : introduction d'une alimentation azotée excessive, alors que l'activité de la respiration et l'exercice, qui en est un des principaux régulateurs, n'atteignent pas le degré nécessaire pour introduire une proportion d'oxygène équivalente ; ou bien, inactivité absolue de la respiration, de l'exercice, insuffisance de l'oxygénation du sang, eu égard à la proportion d'azote nécessairement introduite par les aliments.

Maintenant, c'est aux dépens des combinaisons azotées

de nos tissus que s'exerce le trouble de la nutrition qui paraît constituer le fond *organique* de l'affection goutteuse. Il se comprend qu'en diminuant l'introduction des aliments azotés, on amoindrisse ou l'on retarde la marche de ces phénomènes de nutrition vicieuse, et par suite de leurs manifestations. C'est ainsi qu'une diététique tempérante modère une disposition inflammatoire, sans en prévenir absolument les manifestations et sans que cela donne la clef de l'inflammation. C'est ainsi que dans le diabète, en cessant de fournir à l'économie du sucre, on amoindrit les manifestations de la maladie. Mais vous aurez beau refuser l'azote à l'économie, vous n'en détruirez pas pour cela la diathèse goutteuse, pas plus qu'en lui refusant le sucre vous ne détruisez la diathèse glycosurique. Et de même que si cette dernière a un certain degré d'intensité, bien que vous soumettiez vos malades à la diète animale exclusive, ils n'en cessent pas pour cela de montrer du sucre ; de même, quand la diathèse goutteuse existe à un certain degré, c'est en vain que vous amoindrirez indéfiniment l'introduction de l'azote, que vous pousserez à l'oxygénation du sang, vos malades n'en auront pas moins la goutte alors. Et ces gouttes sont les plus cruelles et les plus fécondes en produits, par cela même qu'elle n'emprunte rien, la maladie, en dehors de la force même et vicieusement dirigée de l'organisme.

Rapprochons ces faits de l'application des eaux de *Vichy*.

Nous avons rappelé tout à l'heure qu'un individu chez qui les fonctions digestives, cutanée et urinaire, s'opèrent d'une manière normale et avec un certain degré d'activité, est le moins exposé possible aux atteintes de la goutte. Et comme ce sont là les fonctions essentiellement afférentes au phénomène final de l'assimilation, nous en avons conclu que l'intégrité de ces phénomènes était la première condition préservatrice de la goutte, qu'un des principaux caractères de cette affection enfin consistait en un trouble particulier de l'assimilation.

Or, nous pouvons établir, parallèlement à ce qui précède, qu'un des effets les plus manifestes des eaux de *Vichy*, convenablement prises et adaptées au sujet, est de régulariser les fonctions digestives, cutanée et urinaire, et de leur imprimer une activité toute particulière, et par suite que, directement ou indirectement, les eaux de *Vichy* tendent à maintenir l'intégrité des phénomènes intimes de la nutrition.

Nous pouvons donc en conclure que les eaux de *Vichy* tendent à préserver de la goutte ou à corriger la diathèse goutteuse, en maintenant l'intégrité de l'assimilation ou en rétablissant celle-ci troublée. Et comme ce sont les phénomènes dépendant du trouble de la nutrition qui précèdent les manifestations goutteuses, nous croyons que les eaux de *Vichy* agissent réellement sur la diathèse goutteuse, sur le fond même de la maladie; tandis que si, au lieu de s'attaquer à cette période initiale, elles ne s'adressaient qu'à la période terminale et aux produits chimiques qui apparaissent alors, à titre de dissolvant ou de neutralisant, elles ne constitueraient qu'une médication d'un ordre tout à fait secondaire.

Sans doute, ce que nous venons d'exposer ne comprend que la partie la plus superficielle, la plus grossière, en quelque sorte, de la pathogénie de la goutte. A ces phénomènes que nous avons essayé de suivre jusqu'à une certaine limite, préside le génie de la maladie. Mais si l'on veut bien reconnaître à cette interprétation de quelques-uns des phénomènes de la goutte un caractère d'exactitude, ou seulement de vraisemblance, il nous semble qu'il en résulte quelques données un peu plus claires qu'auparavant, sur l'intervention de la médication thermale dans le traitement de cette maladie.

Nous avons pris pour type de cette médication *Vichy*, la station thermale la plus spéciale, en France, dans le traitement de la goutte. Quelle est la portée de cette action physiologique et thérapeutique que nous lui attribuons, et quelle est la signification comparée des autres agents de la médication thermale applicables au traitement de la goutte? C'est ce que nous allons étudier.

§ II. — Indications particulières.

Les indications particulières sont déterminées :
Par la marche de la goutte;
Par son caractère actif ou torpide ;
Par la nature et la forme de ses manifestations.
Au point de vue de la marche de la goutte, nous admettons deux divisions :
Goutte aiguë et *goutte chronique :*
La première se manifestant par des accidents aigus et périodiques, et la seconde par des phénomènes persistants et continus.

La goutte aiguë et la goutte chronique présentent elles-mêmes deux types, quelquefois très distincts, mais se rapprochant aussi quelquefois par des nuances difficiles à séparer : c'est ce qu'on a appelé goutte *tonique* ou *sthénique*, et goutte *atonique* ou *asthénique*.

Ces expressions indiquent le sens qu'il faut attacher à ces deux divisions. Nous ajouterons seulement que les caractères auxquels elles se rapportent tiennent à la fois, et à l'état général de l'organisme, et aux manifestations goutteuses elles-mêmes. On peut donc dire que ce n'est pas l'économie seulement, mais que c'est bien aussi la goutte elle-même qui est *asthénique*.

Les manifestations de la goutte sont elles-mêmes de deux sortes :

Régulières,

Irrégulières.

Les premières sont celles qui, sous une forme ou une autre, s'en tiennent aux articulations, siége ordinaire de la goutte.

Les secondes sont celles qui se déterminent vers quelque autre point de l'économie.

Nous avons remarqué la même chose dans tous les états diathésiques que nous avons déjà étudiés.

Nous ne faisons pas une division à part de la goutte *larvée*. La goutte n'est point larvée, parce qu'elle se manifeste ailleurs que sur les articulations; elle est *irrégulière*. Quant aux intervalles de manifestations de la goutte, semblables à ceux que nous avons signalés dans la diathèse herpétique ou rhumatismale, ils constituent la goutte à l'état *latent*, condition normale dans une diathèse à manifestations périodiques, et non pas à l'état *larvé*, lequel suppose une condition pathologique particulière.

Il y a, entre les caractères des manifestations de la goutte et les caractères que nous avons assignés à la goutte elle-même, ce rapport : que c'est spécialement dans les formes *asthéniques* de la goutte que l'on en observe les manifestations *irrégulières*.

Nous allons passer en revue les diverses formes de la goutte dans l'ordre suivant :

Goutte aiguë,

Goutte aiguë asthénique,

Goutte chronique,

Goutte chronique asthénique.

Nous ferons remarquer que ces dénominations sont assez mauvaises ; celle de *goutte aiguë*, en particulier, pèche en ce que ce n'est pas la goutte elle-même qui est aiguë, mais seulement ses manifestations. Mais je n'ai pas cherché à remplacer les anciennes dénominations par d'autres qui n'auraient peut-être pas mieux valu, car l'important est que l'on s'entende sur le caractère des faits auxquels elles se rattachent.

A. *Goutte aiguë.*

La goutte *aiguë*, *régulière* ou *sthénique* des auteurs, est caractérisée par l'apparition périodique, régulière ou irrégulière, à tous les degrés possibles d'extension ou d'intensité, des manifestations articulaires qui sont le type de la goutte, fluxion aiguë, douleurs avec gonflement, rougeur érythémateuse, et réaction proportionnée au degré de l'accès. C'est là ce qu'on appelle l'attaque de goutte, laquelle se compose en général d'accès successifs, séparés par des rémissions plus ou moins prononcées.

Dans l'intervalle des attaques, état de santé variable, souvent parfait, mais dans tous les cas absence complète de manifestations goutteuses *actives*. Mais il peut arriver que certaines altérations matérielles, produites pendant l'attaque, ne parvenant pas à se résoudre complétement, laissent par delà des traces plus lentes à disparaître ou définitives.

Nous avons à signaler ici la circonstance capitale du traitement de la goutte. C'est que c'est une maladie à manifestations nécessaires ; qu'il est aussi impérieusement indiqué de respecter ces manifestations que celles des maladies exanthématiques ; que plus ces manifestations sont nettes, franches, décidées, à moins qu'elles n'atteignent un degré exagéré, plus les goutteux, comme il arrive pour la rougeole ou la variole, se trouvent dans des conditions favorables au point de vue de la marche définitive de la maladie elle-même, de la santé future de l'individu, de sa vie enfin (1).

Il faut donc éviter tout traitement perturbateur à l'époque de ces manifestations de la goutte. Et tout agent modificateur de l'organisme peut, en pareille circonstance, acquérir des propriétés perturbatrices.

L'usage des eaux minérales, quelles qu'elles soient, doit être banni du traitement de la goutte, non-seulement pendant les attaques de goutte, mais même dans leur imminence, alors que des signes précurseurs appréciables ou la régularité de leurs retours permettent d'en prévoir l'apparition.

Je suppose qu'un individu ait tous les ans une attaque de goutte au commencement de l'été, il vaudra mieux attendre à la fin de la saison pour le soumettre au traitement thermal, que de se hâter dès le printemps. S'il y est sujet à l'automne, prescrire au contraire les eaux de bonne heure, à l'époque la plus éloignée de l'accès futur, en s'efforçant enfin de combiner cette circonstance avec l'époque limitée où il convient de suivre les traitements thermaux.

Il convient également de n'administrer le traitement thermal qu'à une époque un peu éloignée d'un accès passé, et surtout d'éviter de le faire immédiatement après. D'abord on n'est pas toujours assuré que la solution d'un accès de goutte soit complète, à un moment déterminé. En outre, il arrive souvent que les eaux prises trop tôt après une attaque

---

(1) Les manifestations aiguës de la goutte atteignent quelquefois un caractère douloureux devant lequel il ne convient pas de rester inactif. Nous croyons qu'il est prudent alors de n'intervenir avec les médicaments spéciaux (colchique, iodure de potassium, purgatifs) qu'alors que l'attaque de goutte s'est pleinement manifestée, épanouie en quelque sorte, mais qu'elle tarde trop à marcher vers sa solution.

ramènent la goutte à l'état aigu, ce qui n'a pas seulement l'inconvénient d'occasionner une douleur inutile, d'aggraver quelquefois des altérations permanentes, de troubler enfin la marche spontanée de la maladie, mais encore celui de forcer à suspendre le traitement thermal lui-même et quelquefois de perdre ainsi une occasion favorable. Le docteur Minnisch, de *Baden* (Argovie), fait la même recommandation : « Il faut bien se garder, dit-il, d'employer le traitement thermal aussitôt après qu'un violent procédé arthritique vient de se terminer ; car la réaction thermale qui aurait lieu pourrait aisément le rappeler et occasionner une rechute (1). »

Ainsi, règle générale, il faut appliquer le traitement thermal le plus loin possible des accès futurs ou même passés, jamais pendant les accès eux-mêmes.

Il arrive quelquefois que les manifestations de la goutte aiguë n'arrivent pas à une résolution complète dans l'intervalle des attaques, et que les articulations conservent quelque chose du gonflement et des déformations subies pendant les attaques elles-mêmes. Cela se voit surtout dans les gouttes invétérées, héréditaires et très intenses, et aussi par suite de dispositions tout individuelles. Chaque attaque vient ajouter une trace nouvelle aux vestiges des précédentes, et il semble se faire ici une combinaison de la goutte aiguë et de la goutte chronique. Cette circonstance ne change rien aux indications que nous venons d'établir, relativement à la considération des attaques de goutte.

Dans la goutte aiguë et régulière, le traitement thermal ne s'adresse donc point aux manifestations goutteuses, mais à l'état diathésique lui-même, dans le sens que j'ai développé plus haut. Si l'expérience nous apprend qu'il ne parvient

---

(1) Minnisch, *Les eaux thermales de Baden en Suisse*, 1846, p. 118.

pas à détruire la diathèse, c'est-à-dire à guérir la goutte, nous savons cependant qu'il peut l'atténuer dans son principe, quel qu'il soit, en atténuer ainsi les manifestations, mais lentement, graduellement, sans secousses, conditions nécessaires pour l'innocuité non moins que pour l'efficacité du traitement.

B. *Goutte aiguë asthénique ou irrégulière.*

Cette forme de goutte est moins commune et moins caractérisée que la précédente. En même temps que les manifestations goutteuses, régulières et typiques sont moins marquées et moins vives, les manifestations irrégulières ont plus de tendance à se développer et à se fixer sur tel ou tel organe, appareil digestif, cœur, etc., le plus souvent sous une forme névropathique, gastralgie, entéralgie, asthme, etc.

Au lieu de ces attaques excessivement douloureuses, mais suivies d'un repos généralement absolu, les malades demeurent incessamment sous l'imminence de douleurs plus sourdes, mais passagères, mobiles, alternant avec des troubles fonctionnels variés, des dérangements de santé plus ou moins graves.

Ce sont en général des individus névropathiques, ou affaiblis par des excès, ou par des traitements irrationnels, l'abus des purgatifs, l'abus du colchique surtout. En effet cela peut succéder à la forme aiguë régulière de la goutte. Il n'y a pas en général de déformations très considérables chez ces individus, les fluxions articulaires offrant peu d'activité, à moins cependant que des manifestations plus franches, ayant existé dans le principe, n'aient laissé des traces dont cette condition nouvelle rend précisément la résolution plus difficile.

Ici il n'y a plus trop d'époques favorables à saisir, pour l'application du traitement thermal, puisque la maladie n'offre ni régularité dans ses manifestations, ni intervalles complets entre ces dernières. Aussi faut-il redoubler d'attention et de prudence dans l'application de ce traitement.

La mobilité de la goutte, la facilité avec laquelle ses manifestations vont se fixer sur tel ou tel point étranger à son siége d'élection, font un devoir de redouter toute action perturbatrice. Or c'est surtout vis-à-vis ces organismes impossibles à définir, et trop souvent à diriger, déjouant toute prévision et trompant toute expérience, que les traitements quelque peu actifs, et par excellence les eaux minérales, produisent les effets les plus inattendus, déroutent toute indication, et risquent d'ajouter au trouble profond qui les tient une perturbation nouvelle.

Il n'y a guère à songer ici à modifier directement la diathèse spéciale : comment s'y prendre et par quelle action l'atteindre ? Mais il faut tâcher de remonter l'organisme, en faisant en quelque sorte abstraction de la goutte, si ce n'est comme surveillance. Plus vous aurez rendu de force, de tonicité, d'activité aux éléments dynamiques et matériels de l'organisme, plus vous aurez mis l'économie à l'abri de ces atteintes soudaines, violentes, irrégulières de la goutte, plus vous tendrez à ramener celle-ci vers ses manifestations habituelles et régulières. Que se passe-t-il alors dans le sein de l'organisme ? Il est difficile de s'en rendre compte. Mais bien qu'il s'agisse ici d'un des résultats thérapeutiques les plus difficiles à atteindre, cependant l'expérience a appris que c'était là la marche la meilleure à suivre.

On emploiera donc des eaux minérales toniques et reconstituantes par elles-mêmes, plutôt que des eaux minérales spéciales vis-à-vis la diathèse goutteuse.

C. *Goutte chronique régulière.*

La goutte chronique est caractérisée par l'absence d'attaques, ou simplement par de légères exacerbations, et par la permanence, de la douleur quelquefois, mais toujours du gonflement ou des déformations articulaires.

Quelquefois consécutive à la goutte aiguë, elle se montre le plus souvent d'emblée, et comme une forme particulière de la diathèse goutteuse.

Les douleurs, qui sont la manifestation essentielle de la goutte aiguë, peuvent au contraire manquer dans la goutte chronique. Presque toujours légères, elles n'atteignent jamais, bien que soumises à certaines exacerbations, rien de comparable aux douleurs de la goutte aiguë.

Le gonflement ou la déformation se rencontrent toujours au contraire, à des degrés différents dans la goutte chronique. Ce sont des déformations généralement considérables, aplatissant les doigts vers les jointures plutôt que leur imprimant cette apparence fusiforme qui appartient surtout au rhumatisme, donnant aux poignets, aux genoux, des formes d'une extrême irrégularité, amenant souvent, surtout aux doigts et aux orteils, de véritables ankyloses.

Le siége prédominant aux mains dans la goutte chronique, aux pieds dans la goutte aiguë, la rencontre beaucoup plus fréquente dans cette dernière d'antécédents héréditaires, et quelques autres circonstances moins frappantes, différencient la goutte aiguë de la goutte chronique.

Le tableau suivant résume ces caractères différentiels, empruntés entièrement à nos propres observations.

Dans la goutte aiguë : prédominance des hommes ; âge moyen moins avancé ; durée moyenne moins longue ; hérédité dans la moitié des cas ; gravelle plus fréquente ;

siége prédominant dans les pieds ; douleurs constantes et plus vives ; tuméfaction ou déformation des jointures passagères, au moins dans une certaine proportion.

Dans la goutte chronique : prédominance des femmes ; âge moyen plus avancé ; durée moyenne plus longue ; hérédité beaucoup plus rare ; gravelle plus rare aussi ; douleurs infiniment moindres et pouvant manquer ; gonflement et déformations persistants.

La plupart des auteurs ont appliqué à la goutte chronique la dénomination de goutte *atonique* ou *asthénique*. Ils ont eu tort. Ce que représentent le mot et l'idée d'asthénie peut se rencontrer dans la goutte aiguë, c'est-à-dire à manifestations passagères, tandis qu'il peut manquer dans la goutte chronique ou à manifestations permanentes.

Ici les indications ne sont plus les mêmes que dans la goutte aiguë : elles ne sauraient se baser sur la marche, le caractère et l'apparition des manifestations goutteuses, puisque celles-ci sont uniformes, continues, et ne présentent que de légères exacerbations.

Le traitement diathésique doit être repris et appliqué avec une certaine énergie, que ne comporte pas en général le traitement de la goutte aiguë ; et il peut être appliqué indifféremment à toute époque.

D. *Goutte chronique asthénique.*

Nous n'établissons pas précisément cette distinction sur le caractère de la goutte elle-même, puisque nous avons admis que, dans la goutte chronique simple, la douleur pouvait manquer. Mais nous l'établissons sur la considération de l'état général de l'économie, considération qui nous paraît, dans la goutte chronique, la source essentielle des indications.

Ici nous avons affaire à des individus lymphatiques et naturellement faibles, ou, comme nous l'avons indiqué pour la goutte aiguë asthénique, affaiblis par les excès ou l'usage de médicaments excessifs ou intempestifs. Les mêmes conditions, constitutionnelles ou accidentelles, agissent de la même manière dans la goutte aiguë et dans la goutte chronique. Ici également les déformations articulaires sont moins considérables et moins étendues que dans la goutte chronique simple.

Les malades sont exposés à des fluxions passives, à des engorgements lents, aux infiltrations, et c'est à eux que se rapportent ces exemples de terminaison de la goutte par hydropisie dont parlent les auteurs.

Quand cette forme de la goutte est très prononcée, il est difficile d'attendre une intervention favorable des eaux minérales. Lorsqu'elle existe plutôt à l'état de tendance, les mêmes applications que dans la goutte chronique sont indiquées, mais en insistant spécialement sur les eaux à propriétés toniques.

E. *Contre-indications de la goutte.*

Nous voulons parler ici des contre-indications étrangères à la goutte elle-même, et nous signalerons certaines conditions qui ne constituent de contre-indication absolue que lorsqu'elles existent à un certain degré. Elles peuvent ne se montrer qu'à l'état de contre-indications relatives, c'est-à-dire que, sans repousser entièrement le traitement thermal, elles obligent à l'employer à un degré et sous une forme toute particulière. Nous ne parlerons ici, bien entendu, que des complications familières aux goutteux.

Dans la forme aiguë de la goutte, la seule où il y ait à se préoccuper de l'évolution régulière des manifestations goutteuses et de leur déplacement possible, la meilleure condition, pour l'application du traitement thermal, est que le sujet se trouve dans le meilleur état de santé possible.

En effet, lorsqu'un goutteux est porteur d'une lésion organique ou de troubles fonctionnels déterminés et habituels, il se trouve incessamment exposé à ce que les manifestations régulières de la goutte se dévient de ce côté.

Il en est ainsi des goutteux affectés de lésion organique du cœur ou des gros vaisseaux, d'asthme dont l'essentialité doit toujours être vivement suspectée chez ces sortes de malades, ou bien sujets aux fluxions actives, aux congestions cérébrales en particulier, aux coliques néphrétiques (non calculeuses surtout), aux catarrhes de l'appareil urinaire ; ou bien sujets aux indigestions vives avec accidents ou de gastro-entérite ou de gastro-entéralgie ; ou encore sujets à la toux et chez qui l'on peut craindre des congestions actives ou passives des poumons.

En effet, suivant que la goutte, aiguë ou chronique, offrira des caractères réguliers ou bien asthéniques, toutes ces circonstances pourront revêtir elles-mêmes une forme active ou passive, une tendance à la fluxion sanguine ou à l'infiltration séreuse.

Or, c'est surtout à propos de tout ce que je viens d'énumérer que le traitement thermal peut exercer une action perturbatrice et funeste, alors surtout que chacun de ces états pathologiques devient, en quelque sorte, un point d'attraction pour l'élément goutteux. Il courra ce risque surtout s'il ne se trouve pas lui-même parfaitement approprié aux conditions particulières dont nous supposons l'existence.

Il doit suffire d'appeler votre attention sur toutes ces circonstances. A quel degré devront-elles constituer une contre-indication absolue, ou prendre seulement une place importante dans la détermination du traitement ? Il s'agit là d'appréciations impossibles à fixer par avance.

Mais ce que je puis dire, c'est qu'elles exigent toujours

une très grande attention ; qu'il vaut mieux refuser à un goutteux les chances favorables d'un traitement thermal, que de risquer de heurter celui-ci contre des conditions qu'il serait impropre à maîtriser ; enfin, qu'il est toujours imprudent de soumettre un goutteux à un traitement thermal quelconque, sans s'être préalablement édifié sur l'état de ses organes et de ses fonctions.

§ III. — Traitement.

Il est assez remarquable que la goutte, cette maladie si cruelle et de toute la vie, et spéciale aux gens les moins patients du monde, ne tienne pas une très grande place dans la thérapeutique thermale. Nous ne connaissons guère que trois stations thermales en Europe qui soient réputées spéciales pour la goutte, *Vichy* en France, *Wiesbaden* en Nassau, *Carlsbad* en Bohême (1). Vous trouverez bien de temps en temps, dans certaines monographies, la goutte rangée dans le cadre des maladies réclamées par telle station thermale ; mais ce ne sont, en général, que de très vagues indications, et qui témoignent précisément du peu d'importance de ces médications elles-mêmes. Et le plus souvent, ce qui prouve, pour le redire en passant, que la médecine thermale ne pèche pas autant par la sincérité qu'on le lui a souvent reproché, la goutte est entièrement passée sous silence ou rangée parmi les contre-indications.

Il en est ainsi des eaux *sulfurées*, qui ne conviennent certainement pas à la goutte et surtout à ses formes régulières.

M. de Puisaye n'hésite pas à condamner d'une manière absolue l'emploi des eaux *sulfurées* dans la goutte (2).

---

(1) Nous dirons plus loin comment la spécialité de *Tœplitz* (Bohême), peut être considérée comme artificielle.

(2) De Puisaye et Leconte, *Des eaux d'Enghien au point de vue chimique et médical*, 1853, p. 291.

M. Lambron range le rhumatisme goutteux et la goutte avec dépôts arthritiques, parmi les maladies auxquelles les eaux de *Luchon* sont nuisibles (1).

M. Blanc s'exprime ainsi au sujet des eaux d'*Aix-en-Savoie* : « Si des goutteux ont été soulagés par les eaux d'*Aix*, c'est qu'ils étaient rhumatisants en même temps. Dans les cas semblables, les eaux doivent être prises avec beaucoup de ménagement pour ne pas s'exposer à faire déclarer une attaque de goutte, parce qu'elles réveillent le principe goutteux comme toutes les autres diathèses, mais n'ont sur lui aucune action curative. Il ne faut pas cependant confondre avec la goutte le rhumatisme articulaire chronique, appelé par quelques-uns rhumatisme goutteux, et contre lequel nos eaux sont souveraines (2). »

M. Alibert n'admet l'emploi des eaux d'*Ax* que dans la goutte chronique, et encore « chez les malades dont les articulations sont habituellement gonflées, douloureuses, roidies, les pieds œdémateux (3). »

MM. Niepce et Dupasquier ne parlent pas de la goutte, bien qu'ils analysent cinq cents observations de rhumatisme dans leur monographie d'*Allevard* (4), non plus que MM. Chevallier (5) et Dufresse de Chassaigne (6), dans leurs monographies de *Bagnols*.

Astrié est à peu près le seul auteur qui fasse rentrer la goutte dans les applications légitimes des eaux sulfureuses, rapprochant leur qualité alcaline de celle de *Vichy*, et in-

---

(1) Lambron, *Notice historique et médicale sur Bagnères de Luchon*, p. 74.

(2) Blanc, *Rapport sur les eaux thermales d'Aix-en-Savoie*. Paris, 1856, p. 51.

(3) Alibert, *Traité des eaux d'Ax*, 1853, p. 122.

(4) Dupasquier et Niepce, *Histoire chimique et médicale de l'eau minérale d'Allevard*. Paris, 1850, p. 308.

(5) Chevallier, *Recherches et observations sur les eaux de Bagnols*, 1840.

(6) Dufresse de Chassaigne, *Guide des malades des eaux de Bagnols*.

voquant leur action spéciale sur la peau. Il ne rapporte point d'observations, mais il en appelle à la pratique des *Eaux-Chaudes* (Lafore), de *Saint-Sauveur*, d'*Aix-la-Chapelle*, du *Vernet*, de *Molitg*, de la *Preste* surtout (1). Mais nous devons faire remarquer que M. Izarié, dans une monographie peu développée, il est vrai, sur les *Eaux-Chaudes*, parle du rhumatisme et du rhumatisme goutteux, mais point de la goutte; que M. Fabas n'en parle pas davantage, à propos des eaux de *Saint-Sauveur* (2); que celles d'*Aix-la-Chapelle* sont chlorurées sodiques autant que sulfureuses; que celles de la *Preste*, dont nous ne connaissons point les applications à la goutte, sont des eaux sulfureuses fort dégénérées.

Nous dirons plus loin que les eaux sulfurées nous paraissent pouvoir rendre quelques services dans les formes asthénique et chronique de la goutte. Mais il nous paraît certain qu'elles ne conviennent pas à la goutte elle-même, aiguë et régulière.

Il est remarquable que les trois stations thermales spéciales pour la goutte sont chacune de qualité différente et fort caractérisée dans son espèce:

Vichy, bicarbonatée sodique,

Carlsbad, sulfatée sodique,

Wiesbaden, chlorurée sodique.

Nous les étudierons successivement.

A. *Eaux bicarbonatées sodiques.*

Vichy. — *Vichy* est spécialement applicable au traitement de la goutte aiguë et régulière. C'est à l'action de ces

(1) Astrié, *De la médication thermale sulfureuse*, Thèses de Paris. 1852, p. 242.

(2) Fabas, *Nouvelles observations sur l'état actuel des montagnes des Hautes-Pyrénées et les eaux de Saint-Sauveur.* Tarbes, 1852.

eaux qu'a trait principalement ce que nous avons exposé plus haut au sujet des rapports de la médication thermale avec la diathèse goutteuse. C'est à leur usage qu'il faut spécialement rattacher les indications particulières que nous avons posées pour le traitement de la goutte aiguë, et les considérations relatives aux époques des manifestations goutteuses, et au caractère perturbateur qu'un traitement trop actif peut acquérir (1).

Les eaux de *Vichy* doivent s'employer surtout en boisson dans la goutte.

Il règne à ce sujet un préjugé qu'il est bon de signaler. On croit généralement que la source des *Célestins* est toute spéciale, et seule applicable à la goutte. La plupart des médecins se l'imaginent, et les malades en sont tellement convaincus, qu'il est fort difficile de les soumettre à une prescription différente.

C'est une erreur complète et fâcheuse, parce qu'il est un certain nombre de goutteux auxquels l'eau des *Célestins* ne

(1) On pourra étudier, dans les ouvrages suivants, la question de l'emploi des eaux de *Vichy* dans le traitement de la goutte : Patissier, *Rapport lu à l'Académie de médecine sur l'emploi des eaux de Vichy dans le traitement de la goutte*, 1840 (extrait du tome V du *Bulletin de l'Académie royale de médecine*). — Lettre de M. Prunelle, *Sur l'emploi des eaux de Vichy dans la goutte et dans les affections calculeuses* (*Bulletin de l'Académie de médecine*, 1839, t. IV, p. 811). — Petit, *Du mode d'action des eaux minérales de Vichy*, 1850, p. 316. Les premiers mémoires de cet auteur se trouvent reproduits dans ce volume. — Rilliet, *Du traitement de la goutte par les eaux de Vichy*, in *Archives générales de médecine*, 4ᵉ série, t. IV, 1844, p. 35. — Finot, *Observations sur l'action thérapeutique des eaux de Vichy*, 1850 (extrait des *Mémoires de médecine, chirurgie et pharmacie militaires*, t. V, 2ᵉ série). — Léon Blondeau, *Des inconvénients de la médication thermale, des eaux de Vichy en particulier, dans le traitement de la goutte*. Thèses de Paris, 1851. — Durand-Fardel, *Mémoire sur la goutte et son traitement par les eaux de Vichy*, in *Gazette médicale de Paris*, 1851 ; *Lettres médicales sur Vichy*, 1855, p. 117 ; — *De la goutte sous le rapport de sa pathologie et de son traitement par les eaux de Vichy*, in *Gazette hebdomadaire*, 27 avril 1855.

convient nullement : ce sont surtout les goutteux sujets aux étourdissements ou aux palpitations. J'ai maintes fois observé des accidents dus à l'usage, non pas abusif, mais simplement inopportun, de cette source, accidents de congestion cérébrale ou de troubles cardiaques. Les autres sources, *Grande-Grille* ou *Hôpital*, peuvent être tout aussi efficaces pour les goutteux : c'est une question d'appropriation au tempérament, à l'état des organes, beaucoup plus qu'à la maladie elle-même.

La dose de l'eau minérale doit être soigneusement proportionnée aux conditions individuelles d'organisation, de tolérance, d'excitabilité. Il me suffit d'exprimer ici que la goutte est une des maladies où il convient le plus de retenir le zèle outré des malades, et que je n'ai jamais considéré comme utile de dépasser 6 ou 8 verres d'eau minérale par jour, dose que je suis loin d'atteindre toujours.

Il faut défendre les bains aux goutteux sujets aux étourdissements, aux palpitations; à ceux chez qui la goutte se réveille aisément, se déplace volontiers, surtout s'ils sont sujets à des accidents quelconques suspectés de caractère goutteux irrégulier. Il est d'observation que les bains tendent à favoriser et accroître toutes ces dispositions fâcheuses. C'est par la même raison qu'il faut également proscrire les bains lorsque le traitement se trouve appliqué à une époque un peu rapprochée des attaques. Il y a même des goutteux chez qui les bains ramènent à coup sûr des manifestations goutteuses ; mais on ne peut jamais être sûr qu'ils les ramènent en bon lieu.

Hors des cas que je viens d'énumérer, les bains journaliers apporteront un complément utile à l'usage interne de l'eau minérale ; on évitera seulement qu'ils soient d'une température trop élevée ou d'une trop longue durée.

Les douches sont généralement contre-indiquées. On

paraît avoir fait partout cette observation, qu'elles ramènent très aisément la goutte aiguë. On pourrait en tirer parti dans le cas où un accès de goutte se serait arrêté prématurément. Nous ne saurions cependant le conseiller : c'est un de ces moyens dont les effets échappent trop souvent aux prévisions, et surtout à la direction.

C'est donc là le plus simple de tous les traitements. Il faut se garder de le prolonger trop longtemps : de vingt à trente jours représentent les limites habituellement convenables. Il est préférable de le réitérer souvent que de lui assigner une trop longue durée.

Quels sont les résultats habituels de ce traitement? Il n'y a qu'une manière de les formuler : *c'est d'apporter une atténuation aux manifestations goutteuses.*

Dans certaines maladies telles que la gravelle, avec ou sans coliques néphrétiques, les coliques hépatiques calculeuses, l'engorgement hépatique simple, la dyspepsie, il est possible, avec les réserves qu'impose toute appréciation thérapeutique, de se faire une idée d'avance des effets du traitement, et de l'exprimer avec un certain degré de certitude.

Ici, il n'en est pas de même.

La grande majorité des goutteux voient leur goutte atténuée par les eaux de *Vichy.*

Chez quelques-uns, surtout dans les gouttes récentes, les manifestations de la goutte peuvent se trouver suspendues pendant plusieurs années.

Chez le plus grand nombre, les attaques deviennent moins fréquentes et surtout moins sévères. Tantôt il n'y a qu'un léger soulagement, tantôt au contraire un changement extrême.

Chez le plus petit nombre, la marche de la goutte n'aura été modifiée en rien. Ces effets négatifs ne sont propres ni à la médication ni à la maladie. Ils se rencontrent à propos de toute espèce d'intervention thérapeutique.

Ce que je veux exprimer surtout, c'est qu'il est fort difficile de reconnaître les circonstances qui pourraient faire préjuger d'avance des effets du traitement.

Sans doute, l'ancienneté de la maladie, une diathèse invétérée ou non, l'activité des influences héréditaires, l'intensité des manifestations n'y demeurent point étrangères et peuvent être mises en ligne de compte. Sans doute encore il faut apprécier les habitudes et le genre de vie antérieurs, et surtout ultérieurs, des individus. Mais toutes ces considérations ne permettent encore d'établir que des généralités fort douteuses. M. Petit, qui a tant observé de goutteux, ne paraît pas avoir plus que nous trouvé à éclaircir ce point de pronostic.

Il y a des goutteux chez qui l'influence palliative du traitement thermal, très prononcée durant les premières années, s'amoindrit ensuite pour cesser de se faire sentir, et laisse la goutte reprendre ses anciennes allures. M. Rilliet a le premier fait cette remarque. Mais les choses ne se passent pas toujours ainsi. Je connais des goutteux qui, depuis vingt et même trente ans, paraissent devoir à leur retour annuel à *Vichy* une parfaite santé et une complète indemnité de toute manifestation goutteuse.

Il est possible que de tels résultats, énoncés avec le caractère de réserve et de restriction que je devais leur laisser, paraissent assigner une médiocre valeur à la médication thermale (je dis la *médication thermale*, parce que *Vichy* la représente certainement au plus haut degré dans le traitement de la goutte) ; mais on aurait tort de considérer les choses à ce point de vue.

Étant admis, dans l'état actuel de la thérapeutique, qu'il n'existe pas de traitement curatif de la goutte, ce caractère simplement palliatif de la médication thermale ne saurait être de nature à déprécier celle-ci. Et si ces effets palliatifs s'obtiennent dans les cas les plus ordinaires, et peuvent s'élever à un très haut degré dans un bon nombre de ces cas, il est évident qu'il s'agit d'une médication importante et considérable.

Un point de vue non moins important est le suivant : il n'est pas une médication de la goutte qui ne soit de nature à troubler la santé, lors même qu'elle n'exercerait pas sur la goutte elle-même une action défavorable. Presque toutes les médications de la goutte empruntent en effet leur principe au colchique, sous une forme quelconque ; et sans vouloir bannir absolument le colchique du traitement de la goutte, nous pouvons affirmer que toutes les préparations de colchique, mises surtout comme elles le sont à la disposition des malades, sont nuisibles ou même dangereuses.

Or, la médication thermale méthodiquement employée ne peut au contraire, en atténuant la goutte, qu'exercer une action favorable sur l'organisme.

Cette question de l'innocuité des eaux de *Vichy* chez les goutteux mérite de nous arrêter quelques instants, car je n'en connais aucune qui ait été plus mal comprise que celle-ci.

Les eaux de *Vichy* ont la réputation de constituer une médication très dangereuse pour les goutteux. Cette réputation est si bien établie, que beaucoup de médecins et de malades ne les abordent qu'en tremblant, et quelques-uns même ne les acceptent à aucun prix.

A quoi cela peut-il tenir ? D'abord, au grand bruit qu'ont fait pendant de longues années les désaccords de M. Prunelle et de M. Petit, au sujet des applications des eaux de *Vichy* au traitement de la goutte. Je suis obligé de convenir que la forme et l'exagération systématique des protestations de mon savant et toujours regretté maître M. Prunelle n'ont pas peu contribué à faire redouter cette médication. Mais il faut bien que j'ajoute que cela n'en a pas été la seule raison.

Lorsque les médecins éclairés ont vu que celui qui, pendant longtemps, administra seul les eaux de *Vichy* aux goutteux, professait que « les distinctions, établies par les auteurs, de goutte aiguë, chronique, régulière, fixe, vague, mobile, nerveuse, interne, viscérale, n'offraient à ses yeux aucune importance sous le rapport de leur nature (1); que les eaux de *Vichy* pouvaient être employées, qu'une attaque fût imminente ou qu'elle eût déjà commencé à se développer, la fièvre n'étant pas elle-même une contre-indication (2); que les goutteux devaient prendre de 6 ou 8 à 12 ou 15, et même 20 et 25 verres, outre un bain, d'eau minérale par jour (3), » il est naturel qu'ils se soient effrayés des conséquences possibles d'une telle pratique, que beaucoup ont fini par identifier avec les eaux de *Vichy* elles-mêmes.

Les traitements subis à *Vichy* par les goutteux avaient en effet été quelquefois suivis d'accidents (4), dans des circonstances dont la plupart pouvaient être difficiles à analyser, mais qui ne laissaient pas que d'acquérir par leur ensemble une certaine signification.

Mais tout cela dépendait d'un traitement mal compris et mal dirigé, et ne tenait pas à la médication elle-même.

Dans les dernières années de sa vie, M. Petit, apportant une réserve beaucoup plus grande dans sa pratique,

---

(1) Petit, *Du mode d'action des eaux minérales de Vichy*, 1850, p. 347.
(2) *Eod. loc.*, p. 352.
(3) *Eod. loc.*, p. 367.
(4) Finot, *Observations sur l'action thermale des eaux minérales de Vichy*, 1850, p. 59 et suiv.

prescrivait les eaux à de moindres doses, ne les administrait plus pendant les accès; et je déclare n'avoir jamais rencontré, depuis dix ans, d'accidents sérieux survenus à des goutteux sous l'influence présumable des eaux de Vichy, bien que j'aie vu des goutteux, comme toutes sortes d'autres malades, ne pouvoir supporter le traitement thermal.

Mais il ne s'agissait pas seulement des accidents dus à l'action perturbatrice de la goutte, mise en avant surtout par M. Prunelle.

Il s'agissait aussi de cette saturation que les médecins de *Vichy* s'efforçaient d'obtenir chez les goutteux, à force d'eau minérale, dans le but d'arriver à neutraliser leurs acides. Cette *saturation alcaline* chimérique s'est traduite, pour beaucoup d'esprits, par l'idée de *cachexie alcaline*, et a inspiré à notre ingénieux et savant maître M. le professeur Trousseau un tableau lamentable (1), mais entièrement imaginaire, au point de vue du moins des conséquences du traitement thermal de *Vichy* (2).

Sans vouloir nier absolument qu'un usage abusif et indéfiniment prolongé des alcalins puisse arriver à produire chez certains individus des effets de ce genre, j'ai expliqué ailleurs (3) comment l'élimination incessante des sels alcalins par l'urine pouvait contribuer à préserver l'économie d'une saturation certainement impossible. Mais encore une fois, il s'agit ici d'excès thérapeutiques poussés jusqu'à leur dernière limite, et nullement de l'usage rationnel d'un

---

(1) Trousseau et Lasègue, *loc. cit.*, p. 237.

(2) L'abus du colchique entraîne souvent les malades dans un état véritablement cachectique, fort analogue à celui que l'on attribue à l'abus des alcalins.

(3) *De l'alcalisation de l'urine considérée comme phénomène d'élimination chez les malades soumis au traitement thermal de Vichy*, in *Bulletin de l'Académie de médecine*, 1853, t. XVIII, p. 409.

traitement dont les effets sont diamétralement opposés à ceux en question (1).

Je suis entré dans d'assez longs développements sur ce sujet, parce que beaucoup d'esprits sont encore indécis et inquiets au sujet de l'opportunité des eaux de *Vichy* dans la goutte, et parce que je tenais à faire accepter la proposition suivante : Il n'est pas un traitement un peu efficace de la goutte qui n'offre par lui-même quelques inconvénients ou quelques dangers pour la santé générale. Le traitement thermal de *Vichy* au contraire, à la condition toutefois qu'il soit administré d'une manière rationnelle, ne peut précisément modifier d'une manière avantageuse la diathèse goutteuse, qu'en exerçant sur la santé générale une action non moins favorable.

Les eaux de *Vichy* nous paraissent aussi formellement indiquées dans la goutte chronique que dans la goutte aiguë.

Ici elles peuvent s'employer à peu près indifféremment à toutes les époques de la maladie ; et, lorsqu'il n'existe pas de contre-indication particulière, il faut diriger le traitement sous une forme un peu active.

Il n'y a pas ici seulement un état diathésique ou une disposition générale à modifier, il y a une action résolutive à exercer sur les engorgements articulaires. Il convient donc d'insister sur le traitement externe, bains, bains de piscine surtout, douches, s'il n'y a pas à craindre d'amener quelque exacerbation inopportune.

Nous avons généralement vu la douleur, lorsqu'elle existait encore à un certain degré, céder facilement. Les déformations articulaires diminuent, l'usage des jointures et la force des membres se recouvrent à des degrés très variables, suivant l'ancienneté de la goutte, son état invétéré ou super-

(1) *Annales de la Société d'hydrologie médicale de Paris*, t. III, pages 307 et 353.

ficiel, et surtout sans doute la nature des lésions articulaires.

Quand l'engorgement est périarticulaire, que les ligaments ne se trouvent pas compromis par les encroûtements, les tophus, on peut obtenir des résultats considérables. Mais que peut le traitement quand les ligaments sont pénétrés et désorganisés par la matière goutteuse, quand les surfaces articulaires sont altérées elles-mêmes, lorsqu'il existe une ankylose?

Voici dans quel sens nous comprenons la résolution des engorgements ou des dépôts goutteux : Comment s'entretiennent ou s'accroissent ces engorgements et ces tophus? Par suite de la continuité, insensible ou avec exacerbations, de la fluxion articulaire qui, dans la goutte aiguë, ne s'opérait que par accès périodiques. Si l'on parvient à diminuer ou à suspendre ce mouvement fluxionnaire, on arrête naturellement le développement et, si l'on peut ainsi dire, la nutrition de ces produits de formation morbide. Mais s'ils cessent de s'alimenter et de s'accroître, ces produits excrémentitiels déviés, si peu organisés qu'ils sont par eux-mêmes, se flétrissent et se trouvent livrés à la résorption interstitielle, commune aux molécules normales ou anormales déposées dans nos tissus ; et le traitement thermal a précisément pour objet de stimuler très activement les éléments de cette résorption. Il arrive même quelquefois que ces produits, formés de dépôts calcaires entièrement isolés des tissus entre lesquels ils se trouvent déposés, s'éliminent spontanément à la manière de corps étrangers. Mais ces sortes de produits sont moins communs chez les goutteux que ne le feraient supposer certaines descriptions.

Cette manière de comprendre la diminution ou la disparition des engorgements et des produits goutteux nous paraît préférable aux théories qui attribuent aux eaux bicarbonatées sodiques des propriétés directement dissolvantes.

Mais dans toutes les formes asthéniques de la goutte, aiguë ou chronique, *Vichy* nous paraît contre-indiqué. Les sources ferrugineuses pourraient peut-être rendre quelques services encore. Mais l'ensemble du traitement nous paraît fort difficile à appliquer avec sécurité.

C'est dans des cas offrant une tendance dans le sens asthénique (les faits ne sont pas toujours aussi caractérisés que nos descriptions), que nous avons surtout vu le traitement thermal demeurer sans aucune action favorable ; et si nous n'avons pas vu l'état des malades empirer, c'est sans doute parce que nous nous sommes toujours gardé d'insister sur le traitement, soit comme forme, soit comme durée.

Il est probable que d'autres eaux minérales *bicarbonatées sodiques* peuvent offrir des résultats analogues à ceux de *Vichy* dans le traitement de la goutte, mais nous sommes fort dépourvu de renseignements affirmatifs à ce sujet.

Il n'est pas question de la goutte dans le mémoire de Dupasquier sur les eaux de *Vals* (1), plus minéralisées, ni dans celui de M. Goin sur les eaux de *Saint-Alban* (2), moins minéralisées que celles de *Vichy*.

M. Bertrand n'emploie les eaux du *Mont-Dore* que « dans les faiblesses articulaires occasionnées par la goutte et dans les gonflements chroniques des articulations survenus à la suite de cette maladie (3). »

MM. Trousseau et Lasègue vantent *Ems* comme propre à tempérer l'état pléthorique, quand les accès deviennent intolérables, que la goutte offre une extrême activité ; ces

---

(1) Dupasquier, *Notice sur une nouvelle source découverte à Vals*. Lyon, 1845.

(2) Goin, *Mémoire sur les eaux minérales de St-Alban*. Roanne, 1834.

(3) Bertrand, *Recherches sur les eaux du Mont-Dore*, 1823, p. 471.

eaux sont débilitantes et transforment peu à peu le tempérament en un autre qui se prête moins aux vives réactions (1). *Vichy* nous paraît, en général, fort applicable aux cas de ce genre, moyennant que l'on sache leur adapter la médication, certainement plus énergique que celle d'*Ems*. Cependant il faut tenir compte de cette indication, tout en se demandant si les choses se passent effectivement comme il est supposé par les auteurs que nous venons de citer.

Il est assez remarquable, du reste, que les médecins d'*Ems* eux-mêmes paraissent attribuer peu de valeur à ces eaux dans le traitement de la goutte.

M. Vogler, répondant à un de ses prédécesseurs qui avait vanté l'efficacité des eaux d'*Ems* contre la goutte, le rhumatisme, les roideurs des membres, etc., déclare que « les bains chauds, douches, etc., qu'on prend à *Ems*, employés selon une méthode convenable, sont effectivement utiles dans les cas de ce genre, sans qu'on attache grande attention aux propriétés spécifiques de la source dont on a fait usage (2). »

M. Spengler, après avoir fait remarquer que la théorie des acides, qui semble indiquer *Ems* dans la goutte, l'arthralgie, la gravelle, est une théorie fort hypothétique, ajoute que, « si les thermes alcalins d'*Ems* présentent des avantages contre la goutte, ces vertus ne s'étendent pas à toutes les formes, ni aux cas les plus prononcés ; c'est surtout comme traitement préparatoire ou consécutif que ces effets salutaires se font sentir (3). »

On voit que les eaux de *Vichy* résument assez complète-

---

(1) Trousseau et Lasègue, *loc. cit.*, p. 223.

(2) Vogler, *De l'usage des eaux minérales et en particulier de celles d'Ems*. Francfort-sur-le-Mein, 1841, p. 196.

(3) Spengler, *Études balnéologiques sur les thermes d'Ems*, trad. par M. Kaula. Strasbourg, 1855, p. 19.

ment l'application des eaux bicarbonatées sodiques dans le traitement de la goutte. Nous verrons tout à l'heure quel rôle peut leur être attribué dans ce sens, au point de vue de la médication thermale prise dans son ensemble.

B. *Eaux sulfatées sodiques.*

Carlsbad. — Les eaux de *Carlsbad* sont employées, en Allemagne, dans la goutte, moins spécialement cependant que *Wiesbaden*.

Il est assez difficile d'être renseigné, avec quelque précision, sur le mode spécial d'action des eaux minérales de cette contrée dans la goutte. Les médecins allemands entendent la goutte autrement que nous, et fixent surtout leur attention sur une série on ne peut plus variée d'états physiologico-pathologiques auxquels ils attribuent, avec plus ou moins de raison, une connexion formelle avec la goutte. Par un contraste singulier, en même temps qu'ils négligent fort la considération de l'état articulaire pour s'en tenir à la dyscrasie, laquelle se manifeste à leurs yeux sous toutes sortes de formes afférentes à tous les systèmes de l'économie, ils appellent la goutte *arthritis*, ce que nous évitons au contraire en France, les manifestations articulaires n'étant pour nous-même qu'une expression assez éloignée de la cause pathogénique de la goutte. Au nombre des avantages de ces points de vue ainsi élargis, nous ne placerons pas la clarté ; cependant nous tâcherons d'extraire de tout cela quelque chose de pratique.

Nous serions fort embarrassé pour rendre compte du traitement de la goutte à *Carlsbad*, si nous n'avions eu la bonne fortune de recevoir quelques renseignements directs à ce sujet d'un des médecins les plus distingués de cette importante station thermale, M. le docteur Gans.

Or il résulte de cette communication que les eaux de

Carlsbad agiraient sur la goutte exactement comme les eaux de *Vichy*; c'est-à-dire que, dans la goutte aiguë, on rencontrerait des chances identiques d'atténuation des manifestations goutteuses, au prix des mêmes précautions et en obéissant à des indications semblables. A *Carlsbad*, comme nous le faisons à *Vichy*, on recommande de ne pas employer les eaux pendant les accès de la goutte, d'éviter tout ce qui pourrait troubler l'évolution des manifestations goutteuses, de surveiller le traitement attentivement, de ne pas le prolonger outre mesure, etc.

On ne conclura pas de cela que *Vichy* et *Carlsbad* sont la même chose. Sans doute une observation comparative ferait ressortir plus d'une différence dans leur mode d'action et dans leur mode d'application à la goutte. Mais le rapprochement que nous venons d'indiquer ne nous en paraît pas moins intéressant.

M. C. James prétend que les eaux de *Carlsbad* offrent des ressources incomparables dans la cachexie goutteuse, c'est-à-dire chez ces goutteux chez qui la goutte généralisée a envahi toutes les articulations, chez qui les membres sont œdémateux, la respiration est pénible, parce que « d'innombrables stratifications intérieures (*sic*) ont ôté aux rouages de l'économie leur élasticité et leur ressort, » enfin la constitution est profondément détériorée et la médecine tout à fait impuissante à soulager ces malades. Aucune eau minérale, dans les cas de ce genre, n'est comparable à *Carlsbad*... Il est d'autres sources que l'on peut prescrire avec avantage dans cette période extrême de la goutte. « Mais réservez-les pour les cas les moins graves, et ne vous flattez pas surtout d'y observer les mêmes *miracles* qu'à *Carlsbad* (1). »

(1) C. James, *De l'emploi des eaux minérales, plus particulièrement de Vichy, dans le traitement de la goutte*, in *Gaz. méd. de Paris*, 1856, p. 191.

Comme nous ne croyons pas aux *miracles*, si nous reproduisons ici ces assertions de M. C. James, c'est pour faire remarquer qu'il n'existe nulle part ailleurs, à notre connaissance au moins, de témoignage sur lequel elles puissent s'appuyer.

M. Granville n'en dit pas un mot (1). Nous trouvons dans M. Patissier qu'on emploie les eaux de *Carlsbad* dans la goutte atonique (2) ; dans un article de M. Raige-Delorme, dont les renseignements paraissent empruntés à Kreysig, que la goutte régulière, ou plutôt la disposition à la goutte, est en général diminuée considérablement chez les individus robustes : ce qui est en rapport avec les communications de M. le docteur Gans, qu'il faut les employer à petites doses chez les sujets affectés de goutte anomale et opiniâtre (3).

Mais ce qui est plus significatif encore, c'est que l'ouvrage récent de M. Helfft est entièrement muet au sujet de ces prétendus résultats. M. Helfft recommande surtout les eaux de *Carlsbad* dans les cas de complications abdominales, d'hypochondrie, de prédominance de gravelle, dans les constitutions torpides avec tendance à l'obésité (4); mais il ne parle nullement de ces cachexies goutteuses miraculeusement guéries.

Le docteur Helfft considère les eaux *bicarbonatées sodiques* comme les eaux spéciales dans le traitement de la goutte, et place *Vichy* en tête (5). Cependant il mentionne ensuite la plupart des eaux chlorurées sodiques de l'Allemagne.

---

(1) Granville, *Manuel du voyageur aux bains d'Europe*, article CARLSBAD.
(2) Patissier, *Manuel des eaux minérales ;* 2ᵉ édit, 1837, p. 393.
(3) *Dictionnaire de médecine* en 30 vol., t. VI, p. 402.
(4) Helfft, *Handbuch der Balneotherapie*, etc. Berlin, 1855, p. 275.
(5) *Eod. loc.*, p. 268.

Wiesbaden. — Parmi ces eaux minérales, celles de *Wiesbaden* sont les plus spécialement appliquées au traitement de la goutte. Voici quelques renseignements à ce sujet.

« Les médecins allemands, dit M. Patissier, recommandent ces eaux dans la goutte par atonie, dans les complications de goutte et de scrofule, de goutte et de syphilis, dans les métastases goutteuses sur des organes internes... (1). »

M. Ch. Braun, de Wiesbaden, après avoir fait remarquer que les eaux de *Wiesbaden* revendiquent le premier rang parmi les eaux minérales pour le traitement de la goutte, et qu'elles sont indiquées dans toutes les phases de la maladie, hormis dans le paroxysme même, ajoute quelque chose d'assez significatif : « Quand la goutte se produit sous la forme éréthique normale, l'emploi de nos eaux est plus restreint, parce qu'elles provoquent volontiers les paroxysmes que l'on tient à éviter. Par contre, elles déploient dans la forme torpide toute leur efficacité, soit en bains, soit en boisson, en vertu de leurs principes minéraux et de leur chaleur. Il existe pour la goutte intérieure un traitement particulier qui a pour objet de la convertir en goutte régulière ; grâce à l'action vivifiante et excitante de nos thermes, on y réussit fréquemment, et l'on obtient ainsi les cures les plus brillantes (2). »

Sans doute les eaux de *Wiesbaden* peuvent être employées dans la goutte régulière aiguë. Des renseignements fournis par M. Rilliet (3) ne permettent pas d'en douter. Mais M. Braun nous avertit qu'il faut se méfier de leur grande activité, dans les cas de ce genre. Dans la goutte

---

(1) Patissier, *loc. cit.*, p. 472.
(2) Ch. Braun, *Monographie des eaux de Wiesbaden.* |Wiesbaden, 2ᵉ cahier, p. 67.
(3) Rilliet, *Du traitement de la goutte par les eaux de Vichy*, in *Archives générales de médecine*, 4ᵉ série, t. IV, 1844, p. 48.

atonique et dans la goutte chronique, au contraire, paraît se développer la spécialité d'application de ces eaux. M. Gergens, de Wiesbaden, s'exprime dans le même sens.

« Dans les cas où des dépôts considérables se sont déjà fixés sur des articulations, où il y a contracture et paralysie des membres, où les extrémités des os sont hypertrophiées en même temps que leur structure est altérée, les eaux de *Wiesbaden* provoquent rarement un accès de goutte salutaire ; mais par contre elles agissent vigoureusement sur la santé générale, car elles arrêtent les progrès de l'affection dans les articulations, elles y ramènent la mobilité en favorisant la réabsorption des matériaux exsudés et calment les douleurs. Il serait dangereux, chez des sujets déjà affaiblis, de vouloir amener forcément une crise ; leur état réclame, au contraire, l'emploi modéré des eaux thermales, avec des interruptions... (1). »

Enfin cet auteur nous assure, comme M. Braun, que lorsque les paroxysmes de la goutte ont cessé d'affecter les articulations pour se jeter sur des organes internes, l'usage graduel et modéré des eaux de *Wiesbaden* pourra ramener la goutte vers les articulations...

Il est probable que ce qui s'observe à *Wiesbaden* peut s'observer aussi près d'autres stations thermales de la même famille. MM. Trousseau et Lasègue mentionnent *Hombourg*, *Kissingen*, *Kreuznach* avec *Wiesbaden*, parmi les eaux stimulantes propres à remonter l'organisme, chez les goutteux tombés dans l'asthénie (2).

M. Stœber, dans une notice sur les eaux de *Hombourg*, compare ces eaux à celles de *Wiesbaden* : « Dans la goutte, dit-il, c'est le principe de l'affection, la diathèse, que com-

---

(1) *Traité des eaux minérales du duché de Nassau*, traduit par M. Kaula, 1852, p. 122.

(2) Trousseau et Lasègue, *loc. cit.*, p. 238.

battent les eaux de *Hombourg*. En rétablissant les fonctions des viscères du bas ventre, elles agissent sur la nutrition et la sanguification, les régularisent, et empêchent par là le retour des accès. Pour remplir ce but, elles méritent la préférence sur les eaux de *Wiesbaden*, qui jouissent d'une grande réputation dans les affections goutteuses, et qui à leur tour conviennent mieux pour faire disparaître les nodosités des articulations (1). »

Le docteur Küster regarde comme très convenables aux goutteux, pour diminuer les principes organiques, éliminer les dépôts, exciter les fonctions de la peau et des reins, les eaux assez récemment connues de *Kronthal*, voisines de *Wiesbaden*, moitié moins minéralisées, un peu sulfatées sodiques et notablement ferrugineuses (2).

M. Wetzlar a employé les eaux d'*Aix-la-Chapelle* avec succès, dans la goutte aiguë et la goutte chronique. Nous citerons le passage suivant : « L'emploi des eaux, dans la goutte anormale, différait beaucoup de celui employé dans la goutte régulière. Dans celle-ci, je préférais en général les bains à l'usage interne ; tandis que, dans l'autre, le traitement interne me paraissait le plus important comme étant le plus propre à provoquer une goutte régulière (3). » Ceci n'est pas tout à fait conforme à ce qui s'observe ailleurs.

La goutte paraît tenir peu de place, en France, dans la pratique des stations chlorurées sodiques.

Cependant M. Regnault regarde les eaux de *Bourbon-l'Archambault* comme très propres à éloigner et amender les accès de la goutte aiguë, surtout chez les sujets lymphatiques et bilieux. Quant aux engorgements de la goutte

---

(1) Stœber, *Notice sur les eaux minérales de Hombourg*, 1844, p. 44.

(2) *Traité des eaux minérales du duché de Nassau*, p. 87.

(3) Wetzlar, *Traité pratique des propriétés des eaux d'Aix-la-Chapelle*, 1856, p. 34.

chronique, les eaux de *Bourbon* agissent sur eux beaucoup plus efficacement que les eaux bicarbonatées sodiques (1).

La goutte aiguë est également traitée à *Néris*, eaux à peine minéralisées. « M. Falvart de Montluc, rapporte M. Rilliet, nous a dit qu'il était appelé chaque année à *Néris* pour soigner un grand nombre de goutteux. Dans la plupart des cas, il a remarqué que les accès étaient suspendus pendant l'année qui suivait la saison du traitement, quelquefois pendant deux ans (2). » — « Je vois, dit M. Boirot-Desserviers, une grande quantité de baigneurs goutteux qui viennent régulièrement depuis quinze ans à *Néris*, et qui n'ont éprouvé de crise que dans les cas où leurs occupations les avaient empêchés d'y avoir recours (3). » Mais cet auteur confond ensemble la goutte et le rhumatisme.

Les eaux de Contrexéville, dit M. Mamelet, sont employées avec succès contre la goutte chronique ; si elles ne guérissent pas radicalement ceux qui en font usage, au moins elles en éloignent les accès, rendent les suivants moins douloureux, dissipent les tophus, les fausses ankyloses, la faiblesse des membres qui en sont la suite. On seconde leur efficacité par des douches (4). »

§ IV. — Traitement des formes diverses de la goutte.

L'application directe des eaux minérales à la goutte nous présente d'assez grandes difficultés, à cause du défaut de précision des indications attribuées à la plupart des eaux minérales signalées, ou du défaut absolu d'indications.

(1) Regnault, *Précis sur les eaux de Bourbon-l'Archambault*, 1842, p. 60.
(2) Rilliet, *loc. cit.*, p. 48.
(3) Boirot-Desserviers, *Recherches historiques et observations médicales sur les eaux de Néris*, 1822, p. 264.
(4) Mamelet, *Notice sur les propriétés des eaux de Contrexéville*, 1840, p. 132.

Nous ne chercherons pas à suppléer à ce qui nous manque sous ce rapport, et nous ne pouvons qu'appeler des travaux propres à combler cette lacune. Cependant, nous ferons ressortir ce qu'il est possible de saisir de plus précis dans l'étude que nous venons d'esquisser.

Il résulte en définitive de cette étude, que chacune des trois stations thermales dont nous avons signalé la prééminence dans le traitement thermal de la goutte, répond précisément à une série d'indications possibles à formuler :

Vichy se rapporte spécialement aux formes régulières de la goutte, aiguë surtout, mais chronique aussi ;

Carlsbad se rapporte à la goutte aiguë ou chronique, avec complication abdominale, torpeur du foie, de l'appareil digestif, hémorrhoïdes, état catarrhal des voies urinaires ;

Wiesbaden, enfin, à la goutte chronique et aux formes asthéniques de la goutte.

Puis autour de ces trois stations, se rattachant ainsi à un cercle d'indications assez nettement déterminé, se groupent à leur tour une série d'eaux minérales dont le mode d'action est aujourd'hui moins notoire et moins avéré, et qui paraissent devoir s'unir à elles, moins encore par leur constitution chimique que pour leur mode spécial d'application à la goutte.

A. *Traitement de la goutte aiguë.*

La goutte aiguë se rattache, comme spécialisation, à *Vichy*. Il est remarquable que, alors que tant de stations thermales en Allemagne reçoivent, en sous-ordre peut-être, mais reçoivent des goutteux, c'est *Vichy* qui est indiqué, dans l'ouvrage de Helfft, en tête des eaux spéciales pour la goutte.

Je crois que l'on peut dire que *Vichy* est d'autant mieux indiqué que la goutte est plus franche, plus régulière, plus dégagée de complications.

Nous voyons qu'*Aix-la-Chapelle, Bourbon-l'Archambault, Néris, Carlsbad*, peuvent également s'approprier au traitement de la goutte aiguë.

Il nous semble vraisemblable que *Bourbon-l'Archambault* conviendrait mal à des individus robustes et pléthoriques. *Vichy* vaut mieux alors. M. Regnault réclame lui-même les goutteux lymphatiques pour *Bourbon*. S'il existe de la dyspepsie, s'il y a de la gravelle urique, nul doute encore que *Vichy* ne se trouve très supérieur à *Bourbon* et à *Néris*.

Nous pouvons accepter la spécialité de *Carlsbad*, comme s'adressant de préférence à l'état torpide des fonctions abdominales, à l'état hémorrhoïdaire, catarrhal de la vessie, à l'obésité. *Hombourg* ne serait-il pas applicable aux cas de ce genre?

Mais il est des goutteux chez qui le système nerveux, très excitable, rend les applications thérapeutiques quelconques et thermales en particulier très difficiles et périlleuses : ces gouttes sont toujours sur la limite de l'irrégularité. *Vichy* ne convient pas alors, parce qu'il tend à favoriser de pareilles dispositions. N'est-ce pas là la véritable spécialité de *Néris* dans la goutte?

Barthez recommandait les eaux minérales salines et ferrugineuses, pour combattre les suites des attaques de goutte (de la fièvre goutteuse) (1). Grâces à cette expression d'eaux *salines*, il est difficile de savoir s'il entendait parler des eaux sulfatées des Pyrénées, comme *Bagnères de*

---

(1) Barthez, *Traité des maladies goutteuses*, 2ᵉ édit. Montpellier, 1819, t. II, p. 125.

Bigorre, et ferrugineuses aussi, ou bien d'eaux chlorurées sodiques. Les eaux minérales semblables peuvent, suivant les cas, hâter la résolution des altérations goutteuses persistantes, en se prêtant à la susceptibilité laissée par les accès de goutte, ou bien au contraire en remontant l'organisme affaibli par de vives souffrances. Mais au point de vue du traitement diathésique, nous ne pensons pas qu'elles puissent remplacer les eaux bicarbonatées sodiques appropriées.

Quand l'état névropathique et de mobilité goutteuse, à propos duquel nous avons signalé l'opportunité de *Néris*, est très marqué et s'accompagne de faiblesse générale, de manifestations goutteuses imparfaites (goutte aiguë asthénique), nous ne nous trouvons pas en mesure de formuler de médication spéciale. *Vichy* doit être rejeté. Peut-être alors *Bourbonne, Aix-la-Chapelle, Wiesbaden* se trouveraient-ils utilement applicables. Dans tous les cas, ce ne peut être partout qu'un traitement difficile, risqué et accompagné de peu de chances de réussite.

B. *Traitement de la goutte chronique.*

Ici, nous trouvons en tête *Wiesbaden*.

Cependant, dans les cas de goutte chronique simple, avec manifestations douloureuses et même sans douleurs, *Vichy* réussit parfaitement aussi, comme action résolutive directe et comme modification générale de l'économie. Il est indiqué surtout par l'état dyspeptique, par la gravelle. Un certain degré de faiblesse, de pâleur, ne contre-indique pas absolument *Vichy*, dont les sources ferrugineuses trouvent alors une application utile.

Lorsque les engorgements et les déformations articulaires sont très développés, que les muscles et les tendons semblent pénétrés de produits goutteux, que leur activité est amoindrie, comme engourdie, les eaux chlorurées sodiques sont très indiquées ; *Bourbonne, Bourbon-l'Archambault, Kissingen, Wiesbaden.* Malgré la réputation de prééminence de cette dernière station thermale, nous ne saurions affirmer que ses congénères ne puissent être aussi efficaces. Barthez recommandait en pareil cas les douches d'*Aix-la-Chapelle* (1).

Je pense qu'il pourrait être fort souvent utile de combiner *Vichy* avec quelqu'une de ces stations thermales.

Si l'état asthénique avec ses conséquences est très développé, il faut faire une médication, à côté de la goutte en quelque sorte, et s'occuper surtout de remonter l'organisme, en s'adressant spécialement à ce qu'il présente de plus imparfait. Si les fonctions cutanées et le système nerveux sont surtout languissants, les eaux sulfureuses trouveront alors leur application ; les plus actives d'entre elles seront préférées, *Cauterets, Luchon, Bagnols, Schinznach, Aix-en-Savoie,* etc.

Si l'état anémique semble prédominer, on recourra aux eaux ferrugineuses de *Pyrmont*, de *Spa*, suivant le conseil de M. Gairdner (2). Musgrave et Barthez recommandaient également les chalybés en pareille circonstance.

S'il règne un état névropathique, alors *Néris, Bains, Luxeuil, Wildbad, Tœplitz,* paraissent indiqués, sans que nous soyons très édifié sur ce que l'on en pourra obtenir.

Nous empruntons cependant à l'ouvrage de M. Helfft quelques renseignements assez curieux sur l'application que l'on fait des eaux de *Tœplitz*, très réputées en Allemagne, au sujet du traitement de la goutte.

---

(1) Barthez, *loc. cit.*, p. 179.
(2) William Gairdner, *On gout.* London, 1851, p. 275.

Les eaux de *Tœplitz* sont très peu minéralisées, avec prédominance de bicarbonate de soude et une température très élevée (1) ; et il paraît vraisemblable que c'est surtout leur thermalité qui est mise en jeu dans le sujet qui nous occupe.

On prend à *Tœplitz* des bains *tièdes* de 25° à 28° R. (31° à 35° C.) ; *chauds* de 30° à 36° R. (37° à 45° C.) ; *brûlants* de 36° à 40° R. (45° à 50° C.).

Voici les recommandations qui sont faites au sujet de l'emploi de ces bains.

Les bains *tièdes* sont employés chez les sujets irritables et disposés aux congestions actives. Mais ces bains peuvent avoir des inconvénients parce qu'ils abaissent la circulation capillaire, et peuvent mettre en mouvement des *arriérés* de la goutte.

Quand la peau paraît dépourvue d'une activité suffisante, et qu'il existe de la céphalée ou de l'asthme arthritique, on préfère les bains *chauds*, pourvu toutefois qu'il n'existe point de vertiges ni de signes de congestion cérébrale, ou bien de catarrhe (blennorrhée) bronchique. Les bains entiers et les vapeurs chaudes seront également évités avec soin.

Dans toutes les formes de goutte anormale, à moins de contre-indications, il faut recourir aux bains à température élevée, afin d'activer les fonctions de la peau et d'éliminer le principe morbide.

Les bains *brûlants* seront surtout usités dans les dégénérescences goutteuses articulaires, épaississement des tissus fibreux, roideurs articulaires ou ankyloses.

Il ne faut pas rester plus d'une heure dans les bains *tièdes*, de trente à quarante minutes dans les bains *chauds*, de quinze à vingt minutes dans les bains *brûlants* (2).

(1) Voyez page 173.
(2) Helfft, *Handbuchder balneotherapie*, etc., p. 278 et 279.

Je me suis attaché à reproduire aussi exactement que possible le texte de M. Helfft, au sujet d'une pratique assez inusitée parmi nous. Malgré cette remarque de l'auteur, que les goutteux qui présentent déjà une désorganisation articulaire, s'habituent facilement à une haute température, ce n'est pas sans doute sans étonnement que l'on entend parler de bains à cette température excessive de 50° C.

Scudamore, parlant d'une notoriété du genre de celle de *Tœplitz*, qui réunissait un grand nombre de goutteux à *Bath* et à *Buxton*, en Angleterre, eaux thermales faiblement minéralisées, se demandait également si ces eaux agissaient autrement ici que par leur température (1).

Enfin nous devons rappeler que les médecins de *Kissingen*, de *Wiesbaden* surtout, prétendent parvenir, au moyen de ces eaux minérales administrées d'une certaine façon, à ramener à une forme plus régulière et moins fâcheuse les manifestations goutteuses irrégulières (viscérales).

RÉSUMÉ.

I. Ce qu'il nous est permis de saisir dans la pathogénie de la goutte, c'est un trouble profond des phénomènes qui président à l'assimilation, en vertu duquel nous voyons les principes azotés apportés à nos tissus en être éliminés sous une forme anormale. Tout ce qui tend à rétablir l'intégrité de l'assimilation paraît le plus propre à prévenir le développement et les manifestations de la goutte. C'est dans ce sens que paraissent spécialement agir les eaux minérales, qui ont pour effet d'atténuer l'état goutteux diathésique et ses manifestations.

(1) Scudamore, *Traité sur la nature et le traitement de la goutte et du rhumatisme*, 2ᵉ édition, 1823, t. II, p. 44.

II. Les indications particulières du traitement de la goutte sont déterminées : par la marche de la goutte, par son caractère actif ou torpide, par la nature et la forme de ses manifestations.

III. On distinguera la goutte en : *aiguë* et *chronique*, *sthénique* et *asthénique*; et ses manifestations en *régulières* et *irrégulières*.

IV. L'indication dominante dans la *goutte aiguë* est de ne troubler en aucune façon l'évolution de ses manifestations. Il ne faut donc appliquer le traitement thermal qu'à une époque aussi éloignée que possible des accès passés ou futurs, et jamais pendant ces accès.

V. Dans la *goutte aiguë asthénique*, il faut apporter une grande attention à la tendance que les manifestations irrégulières ont à se développer. Ici le traitement doit plutôt tendre à rétablir un équilibre normal dans l'organisme, par une action tonique et reconstituante, qu'à combattre l'état diathésique lui-même.

VI. Dans la *goutte chronique*, le traitement doit être adressé autant aux manifestations goutteuses qu'à la diathèse elle-même.

VII. Dans la *goutte chronique asthénique*, les indications sont à peu près les mêmes que dans la goutte aiguë de même caractère. Mais quand un tel caractère est très marqué, il n'y a pas grand'chose à attendre de l'action des eaux minérales.

VIII. L'existence de lésions organiques ou fonctionnelles quelconques, étrangères à la goutte elle-même, peut constituer une contre-indication, absolue ou relative, au traitement thermal, surtout dans les formes ou seulement dans les tendances asthéniques de la goutte.

IX. La goutte, considérée surtout dans sa période active, est traitée auprès d'un petit nombre de stations thermales.

X. Le nombre des stations thermales utilisées dans le traitement de la goutte est assez restreint.

XI. Les eaux *sulfurées* ne paraissent pas convenir au traitement de la goutte.

XII. Les eaux les plus spéciales en apparence contre la goutte sont les eaux *bicarbonatées sodiques*, puis les *eaux chlorurées sodiques* et les *sulfatées sodiques*.

XIII. Nous trouvons à signaler surtout *Vichy* parmi les premières, *Wiesbaden* parmi les secondes et *Carlsbad* parmi les troisièmes.

XIV. *Vichy* convient d'autant mieux que la goutte est aiguë, franche, régulière.

XV. S'il existe un état névropathique, avec tendance à la mobilité de la goutte, *Néris* est préférable à *Vichy*.

XVI. Si la goutte aiguë est asthénique, c'est-à-dire à manifestations propres imparfaitement développées, avec faiblesse de l'organisme et tendance d'autant plus prononcée aux manifestations goutteuses irrégulières, le traitement devient fort difficile : *Bourbonne*, *Aix-la-Chapelle*, *Wiesbaden*, paraissent les mieux indiquées, mais ne seront employées encore qu'avec beaucoup de réserve.

XVII. Quand la goutte chronique est régulière et sans complications, *Vichy* peut être très utilement employé.

Si les engorgements goutteux sont très développés, on préférera les eaux chlorurées sodiques, *Bourbonne*, *Bourbon-l'Archambault*, *Wiesbaden*, *Kissingen*.

S'il règne un état asthénique, les eaux ferrugineuses, *Spa*, *Pyrmont*; sulfurées, *Cauterets*, *Luchon*, *Schinznach*, *Aix-en-Savoie*, etc.; faiblement minéralisées, *Néris*, *Bains*, *Wildbad*, *Tœplitz*, seront conseillées suivant les circonstances; mais c'est toujours alors une médication difficile et douteuse.

XVIII. On attribue aux eaux de *Kissingen* et surtout de

Wiesbaden, employées dans ce sens, la faculté de ramener à une forme régulière les manifestations irrégulières (viscérales) de la goutte.

DIX-HUITIÈME LEÇON.

MALADIES DE L'ESTOMAC.

Nous rattacherons à trois séries d'états pathologiques les maladies de l'estomac qui peuvent réclamer la médication thermale :

Dyspepsie,
Gastralgie,
Altérations organiques.

Chacune de ces divisions comprend certainement des faits très différents. Mais c'est sur ce terrain surtout que l'on s'aperçoit combien les considérations empruntées à l'anatomie pathologique sont utiles pour établir une classification méthodique des maladies. La *dyspepsie* et la *gastralgie* sont des maladies sans anatomie pathologique, et bien qu'elles se traduisent à nos yeux, dès leur plus léger degré, par des troubles physiologiques très évidents, nous éprouvons de grandes difficultés à les analyser et à les définir.

La distinction de la dyspepsie et de la gastralgie, telle que nous la présentons ici, appartient à des recherches qui nous sont toutes personnelles. Les développements que nous donnerons à cette étude seront, du reste, justifiés par la place considérable que tient la dyspepsie dans la médecine thermale.

Sous le titre d'*Altérations organiques*, nous comprenons tous les cas où la texture anatomique de l'estomac paraît intéressée sous une forme appréciable.

I.

DYSPEPSIE.

Le sens dans lequel nous entendons la *dyspepsie* est celui dans lequel l'a entendue Cullen : « Le défaut d'appétit, le dégoût, le vomissement qui survient quelquefois, les distensions subites et passagères de l'estomac, les rapports de différents genres, une chaleur brûlante vers le cœur, des douleurs dans la région de l'estomac et la constipation, sont des symptômes qui se rencontrent fréquemment chez la même personne et que l'on peut, en conséquence, présumer descendre d'une seule et même cause prochaine. C'est pourquoi l'on peut les considérer, sous ces deux points de vue, comme une seule et même maladie à laquelle nous avons donné le nom de *dyspepsie* (1). »

Ce qui constitue surtout la *dyspepsie*, c'est l'afférence de ces divers phénomènes au fait même de la digestion. C'est ce que Fr. Hoffmann a étudié sous le nom de *bradypepsie*, *tarda coctio* (2).

Nous réservons le nom de *gastralgie* aux névroses douloureuses de l'estomac (3).

---

(1) Cullen, *Éléments de médecine pratique*, traduct. de Bosquillon. Paris, 1787, t. II, p. 263.

(2) Fr. Hoffmann, *Operum omnium supplementum...* Genevæ, 1760, t. III, p. 453. — *Dissertatio medica de bradypepsia, sive tardiori ventriculi concoctione*, primum edit. anno 1703.

(3) *Supplément au Dictionnaire des dictionnaires de médecine*, 1851, art. Dyspepsie.

§ Ier. — Indications générales.

Il est un grand nombre de personnes qui n'offrent d'autre dérangement de santé qu'un certain degré de trouble dans les fonctions digestives, digestions lentes, pénibles, plus ou moins douloureuses, accompagnées ou non de rejets ou alimentaires, ou liquides, ou gazeux, en un mot ce que Cullen a décrit sous le nom de *dyspepsie*.

Lorsqu'une fonction de l'économie paraît troublée d'une manière isolée, et surtout continue, il est naturel que l'esprit se porte vers l'organe qui est le siége même de cette fonction, et y place le point de départ des dérangements qu'elle a subis.

Cependant on aurait tort de procéder toujours ainsi au sujet de la dyspepsie. Les conditions d'où proviennent les phénomènes dyspeptiques ont presque toujours leur point de départ ailleurs que dans l'estomac. La digestion est, de toutes les fonctions de l'économie, la plus complexe et la moins dépendante de l'organe principal où elle s'effectue : mouvements mécaniques, auxquels se borne souvent à peu près le rôle des organes digestifs proprement dits ; intervention de produits de sécrétion, agents chimiques de la digestion, dont les plus importants sont étrangers à l'estomac lui-même ; circulation sanguine, servant de simple transport aux produits de la digestion, mais dont la liberté et l'activité ne peuvent impunément faire défaut un instant ; tels sont les phénomènes les plus saillants qui se présentent d'abord à nous. Enfin sur tous ces phénomènes, ou physiques ou chimiques, plane encore l'action nerveuse, représentant la vie, et dominant tous les temps de la digestion, depuis le mélange mécaniquement effectué par les contractions de l'estomac ou du duodénum, jusqu'aux plus mystérieuses transformations accomplies par les liquides gastriques, pancréatiques ou duodénaux, sur les matières azotées, grasses ou féculentes, jusqu'au courant rapide qui choisit ou entraîne les produits de ces combinaisons, soit vers le foie, soit plus directement dans le torrent circulatoire.

Mais, pour que des phénomènes aussi nombreux et aussi considérables s'accomplissent, l'organisme intervient tout entier; il semble, attentif à ces opérations qui vont le régénérer, prêt à s'arrêter dans tous ses rouages; la périphérie se refroidit, la circulation s'accélère, comme entravée dans son cours, les facultés intellectuelles et sensoriales s'engourdissent, toute activité nécessite un effort pénible, jusqu'à l'instant où, le cercle de l'assimilation consommé, l'organisme se réveille dans une vigueur nouvelle.

Aussi qu'arrive-t-il, lorsque l'économie vient à être dérangée dans la participation qu'elle prend tout entière à l'accomplissement de la digestion? Il arrive que la digestion est troublée, et, si elle ne se trouve complétement interrompue, ne s'effectue du moins qu'avec effort, malaise et souffrance.

L'immersion du corps ou seulement des extrémités dans l'eau, une impression morale, la moindre blessure, peuvent suffire pour déterminer une indigestion complète. Que les repas soient immédiatement suivis d'un état de tension intellectuelle, ou d'exercices fatigants, ou d'occupations qui nécessitent certaines positions, les digestions ne s'effectuent que d'une manière lente et pénible, et du retour des mêmes circonstances résulte un véritable état de dyspepsie. Et, sans cela même, que l'habitude, cette condition importante du régulier accomplissement de presque toutes nos fonctions, vienne à être intervertie, il n'en faudra pas davantage pour que la digestion ne parvienne plus à s'opérer sans de grandes difficultés.

Les phénomènes auxquels nous faisons allusion présentent ceci de particulier, qu'ils ne constituent pas, par le simple fait de leur apparition, un état morbide, mais seulement par leur répétition.

On n'est pas malade pour avoir une simple indigestion. On n'est pas malade pour éprouver quelquefois, après le repas, une légère pesanteur à l'épigastre, quelques éructations, un peu de langueur; mais le retour habituel de ces mêmes accidents finit par devenir une maladie ; il l'est devenu, quand ceux-ci viennent à se reproduire indépendamment des circonstances qui en avaient été l'occasion.

C'est à propos des dérangements de la digestion que la limite de l'état pathologique est surtout difficile à saisir. Voici un exemple qui se rencontre à chaque instant.

Il est un grand nombre d'hommes, appartenant au monde des affaires ou du commerce, que les préoccupations ou les nécessités de leurs travaux reprennent aussitôt après les repas et abandonnent même à peine pendant la durée de ceux-ci. Leurs digestions se font avec difficulté, souvent avec douleur. Cependant, qu'aux jours de fête, aux époques de vacance, fermant leur cabinet et délivrant leur esprit, ils aillent respirer l'air des champs, se livrer aux exercices de la campagne, aussitôt les digestions s'opèrent avec régularité et les malaises de la veille ont cessé de se montrer. Un autre exemple, puisé dans une autre classe de la société, nous montrera un côté différent de la même question.

La plupart des ouvrières adonnées au travail de l'aiguille ont à peine terminé leur repas, qu'elles reprennent leur position habituelle, le tronc fléchi en avant, les membres supérieurs ramenés au-devant de la poitrine, c'est-à-dire la situation la plus désavantageuse au libre accomplissement de la digestion. Aussi, chez presque toutes ces femmes, les digestions sont-elles pénibles et douloureuses ; arrive un jour de repos, un dimanche, c'est-à-dire pour la plupart, un jour de promenade et d'insouciance, aussitôt les digestions redeviennent libres et faciles.

Mais, dans l'un et l'autre exemple, cette immunité des jours de repos cesse d'avoir lieu, la répétition des dérangements fonctionnels finissant par ne plus permettre à la fonction de s'opérer avec régularité, même dans les conditions les plus favorables en apparence.

Voici donc un ordre de faits considérable, dans lesquels nous voyons la digestion se troubler et la dyspepsie s'établir, parce que l'individu se trouve accidentellement placé dans des conditions défavorables au libre accomplissement de cette fonction. Ce sont là des causes *hygiéniques* de dyspepsie.

Voici un nouvel ordre de faits où nous verrons, sous des influences différentes, les fonctions digestives subir des dérangements exactement semblables : c'est ce que nous appellerons causes *physiologiques* de dyspepsie.

Nous avons signalé, en rappelant les conditions physiologiques nécessaires au libre accomplissement de la digestion, la part qu'y prennent le système nerveux et la circulation. Nous avons également exposé des circonstances où un trouble notable apporté dans le fonctionnement de l'un ou de l'autre de ces grands systèmes pendant la digestion elle-même, troublait aussitôt cette dernière, ou même la rendait complétement impossible. Il en sera naturellement ainsi pour les circonstances qui seront de nature à altérer d'une manière continue, soit les fonctions nerveuses, soit la circulation ou la composition du sang.

Aussi voyons-nous que, dans la chlorose ou dans l'anémie, quel qu'en soit le point de départ, primitive ou consécutive, dépendant d'hémorrhagies, de fièvres intermittentes, d'une alimentation insuffisante, d'une profession insalubre, toutes conditions dans lesquelles la composition du sang aussi bien que la constitution du système nerveux sont profondément altérées, la dyspepsie apparaît comme un des phénomènes les plus constants, et même comme le plus saillant de l'état constitutionnel. Si, dans les cas de ce genre, il est difficile de faire la part respective, comme cause de dyspepsie, de l'altération du sang et de celle du système nerveux qui s'y joint presque toujours, il est des circonstances où le rôle de cette dernière est facile à saisir, alors que la dyspepsie, par exemple, résulte de conditions exclusivement morales ou affectives, surtout d'impressions tristes et dépressives.

Nous appelons ces causes de la dyspepsie *physiologiques*, parce que d'une part elles agissent moins par un caractère morbide déterminé, qu'en changeant les conditions physiologiques de la digestion, et aussi parce qu'il n'est pas nécessaire que ces conditions défavorables existent à un haut degré pour que les fonctions digestives en soient altérées ; il est une limite qui atteint à peine l'état morbide proprement dit, et qui suffit cependant pour apporter quelque trouble dans les fonctions de l'estomac.

L'énumération complète des circonstances sous l'influence desquelles la digestion peut se troubler, parce que l'harmonie des conditions nécessaires à son libre accomplissement est dérangée, serait fort longue, et d'ailleurs inutile à faire ici. Il nous suffit d'avoir proposé quelques exemples, propres à servir de types, et puisés les uns dans des circonstances accidentelles et dépendant du genre de vie, que nous avons appelées *hygiéniques*, les autres dans des modifications profondes des grandes fonctions de l'économie, et que nous avons appelées *physiologiques*.

Ce qui nous frappe d'abord, à l'examen de ces faits, c'est

que, dans tous ces cas de dyspepsie, l'estomac n'est pas malade lui-même.

En effet, que les phénomènes dyspeptiques tiennent à ce que, à la suite des repas, le système nerveux est distrait de la part qu'il doit prendre à la digestion, ou bien à ce qu'une position vicieuse gêne l'abord du sang et entrave la liberté des mouvements de l'estomac, ou bien à ce que l'altération de composition ou de quantité du sang, la dépression du système nerveux, ne fournissent que des éléments vicieux ou insuffisants à l'opération complète de la digestion, l'estomac lui-même n'est pas malade, et c'est pour cela que l'examen le plus attentif de cet organe, après la mort, chez les individus dont les digestions se faisaient le plus mal, ne présente rien à l'observateur.

Cependant si l'analyse physiologique, aussi bien que de nombreuses occasions de constatations cadavériques, nous a permis de dire que, dans tous ces cas de dyspepsie, l'estomac n'était pas malade lui-même, il peut le devenir; et les altérations qui peuvent y survenir ne sont pas moins importantes à considérer que l'intégrité que nous venons de signaler.

Ce n'est pas toujours impunément pour un organe que ses fonctions se trouvent perverties, même de la façon la plus indirecte possible. Sans doute, au milieu de ces éléments divers et nombreux qui composent l'acte de la digestion, il nous est difficile de définir au juste ceux qui souffrent le plus du trouble apporté dans l'ensemble de la fonction. Quelquefois seulement la forme de la dyspepsie se laisse apercevoir; il est permis de constater alors que les mouvements de l'estomac sont frappés d'une sorte d'inertie, ou bien que telle sécrétion, gastrique, pancréatique, est plus spécialement altérée dans sa nature, ou amoindrie et insuffisamment fournie. Mais quelle que soit la cause la plus prochaine du ralentissement et du trouble de la digestion, il est difficile que l'estomac n'en souffre pas dans ses propres conditions organiques. En effet, la présence des aliments s'y prolonge d'une manière inusitée ; ses parois contractiles s'épuisent souvent en efforts stériles et fatigants, sa propre circulation doit se ressentir de ce trouble incessamment apporté dans l'évolution normale à laquelle il est destiné, sa muqueuse se trouve en contact avec des produits de sécrétion altérés ; enfin il est facile de reproduire par la pensée l'ensemble des désordres essentiels auxquels cet organe peut se trouver soumis dans de semblables circonstances.

C'est alors qu'entrent en jeu une foule d'autres éléments ; car lorsqu'on veut creuser ces questions de pathogénie, on est à chaque instant arrêté par une série nouvelle de faits qu'il nous est bien permis de saisir dans leur ensemble, mais que nous n'arrivons guère à définir dans leurs détails.

Il y a des individus qui peuvent rester dyspeptiques toute leur vie, sans que les conditions organiques de l'estomac s'en ressentent appréciablement.

Mais, chez d'autres, sous l'influence de cette perversion incessamment renouvelée des fonctions de l'organe, tel ou tel élément organique de celui-ci vient à s'altérer : tantôt la couche musculeuse, ou la couche celluleuse, ou la couche muqueuse. Nous n'assistons pas à ce travail, mais nous en découvrons les résultats. Ces prétendues gastrites chroniques que l'on rencontre quelquefois sur le cadavre ne sont autre chose, n'en doutez pas, que d'anciennes dyspepsies, qui ont fini par altérer la texture de l'organe dont les fonctions seules étaient originairement dérangées.

Maintenant, une fois l'estomac entré dans cette voie d'altération organique, pour ainsi dire, les limites n'en sauraient plus être déterminées. Simple épaississement ou induration de quelques-uns de ses éléments, ramollissement de la muqueuse, ulcérations variées, transformations squirrheuses ou encéphaloïdes, tout cela peut survenir. Rappelez-vous, en effet, que lorsqu'on interroge les périodes prodromiques ou commençantes de toutes les affections organiques de l'estomac, on rencontre presque toujours uniformément ces phénomènes de gastralgie ou de dyspepsie qui en sont comme la préface nécessaire.

Pourquoi, chez les uns, apparaît-il une simple exagération des éléments organiques normaux, pourquoi chez d'autres des transformations en éléments sans analogues, pourquoi d'autres échappent-ils à ces conséquences funestes? C'est que chacun de nous, par suite des mille conditions que nous créent l'hérédité, la constitution originelle, la constitution acquise, l'usage régulier ou abusif que nous avons fait d'un organe déterminé, tous les accidents de la vie enfin, pris au point de vue matériel ou psychologique, chacun de nous possède des prédispositions en vertu desquelles les conséquences les plus variées résultent de conditions en apparence identiques, des résultats semblables surviennent dans des circonstances en apparence les plus opposées.

Toutes ces suites possibles de la dyspepsie, c'est-à-dire du seul fait des entraves apportées aux fonctions de l'estomac par les circonstances auxquelles cet organe demeure le plus étranger, surviennent, comme à la suite de la contusion du sein peuvent survenir ou des accidents aigus et passagers, ou des traces profondes, et de nature et de gravité tout opposées; comme on voit, sous l'influence ou d'abus ou seulement de négligences, les organes génitaux de la femme nous offrir une série si variée d'espèces pathologiques.

§ II. — Indications particulières.

Les indications particulières du traitement de la dyspepsie se déduisent naturellement des circonstances que nous venons de développer.

Le premier fait à établir est le suivant :

La dyspepsie a-t-elle son point de départ dans l'estomac lui-même, ou au dehors de lui ?

Dépend-elle des causes *hygiéniques* ou des causes *physiologiques* que nous avons exposées plus haut ?

Après avoir fait cette étude rétrospective des premières périodes de la dyspepsie, il faut appliquer le même esprit d'investigation à l'analyse de la maladie, considérée à l'époque où elle est parvenue. Ces maladies, ou ces troubles fonctionnels que l'on apporte aux eaux minérales, appartiennent le plus souvent à une date fort éloignée. Bien des circonstances nouvelles ont pu survenir dans le cours de leur évolution, comme dans l'ensemble de l'organisme, et en modifier les premiers caractères.

Si donc l'on se trouve vis-à-vis une dyspepsie simple, c'est-à-dire dans laquelle les troubles fonctionnels de la digestion existent seuls, ou bien se sont évidemment montrés d'une manière primitive, il faut s'attacher à pénétrer les circonstances hygiéniques auxquelles il est permis d'attribuer leur développement.

Quelques exemples feront aisément ressortir l'importance de cette recherche.

Si la dyspepsie paraît dépendre d'une vie trop sédentaire ou de préoccupations habituelles, ce sera surtout un traitement général qu'il faudra instituer.

Si elle dépend, au contraire, d'un trouble apporté directement au mécanisme de la digestion par l'irrégularité des repas, le défaut de mastication des aliments, la nature de l'alimentation, son insuffisance absolue, sa composition mal entendue ou excessive, le traitement devra alors être plutôt local (1).

Je n'insiste pas sur ce fait banal, que la notion de ces circonstances étiologiques permettra souvent d'enrayer la marche de la maladie en en éloignant les causes. Ceci est très évident; et il n'est pas moins vrai que ce qu'il y a de plus difficile à obtenir, c'est le renoncement des malades à des habitudes vicieuses, soit à cause de nécessités ou de convenances impérieuses, soit par leur mauvaise volonté. Mais je veux surtout insister sur la direction qu'il conviendrait, par suite, d'imprimer au traitement, et aussi sur ce que de telles notions nous donnent la clef de bien des résultats thérapeutiques que nous exposerons tout à l'heure.

Cependant si l'on a affaire à une dyspepsie due à des causes *physiologiques*, c'est-à-dire, à ce que la digestion s'est troublée consécutivement à une atteinte primitivement portée sur quelques autres points de l'économie, l'indication thérapeutique partira d'un tout autre ordre de considérations.

On s'efforcera alors de distinguer ce qui prédominera, de la dyspepsie elle-même, ou bien du fait pathologique placé à côté d'elle.

---

(1) Mon collègue et ami, M. le docteur Willemin, m'a vivement reproché, dans la *Gazette médicale de Strasbourg* (1855), de n'avoir vu dans la dyspepsie qu'une maladie générale, et dans son traitement par les eaux de Vichy qu'un traitement général : il m'avait sans doute mal compris. Je me suis attaché à faire ressortir les circonstances où la dyspepsie n'était qu'un des éléments d'un état général de l'économie, et les cas où le traitement devait être dirigé et agir en conséquence de cette idée. Mais je n'ai jamais prétendu que la dyspepsie ne pût avoir son point de départ dans l'estomac lui-même, et que le traitement ne dût jamais être adressé directement à l'appareil troublé dans ses fonctions.

C'est ainsi que le trouble de la digestion peut être sous la dépendance d'une dysménorrhée, d'un catarrhe utéro-vaginal, d'une bronchorrhée, d'un état atonique de la peau, d'un refroidissement habituel des extrémités, c'est-à-dire d'une circulation languissante, etc.

Ce dernier ordre de considérations est en quelque sorte infini, et il arrive souvent que c'est lui qui domine entièrement l'indication thérapeutique.

C'est là ce qu'on peut appeler, à l'imitation des anciens auteurs, dyspepsie *symptomatique*.

Mais les indications thérapeutiques peuvent encore se rapporter aux formes spéciales que peut revêtir le dérangement fonctionnel de la digestion, ou bien à la prédominance de tel ou tel symptôme, prédominance tellement accusée quelquefois, que Sauvages avait fait des *genres* particuliers, de l'anorexie, de la flatulence, du vomissement, etc.

Les variétés de la dyspepsie ont été assez multipliées par les nosographes, tantôt d'après les causes supposées, tantôt d'après la forme symptomatique.

Bosquillon divisait la dyspepsie idiopathique en quatre espèces principales, sous-divisées elles-mêmes : dyspepsie *pituiteuse ; flatulente ;* occasionnée par la *faiblesse* habituelle de l'estomac ; produite par l'*excès* des aliments (1).

J. Frank admettait les divisions suivantes : dyspepsie *atonique, gastrique, catarrhale, arthritique, pléthorique*, résultant d'une *phlogose* (2).

MM. Berne et Delore, dans un excellent travail sur *la physiologie et la pathologie des organes digestifs*, étudient: 1° la dyspepsie par surcharge alimentaire ou indigestion;

---

(1) Cullen, *loc. cit.*, p. 264.
(2) J. Frank, *Pathologie interne*. Paris, 1842, t. V, p. 415.

2° la dyspepsie par vice de sécrétion, ou dyspepsie acide ;
3° la dyspepsie par absence de sécrétion du suc gastrique (1);
ils auraient pu ajouter une dyspepsie par absence ou insuffisance de sécrétion du suc pancréatique.

Tous ces points de vue sont exacts, et il serait facile d'en signaler bien d'autres encore. C'est ainsi que les nosographes ont multiplié à l'infini les sous-divisions de chaque espèce de dyspepsie, faisant ressortir ainsi dans chacune de ces divisions quelque sujet digne d'attention, et plus ou moins propre à fixer les indications, mais ayant le tort de les isoler et de laisser oublier le lien qui, dans la dyspepsie plus peut-être que dans tout autre état pathologique, unit ensemble les phénomènes en apparence les plus éloignés.

Cependant la prédominance très tranchée, ou même l'isolement absolu de tel symptôme ou de tel trouble fonctionnel, est effectivement un caractère de beaucoup de dyspepsies, et l'indication thérapeutique peut s'y rattacher étroitement.

Quelquefois le caractère le plus saillant de la dyspepsie est l'*anorexie*.

D'autres fois ce sont des *aigreurs* (dyspepsie *acide*). Il y a des individus qui n'éprouvent pas après le repas le moindre malaise, la moindre pesanteur, mais seulement des aigreurs, c'est-à-dire une sensation d'acidité qui remonte le long de l'œsophage ; cela dure une demi-heure, ou plus longtemps, soit quelque temps après le repas, soit aussitôt que les aliments sont introduits, et tout se borne là. On distinguait autrefois avec soin la fermentation *acide* de la fermentation *putride*, dans laquelle ce ne sont plus des

---

(1) Berne et Delore, *Influence des découvertes physiologiques et chimiques sur la pathologie et la thérapeutique des organes digestifs*, ouvrage couronné par la Société de médecine de Lyon. Paris, 1857, p. 63.

aigreurs qui surviennent, mais des renvois *hydro-sulfurés*.

On observe quelquefois à peu près uniquement un développement de *gaz*, sans goût et sans odeur, qui ballonnent l'épigastre ou s'échappent par la bouche (dyspepsie *flatulente*).

Ou bien il existe un certain degré de gastrorrhée, avec langue saburrale, dégoût, digestions très lentes, rejet de mucosités plus ou moins sapides (dyspepsie *pituiteuse*).

Il s'effectue quelquefois une véritable *rumination*, c'est-à-dire que, quelque temps après le repas, ou dès l'introduction des aliments, ceux-ci remontent dans le pharynx et jusque dans la bouche, et doivent être avalés de nouveau ou rejetés au dehors. Cela peut survenir accidentellement parmi différents symptômes dyspeptiques, ou se montrer comme phénomène unique. J. Frank en a fait le sujet d'une étude particulière (1). J'en ai rencontré à *Vichy*, ainsi que Prunelle, des exemples aussi tranchés que possible.

Le *vomissement* survient quelquefois dans la dyspepsie, mais rarement, et à peu près constamment sous forme alimentaire. Mais il existe des circonstances où il se montre comme unique phénomène morbide (*vomissements idiopathiques*). Il n'y a ni malaise, ni trouble fonctionnel appréciable; mais les aliments sont vomis, avec facilité, sauf une proportion quelquefois suffisante pour entretenir la nutrition à un degré passable.

Les phénomènes *douloureux* ne sont pas prononcés dans la dyspepsie simple; leur expression la plus commune est une sensation de pesanteur. La douleur proprement dite, quand elle existe, offre rarement le caractère de

1) J. Franck, *loc. cit.*, p. 451.

constriction, de crampes, qui appartient plutôt à la gastralgie. C'est une douleur égale, continue, augmentée ou perçue seulement par la pression, rarement un peu vive, mais souvent fort difficile à supporter par son caractère, et se rapprochant surtout de celle que détermine la faim fortement sentie. Elle est, en général, limitée à un espace étroit dans la région cardiaque.

Enfin tous ces phénomènes de la dyspepsie peuvent ne se montrer qu'à propos d'une sorte d'aliments: féculents, viande, corps gras ou sucrés, comme si la diastase, le suc gastrique ou le suc pancréatique se trouvaient très spécialement altérés dans leur qualité ou leur quantité. Mais la digestion de chacun de ces aliments n'est peut-être pas aussi simple que cela.

Maintenant, prenez tous les symptômes que je viens d'énumérer, combinez-les de mille façons, depuis ces cas dont je viens de parler, où chacun d'eux, sensation passagère de pesanteur, pneumatose, aigreurs, rumination, etc., se montrent dans un isolement absolu, jusqu'aux cas où presque tous apparaissent simultanément; passez par degrés de l'indisposition ou du malaise le plus léger, à un véritable état cachectique, simulant une lésion organique, et vous aurez tous les degrés et toutes les formes de la dyspepsie.

Convient-il, ces formes et ces degrés, de les étudier ainsi dans leur ensemble, ou de les morceler et de revenir à ces divisions des nosographes, divisions dans la détermination desquelles il est difficile de s'arrêter, quand une fois on y a pénétré.

C'est peut-être là le point le plus difficile de cette étude, et si nous ne nous trompons, cette difficulté n'est pas susceptible d'une solution absolue. La multiplicité des fonctions de l'estomac et la complication des phénomènes de la digestion, dont aucun autre organe ni aucune autre fon tion ne nous offre un exemple, feront toujours que des phénomènes très variés, suivant les individus, offriront un caractère pathologique identique, et ne se prêteront que difficilement à une analyse méthodique.

En attendant que quelques nouveaux progrès se réalisent dans ce sens, nous avons formellement séparé la *dyspepsie* et la *gastralgie*, considérées l'une et l'autre comme deux états pathologiques identiques, dans le langage médical actuel.

§ III. — Traitement.

S'il est une maladie ou un ensemble de phénomènes pathologiques auxquels la plupart des eaux minérales paraissent s'approprier à peu près indifféremment, quels que soient leur constitution et leur mode d'administration, c'est assurément la dyspepsie. Les bains de mer et l'hydrothérapie ne réussissent pas moins dans de pareils traitements. Mais souvent il n'est même pas nécessaire de recourir aux eaux minérales, aux bains de mer, à l'hydrothérapie; un séjour à la campagne, une saison de chasse, un voyage, en feront autant, et cela, non pas dans quelques circonstances rares et comme dues au hasard, mais dans des cas très ordinaires et, l'on peut dire, tous les jours.

Si l'on s'en tient à la considération des phénomènes dyspeptiques eux-mêmes, on s'étonne, et l'on a quelque peine à démêler pourquoi et à quel titre agents thérapeutiques et conditions hygiéniques revêtent, en apparence, la même action curative, malgré leur constitution et leurs modalités si variées.

Mais si l'on veut bien se reporter à ce que nous avons exposé sur la pathogénie de la dyspepsie, à la confusion succédera la clarté, et l'on comprendra ce qui, sans cela, est absolument intraduisible.

S'il est vrai que beaucoup de dyspepsies dépendent uniquement de ce que, par suite d'habitudes hygiéniques vicieuses, la digestion ne rencontre pas, pour s'effectuer, les conditions physiologiques de l'ensemble de l'organisme nécessaires à son libre accomplissement, il est évident que le rétablissement de ces conditions pourra suffire pour écarter la dyspepsie et rendre à la digestion son activité régulière. Or, comme de simples circonstances hygiéniques suffisent souvent pour rétablir l'équilibre troublé dans l'ensemble de l'économie, elles suffiront en même temps pour guérir la dyspepsie.

Il est des conditions organiques qui peuvent également céder dans de pareilles circonstances.

Un degré d'anémie ou de chlorose, ou bien d'atonie de la peau et de langueur de la circulation, suffisant pour entraîner de la dyspepsie, peut ne réclamer par lui-même autre chose qu'un changement de vie, de milieu, d'activité.

Mais il peut arriver que les phénomènes dyspeptiques, ou bien l'altération générale de la santé, existent à un degré que de simples changements dans les conditions hygiéniques ne suffisent pas à réparer. C'est alors qu'on peut voir, dans beaucoup de circonstances, à peu près toute application de la médication thermale leur apporter un complément utile et suffisant. La balnéation journalière, l'introduction dans l'estomac d'un eau thermale et gazeuse (double condition qui nous semble ici nécessaire), l'animation directement apportée aux fonctions cutanées, aux fonctions digestives elles-mêmes, l'activité développée dans l'ensemble des sécrétions de l'économie, tous ces éléments appréciables de l'action reconstituante propre à la médication thermale, expliquent la guérison de bien des dyspepsies en dehors de toute médication spéciale.

Chez beaucoup de dyspeptiques, que l'origine de la maladie se rapporte à un dérangement primitif de l'estomac ou à une altération générale de la santé, les fonctions digestives se trouvent trop profondément altérées, et il faut avoir recours à des eaux minérales plus spéciales.

Avant d'étudier ces dernières, nous trouvons deux observations importantes à présenter.

Ces dyspepsies, qui cèdent simplement à des changements hygiéniques ou à une médication thermale banale, représentent parfaitement la *bradypepsie* d'Hoffmann, la digestion lente. Elles donnent plutôt l'idée d'une insuffisance que d'une altération dans les forces digestives, chimiques ou dynamiques.

Mais ce sont précisément ces digestions lentes, sans symptômes très tranchés, qui sont le plus vivement ressenties par le reste de l'organisme, c'est-à-dire qui déterminent surtout cette langueur, cette fatigue insupportable, qui, d'abord limitées au moment de la digestion, finissent par développer un état habituel de faiblesse névropathique tout à fait caractéristique. Vous pourrez voir au contraire se prolonger une dyspepsie où domine presque exclusivement quelque symptôme particulier, tels que aigreurs, rapports hydrosulfurés, ou bien impossibilité de digérer telle sorte d'aliments, ce qui annonce une altération formelle dans la nature des sécrétions gastriques ou duodénales, sans que la santé générale s'en ressente beaucoup. J'ai vu même plus d'une fois, alors que des vomissements se reproduisaient régulièrement après chaque repas, pendant des années entières, la santé générale bien moins troublée que pour une simple sensation de pesanteur que la présence des aliments dans l'estomac ne manquait pas de reproduire.

Or, ces symptômes dyspeptiques isolés, portant en apparence sur un seul des rouages nombreux qui concourent à l'accomplissement de la digestion, sont en général plus tenaces, plus difficiles à guérir, qu'un trouble plus général de la digestion elle-même, et nécessitent davantage l'emploi d'eaux minérales spéciales.

De sorte que si l'on veut faire la part des trois ordres de moyens que j'ai énumérés : conditions hygiéniques simples, eaux minérales quelconques, eaux minérales spéciales, il ne faut pas seulement avoir égard au degré de gravité ou d'ancienneté de la maladie, à son point de départ local ou général, il ne faut pas moins considérer sa forme symptomatique et dans le sens qui vient d'être indiqué.

Un autre point, qui m'a paru ressortir assez clairement des faits observés, est le suivant :

C'est que les eaux minérales, non spéciales pour la dyspepsie, peuvent réussir assez bien à guérir les phénomènes dyspeptiques, lorsque ceux-ci accompagnent les conditions pathologiques auxquelles ces eaux minérales s'adressent plus spécialement, tandis qu'elles échouent le plus souvent dans la dyspepsie isolée.

Ceci s'applique surtout aux eaux *sulfureuses*.

Si l'on s'en rapportait à ce qu'a écrit Bordeu à ce sujet, il faudrait admettre que les *Eaux-Bonnes*, celles de *Cauterets*, seraient les plus spécialement applicables à la dyspepsie et même à la gastralgie. En effet, les effets possibles de ces eaux minérales sur les troubles de la digestion sont présentés d'une manière absolue et sans aucune réserve. Bordeu doit être recherché pour les idées générales qu'il a exposées au sujet de la médication thermale ; mais pour ce qui est relatif à l'exposition des faits particuliers, il faut se garder de le prendre pour modèle.

Il est certain que parmi les malades herpétiques, lymphatiques, catarrheux, qui se rendent près des sources sulfurées, un grand nombre sont dyspeptiques, et que fort souvent aussi leur dyspepsie se trouve très bien de la médication sulfureuse. On observe assez habituellement ce que M. de Puisaye a remarqué à *Enghien* : « Les sujets dont les facultés digestives sont depuis longtemps affaiblies, dont l'estomac manque de la stimulation nécessaire à l'accomplissement régulier des fonctions de nutrition, éprouvent de très bons effets des eaux d'*Enghien*. Sous leur influence, les fonctions digestives se réveillent, des aliments qui jusqu'alors n'étaient pas digérés deviennent d'une digestion facile, et ce premier effet des eaux influe favorablement sur le moral des malades... (1). » M. Gueneau de Mussy a vu souvent des accidents dyspeptiques, compliquant l'angine glanduleuse, céder rapidement à l'usage des *Eaux-Bonnes* (2).

Les faits de ce genre s'observent très communément; mais il ne faut pas s'en exagérer la portée, et M. Andrieu nous paraît avoir exprimé cette dernière avec une grande justesse :

« Les malades qui arrivent aux *Eaux-Bonnes*, dit-il, ayant les voies gastriques en bon état, subissent dès les premiers jours une modification évidente des facultés digestives, et cette modification, qui agit dans un sens favorable, détermine une appétence vive pour les aliments et une énergie corrélative dans l'acte de la chymification.

» Ceux qui avaient du dégoût pour les aliments ne tardent pas, le plus souvent, à voir leur appétit se réveiller et leurs facultés digestives recouvrer une puissance qu'elles avaient perdue depuis longtemps.

» Enfin, il existe un assez grand nombre de malades qui éprouvent habituellement, dans la région de l'estomac, des chaleurs, des ardeurs, des douleurs crampoïdes, pungitives ou comprimantes, qui ont des renvois acides, corrosifs, brû-

---

(1) De Puisaye et Lecoute, *Des eaux d'Enghien au point de vue chimique et médical*, 1853, p. 185.

(2) Noël Gueneau de Mussy, *Traité de l'angine glanduleuse*, 1857, p. 146.

lants et dont la muqueuse gastrique sécrète des gaz en plus ou moins grande quantité. Quelques-uns sont en proie à une sensation de barre transversale, d'autres aux défaillances d'estomac ; tantôt l'ingestion des aliments atténue ou fait cesser les douleurs gastriques, tantôt elle les exaspère (dyspepsie et gastralgie).

» Il faut dire que l'usage des *Eaux-Bonnes* aggrave assez souvent, au moins d'une manière temporaire, les symptômes que je viens d'énumérer, alors même que ces eaux sont prises à des doses modérées ou faibles (1). »

Les eaux minérales spéciales dans le traitement de la dyspepsie sont les suivantes :

Bicarbonatées sodiques,
Bicarbonatées calcaires,
Ferrugineuses,

Et quelques autres, appartenant aux *sulfatées*, représentant des spécialisations plutôt individuelles que de classes.

Ces trois séries d'eaux minérales offrent une circonstance qui leur est commune : c'est la présence de l'*acide carbonique libre ;* car les eaux ferrugineuses non gazeuses doivent être exclues de ce traitement.

La plupart des eaux bicarbonatées calcaires ne paraissent même devoir la majeure partie au moins de leur application à la dyspepsie qu'à l'acide carbonique qu'elles renferment en grande proportion : on les appelle *eaux gazeuses*.

L'*acide carbonique* a, en effet, pour propriété d'activer la digestion. On appelle *eaux digestives* toutes les eaux fortement gazeuses. Il est permis de les considérer comme un excitant spécial de l'appareil digestif.

Les eaux ferrugineuses trouvent de fréquentes applica-

---

(1) Andrieu, *Essai sur les Eaux-Bonnes*, 1847, p. 41-45.

tions au traitement de la dyspepsie. En l'absence même d'indications spéciales, relatives à l'emploi du *fer*, ce dernier principe paraît, sous la forme où il existe ici, fournir un tonique parfaitement approprié à l'atonie de l'estomac. Nous en reparlerons tout à l'heure.

Mais ce qui rend surtout les eaux bicarbonatées sodiques spéciales dans la dyspepsie, c'est que, à côté de cet excitant spécial que nous trouvons dans l'acide carbonique, de ce tonique précieux que nous fournit le fer, elles renferment le *bicarbonate de soude* qui, dans les conditions d'association au moins où nous le rencontrons ici, paraît exercer une action très directe et très puissante sur les phénomènes intimes de la digestion, et en particulier sans doute sur les sécrétions gastriques et duodénales.

Aussi, les eaux bicarbonatées sodiques nous offrent-elles une médication beaucoup plus complète que les eaux simplement gazeuses, ou les eaux ferrugineuses, et bien mieux apte à se prêter aux degrés et aux formes variées de la dyspepsie.

A. *Eaux bicarbonatées sodiques.*

Si les eaux bicarbonatées sodiques nous paraissent résumer les qualités des différentes eaux applicables au traitement de la dyspepsie, *Vichy* ne résume pas moins les applications des eaux bicarbonatées sodiques. Il ne manque qu'une chose à *Vichy* sous ce rapport : ce sont des sources faiblement minéralisées. Aussi, lorsqu'à propos de toutes les sources minérales qui viennent à se découvrir ou à s'obtenir artificiellement à *Vichy* ou dans les environs, on s'efforce de prouver qu'elles sont plus minéralisées ou plus fortes que leurs aînées, on a bien tort : ce ne sont pas les sources fortes qui manquent à *Vichy*, ce sont les sources faibles.

Cependant, il existe une source à *Vichy* qui, par les qualités qui lui sont propres, supplée, jusqu'à un certain point, au manque de sources faiblement minéralisées. C'est la source de l'*Hôpital*.

La source de l'*Hôpital* est en effet toute spéciale pour les dyspeptiques. D'une température parfaitement appropriée (31 degrés), la moins stimulante de toutes les sources de Vichy, elle est en général parfaitement tolérée par les estomacs les plus susceptibles et par les constitutions les plus excitables; ces propriétés paraissent dues à la matière organique qu'elle renferme en proportion notable.

Il convient presque toujours de combiner avec l'eau de l'*Hôpital* les sources ferrugineuses de Vichy, la source *Lardy* ou celle de *Mesdames*, la première plus tiède (25 degrés), la seconde plus froide, double qualité qui sera recherchée suivant les cas.

L'eau de *Vichy* doit toujours être prise à très petite dose, surtout au début du traitement, par les dyspeptiques. On obtient d'excellents effets de son administration immédiatement après les repas, plutôt que pendant les repas eux-mêmes.

Les *bains* ne sont peut-être pas moins utiles aux dyspeptiques, à *Vichy*, que l'usage interne de l'eau minérale. Ils semblent constituer la partie la plus importante du traitement dans des cas où l'eau minérale est à peine supportée. Si l'on peut supposer que celle-ci prise en boisson agit plus directement sur les fonctions de l'estomac, les bains agissent plus spécialement sur les conditions générales de l'économie, et sur la peau, dont la solidarité avec l'appareil digestif est si manifeste.

Les *douches* rendent également de grands services dans le traitement de la dyspepsie. Chaudes et énergiques, elles réussissent souvent à ramener la chaleur aux extrémités refroidies ; elles sont indiquées sur la région dorsale et lombaire, lorsque les malades sont affaiblis ou que ces régions sont douloureuses ; sur l'abdomen, quand il existe un état général d'atonie des viscères abdominaux.

On fait également un grand usage des *douches ascendantes*, non-seulement pour combattre directement la constipation, si commune chez les dyspeptiques, mais comme moyen de stimulation du canal digestif.

Voici ce que l'on observe en général, quant aux résultats du traitement :

L'appétit se développe presque constamment, en même temps que le malaise déterminé par l'introduction des aliments diminue. La digestion devient plus courte. Les vomissements cèdent en général promptement. Les aigreurs et les renvois hydrosulfurés disparaissent le plus souvent de bonne heure. La constipation est habituellement le phénomène le plus tenace.

Cependant je dois reproduire ici une remarque que j'ai précédemment faite : c'est que, lorsque quelqu'un de ces symptômes de la dyspepsie existe comme phénomène isolé, il est souvent très difficile à surmonter. Ceci s'applique surtout aux aigreurs et à la pneumatose.

J'ai vu rarement les vomissements d'apparence *essentielle* ne pas céder au traitement thermal de *Vichy*. Mais j'ai vu bien plus souvent les aigreurs, et surtout la pneumatose stomacale, leur résister opiniâtrément. Pourquoi cette résistance dans certains cas, et non dans d'autres? Je ne puis le dire, et je ne puis que répéter ce que j'ai déjà dit : c'est que les phénomènes de ce genre cèdent plus facilement quand ils font corps avec un ensemble de symptômes dyspeptiques, que lorsqu'ils se montrent isolément.

L'ordre suivant lequel se manifeste le retour à la santé présente quelques remarques intéressantes à faire.

J'ai beaucoup insisté sur l'importance qu'il fallait attacher, dans la dyspepsie, à la double considération, soit des symptômes dyspeptiques eux-mêmes, soit de l'altération générale de la constitution poussée quelquefois au plus haut degré, que celle-ci eût, dans le principe, préexisté à la dyspepsie, ou bien qu'elle fût survenue consécutivement au trouble des fonctions digestives.

Le retour à la santé se manifeste en général à peu près en même temps, et du côté de la digestion elle-même, et du côté des fonctions générales de l'économie. Mais il n'en est pas toujours ainsi, et certains dyspeptiques quittent *Vichy* ne présentant que le rétablissement de la santé générale, sans que les fonctions digestives semblent améliorées ; d'autres n'offrant que le rétablissement de la digestion, sans que la santé générale en paraisse meilleure.

On pourra trouver quelque intérêt dans le relevé suivant de 107 observations considérées sous le rapport des effets primitifs du traitement, où il y avait également des symptômes propres de dyspepsie et une altération générale de l'économie avec les caractères qui se rencontrent habituellement en pareil cas.

Amélioration portant également sur les phénomènes locaux de la dyspepsie, et sur les conditions générales de l'économie, forces, calorification, sueurs, etc., chez 75 malades.

Amélioration portant spécialement ou uniquement sur les conditions générales de l'économie, chez 20 malades ; sur les symptômes dyspeptiques, chez 12 malades.

Dans le plus grand nombre des cas, l'amélioration se fait sentir pendant le traitement lui-même, et même dès les premiers jours. Mais quelquefois aussi, ce n'est qu'après le traitement terminé, quelques semaines, ou même deux et trois mois après, que les digestions commencent à se rétablir. De semblables résultats sont très communs en médecine thermale : mais ils sont surtout frappants au sujet d'une maladie telle que la dyspepsie.

J'ai dit que *Vichy* résumait à peu près le traitement de la dyspepsie par les eaux bicarbonatées sodiques. Nous ne trouvons guère, en effet, de stations thermales de la même classe qu'il nous soit permis d'en rapprocher.

La plupart des eaux bicarbonatées sodiques en France sont très faiblement minéralisées et d'une température élevée, et usitées surtout en thérapeutique, en vertu de leur thermalité. D'autres, comme *Vic-sur-Cère* (Cantal), *Vic-le-Comte* (Puy-de-Dôme), présentent une minéralisation remarquable et fort semblable à celle des eaux d'*Ems*, par la double prédominance du bicarbonate de soude et du chlorure de sodium ; mais elles sont peu connues.

Les eaux de *Vals*, qui renferment plus de 7 grammes de bicarbonate de soude, sont sans doute trop minéralisées pour être d'une application convenable à beaucoup de cas de dyspepsie. Cependant nous ne pouvons douter qu'elles ne soient propres à rétablir les digestions difficiles et languissantes, dans des cas franchement atoniques (1).

Les eaux de *Saint-Alban*, au contraire, très gazeuses et d'une minéralisation moyenne, se trouvent dans d'excellentes conditions pour compléter le cercle d'application des eaux de *Vichy*. J'ai signalé plus haut les inconvénients de la composition trop riche de ces dernières, dans les dyspepsies avec phénomènes névropathiques, soit généraux, soit gastriques. La source de l'*Hôpital* est elle-même quelquefois impossible à tolérer. Les eaux de *Saint-Alban* rempliraient parfaitement l'indication qui se présente alors. Prunelle

---

(1) Dupasquier, *Notice sur une nouvelle source minérale à Vals.* Lyon, 1845, p. 47.

combinait souvent, chez ces sortes de malades, l'usage des eaux de *Saint-Alban* transportées, avec les bains de *Vichy*. Mais l'usage sur place des eaux de *Saint-Alban* n'a pas encore pris de grands développements, et l'on utilise surtout ces eaux à distance, à titre d'eaux digestives.

Nous signalerons encore les eaux de *Châteauneuf* (Puy-de-Dôme), mais sans connaître les résultats de leur application aux dyspeptiques.

Nous ne saurions être beaucoup plus explicite au sujet des eaux d'*Ems*. Lorsque M. Spengler nous dit qu'elles sont très avantageuses dans les *catarrhes de la muqueuse digestive* (1), il ne nous apprend rien d'utile. Ce que nous savons des eaux d'*Ems* nous permet d'en conclure que ces eaux sont applicables dans les cas où *Vichy* est trop excitant; mais nous ne pouvons entrer dans plus de détails sur ce sujet.

B. *Eaux bicarbonatées calcaires.*

Les eaux de *Pougues* tiennent le premier rang parmi les eaux minérales de ce genre, et elles constituent une médication efficace de la dyspepsie.

M. de Crozant leur attribue, dans un travail intéressant sur ce sujet, une double action, d'excitation générale et d'excitation locale, expliquant par celle-ci le rétablissement des fonctions digestives, par la première le rétablissement de la santé générale quand celle-ci se trouvait compromise (2). Mais lorsque notre honorable confrère ajoute : « Cet avantage n'existe pas dans les eaux de *Vichy* et

---

(1) Spengler, *Études balnéologiques sur les thermes d'Ems*, 1855, p. 12.
(2) De Crozant, *De l'emploi des eaux minérales de Pougues dans le traitement de quelques affections chroniques de l'estomac et des organes génito-urinaires*, 1846, p. 14.

autres, qui, ne présentant qu'une des propriétés, celle de l'action locale, ne peuvent produire qu'une amélioration très momentanée et sans résultat, » il se trompe complètement. Le résumé d'observations que nous avons rapporté tout à l'heure, suffit pour répondre à cette singulière assertion.

C'est principalement dans la dyspepsie pituiteuse, ou embarras gastrique chronique, que M. de Crozant a vu réussir les eaux de *Pougues*, dont il attribue surtout la spécialité à la prédominance des sels de chaux et de magnésie.

La plupart des eaux bicarbonatées calcaires, *Chateldon*, *Saint-Galmier*, *Condillac*, etc., sont employées à distance, à titre d'eaux digestives, et paraissent agir spécialement par leur acide carbonique. L'action de ces eaux est plus superficielle que celle des eaux bicarbonatées sodiques, et doit être surtout adressée aux symptômes dyspeptiques eux-mêmes. C'est au même titre que l'on emploie l'eau de *Soulzmatt*, bicarbonatée sodique, celle de *Selters* naturelle (chlorurée sodique). Mais on fait peu d'usage de cette dernière en France.

Les eaux d'*Évian*, bicarbonatées mixtes, froides, à peine minéralisées, conviennent surtout, suivant le docteur Andrier, dans les affections spasmodiques de l'estomac et des intestins. Nous en reparlerons à propos de la gastralgie. L'auteur que nous venons de nommer les croit plus faciles à supporter par les estomacs délicats, à cause de l'absence complète de sulfate de chaux qu'on y remarque (1).

C. *Eaux ferrugineuses.*

Les eaux ferrugineuses ne nous semblent pas très directement afférentes au traitement de la dyspepsie. Quelques-unes d'entre elles sont employées, transportées, comme

(1) Andrier, *Eaux minérales alcalines d'Évian*. Genève, 1848, p. 15.

eaux gazeuses et toniques : ainsi *Bussang, Sultzbach, Saint-Pardoux*, etc.

Lorsque la dyspepsie accompagne un état de chlorose ou d'anémie très déterminé, et que surtout elle paraît exister sous sa dépendance, les eaux ferrugineuses peuvent se trouver indiquées, à condition toutefois qu'elles soient notablement gazeuses.

Sylvanès, Lamalou, Andabre (notablement bicarbonatée sodique(1), *Orezza, Château-Gontier, Forges, Spa, Schwalbach*, etc., nous paraissent mériter une mention spéciale. Mais nous croyons que les cas où les eaux bicarbonatées sodiques ferrugineuses, comme certaines sources de *Vichy*, pourront être considérées comme insuffisantes, doivent être assez rares. J'ai indiqué, dans un travail particulier, les raisons pour lesquelles la médication thermale ferrugineuse me paraît d'une valeur assez secondaire en thérapeutique thermale (2).

D. *Eaux minérales sulfatées.*

On ne saurait assigner à la classe des eaux *sulfatées* une spécialisation réelle au sujet du traitement de la dyspepsie. Cependant, il est quelques stations thermales sulfatées, d'importance diverse, qui sont fort employées à ce sujet, et que nous ne pouvons passer sous silence. C'est :

Plombières, sulfatée sodique ;

Carlsbad, sulfatée sodique ;

Bagnoles (Orne), sulfatée calcaire ;

Sermaize, sulfatée magnésique.

Du reste, ces différentes eaux minérales sont fort peu

---

(1) Girbal, *Études thérapeutiques sur les eaux d'Andabre*. Montpellier, p. 42.

(2) Annal s de la *Société d'hydrologie médicale de Paris*, t. III, p. 309.

comparables entre elles : *Plombières* se trouvant à peine minéralisée, *Carlsbad* offrant une minéralisation considérable, *Bagnoles* et *Sermaize* présentant des bases différentes. Elles n'offrent même pas une qualité gazeuse commune, car les eaux de *Plombières*, suivant les récentes observations de MM. O. Henry et Lhéritier, ne renfermeraient point d'acide carbonique.

Quoiq u'il en soit, nous n'avons à nous préoccuper que des résultats pratiques ; mais nous ne pouvons entrer, au sujet de ces derniers, dans des détails fort circonstanciés.

Les eaux de *Plombières* passent pour très spéciales dans les maladies qui nous occupent, et partagent à peu près avec *Vichy* la notoriété qui, à défaut de notions plus certaines, a jusqu'ici adressé les malades vers telle ou telle direction. Ce partage des dyspeptiques entre *Plombières* et *Vichy* n'est pas un des sujets les moins curieux de la thérapeutique thermale : il est, en effet, difficile de rencontrer des eaux minérales plus dissemblables, et desquelles on semble devoir attendre des effets plus opposés.

Nous avons établi plus haut plusieurs catégories de dyspeptiques. Pour ceux à qui le grand air, l'exercice et un traitement thermal quelconque doivent suffire, *Vichy* et *Plombières* peuvent sans doute s'appliquer indifféremment ; les modes balnéatoires, les moyens hydrothérapiques, la thermalité de l'eau minérale elle-même, établissent une sorte d'équilibre entre ces agents médicamenteux si différents, pourvu qu'ils soient, bien entendu, convenablement administrés.

Mais quand il s'agit de dyspepsies caractérisées, réclamant un traitement spécial et direct ; quand il s'agit d'états constitutionnels, tranchés et désignant des indications précises, il est impossible d'admettre que *Plombières* et *Vichy* se trouvent indifféremment applicables.

Sur quoi cependant établir cette distinction?

J'ai consulté à ce sujet dom Calmet (1), Didelot (2), Grosjean (3), MM. Duval, Turck, Lhéritier, et je suis obligé de convenir que je n'ai rien appris.

« On a beaucoup écrit sur les eaux de *Plombières*, mais sans que les questions physiologiques et thérapeutiques qui les concernent, ou spécialement ou en commun avec d'autres eaux, aient été beaucoup plus éclairées (4). » En effet, sans parler des anciens auteurs chez lesquels, à peu d'exceptions près, la médecine thermale est aussi mal traitée que possible, MM. Duval (5) et Turck en sont toujours à la gastrite et à la gastro-entérite de Broussais, et ce dernier auteur prétend même que beaucoup de ces malades doivent commencer leur traitement par une saignée locale et y revenir à plusieurs reprises pendant sa durée (6), de sorte qu'il est assez difficile de savoir de quelle sorte de malades il s'agit là. M. Lhéritier néglige de parler des dyspepsies gastralgiques, de peur d'entrer dans des détails surabondants (7), comme s'il s'agissait d'une question surabondamment traitée, tandis qu'il est trop éclairé pour ne pas savoir combien elle est encore imparfaitement connue.

Cependant, de quelques rares observations rencontrées dans ces ouvrages (Grosjean, Duval), et de ce que nous savons des eaux de *Plombières*, nous croyons pouvoir tirer

---

(1) Dom Calmet, *Traité historique des eaux et bains de Plombières*, etc. Nancy, 1748.

(2) Didelot, *Avis aux personnes qui font usage des eaux de Plombières*, 1782.

(3) Grosjean, *Précis sur les eaux de Plombières*. Paris, 1829 ; il y a cependant une série d'observations, p. 60.

(4) *Dictionnaire de médecine* en 30 volumes, 2ᵉ édit., t. XXV, p. 120.

(5) Duval, *Manuel du baigneur à Plombières*, 1850, p. 144.

(6) Turck, *Du mode d'action des eaux de Plombières*, 4ᵉ édit., 1847, p. 74.

(7) Lhéritier, *Eaux de Plombières, clinique médicale*, 1853, p. 87.

une définition de l'action comparative des eaux de *Plombières* et de *Vichy*, dans la dyspepsie, définition qui sera assez conforme à la suivante empruntée à M. Patissier :

« Les maladies connues sous le nom de dyspepsie et de gastralgie, si elles succèdent à une phlegmasie, ou si elles sont le résultat d'un état nerveux, les eaux de *Plombières* leur conviennent.

» S'il y a atonie des voies digestives, on aura recours à *Vichy* (1). »

Nous dirons à notre tour : Plus l'état gastralgique domine, et mieux *Plombières* se trouve indiqué ; plus l'état dyspeptique est caractérisé, et mieux *Vichy* convient.

Tel est évidemment le sens général qu'il faut donner à ces indications respectives ; quant aux indications particulières et aux détails d'application, il faut attendre que nous soyons mieux éclairés à leur sujet.

Nous ne pouvons qu'indiquer l'application spéciale de *Carlsbad* à la dyspepsie. Nous ne sommes en mesure d'entrer dans aucun détail sur ce point. Sans doute les eaux de *Carlsbad* s'adressent plus particulièrement aux cas atoniques, et sont contre-indiquées par la prédominance des phénomènes névropathiques. Sous ce rapport elles semblent se rapprocher du cercle d'application des eaux de *Vichy*, tout en se distinguant de celles-ci par leurs propriétés purgatives.

Ce n'est pas que l'action purgative des eaux de *Carlsbad* soit très constante. On voit en général survenir, après une quinzaine de jours de traitement, une diarrhée à laquelle on a coutume d'attribuer un caractère salutaire. Quelquefois

---

(1) Patissier, *Nouvelles recherches sur l'action thérapeutique des eaux minérales*, 1839, p. 27.

cette diarrhée ne se montre que consécutivement au traitement thermal. Mais elle peut aussi manquer complétement. Je ne crois pas du reste que, malgré cette action purgative, les eaux de *Carlsbad* présentent, au sujet de la dyspepsie, des applications que nous ne puissions remplir en France.

Les eaux de *Bagnoles* (Orne) et de *Sermaize* (Marne) méritent une mention spéciale. Celles de *Bagnoles* paraissent se prêter jusqu'à un certain point à l'état gastralgique, c'est-à-dire à un état douloureux de l'estomac, dans la dyspepsie, qui rend souvent l'application des eaux de *Vichy* fort difficile (1). Les eaux de *Sermaize* agiraient plutôt dans un sens directement tonique, et à titre de ferrugineuses (2).

Les eaux *chlorurées sodiques* paraissent assez efficaces dans la dyspepsie. Celles d'entre elles qui sont très chargées de gaz doivent, en effet, bien réussir dans les formes ordinaires de la dyspepsie, dans l'atonie simple de l'estomac (3). Leurs propriétés purgatives semblent leur assigner une application particulière, dans des affections où la constipation joue toujours un certain rôle. Mais il me semble que l'action laxative des eaux chlorurées sodiques est généralement une action passagère, qui peut très notablement concourir à certains résultats thérapeutiques, mais qui ne laisse pas grand'chose d'acquis après elle ; je ne pense pas qu'elle ait une grande part à prendre dans les indications des eaux chlorurées sodiques chez les dyspeptiques.

M. Kuhn signale cependant comme très spéciale l'action des eaux de *Niederbronn*, dans l'état muqueux ou pituitaire des premières voies (4), c'est-à-dire l'embarras

---

(1) Desnos, *Recherches bibliographiques et recueil d'observations cliniques sur les eaux de Bagnoles-de-l'Orne*, p. 8.
(2) Chevillion et Calloud, *Notice sur les eaux de Sermaize*, 1851, p. 47
(3) Stœber, *Notice sur les eaux de Hombourg*. Strasbourg, 1844, p. 27.
(4) Kuhn, *Les eaux laxatives de Niederbronn*. Paris, 1854, p. 117.

gastrique chronique pour lequel M. de Crozant revendiquait spécialement les eaux de *Pougues*. M. Kuhn a recours ici à la méthode laxative.

Cependant M. Ch. Braun assure que les eaux de *Wiesbaden* conviennent également dans les dérangements de la digestion provenant d'aigreurs, ou causés par des glaires, ou résultant de l'atonie des organes digestifs (1).

Ce qui nous paraît surtout résulter de nos recherches à ce sujet, c'est que les formes douloureuses ou gastralgiques de la dyspepsie ne se prêteraient nullement aux applications des eaux chlorurées sodiques.

Je pense que, chez les individus chez qui l'état lymphatique et scrofuleux domine, les eaux *chlorurées sodiques*, gazeuses, *Niederbronn, Wiesbaden, Nauheim*, etc., doivent parfaitement réussir à modifier l'état dyspeptique, plus complétement encore que les eaux *sulfureuses* chez les herpétiques et les catarrheux. Mais nous ne pensons pas qu'en dehors de ce cercle spécial, elles rentrent dans la véritable spécialisation de la dyspepsie.

RÉSUMÉ.

I. Ce que nous rangeons sous la dénomination de *dyspepsie* ne peut se définir, d'une manière générale, que par l'affaiblissement des facultés digestives de l'estomac.

La *gastralgie* est la névrose douloureuse de l'estomac.

II. La dyspepsie se développe le plus souvent dans les circonstances suivantes : 1° alors qu'un individu se trouve accidentellement ou habituellement placé dans des conditions défavorables au régulier accomplissement de la digestion, ce qui rentre dans les causes hygiéniques de la dyspep-

---

(1) Ch. Braun, *Monographie des eaux minérales de Wiesbaden*, 2ᵉ partie, p. 60

sie; 2° ou bien alors que les conditions générales nécessaires à une bonne digestion sont troublées par des modifications organiques ou fonctionnelles survenues dans le système nerveux, la circulation ou la composition du sang : ce sont des causes *physiologiques* de la dyspepsie.

III. La direction du traitement devra surtout dépendre de ce point de vue pathogénique, selon que la dyspepsie paraîtra provenir de circonstances directement afférentes aux fonctions digestives, ou de troubles généraux de l'organisme; selon que la dyspepsie sera primitive ou secondaire, ou, suivant les anciennes divisions, idiopathique ou symptomatique.

IV. Il faudra, suivant ces divers points de vue, insister surtout sur un traitement général ou bien sur un traitement local et direct.

V. C'est dans le premier cas que des conditions hygiéniques meilleures suffiront souvent pour guérir la dyspepsie; que, dans leur insuffisance, l'intervention d'un traitement thermal quelconque permet à la plupart des eaux minérales d'exercer une action curative sur les troubles de la digestion, qui la constituent ; mais dans le second cas, il convient généralement de recourir à des eaux minérales spéciales.

VI. La prédominance très accusée de quelque symptôme dyspeptique particulier est généralement plus difficile à surmonter, et nécessite plutôt l'intervention d'une eau minérale spéciale, qu'un ensemble de symptômes annonçant un trouble plus général de la digestion et semblant souvent constituer un état plus grave.

VII. Les eaux minérales non spéciales pour la dyspepsie réussissent en général à dissiper les symptômes dyspeptiques compliquant des affections afférentes à leur propre spécialité, lorsque ces symptômes ne dépassent pas un certain degré et ne représentent pas autre chose qu'un état d'amoindrissement général des facultés digestives. Mais dans les dyspepsies autrement caractérisées, ou bien chez les malades qui ne portent pas des affections rentrant dans leur spécialité, elles sont en général insuffisantes et souvent nuisibles. Ceci s'applique en particulier aux eaux *sulfureuses*.

VIII. Les eaux minérales spéciales dans le traitement de la dyspepsie sont les eaux : *bicarbonatées sodiques, bicarbonatées calcaires, ferrugineuses*, et quelques eaux *sulfatées*.

Les eaux bicarbonatées calcaires paraissent agir surtout à titre de *gazeuses*; les eaux ferrugineuses comme *toniques*; les eaux bicarbonatées sodiques, beaucoup plus *spéciales* par elles-mêmes, sont également gazeuses et souvent ferrugineuses aussi.

IX. *Vichy* représente d'une manière très complète les applications des eaux *bicarbonatées sodiques* au traitement de la dyspepsie. *Vals* ne peut sans doute s'appliquer qu'aux cas très franchement atoniques. *Saint-Alban* et *Ems* peuvent convenir dans des cas où *Vichy* paraîtrait trop actif, ce qui ne se présente pas souvent dans la dyspepsie simple, sans complication de gastralgie.

X. La plupart des eaux *bicarbonatées calcaires* sont surtout usitées, transportées, comme eaux gazeuses et digestives : *Saint-Galmier*, *Chateldon*, *Condillac*, *Schwalheim*, etc. Les eaux de *Soulzmatt* (bic. sod.), de *Selters* (chl. sod.), etc., le sont au même titre.

Les eaux de *Pougues*, qui représentent la station thermale la plus importante parmi les eaux de ce genre, seraient surtout spéciales dans la dyspepsie pituiteuse ou embarras gastrique chronique.

XI. Les eaux *ferrugineuses* nous semblent devoir être employées à peu près exclusivement dans les cas où la dyspepsie paraîtra sous la dépendance d'un état de chlorose ou d'anémie, mais seulement des eaux carbonatées, *Sylvanès, Lamalou, Andabre, Orezza, Châteaugontier, Forges, Spa, Schwalbach*, etc. Quelques-unes sont employées à distance, comme eaux gazeuses et toniques : *Bussang, Saint-Pardoux, Soultzbach*, etc.

XII. La classe des eaux sulfatées nous présente *Plombières, Carlsbad, Sermaize, Bagnoles* (Orne). Les eaux de *Plombières* et de *Bagnoles* paraissent s'adresser surtout aux cas où l'élément névropathique est plus développé, *Carlsbad* et *Sermaize* aux cas plutôt atoniques.

II.

GASTRALGIE.

Nous entendons par *gastralgie* la névrose douloureuse de l'estomac.

Le caractère essentiel de la *dyspepsie* est le trouble habituel de la digestion.

Le caractère essentiel de la *gastralgie* est la douleur (1).

Cette douleur se montre tantôt par accès périodiques, tantôt continue, quelquefois continue avec intermissions. Elle est le plus souvent indépendante de la digestion : elle s'y rattache quelquefois. Il peut y avoir combinaison de la gastralgie avec la dyspepsie.

Les différentes formes de la gastralgie sont donc surtout relatives à sa marche ou au mode d'apparition des douleurs.

Il y a d'abord la forme par accès, appelés vulgairement *crampes d'estomac*; ces accès qui se reproduisent à des

(1) Il y a certaines névroses non douloureuses qui se traduisent par quelque désordre bizarre des fonctions de l'estomac. On pourrait les désigner du nom de *gastralgie non douloureuse*, si le mot de gastralgie ne paraissait comporter l'idée nécessaire d'un état douloureux.

intervalles variés, de mois, ou de semaines, ou plus souvent, sont caractérisés par des douleurs très vives, souvent excessives, habituellement accompagnées de vomissements, débutant et se terminant d'une manière assez soudaine, amenant un ralentissement et surtout un rapetissement considérable du pouls, durant une demi-heure ou plusieurs heures.

D'autres fois, les douleurs cardialgiques, sans être continuelles, n'affectent pas le caractère d'accès. Elles sont habituelles, d'une intensité tolérable, se montrant surtout à jeun, et plutôt soulagées que ramenées par l'introduction des aliments, ou apparaissant à des époques indéterminées.

Il y a un certain nombre de gastralgiques chez lesquels il existe une douleur cardialgique continue, avec ou sans exaspération, et que souvent l'introduction des aliments n'augmente en rien. Ce sont souvent des jeunes filles chlorotiques. Cette douleur, ordinairement accrue par la pression, presque toujours limitée, surtout pour la sensibilité à la pression, à un espace très restreint vers la pointe de l'appendice xyphoïde, remontant quelquefois sous le sternum et s'accompagnant de dyspnée, est généralement plus pénible par sa persistance que par son acuité. Elle consiste quelquefois en une sensation toute particulière de brûlure remontant le long de l'œsophage (soda, fer chaud).

Enfin, il est une forme de gastralgie non moins commune chez les jeunes filles chlorotiques, dans laquelle l'introduction des moindres aliments ou de certains aliments détermine des douleurs excessives et souvent de très longue durée. Ici, comme dans la dyspepsie, c'est bien à la présence des aliments que se rattachent les manifestations symptomatiques ; mais celles-ci consistent alors essentiellement dans la douleur, ce qui n'arrive pas dans la dyspepsie elle-même.

Telles sont les formes principales de la gastralgie, formes qui, malgré les variétés que leur caractère névropathique peut leur faire subir, peuvent en général se rattacher aisément à ces différents types.

Maintenant, il est un certain ordre de faits où nous trouvons combinés ensemble les symptômes de la gastralgie et ceux de la dyspepsie, et que nous appellerons *dyspepsie gastralgique* ou *gastralgie dyspeptique*, suivant que l'une ou l'autre de ces formes dominera, ou bien encore représentera l'élément dont l'autre procédera. L'analyse de ces faits est très facile à concevoir.

Il peut arriver que, chez un dyspeptique, et par suite même du trouble entretenu par la lenteur des digestions, le système nerveux local s'exalte au point de donner lieu à des phénomènes gastralgiques ; ou bien encore il peut se faire que, chez un gastralgique, le retour des douleurs finisse par troubler le mécanisme des digestions et déterminer un état dyspeptique. Cette confusion apparente de symptômes et d'éléments morbides provient tout simplement de ce que les formes suivant lesquelles les éléments organiques de l'estomac et les fonctions qu'ils mettent en jeu peuvent être troublés, sont fort complexes et dans leurs combinaisons et dans leurs réactions mutuelles, et surtout ne se prêtent pas nécessairement à un arrangement nosologique.

La gastralgie et la dyspepsie, toutes distinctes qu'elles soient l'une de l'autre, se peuvent donc rencontrer sur le même terrain, et multiplier ainsi les indications thérapeutiques qui appartiennent à l'une et à l'autre.

§ Ier. — **Indications.**

Les indications qui se rattachent à la gastralgie sont de deux ordres :

Les unes ont rapport à l'état gastralgique ou névralgique lui-même, les autres aux circonstances qui peuvent accompagner la gastralgie, la déterminer ou l'entretenir, circonstances constitutionnelles, état névropathique, chlorotique, rhumatismal, etc.; ou locales, état dyspeptique, diététique vicieuse, etc.

Les eaux minérales ne peuvent guère s'appliquer directement à la gastralgie elle-même. Il semble y avoir contradiction entre le caractère de névralgie et le mode d'action de la médication thermale.

Je ne connais en effet qu'une forme de la gastralgie où cette médication soit directement applicable : c'est la gastralgie par accès. Les eaux minérales appropriées trouvant à s'appliquer en l'absence de la gastralgie elle-même, ou si l'on veut, des manifestations gastralgiques, semblent exercer sur l'estomac et le système nerveux qui lui est afférent, une modification, une sorte d'action substitutive, qui en change la modalité et rompt ainsi le cours de l'affection névropathique.

Mais quand le traitement thermal vient à se rencontrer avec un état névralgique actuel, continu ou habituel, non-seulement il ne possède aucune prise contre lui, mais encore il l'exaspère avec une grande facilité. Lors même que les eaux minérales semblent le mieux indiquées par l'état constitutionnel, la gastralgie peut suffire pour les contre-indiquer, ou du moins, peut rétrécir singulièrement le champ de leur application et la portée de leur action.

Restent les cas où la gastralgie est combinée avec la dyspepsie : *gastralgie dyspeptique*, quand domine l'état névropathique; dyspepsie *gastralgique*, quand c'est le trouble des digestions qui domine.

Les indications dépendent également ici de la prédominance de la gastralgie ou bien de la dyspepsie. Le premier cas peut exister à un degré qui rende l'application des eaux minérales impossible ou au moins fort difficile; dans le second cas, cette complication de la dyspepsie doit au moins être prise en grande considération dans l'application du traitement.

L'on voit que l'existence actuelle de douleurs gastralgiques tend à contre-indiquer les eaux minérales; que celles-ci ne sont efficaces ou applicables que lorsque la gastralgie se montre à des intervalles assez éloignés, pour qu'une action suffisante puisse être exercée sur l'estomac en l'absence de ses manifestations; ou bien, lorsque, réclamées par des circonstances pathogéniques ou concomitantes, il est possible de les appliquer sans aggraver l'état névralgique de l'estomac lui-même.

On s'étonnera sans doute de nous voir considérer, comme contre-indiquant le plus souvent les eaux minérales, la gastralgie, une des maladies auxquelles les eaux minérales passent pour s'appliquer de la manière la plus constante. Cela vient de ce que la dénomination de gastralgie est presque universellement, mais à tort, appliquée aux dyspepsies que nous avons étudiées tout à l'heure, et dont le traitement repose sur des bases tout opposées.

§ II. — Traitement.

Nous n'admettons guère d'intervention légitime des eaux minérales, au point de vue de l'état gastralgique lui-même, que dans la gastralgie par accès périodiques.

L'époque la plus favorable à l'application des eaux est l'époque la plus éloignée possible des accès de gastralgie, non pas, comme dans la goutte, de peur de troubler dans leur évolution des manifestations nécessaires, mais afin de ne pas les exaspérer.

J'ai presque toujours vu les eaux de *Vichy* réussir dans les cas de ce genre. Ou elles atténuent considérablement l'intensité de la gastralgie, ou elles l'enrayent complètement et la guérissent.

Comment agissent alors les eaux de *Vichy*? Sandras attribuait leur action à la neutralisation des acides de l'estomac, acides à l'excès desquels il faisait jouer un rôle considérable dans la gastralgie (1).

Il est vrai que l'état gastralgique développe en général dans l'estomac une extrême susceptibilité au sujet de la présence des acides. Les moindres acides introduits du dehors l'affectent très douloureusement, et les sécrétions acides qui lui apppartiennent ne paraissent souvent pas mieux tolérées elles-mêmes. Il n'est pas nécessaire d'admettre de leur part, comme le faisait Sandras, un excès d'acidité. Ce n'est pas la nature de la sécrétion qui est changée, c'est le degré d'impressionnabilité de l'estomac à son contact.

S'il ne s'agissait que de neutraliser des acides, il ne serait pas nécessaire de recourir aux eaux minérales, le bicarbonate de soude suffirait parfaitement. Mais le bicarbonate de soude nous fournit un médicament bien imparfait dans la gastralgie; il ne faut pas oublier d'ailleurs que les alcalins possèdent la propriété d'augmenter les sécrétions acides de l'estomac, et qu'ils pourraient bien en pareil cas agir en sens inverse de ce que l'on se propose.

Nous croyons plutôt que l'intervention des eaux de *Vichy* dans les intervalles des accès de gastralgie tend, comme nous l'avons déjà dit, à changer la manière d'être de l'estomac, par une véritable action substitutive. Quoi qu'il en soit, elle constitue une médication d'une incontestable efficacité.

Je ne sais trop jusqu'à quel point cette action sur les accès de gastralgie pourrait être revendiquée à titre spécial par les eaux bicarbonatées sodiques, et *Vichy* en particulier.

(1) Sandras, *Traité pratique des maladies nerveuses*, 1851, t. II, p. 372.

Les eaux d'*Olette* sembleraient, d'après quelques observations de M. Puig, leur être également applicables (1). Mais voici qui est digne de remarque.

Les eaux d'*Olette* sont sulfurées sodiques. Mais la source n° 3, ou source *Saint-Louis*, particulièrement employée dans les cas de ce genre, se trouve, par suite de son passage dans un sol désagrégé, dépouillée de presque tout son principe sulfureux, de manière à ne plus représenter qu'une eau faiblement alcaline, calcaire, et très riche en matière organique (2).

Il faut faire bien attention, en effet, dans l'appréciation thérapeutique de toutes ces sources des Pyrénées-Orientales, qu'alors qu'on croit avoir affaire à une médication sulfureuse très prononcée, on ne rencontre plus, souvent, que des eaux alcalines (sulfureuses dégénérées).

Dans les gastralgies avec douleurs continues, mais avec intermissions, on peut profiter de ces dernières pour appliquer utilement le traitement thermal. *Vichy* peut réussir alors, mais sans qu'il y ait à y recourir avec une entière sécurité. Il est probable que des eaux plus douces, ainsi ces eaux sulfureuses dégénérées, ou bien *Ems*, *Saint-Alban*, *Pougues*, seraient alors d'une application plus facile.

Dans les gastralgies à forme continue, le traitement thermal ne nous semble généralement pas applicable, surtout un traitement interne.

Dans les cas de gastralgie rhumatique, les eaux de *Néris*, de *Plombières*, de *Bains*, de *Chaudesaigues*, seront cependant indiquées. Dans les gastralgies chlorotiques, ces mêmes eaux pourront, bien qu'à un titre moins direct, n'être pas sans utilité. Mais les eaux ferrugineuses ne seront généra-

(1) Puig, *Deuxième série d'observations médicales sur les eaux d'Olette.* Perpignan, 1852, p. 41.

(2) Bouis, *Notice sur les eaux d'Olette.* Perpignan, 1852, p. 33.

lement pas supportées alors. Les bains de *Vichy* suffisent souvent, bien que très mitigés, pour exaspérer les douleurs cardialgiques.

Il faut donc s'en tenir, dans la plupart de ces cas de gastralgie, aux moyens que la thérapeutique ordinaire tient à notre disposition. Ces moyens sont en général fort insuffisants ; mais la médication thermale ne peut intervenir, utilement et sans inconvénient, que dans les limites assez restreintes que nous venons d'indiquer.

Quand il y a à la fois dyspepsie et gastralgie, le traitement thermal se trouve indiqué par la dyspepsie, mais avec les réserves commandées par l'état névropathique concomitant. C'est surtout au degré auquel existe ce dernier qu'il faut accommoder la direction du traitement.

Les eaux de *Vichy* ne sont applicables alors qu'avec de grandes précautions, bains suffisamment étendus, eau de l'*Hôpital* en très faible proportion, coupée avec du lait, des sirops, des infusions ; adjonction de calmants appropriés. C'est surtout dans ces cas-là que l'on voit échouer les eaux de *Vichy*, si l'on n'a pas su faire la part de la gastralgie. J'ai à signaler une observation curieuse. J'ai vu plusieurs fois la digestion se rétablir entièrement, sans que la douleur gastralgique fût le moins du monde atténuée ; ce dédoublement des deux éléments gastralgique et dyspeptique faisant en quelque sorte toucher du doigt cette distinction que j'ai cherché à faire prévaloir.

Quand l'élément névropathique domine la dyspepsie, les eaux calcaires nous paraissent généralement préférables aux eaux sodiques, à cause de leurs qualités relativement sédatives : *Foncaude*, qui a fait le sujet d'un mémoire fort intéressant de M. le docteur Bertin, de Montpellier [1],

---

[1] Bertin, *Des eaux minérales acidules thermales de Foncaude*. Montpellier, in-4, 1852, p. 61.

Bagnoles (Orne), *Sermaize*, *Pougues*, sans doute quelques eaux sulfureuses dégénérées des Pyrénées-Orientales, ou encore *Évian*, d'après le témoignage du docteur Andrier. Nous possédons sur ces diverses stations thermales quelques observations particulières qui nous portent à les signaler ici. *Plombières* nous paraît dominer cette thérapeutique ; mais il n'en existe guère de témoignages écrits.

RÉSUMÉ.

I. La *gastralgie* est la névrose douloureuse de l'estomac.

II. Elle peut se montrer sous forme d'accès à retours périodiques irréguliers et quelquefois très éloignés.

III. C'est la forme à laquelle la médication thermale s'adapte le mieux, parce qu'il est facile de l'appliquer dans les intervalles des manifestations de la gastralgie. *Vichy* réussit en général très bien alors.

IV. Mais dans les formes de gastralgie où la douleur est continue ou habituelle, la médication thermale venant se rencontrer avec elle, devient d'une application très difficile et court risque d'accroître les phénomènes névralgiques. *Vichy* ne peut guère alors être employé. *Ems, Saint-Alban, Pougues*, sont d'un usage plus sûr ; *Plombières* surtout. Mais quand il n'y a pas d'intervalles de rémission à saisir pour appliquer la médication thermale, celle-ci sera toujours d'un emploi douteux et difficile.

V. Lorsqu'il y aura combinaison de phénomènes dyspeptiques et gastralgiques, le choix des eaux dépendra de la prédominance de la dyspepsie ou de celle de la gastralgie. *Vichy* sera rarement applicable alors. *Pougues, Sermaize, Bagnoles* (Orne), *Foncaude, Évian*, surtout *Plombières*, seront indiqués.

VI. Dans les gastralgies rhumatismales, on aura recours à *Néris, Plombières, Bains, Chaudesaigues*, etc.

III.

ALTÉRATIONS ORGANIQUES DE L'ESTOMAC.

Les eaux minérales ne sont pas utilement applicables aux affections cancéreuses de l'appareil digestif ni de ses annexes.

Non-seulement elles doivent être considérées comme impuissantes à amener la résolution de tumeurs cancéreuses, ou à atténuer la diathèse, mais on doit craindre qu'elles ne soient plus propres encore à activer qu'à modérer la marche de la maladie.

J'ai eu occasion de voir à *Vichy* un assez grand nombre de cancers de l'estomac, des intestins, du foie, et dans la plupart des cas les accidents m'ont paru s'aggraver, lorsque le traitement n'était pas réduit à un degré tel, qu'il n'était plus permis de lui attribuer autre chose qu'une insignifiance absolue.

Sans doute les inconvénients ou les dangers auxquels je fais allusion ici doivent exister dans une moindre proportion, auprès d'eaux minérales moins actives que *Vichy*; mais alors quelle utile portée attribuer à une telle médication dans des cas de cette nature?

Cependant, il est des engorgements, des épaississements de tissu, des tumeurs qui peuvent simuler jusqu'à un certain point un cancer, ou du moins tenir le diagnostic indécis, et se composer encore d'éléments susceptibles de résolution.

J'ai vu plusieurs fois disparaître, à la suite du traitement thermal de *Vichy*, des tumeurs d'un petit volume, semblant situées dans les parois de l'estomac, ou vers la grande courbure de cet organe, peut-être dans le mésentère ou l'épiploon. La résolution n'en était jamais obtenue pendant la durée du traitement; mais leur disparition pouvait être constatée à une époque plus ou moins éloignée.

J'ai plus souvent encore obtenu la résolution, complète ou incomplète, de tumeurs abdominales, sans siége déterminé, c'est-à-dire ne paraissant pas appartenir aux organes situés dans l'abdomen, mais aux replis péritonéaux.

Des exemples de ce genre peuvent encourager à tenter le traitement thermal dans le cas où l'on conserve des doutes favorables sur la nature d'une tumeur, et où l'on croit pouvoir en tenter la résolution. Le traitement thermal ne devra du reste être considéré, dans les cas de ce genre, que comme un moyen complémentaire; il peut s'unir très efficacement aux fondants iodurés, mercuriaux, aux cautères, etc.; mais il ne faudrait, en aucun cas, s'en rapporter uniquement à lui.

DIX-NEUVIÈME LEÇON.

MALADIES DES INTESTINS.

Les monographies sur les eaux minérales ne renferment à peu près aucun renseignement sur l'application de la médication thermale aux maladies des intestins. Quelques courtes mentions relatives à ce qu'on appelle très vaguement gastro-entérite, ou bien aux diarrhées, généralement spécifiées comme diarrhées atoniques, ne sauraient constituer des renseignements suffisants.

Cependant, les maladies des intestins, si elles ne sont pas aussi communes que celles de l'estomac, sont fort opiniâtres et difficiles à traiter, lorsqu'elles existent à l'état chronique, et il serait fort heureux que la médication thermale offrît quelques ressources à leur sujet. Ce silence ou cette extrême réserve des écrivains donne à penser d'abord que ces ressources sont peu étendues, et nous savons par nous-même que les maladies des intestins, non-seulement ne se laissent pas modifier dans un sens favorable par la plupart des eaux minérales, mais encore se prêtent difficilement à leur application et, si l'on n'y prend garde, peuvent souvent être aggravées par leur usage.

Une fois ces réserves faites, on aurait tort cependant de les tenir complétement en dehors de la médication thermale, et il est un certain nombre de circonstances où celle-ci leur est utilement applicable.

Seulement, en l'absence de renseignements un peu précis sur la pratique des autres stations thermales, nous serons obligé de nous en tenir, dans ce chapitre, à peu près exclusivement aux résultats des observations personnelles que nous avons pu faire à *Vichy*. Notre objet est surtout que ces remarques puissent servir de point de départ à des observations comparatives, qui nous fassent connaître l'utilité spéciale de quelques autres eaux minérales dont le cercle d'application ne saurait être précisément le même que celui de *Vichy*.

Il est une station thermale en particulier, celle de *Plombières*, que nous croyons une de celles où toute une série d'affections intestinales peuvent trouver le plus de ressources thérapeutiques. Mais nous serons obligé de nous en tenir à des indications très sommaires à ce sujet, ne pouvant suppléer, par une simple notoriété ou par quelques observations isolées, au manque de notions suffisamment précises.

Nous n'entendons pas nous occuper ici des maladies des

intestins, au point de vue séméiologique : nous voulons parler d'états pathologiques déterminés, qu'il n'est permis de localiser que dans le tube digestif, quoiqu'il soit rarement aisé de le définir sous le rapport pathologique.

Nous étudierons successivement :
L'entérite chronique,
La diarrhée,
La dysentérie chronique,
L'entéralgie.

I.

ENTÉRITE CHRONIQUE.

§ Ier. — Indications.

Le diagnostic de l'entérite chronique est loin d'être toujours facile à établir. Les différents modes organiques qui peuvent être rangés sous cette domination, hypérémie chronique, amollissement, érosions de la muqueuse, ulcérations circonscrites, modifications variées des sécrétions, pseudo-membraneuses, glaireuses, séreuses, ralentissement des sécrétions, siége de la maladie dans la généralité du tube intestinal ou dans tel point de l'intestin grêle ou gros, tout cela fait entrevoir bien des variétés dans la marche ou dans les formes symptomatiques de la maladie.

Aussi, je crois devoir me départir, dans ce chapitre, de la forme suivie dans le reste de cet ouvrage, et présenter un résumé succinct des observations que j'ai recueillies à *Vichy* : ce sera le plus sûr moyen de donner au lecteur une notion précise de ce qu'il est entendu ici par *entérite chronique.*

Ces observations sont au nombre de 33, comprenant 22 hommes et 11 femmes, dont 28 avaient de vingt à quarante ans.

Dans seize cas la maladie avait débuté d'une manière aiguë, ou avait succédé à des accidents aigus.

>   Entérite aiguë............ 9 fois.
>   Dysentérie................ 5 —
>   Choléra................... 1 —
>   Fièvre typhoïde........... 1 —

Dans les dix-sept autres cas, le développement de la maladie avait été graduel ; elle avait été chronique dès le principe.

Les principaux symptômes sur lesquels a été établi le diagnostic, étaient les suivants :

Douleurs dans quelque point de l'abdomen ; diarrhée ou alternatives de diarrhée et de constipation ; digestions difficiles ou douloureuses.

Les douleurs abdominales étaient constantes, et affectaient le caractère de coliques, ou un caractère fixe et continu.

13 malades se plaignaient seulement de douleurs abdominales fixes ou habituelles ; 11 avaient à la fois des coliques et des douleurs fixes ; 9 n'avaient que des coliques.

Les coliques occupaient dans presque tous les cas la généralité de l'abdomen, se rapprochant, comme il arrive généralement aux coliques, de la région ombilicale.

Les douleurs fixes ou habituelles étaient au contraire presque toujours localisées, et répondaient à peu près constamment à quelque point du trajet du gros intestin, plus particulièrement vers la région du cæcum et du côlon ascendant.

En général fort atténués à l'époque où les malades étaient soumis à mon observation, les phénomènes douloureux étaient cependant encore très prononcés, et dans quelques cas même existaient à un degré considérable.

La plupart des malades avaient ou avaient eu de la diarrhée; voici le tableau des conditions où ils se trouvaient sous ce rapport :

> 12 fois, diarrhée continue ou fréquente;
> 11 fois, alternatives de diarrhée et de constipation;
> 1 fois, diarrhée au début suivie de constipation ;
> 2 fois, diarrhée habituelle et constipation rare ;
> 3 fois, constipation habituelle et diarrhée rare;
> 4 fois, constipation.

La nature des évacuations était presque toujours ou glaireuse ou pseudo-membraneuse, ou l'un et l'autre à la fois.

Il arrive souvent, dans l'entérite chronique, que les fonctions de l'estomac se trouvent elles-mêmes plus ou moins altérées, ou bien que la présence des aliments dans l'estomac ou de leurs résidus dans l'intestin provoque des coliques, des selles diarrhéiques ou le redoublement des douleurs habituelles. Le moindre écart, relatif, de régime suffit souvent pour ramener des accidents sérieux.

23 de nos malades présentaient encore à leur arrivée à *Vichy* ou des digestions très difficiles, ou une susceptibilité assez grande du canal intestinal pour que la présence des aliments ramenât aussitôt des douleurs ou de la diarrhée.

5 autres, moyennant un régime sévère auquel ils s'astreignaient, ne paraissaient souffrir en rien de la manière dont se faisaient leurs digestions.

Chez les 5 derniers enfin, les digestions se faisaient bien et ne retentissaient aucunement sur le canal intestinal.

On voit que la généralité de nos observations se caractérisait par l'ensemble des phénomènes suivants : douleur abdominale fixe ou habituelle, répondant en général au trajet du gros intestin ; diarrhée le plus souvent glaireuse ou pseudo-membraneuse; retentissement des digestions sur les symptômes intestinaux eux-mêmes.

La plupart de ces malades étaient très amaigris, affaiblis

surtout, la peau sèche les extrémités froides, le teint pâle, beaucoup assez découragés. Il y avait rarement de la soif, jamais de fièvre; la langue offrait quelquefois un enduit blanchâtre, le matin surtout, semblant plus en rapport avec l'état de l'estomac et des digestions qu'avec celui de l'intestin lui-même.

La durée de la maladie était :

```
 7 fois, de moins d'un an;
13  —  d'un à deux ans;
11  —  de trois à sept ans;
 1  —  de dix ans.
```

§ II. — Traitement.

Ce qui constitue essentiellement le traitement thermal de l'entérite chronique, ce sont les bains, à *Vichy* du moins. L'eau minérale est rarement supportée à l'intérieur et aggrave souvent les accidents, même à faible dose. L'eau ferrugineuse de la source *Lardy* réussit quelquefois mieux que celle de l'*Hôpital*.

Mais il faut insister sur les bains. Il faut en prendre beaucoup et les prolonger autant que possible. L'entérite chronique est une des maladies qui réclament le plus l'emploi des piscines. Je me suis quelquefois bien trouvé de l'usage de bains d'eau minérale pure ou très peu mélangée. Mais il faut, même dans l'usage de ces moyens externes, procéder avec réserve: il y a des malades qui ne les supportent encore que très mitigés et dirigés avec une grande attention.

J'en dirai autant des douches ; les douches abdominales ou lombaires sont indiquées, quand la maladie est ancienne et les organes affaiblis, par la persistance de quelque point douloureux dans l'intestin ; les douches fort chaudes sur les extrémités inférieures quand la calorification fait défaut, même les douches ascendantes quand, la maladie ayant à proprement parler disparu, il ne s'agit plus que de solliciter les organes à reprendre leurs fonctions.

Voici quels ont été les résultats du traitement, dans nos 33 observations :

> 15 fois, guérison ou à peu près;
> 6 fois, amélioration considérable ;
> 5 fois, amélioration faible ou incomplète;
> 7 fois, résultats nuls.

Ces résultats sont confirmés par l'observation ultérieure de 19 de ces malades :

> 11 fois, guérison ou à peu près;
> 4 fois, amélioration considérable ;
> 1 fois, amélioration faible ou incomplète ;
> 3 fois, résultats nuls.

Voici quels sont les rapports de ces résultats avec quelques-unes des circonstances de la maladie.

La forme de la maladie à son début, aiguë ou chronique, ne paraît pas avoir exercé d'influence sur les résultats du traitement. Nous en dirons autant de la forme ou de l'intensité des douleurs, et de la manière dont se faisaient les digestions. Mais il ne paraît pas en être de même de la manière dont s'opèrent les évacuations alvines.

Nous avons trouvé que les cas où la diarrhée était continue ou bien habituelle, ou bien où la constipation était continue ou prédominante, étaient beaucoup mieux traités que ceux caractérisés par des alternatives de diarrhée et de constipation. Pour ces derniers, la colonne des résultats défavorables, faibles ou nuls, l'emporte sur celle des résultats favorables ; ce qui est l'inverse à un haut degré pour les autres catégories.

La durée de la maladie ne paraît pas non plus indifférente au sujet des effets de la médication thermale. Il paraît y avoir beaucoup plus à compter sur de bons résultats quand la maladie se trouve comprise entre un et trois ans de durée, que lorsqu'elle offre une durée moindre ou plus considérable.

Je terminerai par une remarque qui se rapporte à une série de faits différents de ceux dont nous venons de nous occuper.

Nous avons vu que l'ensemble de ces derniers était caractérisé, entre autres choses, par l'existence de douleurs abdominales et par une diarrhée habituellement glaireuse ou pseudo-membraneuse.

J'ai eu à traiter quelquefois, à *Vichy*, des *diarrhées séreuses*, sans douleur ni sensibilité abdominale, avec météorisme du gros intestin et avec amaigrissement et affaiblissement général. Je parle de cas où il ne paraissait pas exister de dégénérescence cancéreuse, et où l'existence d'ulcérations, si elle était plus difficile à décider négativement, ne paraissait pas vraisemblable.

Dans aucun cas de ce genre, je n'ai obtenu de résultats avantageux des eaux de *Vichy*. Les bains n'amenaient aucune amélioration, et l'usage interne de l'eau minérale, des sources ferrugineuses ou autres, ne pouvait être toléré.

Je crois donc pouvoir établir que les eaux de *Vichy* sont contre-indiquées dans les diarrhées simples dépourvues de tous symptômes inflammatoires, et plutôt séreuses que glaireuses.

D'autres eaux conviennent-elles mieux que *Vichy*? J'en doute beaucoup, et je ne pense pas que ces sortes de diarrhées appartiennent à la médication thermale. Cependant, la plupart des eaux minérales ferrugineuses sont conseillées dans les *diarrhées atoniques*. Cette expression de *diarrhée atonique* est assez vague elle-même. Il serait bon de spécifier ensuite si l'usage de ces eaux paraît s'adresser directement à ces diarrhées, ou bien s'il ne déterminerait pas plutôt une modification générale de l'économie, par suite de laquelle la diarrhée viendrait elle-même à céder, ou bien se replacerait sous l'empire des médications qui lui sont propres et lui étaient d'abord inutilement adressées.

Puisque nous parlons en ce moment des diarrhées, je reproduirai un renseignement fort intéressant, que je dois à l'obligeance de M. le docteur Gans, de Carlsbad. Il s'agit ici de *diarrhées bilieuses*. Je sais que rien ne diffère plus que ces diarrhées et celles qui précèdent : elles ne se trouvent donc rapprochées ainsi que parce que je suis obligé de me contenter, à leur sujet, d'une simple et courte mention.

Les eaux de *Carlsbad* agiraient, suivant le docteur Gans, d'une manière toute spéciale, presque spécifique, dans des diarrhées où les fonctions paraissent se faire assez régulièrement, mais où la seconde digestion est accompagnée d'évacuations bilieuses ; cette diarrhée est facilement ramenée par de légères causes d'excitation : il y a de la sensibilité dans l'abdomen. Sous l'influence des bains de *Carlsbad* et de l'eau du *Sprudel* à petites doses, on voit généralement ces accidents disparaître avec une grande rapidité.

II.

DYSENTÉRIE.

Je ne puis que signaler ici la dysentérie, sur laquelle je possède peu de renseignements relatifs à la médication thermale.

Je reproduirai seulement quelques propositions, sous forme de réponse à des questions adressées par le Conseil de santé, extraites d'un mémoire de M. le docteur Finot, médecin militaire fort distingué (1), qui a passé plu-

---

(1) *Mémoires de médecine, chirurgie et pharmacie militaires*, 1850, t. V, 2ᵉ série.

sieurs saisons thermales à *Vichy*, et qui est lui-même un des exemples les plus remarquables de guérison d'une dysentérie, parvenue jusqu'à la cachexie, par les eaux de *Vichy* :

« Les eaux de *Vichy* combattent avantageusement la cachexie paludéenne; elles conviennent à la fin des fièvres intermittentes, des diarrhées, des dysentéries et des ophthalmies.....

» Il y a indication positive : 1° dans les dysentéries chroniques avec constitution moyenne, tempérament mixte, bilieux, mais peu irritable, et surtout avec les tempéraments lymphatiques et scrofuleux ; dans les diarrhées anciennes à forme bilieuse ou séreuse; dans les entéralgies, soit primitives, soit consécutives aux maladies endémiques ; dans les entéro-colites chroniques, lorsque les selles sanguines et le ténesme ayant disparu, il ne reste ni chaleur abdominale, ni point fixe douloureux, ni autre signe de phlegmasie aiguë; dans la cachexie paludéenne de nos plaines d'Afrique, compliquée de tous ces états organo-pathologiques, avec ou sans marasme, pourvu qu'il n'y ait pas coexistence d'altérations anatomiques profondes..... »

M. Finot a fait ses observations sur des colons, et surtout sur des militaires admis à l'hôpital militaire thermal de *Vichy*. Cependant je n'ai trouvé aucun cas de dysentérie consigné dans le rapport (inédit) adressé au Conseil de santé, pour l'année 1853, par M. Barthez, médecin en chef de cet hôpital.

C'est aux médecins militaires chargés de cet important service à *Vichy* et à *Amélie* qu'il appartient de nous éclairer sur ce sujet, le degré d'efficacité de ces eaux minérales relativement aux dysentéries africaines, l'époque la plus opportune de leur application, etc.

J'ai rencontré quelques observations isolées de dysentéries

traitée avec succès à *Foncaude* (1), à *Olette* (2), à *Bagnoles* (Orne) (3) ; mais ces observations sont tout à fait insuffisantes pour que nous puissions en déduire quelque chose d'un peu concluant.

III.

ENTÉRALGIE.

On a souvent affaire à des douleurs abdominales, de formes très variées, mais offrant ceci de commun, qu'elles ne paraissent liées à aucune lésion organique, ni à aucun état inflammatoire, ni même à quelque trouble fonctionnel déterminé. Comme dans la gastralgie, ce qui domine, c'est la douleur, tantôt fixe et tantôt mobile, tantôt continue et tantôt par accès ; mais avec la multiplicité des organes, des plans membraneux, des nerfs que présente la région abdominale, il est souvent fort difficile de localiser une *douleur*, surtout lorsque celle-ci n'est pas accompagnée de troubles fonctionnels particuliers ; peut-être même cette douleur peut-elle occuper des points multiples à la fois, par exemple les parois abdominales et des parties plus profondes. Du reste, cette circonstance de la difficulté ou de l'impossibilité d'assigner un siége précis à des phénomènes essentiellement douloureux, est une de celles qui doivent être prises le plus en considération pour établir le diagnostic de l'entéralgie.

Ces douleurs sont quelquefois répandues par tout l'abdomen ; plus souvent elles se montrent limitées à l'ombilic, à

---

(1) Bertin, *Rapport sur les eaux minérales de Foncaude*. Montpellier, 1851, p. 130.

(2) Puig, troisième série d'*Observations médicales sur les eaux thermales d'Olette*. Perpignan, 1855, p. 51.

(3) Desnos, *Notice sur les eaux de Bagnoles*, p. 15.

l'hypogastre ou aux parties latérales, des deux côtés ou d'un seul. Elles sont quelquefois fixes, ou continues, ou habituelles. D'autres fois, elles se montrent sous forme d'accès ou de coliques, et peuvent simuler, dans certaines circonstances, la colique hépatique ou la colique néphrétique.

Ces différences de formes, que je me contente d'indiquer, mais qui sont très multipliées, ne me paraissent pas avoir une grande importance au point de vue de la direction du traitement. C'est sur d'autres considérations que celle-ci doit être appuyée.

1° Ces entéralgies se rencontrent chez des individus rhumatisants, soit porteurs de rhumatismes actuels, soit n'offrant plus aucune autre manifestation rhumatismale.

2° Elles se montrent chez des individus affaiblis par un genre de vie énervant, par des privations. J'en ai observé plus d'un exemple chez de pauvres gens de la campagne, livrés à un travail extrême et à la misère.

3° Elles se montrent enfin sur des constitutions éminemment névropathiques.

Voilà les trois ordres de considérations qui doivent diriger dans l'application du traitement thermal.

L'entéralgie est souvent une maladie fort difficile à guérir. Je crois qu'elle cède, en général, plus facilement à la médication thermale qu'à la thérapeutique ordinaire; mais c'est à la condition expresse que les indications en seront bien saisies.

Dans les entéralgies rhumatismales, les eaux très chaudes et peu minéralisées, parmi les bicarbonatées sodiques, chlorurées sodiques ou sulfatées, telles que le *Mont-Dore* (1), *Chaudesaigues*, *Saint-Laurent*, *Néris*, *Foncaude*, *Ba-*

---

(1) Bertrand, *Recherches sur les eaux du Mont-Dore*, p. 351.

gnères-de-Bigorre, *Plombières*, etc., sont indiquées, sans que nous puissions établir de distinctions un peu précises entre les conditions spéciales d'application de chacune de ces stations thermales.

Chez les individus dyspeptiques, affaiblis par des privations ou bien par une vie trop sédentaire, ou par quelque autre cause de débilitation, les eaux de *Vichy* réussissent parfaitement. Nous en avons obtenu d'excellents résultats, et à l'hôpital civil de Vichy, et chez des gens du monde se présentant naturellement dans des conditions toutes différentes.

Mais lorsqu'un état constitutionnel névropathique domine, lorsque l'entéralgie est très douloureuse, qu'elle se présente à l'état le plus simple ou le plus essentiel possible, alors il faut recourir à des eaux sédatives, que l'on trouvera parmi celles que nous avons signalées comme convenablement appropriées à l'entéralgie rhumatismale; ainsi *Néris*, *Bagnères-de-Bigorre*, mais surtout *Plombières*. Ces entéralgies me paraissent une des maladies auxquelles s'adresse le plus directement la spécialité de *Plombières*.

On remarquera seulement que ces mêmes eaux minérales ne sauraient être employées sous la même forme dans les entéralgies rhumatismales et dans les entéralgies à prédominance névropathique. Dans les premières, il faut surtout insister sur la thermalité et avoir recours aux douches. Dans les secondes, il ne faut recourir qu'avec beaucoup de réserve à ces mêmes formes de la médication.

RÉSUMÉ.

I. L'entérite chronique, spécialement caractérisée par des douleurs fixes ou des coliques répondant ordinairement au trajet du gros intestin, de la diarrhée glaireuse ou pseudo-membraneuse, ou des alternatives de diarrhée et de constipation, des digestions difficiles ou douloureuses, peut être très favorablement modifiée par les eaux minérales.

II. Les eaux de *Vichy* nous paraissent très appropriées à ce traitement; nous ne sommes pas suffisamment renseigné sur les applications qui pourront être faites, en pareil cas, d'autres eaux minérales.

III. Il faut surtout insister sur le traitement externe, quelquefois l'employer uniquement; les bains, ceux de piscine surtout, les douches dans quelques circonstances.

IV. Dans les *diarrhées* qui ne paraissent pas se relier à une entérite chronique, le traitement thermal paraît moins généralement applicable.

Cependant *Carlsbad* réussirait, d'une manière très spéciale et très prononcée, dans les diarrhées bilieuses.

Dans les diarrhées séreuses, sans douleur, avec affaiblissement général, nous ne connaissons pas de traitement thermal indiqué.

Peut-être les eaux ferrugineuses pourraient-elles être employées alors avec quelque avantage.

V. Les eaux de *Vichy* paraissent utilement applicables dans les dysentéries africaines; mais les conditions de leur application n'ont pas encore été spécifiées.

VI. L'*entéralgie* s'adresse à des eaux minérales différentes, suivant qu'elle reconnaît une origine rhumatismale (*Mont-Dore, Chaudesaigues, Saint-Laurent, Néris, Foncaude, Bagnères-de-Bigorre, Plombières*, ou bien qu'elle existe chez des individus affaiblis et dyspeptiques (*Vichy*), ou bien qu'elle se montre sous une forme simplement névropathique (*Plombières*, très spécialement).

VINGTIÈME LEÇON.

MALADIES DU FOIE.

Il ne faudrait pas s'imaginer qu'il suffît que le foie fût malade pour que la médication thermale se trouvât indiquée. M. Fauconneau-Dufresne, dans un mémoire lu à la *Société d'hydrologie médicale de Paris*, sur le *traitement des maladies du foie par les eaux minérales* (1), s'est cru obligé d'y donner une place à toutes les affections imaginables, organiques ou non, de l'appareil hépatique, et de supposer pour chacune d'elles une application des eaux minérales, légitime ou purement imaginaire.

Ce n'est assurément pas ainsi qu'il faut procéder. Le foie ne paraît pas posséder de connexions plus formelles que bien d'autres organes, avec les eaux minérales, et l'opportunité de celles-ci dans les affections du foie ne dépend pas de leur siége hépatique, mais de leur nature.

Nous croyons donc nous conformer à la vérité pratique en bornant cette étude aux *engorgements du foie* et aux *calculs biliaires*. Si le champ des applications utiles des eaux minérales aux maladies du foie peut être étendu davantage, c'est une affaire d'observation.

Nous avons dû insister, dans nos premières leçons, sur la considération des diathèses et des constitutions, et nous avons pu rattacher, pour une grande part, nos indications à l'existence de constitutions ou de diathèses, lymphatique, scrofuleuse, hépatique, rhumatismale, etc.

Ici, nous ne voyons plus dominer les mêmes influences

---

(1) *Annales de la Société d'hydrologie médicale de Paris*, t. III, p. 251.

pathogéniques ; sans doute, les maladies du foie se montrent chez des individus de constitutions diverses, et il faut en tenir compte. Mais elles ne paraissent guère se relier, à titre de manifestations primitives ou secondaires, aux diathèses dont nous nous sommes entretenus.

Ici, comme à propos des affections de l'appareil digestif, nous voyons dominer un tout autre ordre de considérations, et c'est moins dans des conditions originelles et diathésiques qu'il faut chercher le point de départ des phénomènes pathologiques actuels, que dans des conditions acquises, et qui paraissent principalement relatives à la manière dont s'accomplissent les fonctions de la peau et les fonctions digestives elles-mêmes.

Sous une forme aiguë, les maladies hépatiques et gastro-intestinales se montrent à peu près exclusivement dans des climats où les fonctions que je viens d'indiquer sont surtout mises en jeu ; elles n'apparaissent guère parmi nous, avec cette même forme, que sous des influences de saisons qui se rapprochent le plus possible de ces influences climatériques.

Leur forme habituelle dans nos contrées est la forme chronique, et si par suite de cela leur mode de développement est moins facile à saisir, il peut cependant se percevoir dans la série de phénomènes auxquels je viens de faire allusion, phénomènes cutanés ou digestifs. J'engage les observateurs à poursuivre cet ordre d'idées dans l'étude pathogénique des maladies qui nous occupent, et dans l'analyse des indications que représentent les médications les plus favorables.

I.

ENGORGEMENTS DU FOIE.

§ Ier. — Indications.

On doit entendre par *engorgement du foie* un accroissement de volume partiel ou général de cet organe, ne comportant qu'une altération aussi peu prononcée que possible de sa texture, et susceptible d'une résolution assez complète pour que le foie puisse revenir à ses conditions normales d'organisation.

Ces engorgements, lorsqu'ils se développent lentement, paraissent reconnaître pour élément principal l'hypérémie, soit active, soit passive du foie. Lorsqu'ils sont consécutifs à des symptômes d'hépatite aiguë, tels qu'on les observe quelquefois dans nos climats, il y a évidemment un autre élément que nous pouvons nous représenter par le dépôt de lymphe plastique dans le parenchyme du foie ; mais l'anatomie pathologique nous a encore peu éclairés sur ce sujet.

Quelle idée pouvons-nous nous faire de cette disposition spéciale du foie aux engorgements chroniques, disposition que nous ne retrouvons guère que dans l'utérus, et qui dans les deux organes paraît se prêter, pour le plus grand nombre des cas, à la très simple définition qu'il nous a été seulement permis d'en donner au début de ce chapitre?

Chacun de nos organes présente une aptitude particulière vers tel ou tel état pathologique. Dans l'encéphale, ce qu'on observe surtout, ce sont des modifications variées et passagères de la circulation sanguine, c'est la congestion encéphalique ; les poumons sont surtout disposés à l'inflammation aiguë, franche ; le foie et la rate à l'engorgement chronique ou subaigu, dans ce dernier organe, par suite à peu près exclusivement des fièvres d'accès et de l'intoxication paludéenne, dans le premier, outre ce même ordre de causes, sous l'influence de tous les troubles apportés à la circulation générale, sous l'influence présumable de dérangements dans les fonctions digestives, d'autres fois enfin, sans qu'il soit possible de lui assigner de causes un peu manifestes. L'engorgement du foie se montre donc souvent comme une maladie simple et primitive, au moins dans le ressort de nos moyens d'observation.

Il existe une notable analogie de structure entre le foie et le poumon. Ces deux organes sont essentiellement constitués par un tissu cellulaire abondant et par une circulation sanguine extrêmement active, appartenant à un double système, et en outre, par un système de canaux afférents aux fonctions particulières de chacun d'eux.

Exposé, par la pénétration de l'air atmosphérique, à toutes sortes de vicissitudes, le poumon est sujet aux inflammations franches et aiguës dont le foie, protégé de toutes parts, se trouve à peu près exempt, dans nos climats au moins. En outre, l'élément fluxionnaire subaigu et l'élément catarrhal, lorsqu'ils se portent sur l'appareil pulmonaire, trouvent à se fixer et à se dépenser en quelque sorte sur la muqueuse bronchique, qui, par ses infinies ramifications, fait corps avec le parenchyme de l'organe. Les canaux hépatiques n'offrent au foie rien de semblable, de sorte que les mêmes éléments morbides ne peuvent que s'épuiser dans le tissu de l'organe lui-même. De là peut-être ces engorgements qui ne peuvent guère se définir anatomiquement que par l'idée, ou d'une congestion sanguine, ou d'un épaississement du parenchyme celluleux de l'organe, consécutif parfois à une inflammation aiguë, mais quelquefois aussi primitif, et semblant tenir le milieu entre l'inflammation chronique et l'hypertrophie.

Les engorgements du foie doivent certainement, au point de vue pathogénique, être rattachés à l'une ou l'autre des deux formes suivantes : forme *active*, forme *passive*.

Les médecins allemands, qui résument presque toute la pathogénie des maladies de l'abdomen dans la *pléthore abdominale*, considèrent surtout ces engorgements comme des phénomènes pathologiques de nature passive. « La première et la plus ordinaire des causes de la tuméfaction du foie est l'hypérémie, qui est une conséquence fréquente de la pléthore abdominale.... Le simple engorgement du foie, résultant de la lenteur survenue dans la circulation et de la stase dans les veines du bas-ventre, produit des troubles digestifs, un embarras intestinal alterné avec des diarrhées où le sang se mêle quelquefois. La force musculaire diminue sensiblement; l'épuisement suit le moindre effort, la respiration est embarrassée, le système nerveux et le cerveau souffrent également, et le visage porte une teinte blafarde et terreuse (1). »

D'un autre côté, les engorgements hépatiques reconnaissent dans beaucoup de circonstances une origine inflammatoire ou subinflammatoire. Lorsqu'on examine la région hépatique sur des cadavres de vieillards, on rencontre très fréquemment des adhérences celluleuses entre les intestins, duodénum ou côlon, et la vésicule biliaire ou la base du foie. Ces adhérences, qui consistent quelquefois en une simple bride ou lamelle, lâche et isolée, peuvent se présenter à tous les degrés jusqu'à celui où une quantité considérable d'un tissu celluleux dense et serré unit intimement les intestins à la base du foie, enveloppant de toute part et masquant les voies biliaires qu'on ne découvre qu'à l'aide d'une dissection attentive, et réduisant alors la vésicule à un véritable état d'atrophie.

(1) Helfft, *Handbuch der Balneotherapie*, p. 212.

Ces adhérences doivent occasionner des troubles divers des fonctions intestinales ; mais la signification qu'elles ont pour nous, c'est l'existence fréquente dans cette région, d'un travail inflammatoire, dont l'enveloppe péritonéale du foie garde les traces, comme il arrive de l'enveloppe pleurale du poumon, et dont le développement peut se relier à l'existence antérieure d'hépatites, de coliques hépatiques, ou même d'accidents subaigus, comme les adhérences pleurales ne supposent pas nécessairement l'existence antérieure de pneumonies franches (1).

Sans doute il serait très important de pouvoir remonter toujours à la véritable pathogénie de ces engorgements hépatiques, et de reconnaître s'ils ont eu dans le principe un caractère actif ou passif. Mais comme nous avons déjà trouvé l'occasion de le faire remarquer, les maladies, en se prolongeant, voient souvent leur mode pathologique se modifier, se transformer même, et telle était active à son début, qui n'offre plus, à une époque ultérieure, que des caractères passifs ; et c'est ainsi que des engorgements hépatiques, fort différents dans leur principe, peuvent très bien, au moment où on les soumet à la médication thermale, se rapprocher et se confondre dans des caractères identiques.

Quoi qu'il en soit, voici les divisions que nous avons pu établir entre les cas nombreux d'engorgement hépatique que nous avons observés nous-même.

Quelques-uns avaient succédé à des accidents aigus, ayant revêtu tantôt la marche d'une véritable hépatite, tantôt l'apparence plus simple et plus rapide de coliques hépatiques. Cela répondait à l'idée d'une maladie aiguë passée à l'état chronique.

---

(1) Durand-Fardel, *Traité clinique et pratique des maladies des vieillards*, 1854, p. 779.

L'engorgement hépatique nous a semblé, dans quelques circonstances, lié à l'existence de coliques hépatiques calculeuses.

Dans un certain nombre de cas, l'engorgement du foie avait paru se développer consécutivement à des troubles fonctionnels de l'appareil digestif, de forme dyspeptique.

Un grand nombre d'engorgements reconnaissent pour causes la fièvre intermittente ou les miasmes paludéens, ou bien encore cet état cachectique que nous voyons souvent rapporter des Indes et surtout de nos possessions du nord ou de l'ouest de l'Afrique, et au développement duquel la fièvre intermittente, la dysentérie, l'hépatite, semblent concourir, en se combinant inégalement, suivant les cas (1);

D'autres fois, l'engorgement hépatique s'était développé graduellement, sans aucun trouble fonctionnel appréciable, et avec toute l'apparence d'une affection idiopathique;

D'autres fois, enfin, il se liait à l'existence d'une maladie du cœur.

Quelles indications spéciales peuvent présider à l'application des eaux minérales, dans ces cas déjà si différents au point de vue de leur pathogénie, et sans doute plus variés encore si nous tenons compte des conditions si diverses de constitution et de santé générale auxquelles ils peuvent se trouver unis?

Nous avons rencontré, sur plusieurs sujets, la littérature hydrologique assez riche pour nous permettre d'exposer avec une certaine abondance les questions d'indications ou de contre-indications des eaux minérales. Mais ici nous tombons

---

(1) « La presque totalité des maladies du foie qu'on observe en Algérie surviennent à la suite des fièvres ou de la dysentérie, comme localisations secondaires... » (Armaud, *L'Algérie médicale*, 1854, p. 347.)

dans un dénûment complet. Nous trouvons bien mentionné, dans un certain nombre de monographies, que les engorgements du foie se résolvent, que les calculs biliaires, ici sont expulsés, là sont dissous ; mais voilà à peu près tout. Nous sommes donc contraint encore sur ce sujet, comme sur plusieurs autres, de nous en référer à nos observations personnelles, et d'insister très spécialement sur la pratique de *Vichy*, les auteurs n'ayant pas pris une peine suffisante de nous renseigner sur leurs propres observations, non plus que sur leur pratique particulière.

Nous n'insisterons ici, sur les caractères des engorgements du foie, qu'autant que ces caractères paraîtront intéresser en quelque chose la pratique thermale et servir à éclairer les indications.

Nous avons déjà signalé le fait important du mode de développement de ces engorgements, suivant qu'ils se sont montrés chroniques d'emblée ou qu'ils ont succédé à des accidents aigus.

Ils s'accompagnent, à peu près dans un tiers des cas, d'ictère léger ou très foncé ; dans un autre tiers, de simple teinte subictérique ou hépatique ; dans un autre tiers enfin, la coloration naturelle de la peau est conservée (1). Dans ces derniers cas, un ictère avait quelquefois existé au début, puis avait disparu.

Les digestions étaient généralement difficiles, pénibles ou douloureuses. Dans un peu plus du quart des cas, elles ne présentaient pas le moindre trouble. La constipation était le cas le plus ordinaire, la diarrhée rare. Les selles étaient naturelles dans le tiers des cas environ. Il était fort rare qu'elles se trouvassent décolorées.

(1) Cette étude est faite sur 60 observations d'engorgements du foie, traités par les eaux de *Vichy*.

L'engorgement occupait, dans la moitié des cas, la totalité du foie; dans l'autre moitié, plus souvent le lobe droit que le gauche, quelquefois la partie moyenne, au-devant du lobe de *Spigel*.

Le volume de l'engorgement variait singulièrement. Tantôt le rebord des côtes était seulement dépassé de quelques centimètres, tantôt le foie descendait jusque dans l'hypogastre; nous n'avons rencontré que deux cas où il offrît un semblable volume, et nous pouvons dire d'avance que le traitement n'a pas produit grand'chose. Cependant, M. Petit a publié une observation remarquable d'engorgement hépatique d'une extrême étendue, guéri en deux ans par les eaux de *Vichy* (1); plus souvent il occupait tout le côté droit de l'abdomen, jusqu'à l'ombilic. Quelquefois les côtes inférieures étaient déjetées par la saillie du foie. La forme générale du foie ou du lobe engorgé était rarement modifiée. Quelquefois cependant nous avons vu le lobe droit descendre en pointe, ou le lobe gauche simuler une tumeur saillante et circonscrite à l'épigastre.

Le foie était, dans le plus grand nombre des cas, sensible à la pression. Il s'y joignait rarement des douleurs spontanées, soit habituelles, soit revenant par accès douloureux. Il faut toujours se méfier, dans ces cas-là, de la nature de l'engorgement hépatique. L'engorgement simple du foie est généralement peu douloureux.

Chez un petit nombre de nos malades, la santé paraissait à peine altérée. C'est une chose remarquable, qu'il est des individus chez qui l'état d'engorgement partiel ou général du foie, ne se décelant par aucun trouble fonctionnel appréciable, n'est reconnu que fortuitement. C'est une maladie sans symptômes : on n'en reconnaît l'existence qu'au

---

(1) Petit, *Du mode d'action des eaux de Vichy*, 1851, p. 84.

moyen de quelques signes physiques. On distingue bien alors un certain degré d'affaiblissement, d'altération de la santé générale, mais impossible à caractériser et à définir.

Ce sont sans doute ces engorgements qui dépendent de quelque trouble profond et graduel de la circulation abdominale, état hémorrhoïdaire, enfin ce que les Allemands appellent pléthore abdominale, et quelquefois mieux du nom de *vénosité abdominale*, car il s'agit d'un état torpide de la circulation veineuse, beaucoup plus que d'un état pléthorique, dans le sens ordinaire du mot.

Mais le plus ordinairement il y a de l'amaigrissement, un affaiblissement considérable, en rapport, dans la plupart des cas, avec le degré de l'ictère ou celui du dérangement des fonctions digestives.

On n'observe pas communément d'ascite dans les engorgements simples du foie; rarement une anasarque considérable; plus souvent un peu d'œdème aux extrémités. Nous reviendrons dans un instant sur ce sujet.

Il s'agit maintenant d'apprécier les relations du traitement thermal avec ces différents caractères que peuvent revêtir les engorgements hépatiques, et d'en déduire quelques principes relatifs aux modes d'application de ce traitement, et à ses meilleures conditions de réussite. Cette appréciation des résultats du traitement thermal se relie tellement aux indications, que nous croyons devoir l'exposer ici avant d'aborder l'étude du traitement lui-même.

Il est rare que l'on voie disparaître l'engorgement pendant la durée du traitement lui-même; cela n'arrive guère que pour les engorgements légers et récents. Quant à ces disparitions d'engorgements hépatiques anciens et descendant jusqu'au pubis, guéris en quelques semaines à *Carlsbad* ou à *Monte-Cattini*, dont M. Fauconneau-Dufresne a entretenu la *Société d'hydrologie médicale de*

Paris (1), d'après M. C. James, il me paraît prudent de prendre de semblables assertions pour quelque méprise ou malentendu. Les médecins allemands, comme on le verra plus loin, ne disent pas un mot de ces prétendus résultats.

Ces engorgements disparaissent donc en général lentement ; souvent, dans les cas considérables, alors même qu'une guérison complète doit être obtenue, le traitement s'opère sans aucun changement appréciable dans le foie. La santé générale et les fonctions digestives se rétablissent d'abord, plus ou moins complétement ; puis, au bout de quelques mois, l'engorgement diminue ; mais ce n'est quelquefois qu'après un long temps et l'application réitérée de la médication thermale, qu'il disparaît.

D'après notre propre observation, les engorgements consécutifs à des accidents d'hépatite aiguë guérissent plus difficilement que les engorgements chroniques dès leur principe. Il est possible que, sous l'influence de cette période inflammatoire, le tissu du foie ait subi des modifications qui se prêtent moins aisément à l'action résolutive des eaux.

La date de la maladie n'est pas sans influence sur l'issue du traitement. L'époque la plus favorable nous a paru celle comprise entre dix-huit mois et quatre ans de durée. En deçà et au delà de ce laps de temps, le traitement ne fournit que des résultats peu favorables.

Les cas où il existait de l'ictère nous ont fourni le plus grand nombre de résultats favorables. C'est une circonstance à étudier de nouveau.

Les lésions organiques du cœur sont quelquefois accompagnées d'un engorgement du foie, d'apparence purement

---

(1) *Annales de la Société d'hydrologie médicale de Paris*, t. III, p. 263 et 284.

passive. L'intervention des eaux minérales est souvent nécessaire pour obtenir la résolution de ces engorgements, qui, devenus eux-mêmes une nouvelle cause d'embarras pour la circulation, réagissent d'une manière fâcheuse sur la maladie principale.

Il est assez difficile de définir où peut commencer au juste la contre-indication que l'état du cœur peut apporter lui-même à la médication thermale. Nous avons vu plusieurs fois les eaux de *Vichy* réussir parfaitement dans les cas de ce genre, sans qu'il résultât de leur application autre chose qu'une liberté plus grande de la circulation, et par suite une amélioration positive de l'état des malades.

Elles nous semblent applicables alors que la maladie du cœur n'a pas encore entraîné d'infiltration séreuse, que la dyspnée n'est pas très considérable, et que le malade n'offre pas de disposition manifeste aux congestions actives. Nous n'avons pas besoin d'insister sur ce que les cas dont nous parlons doivent présenter de difficultés dans leur appréciation et dans la conduite à tenir.

Nous parlerons du traitement des engorgements du foie liés à la fièvre intermittente et à la cachexie paludéenne, en nous occupant de ce dernier sujet.

L'existence de phénomènes d'hydropisie, ascite ou anasarque, doit être grandement prise en considération.

On peut établir, d'une manière générale, que l'hydropisie contre-indique les eaux minérales. Cependant il peut se présenter des exceptions à cette règle, et ces exceptions elles-mêmes peuvent être exprimées dans la proposition suivante : Que lorsqu'une ascite ou une anasarque dépend d'une cause mécanique susceptible d'être éloignée, ainsi d'un engorgement abdominal susceptible lui-même d'un degré, fût-il incomplet, de résolution, les eaux minérales, convenablement dirigées, peuvent être utiles. Mais ceci s'applique surtout à l'ascite ou à l'anasarque isolée. La présence simultanée de l'anasarque et de l'ascite suffit pour rendre le pronostic beaucoup plus grave et l'application thermale beaucoup plus difficile. J'ai toujours trouvé cette dernière impossible, c'est-à-dire nuisible, dans les cas de ce genre.

Mais quand il n'existe que de l'anasarque, que celle-ci ne paraît dépendre d'aucune cause générale, ni d'un état organique du cœur, ni d'une altération du sang, et qu'il est permis de l'attribuer à un empêchement apporté à la circulation veineuse par le foie engorgé, alors le traitement thermal peut être usité, avec circonspection, et nous avons vu l'anasarque céder alors très directement au traitement thermal de *Vichy*.

§ II. — Traitement.

Les eaux spéciales dans le traitement des engorgements du foie, quelle que soit leur nature, sont les eaux *bicarbonatées sodiques*. Nous devons y ajouter les eaux *sulfatées sodiques* qui, au moins pour les deux stations thermales qui les représentent avec le plus de notoriété, *Carlsbad* chaude et *Marienbad* froide, partagent la plupart des applications thermales des eaux bicarbonatées sodiques.

Lorsque l'on parle d'eaux alcalines en France, c'est surtout de *Vichy* que l'on entend parler; c'est *Carlsbad* qui représente essentiellement les eaux alcalines en Allemagne. Très sodique, avec le sulfate de soude prédominant, mais aussi une proportion notable de carbonate de soude, de chlorure de sodium et de fer, qui le rapprochent singulièrement d'*Ems* (1), *Carlsbad* appartient effectivement, sinon

---

(1) Supprimez, en effet, le sulfate de soude (*Carlsbad*, 2$^{gr.}$,58), il existe

à la même classe chimique, du moins à la même classe thérapeutique que *Vichy*.

« Dans toutes les formes d'engorgement du foie, dit M. Helfft, les eaux minérales avec leurs propriétés fondantes rendent de grands services, et en tête se présentent les thermes de *Carlsbad*, dont la haute température s'applique particulièrement à la stimulation de la sensibilité nerveuse affaiblie, ramène les fonctions interrompues de l'appareil glandulaire, et rétablit les sécrétions à l'état normal au moyen du sulfate et du carbonate de soude; ces eaux agissent d'ordinaire en dissolvant et en tempérant; de la présence du fer, de la silice, de l'acide carbonique, il résulte une action dissolvante et précipitante de la part des sels de soude, et l'action relâchante de la chaleur en est encore corrigée (1). »

Cette analyse thérapeutique, dont nous laissons entièrement l'esprit et la forme à M. Helfft, pourrait tout aussi bien se rapporter aux eaux de *Vichy*. Nous allons exposer les modes d'administration de ces dernières.

L'engorgement du foie, lorsqu'il n'existe pas de contre-indication générale, et en particulier dans l'appareil digestif, est une des maladies dans lesquelles nous avons vu les eaux de *Vichy* convenir et se supporter aux plus hautes doses, bien que les goutteux passent généralement pour posséder cette spécialité de tolérance. Et, pour le dire en

---

un rapport très remarquable entre la composition des eaux de *Carlsbad* et celle des eaux d'*Ems* :

	Carlsbad.		Ems.
Carbonate de soude desséché...	1,262	(bicarbonates)	1,974
— de chaux.........	0,303	—	0,225
— de magnésie	0,178	—	0,186
— de fer............	0,003	—	0,004
Chlorures de sodium..........	1,038	—	1,628

(1) Helfft, *loc. cit.*

passant, l'insistance sur une dose élevée d'eau minérale nous paraît bien plus indiquée pour exercer une action résolutive sur ces engorgements, que pour obtenir l'action altérante que nous recherchons chez les goutteux. Il faut dire encore que ce que nous appelons une dose élevée d'eau de *Vichy* ne dépasse guère 7 ou 8 verres.

Les bains journaliers, qu'il convient en général de multiplier jusqu'à 30 ou 40, avec quelques intervalles, ne sont pas moins utiles.

Les douches ascendantes sont très indiquées, dans le but d'activer la circulation hémorrhoïdaire, dont la corrélation avec la circulation hépatique est fort prochaine. M. Kuhn emploie à *Niederbronn* les lavements d'eau minérale dans un autre but : « Par la voie gastrique, dit-il, l'agent médicamenteux n'arrive au foie que d'une manière indirecte et après avoir subi certaines modifications; par le moyen des injections rectales, il y arrive directement et sans altération, absorbé par les radicules veineuses abdominales, qui portent le remède au foyer même de la maladie (1). » Ceci est d'une théorie fort contestable.

Les douches à percussion sur la région hépatique exercent quelquefois une action très manifeste sur la résolution de ces engorgements : je dois ajouter que leurs effets sont quelquefois plus difficiles à apprécier. Elles paraissent spécialement indiquées dans les cas où l'engorgement du foie paraît surtout passif, alors qu'il convient de réveiller autant que possible l'activité de la circulation et dans le foie et dans les systèmes environnants. C'est plus dans ce sens que par une action résolutive directe, que l'intervention des douches nous paraît utile.

Je ne pense pas qu'il existe de contre-indications à l'ap-

(1) Kuhn, *Les eaux laxatives de Niederbronn*, 1854, p. 127.

plication des eaux de *Vichy* aux engorgements du foie, autres que les contre-indications générales de la médication thermale, par exemple maladies du cœur, ou hydropisie, à un certain degré. Les eaux de *Vichy* paraissent pouvoir s'appliquer également aux cas les plus simples et à ceux où l'organisme en a ressenti l'atteinte la plus profonde, aux cas où domine le caractère passif et à ceux où la maladie a revêtu une marche active dès son principe. L'insistance sur telle ou telle forme du traitement, sur les moyens externes ou sur l'usage interne de l'eau minérale, l'usage spécial des sources ferrugineuses, l'appropriation naturelle des eaux de *Vichy* aux troubles digestifs, le degré d'activité imprimé au traitement : tout cela permet d'accommoder ce dernier aux diverses indications que l'on aura pu saisir.

Sous ces différents rapports, il paraît difficile d'établir quelques distinctions entre l'application des eaux de *Vichy* et celle des eaux de *Carlsbad* aux engorgements hépatiques. Les propriétés purgatives de ces dernières lui assigneraient un caractère particulier, si elles étaient plus sûres et plus constantes dans leurs effets. Quant à ce qui est de savoir si *Carlsbad* possède une efficacité plus grande que *Vichy* contre les engorgements particulièrement difficiles et résistants, cela me paraît devoir être fort difficile à décider. Nous savons le cas qu'il faut faire des récits qui se colportent au sujet des effets prodigieux que ces eaux exerceraient sur les engorgements qui descendent jusqu'au pubis, récits dont il ne faudrait pas rendre les médecins allemands responsables, car on n'en trouve aucune trace dans leurs écrits (1). Tout ce que nous pouvons dire à ce sujet, c'est que si les eaux de *Carlsbad* s'ap-

(1) Helfft, *loc. cit.* — Forges, *Specifische Wirkungsweise*, etc. (*Efficacité physiologique des eaux de Carlsbad*). Dessau, 1853. — Granville, *Manuel du voyageur aux bains d'Europe*, 1846, article Carlsbad.

pliquent très efficacement aux engorgements hépatiques que les Anglais rapportent si souvent des Indes, nos militaires et nos colons de l'Algérie trouvent également de précieuses ressources dans ce sens à *Vichy*, dont l'hôpital militaire, en particulier, regorge de cas de ce genre.

Les eaux minérales analogues par leur composition à *Vichy* ou à *Carlsbad*, sont certainement applicables au traitement des engorgements du foie. Mais je crois que le traitement de ces engorgements indique surtout des eaux actives et notablement minéralisées. Sans doute, chez des sujets névropathiques, excitables, *Saint-Alban*, *Ems*, *Plombières* même, peuvent se trouver préférables. Mais ces cas sont rares.

Ce n'est guère que sur des complications accidentelles que ces choix particuliers devront s'appuyer. Ainsi, chez un individu affecté de disposition catarrhale bronchique, et surtout de disposition tuberculeuse, *Ems* sera préféré sans hésitation à *Vichy*.

Les eaux *chlorurées sodiques* elles-mêmes ne nous paraissent pas présenter d'autres sources d'indications. Les maladies du foie semblent tenir assez peu de place dans leur pratique, car c'est à peine si dans quelques-unes des monographies concernant cette classe d'eaux minérales, en France ou à l'étranger, les engorgements du foie et les calculs biliaires sont mentionnés. Nous ne connaissons guère que M. Kuhn qui ait insisté sur l'application des eaux de *Niederbronn* aux maladies de ce genre. Je pense bien que les eaux de *Bourbonne*, de *Balaruc*, de *Kissingen*, de *Hombourg*, etc., ne seraient pas sans efficacité contre ces engorgements ; mais ne conviendrait-il pas de les réserver pour les cas spéciaux à propos desquels le docteur Wiesbaden signale l'indication des eaux de *Kreuznach*.

« L'efficacité des sources salines de *Kreuznach*, dit-il, a été prônée et exaltée dans une foule de maladies chroniques abdominales (parmi lesquelles les engorgements du foie). Mais ces maladies ne pourront être guéries par les eaux de *Kreuznach* que dans le cas d'origine ou de complication scrofuleuse ou herpétique (1). » Les eaux sulfureuses actives des Pyrénées ne seraient-elles pas préférables dans ce dernier cas?

II.

AFFECTIONS DIVERSES DU FOIE.

Les eaux minérales peuvent être utilement employées dans quelques états morbides du foie, tels que congestions sanguines périodiques; ictère chronique indépendant d'altérations organiques; état torpide du foie, semblant porter spécialement sur le caractère languissant de la circulation sanguine, et plus spécialement de la sécrétion biliaire.

Mais ces modes pathologiques sont assez difficiles à définir et à décrire, et nous aurions quelque peine à faire rentrer leur étude dans le cadre qui convient à cet ouvrage.

Nous nous contenterons d'exprimer qu'il est possible de leur appliquer les observations que nous venons de faire au sujet de l'emploi des eaux minérales dans le traitement des engorgements du foie.

Nous ajouterons seulement le passage suivant emprunté au docteur Spengler, au sujet des *sécrétions biliaires excessives* :

« On observe surtout une sécrétion biliaire excessive chez les individus qui se trouvent soumis pour la première fois aux influences des pays chauds, par exemple, chez les Européens qui vont aux Indes; dans nos contrées, ces acci-

(1) Wiesbaden, *Kreuznach et ses sources minérales.* Francfort, 1844, p. 98.

dents se présentent sur des sujets qui ont mené une vie molle, indolente; ces malades sont affectés d'un état bilieux qui s'annonce par un sentiment de plénitude et de pesanteur dans la région du foie, par une teinte ictérique de la peau, du malaise, une diarrhée bilieuse, de la céphalalgie, une langue chargée, une urine trouble. Cette disposition générale de l'économie a reçu le nom d'*état bilieux*, de *dyspepsie bilieuse*, de *polycholie*, de *flux biliaire*. Quand ces conditions se prolongent, alors les malades présentent une grande faiblesse; ils deviennent maussades, irritables, hypochondriaques, et maigrissent considérablement.

» L'usage abondant de l'eau d'*Ems*, en boisson et en bains, est alors d'un grand avantage, et procure des guérisons durables, surtout en y associant les purgatifs salins (1). »

III.

CALCULS BILIAIRES.

§ Ier. — Indications.

Je ne connais pas de médication curative des *calculs biliaires* autre que les eaux minérales.

Sans doute on peut, par un régime et un genre de vie appropriés, par l'usage réitéré de laxatifs, par l'emploi méthodique de certains médicaments, tels que térébenthine, éther, savon amygdalin, etc., atténuer la maladie, et, comme les conditions organiques sous l'influence desquelles se forment les concrétions biliaires ne sont sans doute pas par elles-mêmes nécessairement continues et persistantes, aider quelquefois à sa disparition. Mais les moyens dont dispose la thérapeutique sont tellement infidèles et douteux

---

(1) Spengler, *Études balnéologiques sur les thermes d'Ems*, 1855, p. 72.

dans leur action, et leur portée curative ou même simplement palliative est tellement restreinte, que les eaux minérales se présentent à nous à peu près comme la seule ressource réellement efficace que l'art tienne à notre disposition.

Ce n'est pas que les eaux minérales guérissent toujours les calculs biliaires ; mais, à défaut de guérison assurée, il est rare qu'elles ne réussissent pas à enrayer la maladie à un degré qui aboutirait plus souvent à une guérison définitive, si l'on insistait toujours suffisamment sur leur usage.

Les indications de la médication thermale au sujet des calculs biliaires sont les suivantes :

1° Développer l'activité de l'appareil biliaire et dans ses propriétés de tissu, tonicité, contractilité des voies d'excrétion de la bile, et dans ses propriétés sécrétoires ;

2° Modifier la constitution chimique de la bile.

La première indication paraît répondre surtout à l'action palliative du traitement, la seconde à son action curative.

Il est permis de croire, en effet, que deux éléments concourent à la maladie caractérisée par les calculs biliaires, maladie constituée par l'existence des calculs eux-mêmes, et par les accidents auxquels ils donnent lieu : 1° une modification dans la constitution chimique de la bile, en vertu de laquelle un des principes qui la constituent, cholestérine ou matière colorante, viendrait à prédominer outre mesure; 2° un état de ralentissement dans la circulation biliaire ou d'amoindrissement dans les propriétés contractiles des voies d'excrétion de la bile (1). Il est permis de croire, en un

(1) J'ai étudié, dans un article du *Supplément au Dictionnaire des dictionnaires de médecine*, 1851, p. 99, l'*étiologie* et le *mode de formation des calculs biliaires*. Voici le résumé de mes recherches à ce sujet : « Le fait de l'influence des causes propres à ralentir le cours de la bile sur la produc-

mot, que c'est tantôt une altération essentielle dans la composition de la bile, et tantôt une insuffisante activité des fonctions de l'appareil biliaire, qui joue le principal rôle dans la formation de ces concrétions.

La pathologie des calculs biliaires est assez bien connue. Les caractères qu'ils peuvent eux-mêmes revêtir, les altérations anatomiques auxquelles ils peuvent donner lieu, sont bien connus depuis les travaux de Pujol, de MM. Bouisson, Cruveilhier, Fauconneau-Dufresne, Barth, etc. Leur manifestation symptomatique spéciale, la *colique hépatique*, a été également l'objet d'études et de descriptions qui ne laissent plus guère qu'un point, fort important, il est vrai, à élucider, relatif à l'existence possible de coliques hépatiques névropathiques, et aux moyens de les distinguer des coliques hépatiques calculeuses (Andral, Monneret et L. Fleury, Beau).

Nous n'insisterons donc pas sur ce sujet.

Les *indications générales* de la médication thermale sont les suivantes :

Ramener la constitution chimique de la bile à ses conditions normales ;

Activer les fonctions hépatiques, tant pour la partie chargée de la sécrétion que pour celle qui préside à l'excrétion de la bile.

Nous ne parlons pas ici de la dissolution des concrétions dans la vésicule ou les canaux biliaires au moyen de la bile

---

tion des calculs biliaires étant admis, je demande s'il n'est pas permis de le généraliser et de rattacher à cette condition le plus grand nombre des concrétions biliaires, cystiques ou hépatiques, qui se présentent à notre observation ; de voir, enfin, dans cette condition, une opposition assez tranchée entre la pathogénie des concrétions biliaires et celle des concrétions urinaires, opposition que les résultats de la thérapeutique semblent confirmer. »

transformée en un menstrue propre à accomplir cette opération chimique.

M. Spengler place, il est vrai, la « dissolution des calculs qui restent dans la vésicule biliaire » au nombre des indications à remplir ; mais comme il ajoute plus loin : « Il paraît peu probable qu'on puisse encore arriver à dissoudre les calculs déjà formés dans la vésicule (1), » on voit qu'il n'y a pas grande importance à attacher à cette indication.

En effet, de toutes les explications que l'on puisse proposer du mode d'action des eaux minérales, celle-ci nous paraît la moins acceptable, et Pujol avait certainement raison lorsqu'il disait : « Les prétendus fondants des pierres biliaires sont une véritable chimère, tout comme ceux avec lesquels on tente tous les jours de dissoudre les calculs urinaires (2). »

Quant aux *indications particulières*, elles sont surtout relatives à la fréquence des coliques hépatiques, à la facilité avec laquelle celles-ci se laissent rappeler par les moyens excitants, à l'état d'intégrité ou de maladie du foie, aux conditions d'altération organique supposée dans la vésicule ou à l'entour.

Voici la signification de ces diverses remarques.

Il en est des coliques hépatiques calculeuses comme de toutes les affections à manifestations périodiques : l'époque la plus opportune pour l'application du traitement thermal est la plus éloignée possible des accidents douloureux.

Il faut bien se garder de croire que, parce qu'on n'a pas eu de coliques hépatiques depuis longtemps, il est inutile de suivre un traitement thermal.

La maladie dont nous nous occupons est peut-être une de

---

(1) Spengler, *Études balnéologiques sur les thermes d'Ems*, p. 70.
(2) Pujol, *OEuvres de médecine pratique*, 1823, t. IV, p. 394.

celles dont les manifestations, et il peut être souvent plus juste de dire les retours, peuvent s'opérer aux époques les plus éloignées. De sorte que, lorsqu'on a eu une colique hépatique attribuée à des calculs, il faut toujours, quelque temps qu'il se soit écoulé, en craindre le retour.

Lorsque le traitement est ainsi appliqué à des époques éloignées d'attaques isolées, il peut être employé hardiment et sous des formes actives. Il peut arriver, sans doute, que des coliques apparaissent sous l'influence du traitement lui-même ; mais, dans les cas dont nous parlons, ce sera plutôt consécutivement au traitement. Nous reviendrons tout à l'heure sur ce détail important.

Mais souvent les coliques hépatiques se reproduisent à des époques rapprochées. La maladie est en pleine manifestation. Quelquefois leur rapprochement est excessif et devient même journalier. Sans parler de ces derniers cas, assez rares eux-mêmes, il arrive souvent que ces coliques hépatiques se montrent avec une fréquence irrégulière, suivant l'époque à laquelle on les prend. Or, plus ces coliques sont rapprochées, et plus elles se laissent facilement rappeler par la moindre excitation.

Le traitement thermal peut donc être fort difficile à appliquer dans les cas de ce genre. Son action excitante, vivement ressentie par l'appareil biliaire, y ramène à chaque instant des accès nouveaux de coliques hépatiques, et, chose assez remarquable, tandis que les organes malades en subissent d'une manière primitive cette action fâcheuse et embarrassante, ils n'en ressentent pas moins une action plus intime et favorable, dont les effets se manifestent ultérieurement.

Mais comme ce ne saurait être sans inconvénient que le traitement ramène ainsi des phénomènes douloureux, et que ces derniers peuvent acquérir un tel degré qu'ils en rendent impossible la continuation, il est indiqué, dans les cas dont nous parlons, de recourir aux formes les moins excitantes possibles de la médication thermale.

Dans le plus grand nombre des cas, les coliques hépatiques ne laissent que de faibles traces dans les intervalles de leurs apparitions. A part la présence des calculs dans la vésicule biliaire, les organes eux-mêmes ne paraissent pas précisément malades ou du moins altérés dans leur texture. Et quand nous disons *à part la présence de calculs*, il faudrait dire la présence supposée : car dans cette singulière maladie, si fréquente et déjà tant étudiée, il est le plus souvent impossible de posséder une notion formelle ou, si l'on veut, d'établir un signe pathognomonique de l'existence de calculs. Le seul signe de ce genre (la crépitation de calculs dans la vésicule étant fort rare) est l'apparition de concrétions dans les selles. Mais on sait que, par toutes sortes de raisons, entre autres la difficulté de ces sortes de recherches, et l'arrêt possible des concrétions dans l'intestin, il faut le plus souvent se passer de cette pièce de conviction.

Il arrive quelquefois que le foie présente un certain degré d'engorgement. Il arrive aussi que, sous l'influence de ces coliques répétées, la région cystique s'enflamme et devient le siège de désordres plus ou moins considérables, épaississement des tissus, adhérences dont nous avons parlé plus haut, extension de l'inflammation à la muqueuse du gros intestin : on sait que des communications peuvent s'établir entre ce dernier et la vésicule elle-même.

Il faut assurément tenir compte de toutes ces circonstances que la sensibilité de la région sous-hépatique en dehors des coliques hépatiques elles-mêmes, qu'une matité anormale, que des signes concomitants d'entérite, que l'état général, peuvent faire soupçonner ou reconnaître.

Mais tout cela ne se montre guère que dans le cas de coliques hépatiques très réitérées, et les cas où la maladie se présente dans des conditions de simplicité et de moyenne intensité sont de beaucoup les plus communs.

§ II. — Traitement.

Les eaux minérales spéciales dans le traitement des calculs biliaires sont les eaux *bicarbonatées sodiques*.

Ces eaux paraissent posséder plus que d'autres la propriété d'agir sur la constitution chimique de la bile; elles sont très aptes à exercer sur l'appareil hépatique l'action excitante dont nous avons annoncé l'opportunité; enfin, les partisans de la dissolution des calculs les déclarent propres à dissoudre les concrétions de matière colorante et à désagréger les concrétions de cholestérine, en s'attaquant au mucus qui servirait de ciment à leurs molécules.

Le mode d'administration des eaux de *Vichy* est fort simple dans les calculs biliaires: usage de l'eau en boisson, de la *Grande-Grille* en général, et en bains. La proportion de l'eau minérale doit être mesurée à la disposition apparente au retour des coliques hépatiques. Rien n'est plus ordinaire, en effet, que de voir des coliques survenir et même se multiplier sous l'influence des eaux. Des bains trop concentrés en eau minérale, quelques verres d'eau de *Vichy* de trop, suffisent pour les ramener. La source plus douce de l'*Hôpital* est souvent seule tolérée.

Quand ces accidents surviennent, il faut bien entendu suspendre le traitement pendant leur durée, mais il ne faut pas toujours l'arrêter. On doit l'accommoder avec le plus de soin possible à cet état, mais le continuer avec persévérance. Il peut arriver qu'un accès de coliques plus violent encore que les précédents survienne à la fin du traitement, plus souvent quelques jours ou quelques semaines après, et annonce en quelque sorte une guérison temporaire ou définitive. Ce qu'il y a de certain, c'est que ces coliques hépatiques qui surviennent après le traitement sont suivies de l'expulsion de calculs, beaucoup plus souvent que celles qui l'avaient précédé.

Il convient en général d'insister sur le traitement thermal, malgré la répétition et le rapprochement des phénomènes douloureux, insistance qui exige beaucoup de discernement et de prudence dans son application; il ne convient pas moins de réitérer le traitement avec une certaine opiniâtreté, même alors qu'il y a toutes les apparences de la guérison. C'est pendant plusieurs années qu'il faut revenir à ce traitement ultérieur que l'on pourrait appeler traitement prophylactique de coliques hépatiques futures, car il faut bien convenir que les dispositions organiques sous l'influence desquelles des concrétions biliaires se sont une fois formées, sont assez difficiles à détruire entièrement.

M. Fauconneau-Dufresne, qui a fait des concrétions biliaires une étude de toute sa vie, ne mentionne absolument, parmi les eaux qui leur conviennent, que *Vichy* et *Ems* qu'il conseille en particulier aux femmes et aux personnes délicates (1). Je crois que ce doit être là effectivement une médication bicarbonatée sodique par excellence. Les eaux de *Carlsbad* qui, nous l'avons déjà dit, ne se séparant guère thérapeutiquement de celles-ci, et celles de *Vals* peuvent être rapprochées, dans leurs applications, de celles de *Vichy*; celles de *Saint-Alban* doivent se rapprocher davantage des eaux d'*Ems*.

(1) Fauconneau-Dufresne, *Précis des maladies du foie et du pancréas*, 1856, p. 362.

RÉSUMÉ.

I. C'est aux *engorgements du foie* et aux *calculs biliaires* que se rapporte spécialement la médication thermale.

II. Les engorgements du foie succèdent quelquefois à une hépatite aiguë ; ils paraissent se développer plus souvent d'une manière passive sous l'influence d'un état torpide de la circulation abdominale, d'une maladie du cœur, de fièvres intermittentes.

III. Les engorgements succédant à des accidents aigus paraissent guérir moins aisément que ceux qui se sont montrés chroniques dès le principe.

C'est entre dix-huit mois et quatre ans de durée que le traitement thermal paraît agir le plus efficacement.

IV. L'existence d'une anasarque et d'une ascite contre-indique en général le traitement thermal.

Cependant l'existence isolée ou d'une ascite ou d'une anasarque peut se prêter à la médication, lorsqu'elle reconnaît pour cause un obstacle apporté à la circulation veineuse par un engorgement susceptible lui-même de résolution.

V. On peut avec avantage appliquer la médication thermale à des engorgements du foie accompagnant une maladie organique du cœur, lorsqu'il n'existe pas d'infiltration, que la dyspnée n'est pas très considérable, et que le malade ne paraît pas disposé aux congestions actives.

VI. Dans les engorgements hépatiques, les résultats appréciables du traitement se manifestent surtout consécutivement au traitement lui-même.

VII. Le traitement des engorgements du foie appartient aux eaux bicarbonatées sodiques ou sulfatées sodiques, et peut-être à quelques eaux chlorurées sodiques ; mais il peut se résumer dans les deux stations de *Vichy* et *Carlsbad*.

VIII. Les indications qui dominent dans le traitement des *calculs biliaires* sont les suivantes : activer le cours de la bile et les propriétés de tissu de l'appareil d'excrétion de la bile ; modifier la composition de la bile elle-même.

IX. Les eaux bicarbonatées sodiques *Vichy*, *Vals*, *Ems*, *Saint-Alban*, auxquelles nous ajouterons *Carlsbad*, sont les eaux spéciales dans le traitement des calculs biliaires.

VINGT ET UNIÈME LEÇON.

GRAVELLE URIQUE.

La présence de graviers dans l'urine nous paraît se rapporter à deux états morbides bien distincts.

Comparés l'un à l'autre, j'appellerai le premier *gravelle diathésique*, comprenant les gravelles *urique* et *oxalique* ; le second *gravelle catarrhale*, ce sont les gravelles *phosphatiques*. Au moins me semble-t-il incontestable que cette double définition se rapporte à la très grande majorité des cas.

La première mérite seule le nom de *gravelle*. Les graviers uriques et oxaliques se forment en vertu d'une disposition de l'économie plus ou moins facile à pénétrer, et ne se montrent dans l'urine qu'à titre de phénomène excrémentitiel anormal.

Les graviers phosphatiques, au contraire, ne sont, presque toujours au moins, qu'un accident du catarrhe de la muqueuse urinaire (1).

(1) Mialhe, *Union médicale* du 7 août 1856, p. 382.

Nous ne parlerons donc ici que de la gravelle diathésique ; l'étude de la gravelle catarrhale se confond dans celle des affections catarrhales de l'appareil urinaire. Il ne sera même à peu près question que de la gravelle *urique*, n'ayant que de courtes remarques à présenter au sujet de la gravelle *oxalique*.

§ Ier. — Indications.

Le traitement de la gravelle urique par les eaux minérales est en général un traitement fort simple, lorsqu'il n'existe pas de complication de coliques néphrétiques.

Cependant nous ne croyons pas inutile d'exposer quelques idées sur le sens dans lequel le traitement thermal nous paraît devoir agir.

La gravelle urique se manifeste par la présence en excès, ou par le rapprochement sous forme de concrétions pulvérulentes ou plus considérables, des principes azotés contenus normalement dans l'urine. Elle se rencontre souvent chez des individus qui font abus d'une alimentation azotée ; mais elle s'observe aussi chez des individus qui, par habitude ou par régime, se tiennent dans des conditions tout opposées.

La gravelle urique, bien qu'elle puisse être favorisée et accrue par l'introduction considérable ou excessive de principes azotés dans l'économie, n'est donc pas essentiellement constituée par la présence d'un excès d'azote ; elle résulte d'une disposition par suite de laquelle les principes azotés se trouvent éliminés d'une manière anormale, et sous une forme anormalement prédominante, l'acide urique. En effet, l'azote ne se fait pas dans l'économie, mais seulement l'acide urique, et c'est ce dernier qui y existe véritablement en excès.

La maladie consiste donc dans la disposition qui convertit en acide urique plus d'azote qu'il ne conviendrait, au lieu de laisser ce dernier s'éliminer suivant les conditions physiologiques, ou bien qui retient sous une forme déterminée l'acide urique destiné à être éliminé sous une forme différente. Et il est clair qu'en diminuant l'introduction des principes azotés dans l'économie, on amoindrira le résultat ou l'expression de la maladie ; mais cela ne saurait suffire pour faire disparaître la disposition morbide.

En vertu de quoi s'opère ce départ tout spécial des principes azotés sous forme de sable ou de graviers? Voilà ce que nous ne savons pas. Nous avons exposé au sujet de la goutte, et nous nous contenterons de le rappeler ici, comment ces phénomènes de départ ou de conversion anormale des principes azotés paraissaient constituer un trouble ou une perversion de l'assimilation elle-même. Il ne s'agit pas du dérangement d'une fonction en particulier, mais d'un trouble survenu dans la fonction la plus générale de l'organisme, dans l'échange intime de molécules qui constitue la nutrition, assimilation des uns, départ des autres.

Il suit de là que nous reconnaissons à la goutte et à la gravelle une pathogénésie semblable en un point, ce qui n'empêche pas que nous n'assistions à des phénomènes différents commandés par le génie propre de l'une et de l'autre maladie.

Du reste, s'il est une maladie qui porte ce caractère de dérangement subi par les phénomènes chimiques qui, sous l'empire de l'action vitale, accomplissent le renouvellement incessant de notre organisme, c'est bien la gravelle. On sait avec quelle facilité les manifestations élémentaires de la gravelle (sédiments uriques) se reproduisent, en dehors de toute prédisposition spéciale, sous l'influence d'un trouble apporté à l'ensemble de l'organisme par une cause accidentelle quelconque : causes affectives, fatigues, course prolongée, veille, dérangement dans le régime.

La manifestation élémentaire de la gravelle est donc un phénomène qui apparaît habituellement sous l'influence des causes que je viens d'énumérer, auxquelles il faut ajouter une cause pathologique, la fièvre.

Puis il y a certains individus chez qui ce même phénomène se reproduit avec une facilité particulière et sous une forme très prononcée, pour la moindre cause occasionnelle, sans qu'il existe pour cela de maladie; cela paraît tenir à l'état général de la constitution.

Enfin, il y a d'autres individus chez qui ces manifestations existent en vertu d'une disposition formelle et indépendante de toute cause occasionnelle ou déterminante, disposition souvent héréditaire et développée à un degré morbide. On peut dire alors qu'il existe une diathèse.

Ainsi, apparitions accidentelles sous l'influence de causes particulières; apparitions fréquentes et faciles sous l'influence de causes quelconques, et par suite d'une disposition constitutionnelle; apparitions essentielles et sans causes occasionnelles, sous l'influence d'un véritable état diathésique: tels sont les trois degrés sous lesquels nous pouvons étudier les manifestations de la gravelle. Ces manifestations n'existent, dans leur entier développement, que dans le troisième degré; elles existent à un état tout élémentaire dans le premier. Et peut-être, quand elles viennent à se développer et à se montrer d'une manière continue, cela tient-il simplement aux mêmes conditions organiques, mais prononcées et permanentes, qui, passagères et à un degré léger, en déterminaient ce que nous avons appelé les manifestations élémentaires.

Dans la gravelle, comme dans la goutte, l'indication nous paraît être, non pas d'apporter un principe dissolvant ou

39

neutralisant aux manifestations terminales de la maladie, mais de corriger le trouble profond qui la commence, ou plutôt qui la constitue en réalité.

Il nous a semblé que c'était ainsi qu'agissaient les modificateurs hygiéniques de la goutte ; c'est dans ce sens que nous avons compris l'intervention de la médication thermale dans le traitement de cette maladie ; c'est exactement au même titre que l'hygiène et la médication thermale nous fournissent des moyens propres à prévenir ou à enrayer le développement de la gravelle. Car le traitement thermal, comme le traitement hygiénique, est le même pour la gravelle et pour la goutte, j'entends la goutte aiguë, franche, régulière, où les indications s'adressent le plus directement possible à l'état diathésique.

Si donc nous n'avons pas admis précédemment que les eaux de *Vichy*, les eaux spéciales de la goutte, agissent en neutralisant, par une action chimique, un principe dont l'apparition n'est que l'expression dernière de la maladie, et si nous avons supposé qu'elles s'adressaient aux phénomènes primitifs de l'évolution morbide, ou tendaient à ramener à ses conditions normales l'assimilation troublée, de même nous n'admettons en aucune façon que les eaux de *Vichy*, eaux spéciales de la gravelle urique, agissent sur la gravelle à titre de dissolvant.

Quand on se sera évertué à chercher et même à obtenir la désagrégation ou l'amoindrissement de sables ou de graviers dans des courants ou des réservoirs d'eau pure ou alcaline, tentatives qui n'ont jamais eu que des résultats imparfaits, qu'est-ce que cela prouvera ? Quand même le sable et les graviers se dissoudraient dans l'eau de *Vichy* aussi bien qu'ils s'y dissolvent mal, je ne pense pas qu'il en fallût admettre davantage que l'action thérapeutique des eaux de *Vichy* consisterait dans cette dissolution.

En effet, que peut faire une médication dissolvante, et seulement dissolvante, dans le traitement de la gravelle? Elle peut faire disparaître la manifestation graveleuse, et sous ce rapport rendre encore un service incontestable aux malades; mais elle ne peut faire que cela. Il faut la continuer incessamment, et son influence est toute subordonnée au fait actuel de son administration.

Il n'en est nullement ainsi de l'eau de *Vichy*. Sans doute celle-ci fait souvent disparaître avec une grande rapidité les manifestations de la gravelle; mais quelquefois aussi elle ne les suspend pas d'abord, et même elle commence par les activer. Mais voici quel est le véritable caractère de la médication : c'est de suspendre ultérieurement, de suspendre ou de supprimer entièrement les manifestations morbides, c'est-à-dire d'atténuer ou de guérir la maladie, et cela non pas en s'adressant à ses résultats, ce qu'il serait fort déraisonnable de supposer, mais à son élément pathogénique quel qu'il soit.

La médication de la gravelle urique par les eaux de *Vichy* n'est donc pas seulement une médication palliative; c'est une médication curative, ou du moins à tendance curative.

On comprend, du reste, que la guérison absolue soit souvent difficile à obtenir, lorsqu'il s'agit d'une maladie diathésique, souvent héréditaire, souvent de date ancienne lorsque le traitement thermal vient à lui être opposé, et à l'entretien de laquelle les conditions hygiéniques où l'on retombe en cessant le traitement thermal prennent une si grande part.

La gravelle n'existe pas toujours dans un état absolu de simplicité. Elle peut s'accompagner de phénomènes douloureux, que nous n'envisagerons ici que dans leurs rapports directs avec elle, et aussi au point de vue des indications thermales.

Je ne crois pas que l'existence de douleurs rénales, fixes ou habituelles, liées à l'existence de graviers, soit de nature à contre-indiquer les eaux minérales ; elles doivent seulement être prises en considération dans l'application de ces dernières, car elles peuvent être exaspérées par des eaux trop activement employées.

Nous en dirons autant des coliques néphrétiques.

L'existence de coliques néphrétiques liées à la gravelle indique toujours les eaux minérales. Si la gravelle ne s'est pas encore manifestée, les coliques néphrétiques ont quelquefois un caractère ou névralgique ou fluxionnaire, assez difficile à déterminer. Mais toutes les fois qu'elles ne se rattachent pas à quelque lésion organique, ou à un état franchement inflammatoire du rein (pyélite aiguë, néphrite), les eaux minérales doivent être employées à cette condition : qu'elles soient administrées à des époques aussi éloignées que possible des coliques néphrétiques elles-mêmes.

Celles-ci ne paraissent donc contre-indiquer les eaux minérales que par leur présence actuelle, ou par une disposition actuelle très formelle à leur apparition.

§ II. — Traitement.

Les eaux *bicarbonatées sodiques* sont les eaux spéciales de la gravelle urique.

Parmi les eaux de cette classe, *Vichy* fixe d'abord notre attention pour la notoriété et l'importance des applications qui en sont faites au traitement de la gravelle.

Le mode essentiel d'administration de ces eaux est l'usage interne. Leur emploi doit être dirigé en vue de l'idée que nous avons émise au sujet de leur mode d'action sur l'état diathésique, ou sur la disposition organique profonde à laquelle nous attribuons la gravelle : c'est-à-dire qu'il n'y a, suivant nous, à rechercher ni effets perturbateurs, ni effets de neutralisation chimique, ou de saturation, lesquels en général ne sont poursuivis qu'à l'aide de doses médicamenteuses considérables. Le changement que nous supposons apporté dans l'économie par la médication sera d'autant plus sûrement obtenu, que l'on procédera d'une manière lente, progressive et continue.

La dose de l'eau minérale peut être élevée graduellement jusqu'à 7 à 8 verres d'eau minérale, proportion que nous n'avons jamais jugé utile de dépasser. M. de Crozant qui, dans un mémoire publié il y a un certain nombre d'années, se montrait généralement très mal informé au sujet des applications des eaux de *Vichy*, s'est donc trompé lorsqu'il a écrit « que les malades étaient obligés de boire de 7 à 18 verres d'eau par jour à *Vichy*, et que ce n'était qu'à cette dose énorme que les eaux finissaient par agir sur les reins et produire l'effet que l'on obtiendrait avec les eaux de *Pougues* à la dose de 3 à 5 verres par jour (1). »

Ces doses considérables seraient impossibles à tolérer pour la plupart des malades affectés de gravelle. D'après les indications que nous avons posées, ce n'est pas précisément sur les reins qu'il faut s'attacher à agir, parce que ce n'est pas dans les reins que siége la cause pathogénique de la gravelle. Mais comme les médications n'agissent pas nécessairement suivant nos intentions, l'action générale et diathésique que nous attribuons surtout à la médication par les eaux de *Vichy*, n'empêche pas que celles-ci n'agissent

---

(1) L. de Crozant, *De l'emploi des eaux minérales de Pougues dans le traitement de quelques affections chroniques de l'estomac et des organes génito-urinaires*, 1846, p. 50.

sur les reins eux-mêmes. Or, le rein est un des organes qui ressentent le plus rapidement l'action des eaux de *Vichy*, comme de bien d'autres eaux minérales, et si cette action offre un certain degré d'utilité, en aidant cet organe à se débarrasser du sable ou des graviers qu'il peut retenir, elle est dans beaucoup de cas un inconvénient ; et c'est elle qui précisément s'oppose à ce que l'on administre impunément les eaux de *Vichy* à haute dose à beaucoup de graveleux.

Lorsqu'il existe des douleurs dans les reins, une dose trop élevée d'eau minérale les exaspère au point de déterminer des coliques néphrétiques ou de l'hématurie, même chez des individus qui n'ont jamais encore éprouvé de semblables accidents. Si je n'ai pas observé moi-même d'hématurie en pareil cas, j'ai trouvé cet accident consigné plusieurs fois dans des observations inédites de M. Prunelle.

L'usage séparé ou combiné des sources de la *Grande-Grille* et des *Célestins* convient le mieux au plus grand nombre des cas.

L'eau d'une source ferrugineuse, telle que la source de *Mesdames*, ou la source *Lardy*, ou bien celle de l'*Hôpital*, sera préférée suivant certaines indications faciles à saisir.

Les bains concourent utilement au traitement. Ils sont surtout nécessaires si la douleur de la région rénale ou la crainte des coliques néphrétiques engage à réduire notablement l'usage interne des eaux.

Voici quels peuvent être les effets du traitement.

Ces effets sont très variés. Le plus ordinaire est la disparition rapide, quelquefois immédiate, du sable ou des sédiments uriques. Cette circonstance ne signifie pas, en général, une guérison immédiatement effectuée. Le sable ou les graviers reparaîtront plus tard, ou pendant ou, le plus souvent, après le traitement, en général en moindre proportion. La guérison pourra s'obtenir ultérieurement, ou bien l'apparition des graviers continuera de se faire voir, à de certaines époques, mais fort réduite.

Il arrive quelquefois, par un effet contraire, que dans les premiers jours du traitement la quantité de sable rendue soit fort augmentée. Cela se remarque plus souvent encore après le traitement effectué.

Que signifie cette circonstance? Rien assurément dans le sens des propriétés dissolvantes que quelques personnes attribuent aux eaux de *Vichy*. Est-elle en rapport avec l'action stimulante exercée sur le rein, et à laquelle on attribue avec raison une propriété expultrice? Il est très vrai que l'issue habituellement difficile et douloureuse des graviers est presque toujours facilitée par l'usage des eaux; on sait que l'eau pure même, prise en quantité considérable, facilite cette expulsion. Il est probable que la constitution même des eaux de *Vichy* y prend une part formelle; mais il est difficile de supposer qu'il se passe alors un simple phénomène d'expulsion, et que les quantités considérables de sable rejetées quelquefois au dehors se soient trouvées ainsi emmagasinées dans les reins. Il est permis de supposer qu'il s'agit ici d'une sorte de coup de fouet subi par l'économie, de la part du traitement thermal, et qui vient exagérer passagèrement le mode pathologique, quel qu'il soit, auquel est due la formation des graviers. Cela répond à l'excitation, qui est un des effets les plus ordinaires de la médication thermale. Nous avons reconnu, dans bien des circonstances déjà, que cette excitation pouvait être observée surtout à deux époques du traitement : dès les premiers jours de son application, ou bien à la fin, l'économie se ressentant de cette action excitante, soit tout d'abord, par l'intervention d'une action nouvelle, soit plus tard, par la prolongation même de cette action.

Si cette apparition exagérée de sables survient quelquefois consécutivement au traitement, quelques jours ou quelques semaines après, c'est que c'est souvent à cette époque que l'excitation thermale se fait sentir. Il n'est pas rare de voir survenir, à une pareille distance d'un traitement thermal, des accidents aigus, fièvre continue ou phlegmasie, avec ou sans rapports avec l'état morbide antérieur, et qui n'ont pas d'autre origine.

Les douleurs rénales sont en général fort amoindries par les eaux de *Vichy*, accommodées à leur degré de persistance ou d'intensité; et souvent elles disparaissent tout à fait alors même que la gravelle ne cesse pas de se manifester.

Quand ces douleurs paraissent avoir leur siége dans le rein lui-même, avec sensibilité à la pression, il est rare que les douches soient indiquées. Il n'en est pas de même alors que les douleurs, ce qui est fort commun, semblent appartenir plutôt aux parties avoisinantes, ainsi aux muscles lombaires. Lorsqu'un individu affecté de gravelle est en même temps affecté de rhumatisme à un certain degré, l'élément rhumatismal est en quelque sorte attiré vers le rein et se fixe sur cet organe; les douches sont alors très utiles.

J'ai vu très rarement les coliques néphrétiques, directement liées à la gravelle urique, résister à l'action thérapeutique des eaux de *Vichy*. J'ai signalé plus haut la convenance d'éloigner autant que possible la médication thermale de leur manifestation elle-même. Quand cette médication est employée en temps opportun, les coliques néphrétiques ou sont très atténuées et éloignées, ou cessent absolument de se montrer, bien que la gravelle soit loin d'être alors guérie. Ceci est un des résultats les plus constants du traitement dont nous nous occupons.

Ce que nous venons d'exposer avec quelques détails n'est certainement pas absolument propre à *Vichy*. Il faut considérer *Vichy* comme représentant une médication générale, la médication *bicarbonatée sodique*. Mais il faut se rappeler aussi que rien n'est aussi individuel, pour ainsi dire, qu'une médication, et qu'il ne faut jamais se presser d'identifier les applications de deux sortes d'eaux minérales, quels que soient leurs rapports chimiques.

Ainsi, nous ne doutons pas que les eaux de *Vals* ne soient très applicables au traitement de la gravelle urique (1) ; mais leur très forte minéralisation semble devoir les rendre difficiles à appliquer dans les cas où l'état douloureux de l'appareil rénal réclame des ménagements formels.

M. Goin insiste sur les propriétés diurétiques des eaux de *Saint-Alban*, qui nous paraissent, au contraire, devoir convenir dans les cas où *Vichy* paraîtrait trop actif. Il recommande surtout ces eaux dans les néphrites chroniques, sans insister sur leur application à la gravelle (2).

Du reste, il semblerait qu'un degré notable de minéralisation fût nécessaire pour obtenir du traitement thermal une action notablement curative dans la gravelle. M. Spengler recommande beaucoup les eaux d'*Ems* dans le catarrhe vésical, mais paraît attacher peu d'importance à leur action sur la gravelle (3).

M. Vogler considère absolument comme nous l'intervention des eaux bicarbonatées sodiques dans le traitement de la gravelle : « Je ne m'occuperai pas, dit-il, des propriétés des eaux d'*Ems* pour l'expulsion de la gravelle, puisqu'elles leur sont communes avec toutes les sources alcalines qui

---

(1) Dupasquier, *Notice chimique et médicale sur une nouvelle source découverte à Vals*, 1845, p. 62.

(2) Goin, *Mémoire sur les eaux minérales de Saint-Alban*, 1834, p. 17.

(3) Spengler, *Études balnéologiques sur les thermes d'Ems*, 1855, p. 21.

contiennent de l'acide carbonique, et que non-seulement un usage plus ou moins fréquent de pareilles eaux, mais encore le liquide le plus indifférent, l'eau pure ordinaire, prise de manière à opérer une humectation générale du corps, produisent le même résultat. Une faculté réelle que présentent ces eaux, en ce qu'elles rétablissent les fonctions normales des organes élaborateurs du sang et des sucs, c'est de dissiper toute propension à la formation de la gravelle, ce qui, il est vrai, ne peut s'obtenir que par un changement total de manière de vivre du malade (1). »

Les eaux sulfureuses dégénérées des Pyrénées-Orientales, *la Preste* (2), *Molitg*, certaines sources d'*Olette* (3), sont considérées comme très efficaces dans les gravelles uriques, surtout accompagnées de coliques néphrétiques. Elles pourraient bien être préférables aux eaux bicarbonatées sodiques, à *Vichy* surtout, lorsqu'il existe des symptômes dysuriques.

Nous avons déjà fait remarquer que les eaux de *Carlsbad* étaient généralement indiquées dans les mêmes circonstances que celles de *Vichy*, et se trouvaient consacrées, en Allemagne, à peu près aux mêmes applications que ces dernières en France. Il en est ainsi pour la gravelle. Nous empruntons au docteur Helfft le passage suivant, qui nous paraît propre à donner une idée de la manière dont le traitement thermal de la gravelle est entendu en Allemagne :

« Les thermes de *Carlsbad* se rangent au nombre des plus puissantes parmi les eaux minérales appropriées aux

---

(1) Vogler, *De l'usage des eaux minérales et en particulier de celles d'Ems*, 1841, p. 179.

(2) Ferran, *De l'emploi des eaux de la Preste dans les maladies des voies urinaires et l'affection calculeuse*, Thèses de Montpellier, 1850, p. 32.

(3) Puig, *Troisième série d'observations médicales sur les eaux d'Olette*, 1854, p. 62.

concrétions urinaires. Elles se distinguent des autres parce qu'elles portent dans l'organisme une plus notable proportion de sels alcalins, qui y subissent de diverses manières les décombinaisons qui se passent dans la substance organique. Grâce à une grande proportion de sulfate de soude, ces eaux agissent plus fortement sur la formation du sang veineux, combattent la stase dans les veines du bas-ventre et s'attaquent à la principale cause de l'affection, en empêchant la production de ces sels qui se déposent anormalement dans l'urine.

» Elles ne sont point indiquées dans les cas où, tandis qu'une plus ou moins grande quantité de sable fin se dépose parfois ou continuellement dans l'urine, le malade n'accuse aucune incommodité, mais de temps en temps souffre d'une certaine pesanteur dans les lombes et dans les organes urinaires, ou bien est en proie à l'invasion d'une soudaine colique néphrétique, avec constriction spasmodique du canal de l'urèthre, dysurie ou strangurie, non plus alors que l'introduction de la sonde a signalé la présence d'un calcul dans la vessie, d'un volume suffisant pour que le réservoir de l'urine ne puisse être vidé. Dans cette dernière circonstance, une opération chirurgicale est indispensable. Seulement, par l'usage des eaux, on peut obtenir le ramollissement et l'*émiettement* de la surface d'une pierre ; mais la dissolution complète n'a pas lieu. Indépendamment de la dissociation des calculs et de l'expulsion des fragments qu'elles favorisent, les eaux sont encore utiles pour surmonter la diathèse graveleuse.

» L'usage des eaux alcalines est plutôt nuisible qu'utile dans les cas de calculs composés de phosphate ammoniaco-magnésien ou de phosphate de chaux, parce qu'en général ils se rencontrent chez des personnes d'une constitution faible, ou chez celles que des fatigues corporelles et intellectuelles ont abattues, ou qui ont été en butte pendant longtemps à l'influence déprimante des passions de l'âme. Les sels alcalins entretiennent davantage la production morbide, lorsqu'ils se mêlent intimement aux humeurs et circulent dans le sang.

» La source *Sprudel* (de Carlsbad) est la plus recommandée (1). »

Quelle part doit-on faire aux eaux de *Contrexéville* dans le traitement de la gravelle urique ?

Suivant M. Mamelet, ces eaux agissent de deux manières, et en facilitant l'expulsion des graviers, et en les dissolvant. Leurs propriétés dissolvantes s'exercent même sur les calculs, qu'elles rendent d'abord rugueux et inégaux, et par suite plus douloureux en en détachant le mucus qui les polissait, et qu'elles dissoudraient sans doute entièrement, si l'on en continuait l'usage assez longtemps (2). Ces eaux sont très diurétiques, ce qui n'est pas étonnant, lorsqu'on les administre à la dose de 12 à 15 ou 20 verres, ce qui fait de 4 à 7 litres par jour.

Le mémoire de M. Mamelet renferme un assez grand nombre d'observations, qui ne s'y trouvent elles-mêmes ni analysées, ni réunies. Il paraît résulter de ces observations que les eaux de *Contrexéville* possèdent une efficacité formelle dans la gravelle urique. Cette efficacité ne me paraît pas de nature à modifier ce que j'ai dit plus haut de la spécialité des eaux bicarbonatées sodiques au sujet qui nous occupe, spécialité non pas exclusive, mais très nette et très précise. La spécialité qui appartiendrait aux eaux de *Contrexéville* me paraît du reste ressortir assez bien des obser-

---

(1) Helfft, *Handbuch der Balneotherapie*, p. 362.
(2) Mamelet, *Notice sur la propriété des eaux de Contrexéville*, 1840, p. 30.

vations de M. Mamelet : elle serait relative à la coexistence d'un catarrhe des voies urinaires.

Lorsqu'un principe catarrhal assez prononcé accompagnera la gravelle urique, ce qui n'est pas très commun du reste, *Contrexéville, Pougues* aussi, mais sans doute moins spécialement, paraîtraient indiqués.

Toutes les eaux chargées d'acide carbonique libre peuvent du reste être employées utilement dans le traitement de la gravelle : elles y sont fort conseillées du moins. Leur efficacité est attribuée à l'action diurétique de l'acide carbonique.

Je ferai une simple mention de la gravelle *oxalique*. Je n'en ai recueilli qu'un fort petit nombre d'exemples, et, si je n'ai pu constater de guérison absolue, du moins ai-je toujours vu cette gravelle aussi nettement modifiée dans ses manifestations que la gravelle urique par le traitement thermal de *Vichy*. Je sais aussi que M. le docteur Leroy d'Étiolles considère les eaux de *Vichy* comme les mieux appropriées à ce genre de gravelle.

Il est probable que, dans ces cas aussi, c'est beaucoup plus sur la disposition de l'organisme qui s'oppose à la destruction ou à l'assimilation de l'acide oxalique, que sur les graviers oxaliques eux-mêmes, qu'agit la médication thermale.

Je ne crois pas devoir m'occuper ici des *calculs urinaires*.

Les eaux minérales sont tout à fait impuissantes vis-à-vis des calculs tout formés.

Tout ce que nous avons dit au sujet de l'influence que les eaux minérales peuvent exercer sur les conditions diathésiques, par suite desquelles paraît se développer la gravelle, s'applique également au traitement diathésique des calculs.

Mais je crois que les calculs se forment, plus souvent que la gravelle, par suite de circonstances tout accidentelles, et en dehors de toute action diathésique.

Les eaux minérales bicarbonatées sodiques sont souvent employées avec avantage à la suite de l'opération de la lithotritie. Je pense qu'elles peuvent alors exercer une action favorable au moyen des modifications chimiques qu'elles impriment à l'urine.

Vichy est le plus souvent applicable alors ; mais si la vessie a souffert de l'opération, ou en a conservé des traces, *Pougues, Saint-Alban, Ems, la Preste, Évian*, lui seront préférés.

RÉSUMÉ.

I. Nous reconnaissons à la gravelle *urique* un caractère constitutionnel ou diathésique, en vertu duquel l'élimination des principes azotés destinés à être rejetés au dehors de l'organisme s'opère d'une manière anormale.

II. La gravelle *oxalique* nous paraît également dépendre d'une disposition générale de l'organisme par suite de laquelle l'acide oxalique introduit par l'alimentation n'est point détruit, ou rejeté sous la forme normale, mais se trouve soumis à un travail d'agrégation tout particulier.

III. Nous appelons ces sortes de gravelles *diathésiques*.

IV. Les gravelles *phosphatiques* nous paraissent devoir être rattachées essentiellement à l'état catarrhal des voies urinaires.

V. Nous les appelons gravelles *catarrhales*.

VI. Nous ne saurions affirmer que ce double caractère des gravelles soit absolu, mais nous ne doutons pas qu'il ne se rapporte à la très grande majorité des cas.

VII. L'existence de coliques néphrétiques liées à la gravelle, et sans complications, indique toujours les eaux minérales. Seulement il faut autant que possible administrer celles-ci à une époque éloignée de l'apparition des coliques néphrétiques, et sous une forme qui n'en détermine pas le retour.

VIII. Les eaux *bicarbonatées sodiques* sont les eaux spéciales de la gravelle urique, et les eaux de *Vichy* les plus notables parmi celles qui peuvent être employées en pareil cas.

IX. Ces eaux nous paraissent agir, à titre de médication altérante, sur l'état constitutionnel (vice de nutrition) qui préside à l'apparition des graviers, mais non pas sur ces derniers à titre de médication dissolvante.

X. La gravelle urique peut être entièrement guérie par l'usage des eaux de *Vichy*. Elle est plus souvent atténuée, réduite à quelques apparitions qui coïncident avec un bon état de santé. Les douleurs rénales disparaissent en général ; les coliques néphrétiques cessent presque toujours de se montrer.

XI. Les eaux de *Vals*, de *Saint-Alban*, d'*Ems*, agissent sans doute de la même manière que *Vichy*, sauf ce qui peut tenir à la différence de minéralisation, trop forte pour *Vals* dans certaines circonstances, insuffisante dans d'autres pour *Saint-Alban* et *Ems*.

XII. Les eaux *sulfureuses dégénérées*, telles que *la Preste*, *Molitg*, *Olette*, etc., sont considérées comme très efficaces dans la gravelle, surtout accompagnée de coliques néphrétiques. Elles pourraient bien être préférables aux eaux bicarbonatées sodiques, à *Vichy* en particulier, lorsqu'il existe des symptômes dysuriques.

XIII. Les eaux de *Carlsbad* paraissent agir de la même manière que celles de *Vichy*. Je ne saurais affirmer qu'elles se trouvent aussi bien applicables aux cas où il existe des coliques néphrétiques.

XIV. Les eaux de *Contrexéville* et de *Pougues*, certainement efficaces contre la gravelle urique, mais exerçant une action probablement moins directe et moins profonde sur l'état diathésique lui-même, me paraissent indiquées dans les cas où la gravelle accompagne un état catarrhal des voies urinaires.

XV. La gravelle *oxalique* peut être utilement traitée par les eaux de *Vichy*.

XVI. Les eaux minérales sont impuissantes vis-à-vis des calculs urinaires.

CATARRHE VÉSICAL.

Lorsqu'un état catarrhal de la vessie a résisté aux moyens thérapeutiques ordinaires, on doit avoir recours aux eaux minérales ; et parmi les eaux bicarbonatées sodiques, sulfatées ou carbonatées calcaires, sulfurées même, il en est un certain nombre qui sont alors utiles.

Mais dans quelles conditions le catarrhe vésical réclame-t-il la médication thermale et l'usage de telles ou telles de ces eaux minérales? Voici ce que nous aurons quelque peine à définir, ne trouvant dans les ouvrages que des indications très sommaires, ou des suites d'observations dont aucun résumé ne facilite l'intelligence et ne définit la signification. Aussi devons-nous nous borner, nous même, à une courte étude sur ce sujet.

Les indications relatives au traitement thermal du catarrhe vésical doivent s'appuyer d'abord sur un diagnostic précis : s'agit-il d'un catarrhe de la vessie ou du rein (pyélite); la vessie ne renferme-t-elle ni lésion organique ni corps étranger ; n'existe-t-il ni rétrécissement du canal ni engorgement de la prostate? Ce dernier sujet doit nous arrêter un instant.

Dans les premiers temps de ma pratique à Vichy, je fus frappé du grand nombre de cas où le traitement thermal engendrait ou augmentait des phénomènes de dysurie, chez les individus affectés de catarrhe de vessie, et devenait par conséquent impossible à tolérer. Je finis par reconnaître que la plupart de ces individus portaient un engorgement de la prostate, ou quelques-uns un rétrécissement du canal.

Les affections chirurgicales du canal de l'urèthre sont souvent méconnues et très rarement traitées dans un grand nombre de localités, et en général dans les campagnes. Ces malades se rendent aux eaux minérales, comme affectés de paralysies de vessie ou de catarrhes urinaires. Mais ces paralysies supposées et ces catarrhes de vessie ne sont autre chose que des engorgements de la prostate, ou des rétrécissements du canal ; c'est-à-dire des obstacles mécaniques au cours de l'urine, qui, empêchant la vessie de se vider entièrement, la forcent de conserver une partie de l'urine : d'où sa distension et son inertie effective dans quelques cas, ou bien son irritation par des urines stagnantes et décomposées. Si l'on vient à traiter méthodiquement l'obstacle au cours de l'urine, la paralysie de la vessie disparaît aussitôt, et le catarrhe ne tarde pas à guérir.

Mais que l'on applique à de semblables cas un traitement thermal, on s'en représentera facilement les effets. S'il s'agit d'eaux minérales inoffensives, le mal n'est pas grand, et quelquefois une amélioration superficielle et apparente fait prendre patience et attendre à la saison suivante. Mais quand il s'agit d'eaux actives comme celles de *Vichy*, la lésion qui entretient la maladie de vessie ne pouvant être modifiée par la médication, celle-ci exerce en pure perte sur les surfaces malades une action qui, ne pouvant aboutir, devient tout simplement excitante, et y développe des phénomènes d'irritation, ou les accroît s'ils existaient à un certain degré.

Je crois que le traitement thermal du catarrhe vésical est partout un traitement assez difficile, et qui réclame d'assez grandes précautions. Plusieurs des observations de M. Mamelet nous montrent que les eaux de *Contrexéville* elles-mêmes déterminent souvent d'abord une exaspération des phénomènes urinaires. Mais les différents articles que nous avons consultés sur ce sujet, sont fort peu explicites.

Le catarrhe vésical est certainement une des affections où les eaux minérales, appliquées en temps inopportun ou sous une forme non méthodique, peuvent être le plus nuisibles. Mais nous ne trouvons guère d'indications relatives aux cas où il a fallu en suspendre l'usage. M. Petit, qui a très bien signalé la convenance de traiter les rétrécissements qui accompagnent les catarrhes de la vessie, suppose seulement que cette complication rend les effets des eaux moins complets ou moins rapides (1). Il n'est cependant pas possible qu'il n'ait pas rencontré d'exemples d'intolérance ou d'absolue inefficacité des eaux de *Vichy*, en pareil cas.

Je crois bien que des eaux moins actives que *Vichy*, telles que *Pougues*, *Plombières*, *Ems*, *Évian*, doivent être alors plus facilement supportées ; mais encore à condition d'être prises en faible proportion, car de grandes quantités d'une boisson quelconque ne sont guère supportées par ces sortes de malades.

Les indications, dans le traitement thermal du catarrhe de la vessie, doivent se déduire et de la forme, du degré, de l'état simple ou compliqué du catarrhe, et de l'état général de la santé. La santé générale est souvent altérée; et le traitement thermal, c'est là surtout ce qui en fait la su-

---

(1) **Petit**, *Du mode d'action des eaux de Vichy*, p. 146.

périorité dans les cas de ce genre, ne représente pas une médication simple, comme la plupart de celles que l'on oppose au catarrhe vésical, et qui n'ont, en général, qu'une action purement locale.

Lors donc que le catarrhe est simple, le canal de l'urèthre bien libre, s'il n'y a aucun symptôme de dysurie, si la santé générale est passable, les eaux de *Contrexéville*, de *Pougues*, de la *Preste*, sont très nettement indiquées. Quelle différence existe-t-il, sous le rapport des indications, entre *Contrexéville* et *Pougues?*

Je serais fort embarrassé pour l'exprimer en l'absence d'expérience personnelle et de renseignements suffisants. Les eaux de *Contrexéville* paraissent être les plus diurétiques (1); celles de *Pougues* sont de fort bonnes eaux digestives; il semble que celles de la *Preste* ne conviennent pas très bien aux individus débilités ou bien aux dyspeptiques (2). On aura égard à ces diverses conditions.

Mais chez les individus affaiblis, anémiques, à digestions languissantes, comme on en observe beaucoup parmi ceux qui sont affectés de catarrhe de la vessie, *Vichy* convient mieux, et les sources ferrugineuses de cette station thermale réussissent très bien alors et à modifier l'état catarrhal, et à modifier l'état local, à condition toutefois que les symptômes dysuriques n'existent pas ou soient très peu développés. On obtient également de bons effets des eaux de *Bussang* en semblable circonstance. Cependant je dois dire que les effets des eaux de *Vichy*, très considérables souvent au point de vue du rétablissement de la santé, des fonctions digestives, des forces viriles affaiblies, etc.,

(1) Mamelet, *Notice sur les propriétés des eaux de Contrexéville*, 1840, p. 23.

(2) Perrau, *De l'emploi des eaux de la Preste dans les maladies des voies urinaires et l'affection calculeuse*, Thèses de Montpellier, 1850, p. 23.

sont, en général, beaucoup moins prononcés au sujet des caractères de l'urine elle-même. Il serait rare d'obtenir à *Vichy*, d'après mon expérience personnelle, une guérison proprement dite du catarrhe vésical. Aussi ai-je l'habitude, quand les résultats favorables que je viens de signaler ont été obtenus à *Vichy*, de conseiller un complément de traitement à *Pougues* ou à *Contrexéville*.

Je dois ajouter, cependant, que l'on paraît avoir obtenu à l'hôpital militaire de *Vichy* des résultats beaucoup plus favorables dans le traitement du catarrhe vésical.

Notre regrettable confrère Villaret, chargé en 1849 du service en chef de cet hôpital, a publié un relevé très succinct, où je trouve, sur 9 cas de *cystite*, 8 guéris et 1 réfractaire (1). Dans le rapport (*inédit*) adressé au Conseil de santé pour la saison de 1853, par M. Barthez, médecin en chef du même hôpital, nous trouvons, sur 31 cas de *catarrhe vésical*, 23 guérisons. Ces résultats assez différents proviennent peut-être de ce qu'il s'agit de malades de conditions fort différentes eux-mêmes, peut-être aussi d'un peu trop de facilité à consigner des guérisons sur les registres.

Lorsque la gravelle est accompagnée de symptômes dysuriques, que la vessie est irritable, il faut s'en tenir à des eaux très peu minéralisées : *Évian*, *Schlangenbad*, *Ems* même parmi les bicarbonatées sodiques ; des eaux sulfureuses dégénérées et riches en matière organique : *la Preste*, *Molitg*, etc., peut-être *Olette*, *Saint-Sauveur* (2).

Je n'insisterai pas ici sur l'usage des eaux minérales en injections dans la vessie, pratique quelquefois avantageuse avec les eaux de *Contrexéville*, d'*Ems*, d'*Évian*, peut-être

---

(1) *Mémoires de médecine, de chirurgie et de pharmacie militaires*, 2ᵉ série, t. V, p. 109.

(2) Fabas, *Nouvelles observations... sur les eaux de Saint-Sauveur*, 1852, p. 226 : *Observations de gravelle et de catarrhe vésical*.

de *la Preste* ou de *Molitg*, mais que je ne crois guère applicable avec des eaux telles que *Vichy*. Je me suis bien trouvé, dans quelques circonstances, des douches rectales ou hypogastriques.

Le traitement de la gravelle phosphatique est exactement le même que celui du catarrhe vésical. C'est à cette gravelle en particulier que doivent être rapportées les idées émises par M. de Crozant sur la pathogénie de la gravelle en général.

Suivant M. de Crozant, « les concrétions pierreuses qui constituent la gravelle et la goutte sont le résultat d'un obstacle matériel au cours des liquides qui en tiennent les éléments en solution ou en suspension. Ce mode de formation est le même, quelle que soit la composition des dépôts, quel que soit leur siége. Cet obstacle est une matière albumino-muqueuse que sécrète la membrane interne du canal, réservoir ou vaisseau, dans lequel se trouve le gravier. Quelque abondants que soient dans les liquides les matériaux qui concourent à la formation des concrétions, ils ne se déposent point sans l'intervention de la matière catarrhale. Tout catarrhe siégeant dans les parties les plus rétrécies des voies urinaires produira nécessairement la gravelle... » (1).

En faisant abstraction de ce qui concerne la goutte et les vaisseaux, cette théorie, inacceptable pour la gravelle urique, paraît se rapporter assez exactement à la gravelle phosphatique. C'est dans ce dernier cas seulement que nous considérons, avec M. de Crozant, le traitement de la gravelle et celui du catarrhe vésical comme identiques.

(1) De Crozant, *Des coliques néphrétiques et de la gravelle* (Union médicale, juillet 1852).

VINGT-DEUXIÈME LEÇON.

MALADIES DE LA MATRICE.

L'extrême résistance des maladies de la matrice aux agents ordinaires de la thérapeutique, la dépendance manifeste où elles se montrent habituellement de conditions diathésiques ou constitutionnelles, le caractère des indications qu'elles réclament, tout porte à croire qu'elles doivent, dans un grand nombre de cas, rentrer dans les applications légitimes de la médication thermale.

Il en est effectivement ainsi, et je suis convaincu que lorsqu'il existera des travaux un peu complets sur l'application des eaux minérales au traitement des maladies de la matrice, l'art se trouvera beaucoup moins désarmé qu'il ne l'est aujourd'hui, vis-à-vis tout un ordre de faits pathologiques aussi communs et aussi considérables.

Mais le traitement thermal des maladies de la matrice est encore un traitement assez imparfaitement connu. Nous nous attacherons à en poser les indications aussi clairement que possible; mais nous ne saurions être aussi explicite au sujet des applications, les lumières que nous avons pu puiser à ce sujet dans les faits publiés étant fort insuffisantes.

Nous rangerons dans trois catégories les maladies de la matrice qui peuvent réclamer la médication thermale :

Métrite chronique : Sous cette dénomination, nous entendons cet ensemble pathologique qui comprend le catarrhe utérin, l'engorgement, les ulcérations ou érosions du col, soit simultanément, soit avec prédominance de tel ou tel de ces éléments pathologiques;

Déplacements de la matrice, abaissement, déviations, etc., considérés seulement au point de vue de l'état de relâchement et d'atonie qu'ils supposent dans l'appareil utérin ;

Tumeurs utérines ou ovariques.

A ces trois ordres de faits, dans lesquels rentrent à peu près tous ceux qui peuvent nous intéresser ici, se rapportent trois modes thérapeutiques ou trois séries d'indications dominantes :

A la métrite chronique, une médication *reconstituante* et *sédative* en même temps ;

Aux déplacements passifs, une médication *tonique;*

Aux tumeurs, une médication *résolutive.*

Mais nous n'entendons parler ici que des indications dominantes. Des indications complexes se rencontrent souvent en sous-ordre, car les faits pathologiques auxquels nous faisons allusion sont des moins simples que nous puissions rencontrer.

I.

MÉTRITE CHRONIQUE *(catarrhe utérin, engorgement, érosions,* etc.).

§ I. — Indications générales.

L'existence exclusive ou prédominante de chacune de ces formes pathologiques (catarrhe, engorgement, etc.) est de nature à modifier profondément les applications de la thérapeutique ordinaire, médicale ou chirurgicale ; mais il n'en est pas de même de la médication thermale. La raison en est que, celle-ci ne s'adressant que pour une très faible part aux altérations utérines elles-mêmes, ce doit être ici, par excellence, une médication générale.

Les indications relatives à l'emploi des eaux minérales dans les maladies de la matrice, dont nous nous occupons ici, peuvent donc se diviser en indications *générales* et en indications *locales*, les premières tout à fait prédominantes, et les secondes d'une faible portée.

Les femmes qui sont affectées de catarrhe utérin, d'engorgement, d'érosions ou ulcérations du col, depuis un certain temps, et que les moyens ordinaires de la thérapeutique ne parviennent pas à en débarrasser, doivent en général cette opiniâtreté de l'affection utérine à une altération générale de l'organisme, altération qui a préexisté elle-même ou qui s'est développée consécutivement à la maladie de l'utérus.

Ces métrites chroniques, catarrhales ou granuleuses, portant spécialement sur la muqueuse ou sur le tissu utérin lui-même, qu'elles se soient développées primitivement ou consécutivement à l'accouchement, doivent, dans un très grand nombre de cas, ou leur origine première ou leur persistance, à l'existence d'un état diathésique ou constitutionnel, lymphatique, scrofuleux, herpétique ou rhumatismal. Ces conditions pathogéniques de la métrite chronique sont rangées ici dans leur ordre de fréquence. On observe surtout le catarrhe utérin sous l'influence du lymphatisme, des engorgements volumineux du col avec tendance à l'ulcération chez les scrofuleuses, le catarrhe vaginal avec érosions superficielles chez les herpétiques, et enfin des engorgements avec tendance douloureuse ou névralgique chez les rhumatisantes : ces attributions n'ont rien d'exclusif, mais répondent, si je ne me trompe, à la généralité des cas.

Ces métrites, sous leurs formes variées, se montrent donc à nous comme des manifestations, soit primitives, soit secondaires, des différentes diathèses que nous venons d'énumérer. Nous avons déjà rapporté d'assez nombreux exemples, pour ne pas insister davantage sur ce sujet, d'altérations quelconques, qui, accidentellement développées chez des individus placés sous l'empire d'une diathèse, viennent à emprunter au génie dominant l'organisme, des caractères particuliers qui en font de véritables manifestations, mais secondaires, de l'état diathésique.

Une fois cette circonstance pathogénique établie, et si elle est quelquefois très manifeste, il faut d'autres fois une certaine recherche pour la distinguer, l'indication thérapeutique se trouve par cela même définie.

Le traitement des diathèses, et en particulier de celles que nous avons énumérées, appartient essentiellement à la médication thermale. A ce titre donc, il suffit que de telles influences pathogéniques puissent revendiquer quelque part dans l'origine ou la durée d'une affection utérine, pour que cette médication soit formellement indiquée.

Les femmes affectées de métrite chronique ne présentent pas toujours les caractères des diathèses préexistantes dont nous venons de parler; mais elles paraissent souvent sous l'influence d'un état constitutionnel, non plus primitif comme ces diathèses, mais consécutif à l'affection utérine elle-même, et dont la considération n'offre pas moins d'intérêt au point de vue des indications.

Il s'agit surtout ici de cas où la métrite s'est développée chez des femmes dont la constitution et la santé générale n'offrent rien de significatif, par suite de causes plus ou moins appréciables, le plus souvent un accouchement.

Lorsque les symptômes utérins deviennent assez apparents pour fixer l'attention du médecin, avant que la santé générale de la femme s'en soit profondément ressentie, et que celle-ci ne refuse pas de se soumettre en temps opportun aux soins indiqués, il suffit ordinairement d'un traitement approprié, local surtout, pour que toutes traces de la maladie disparaissent et sans laisser de suites après elles.

Mais les choses sont loin de se passer toujours ainsi.

L'obscurité des symptômes utérins, la répugnance que les femmes éprouvent à les accuser, la résistance qu'elles apportent surtout à l'emploi des moyens propres à les faire reconnaître et à les traiter, laissent la maladie s'aggraver ; alors la santé générale s'altère à un degré souvent considérable : la circulation, la digestion et les fonctions cutanées semblent s'enrayer dans leur évolution, et l'on se trouve placé dans une sorte d'impasse dont il est fort difficile de sortir.

On ne parvient pas à guérir les altérations locales de la matrice, parce que celles-ci ont besoin, pour se résoudre, de trouver dans le reste de l'organisme des ressources qui leur manquent, et la santé générale ne se rétablit pas parce que les lésions dont le retentissement avait troublé l'ensemble des fonctions, subsistent encore. Elle ne se rétablit pas, surtout à cause de l'insuffisance de nos moyens thérapeutiques qui, ne s'adressant qu'à des indications isolées, comme le fer, les toniques, les révulsifs, usent stérilement leur action, faute de pouvoir embrasser dans leur cercle une somme suffisante de phénomènes organiques.

C'est ainsi que l'on voit languir, pendant de longues périodes, un si grand nombre de femmes auxquelles tous les efforts de la thérapeutique n'apportent que des soulagements temporaires ou incomplets. Lorsqu'on a obtenu, par plusieurs cautérisations, la cicatrisation d'une surface ulcérée, une autre s'ulcère à côté ; la matrice, toujours engorgée, continue de peser avec exagération sur un appareil suspenseur que le défaut de ressort oblige de céder de plus en plus à son poids ; et si, de temps en temps, le retour de saisons plus favorables, le séjour plus salutaire de la campagne, l'éloignement momentané d'habitudes hygiéniques mauvaises, amènent quelque retour apparent dans la santé délabrée, ce n'est que pour retomber ensuite dans un état plus pénible et plus décourageant encore.

§ II. — Indications particulières.

Voici les indications générales de l'emploi des eaux minérales nettement posées, suivant qu'elles auront à s'adresser à des états diathésiques préexistant à la maladie utérine et la tenant dans leur dépendance, ou à des états constitutionnels développés consécutivement et devenus en quelque sorte solidaires avec elle.

Eh bien! la thérapeutique des métrites chroniques par les eaux minérales est renfermée là presque tout entière; et si nous cherchons ce qu'elles peuvent devoir à leur action locale, nous ne trouvons plus grand'chose à noter.

Sans doute alors, suivant que les changements organiques subis par l'utérus présenteront un caractère particulier de passivité ou d'inertie, l'action stimulante des eaux minérales pourra intervenir avec utilité; sans doute, leur action résolutive pourra s'adresser avec quelque efficacité à l'état d'engorgement du col ou du corps de la matrice; peut-être certaines eaux minérales possèdent-elles des propriétés cicatrisantes qui aident à la disparition des ulcérations ou des érosions superficielles; mais sous tous ces rapports les eaux minérales n'ont qu'une portée vraiment secondaire.

Cependant, il est un point de vue sous lequel une grande attention doit être apportée, dans ces sortes de traitements, à l'état de l'appareil utérin lui-même.

La matrice est un des organes qui deviennent le plus facilement le siége de fluxions actives inopportunes. Une telle circonstance est en rapport avec sa constitution anatomique et physiologique.

La matrice est physiologiquement le siège de fluxions actives périodiques. La périodicité normale de ce travail fluxionnaire est généralement troublée, en plus ou en moins, chez les femmes affectées de maladies utérines.

D'un autre côté, une des propriétés les plus constantes des eaux minérales, quelle qu'en soit la nature, en vertu de leur action excitante et en raison de leurs modes habituels d'application, est de faciliter et d'accroître ce travail fluxionnaire.

Les règles sont habituellement avancées et augmentées par le traitement thermal. Cette circonstance, avantageuse alors que la fonction menstruelle s'accomplit d'une manière insuffisante, devient un inconvénient lorsqu'il existe des conditions opposées. En outre, dans ce désordre de la menstruation que l'on nomme dysménorrhée, on n'est pas toujours maître de diriger à sa guise cette action de la médication thermale, et souvent le degré d'activité que l'on désirerait lui imprimer est dépassé dans ses résultats.

Ces considérations suffisent pour donner une idée des difficultés qui peuvent accompagner l'application des eaux minérales aux maladies de la matrice.

Les inconvénients que nous signalons se montrent sous deux formes : métrorrhagie, ou exagération, régulière ou irrégulière, de la fluxion hémorrhagique physiologique ; ou bien irritation des organes génitaux pouvant aller jusqu'à l'inflammation et déterminer des accidents de métrite, de vaginite, de vulvite.

Un certain nombre d'observations me donnent à penser que les eaux *ferrugineuses* et les eaux *chlorurées sodiques* développeraient plutôt la tendance hémorrhagique ; les eaux *sulfurées* et les *bicarbonatées sodiques*, la tendance inflammatoire.

Nous pouvons, dès à présent, déduire de ce qui précède deux indications thérapeutiques :

La première consiste à rechercher, dans le traitement des maladies de la matrice, pour peu que l'on puisse concevoir quelques inquiétudes au sujet de l'apparition de phénomènes fluxionnaires exagérés ou désordonnés, et par suite d'accidents hémorrhagiques ou inflammatoires, à rechercher des eaux relativement sédatives, c'est-à-dire qui soient propres à favoriser le moins possible ces accidents;

La seconde consiste à écarter du mode d'administration des eaux minérales tout ce qui pourrait concourir à développer de semblables effets.

Les conséquences pratiques de ces indications seront développées dans le paragraphe suivant.

Ce n'est pas là le seul sujet de préoccupation qui doive présider au traitement des maladies de la matrice.

Ces maladies sont souvent accompagnées d'un état névropathique général, le plus souvent hystérique ou hystériforme, sur lequel elles réagissent à un haut degré, non par une relation directe de cause à effet de l'utérus avec l'hystérie, mais, par suite de la solidarité qui unit le système utérin au système nerveux central, par l'intermédiaire peut-être du système ganglionnaire. Ce qu'il y a de certain, c'est que les femmes qui sont soumises à la médication thermale pour des maladies utérines anciennes et rebelles sont, en très grand nombre, sujettes à des névroses variées, générales ou partielles, auxquelles l'état constitutionnel que nous avons signalé surtout comme inhérent à ces longues maladies, les dispose d'une manière toute particulière, et, l'on peut dire, les livre sans défense.

Rien n'est plus propre qu'un traitement thermal approprié à atténuer ces névropathies, lorsqu'il parvient à remonter l'organisme et à détruire les conditions vicieuses qui le dominaient. Mais rien de plus propre à exaspérer l'état névropathique et à en solliciter les manifestations, lorsque, mal appliqué ou mal approprié, il vient stimuler trop vivement le système tout entier ou seulement l'appareil utérin lui-même.

On voit quel est l'écueil de la médication thermale dans le traitement des maladies de la matrice. Ce doit être une médication active, parce qu'il s'agit de combattre des diathèses, de remonter un organisme affaibli et des digestions languissantes, de modifier des surfaces, de résoudre des engorgements ; ce doit être un traitement doux et tempéré, parce qu'il s'adresse à un système où l'élément fluxionnaire et l'élément névropathique sont d'autant plus disposés au désordre et à l'exagération, que l'économie, troublée dans son harmonie, ne possède plus elle-même les moyens de les régler ou de les dominer.

§ III. — Traitement.

Il n'existe point d'eaux minérales spéciales dans le traitement des maladies de matrice qui nous occupent. On pouvait le prévoir d'après la nature et la complexité des indications qui se présentent.

Ces indications réclament, suivant les cas :

Une médication *diathésique*,

Une médication *reconstituante*,

Une médication *sédative*.

Les éléments de la médication diathésique, nous les trouvons parmi les eaux *sulfurées* quand domine la diathèse herpétique ; *sulfurées* et *chlorurées sodiques*, si c'est l'état lymphatique ou scrofuleux ; dans les eaux *à température élevée*, si c'est le rhumatisme.

Les éléments de la médication reconstituante, tout en pouvant être empruntés aux classes précédentes, se rencontrent surtout parmi les eaux *bicarbonatées sodiques* et les eaux *ferrugineuses*.

Enfin, la médication sédative parmi les eaux *faiblement minéralisées*, et tout spécialement parmi les eaux *sulfatées*.

On comprendra aisément qu'il soit difficile de présenter d'une manière dogmatique un traitement où tant de formes différentes sont appelées à remplir un même objet, une même maladie pouvant offrir des types si variés et si opposés même dans ses conditions pathogéniques ou dans les circonstances coexistantes. Nous ne pouvons que chercher à exposer le plus clairement possible ce que nous avons recueilli sur ce sujet difficile, en faisant remarquer, comme nous l'avons déjà fait plusieurs fois, que si les indications présentées par nous sont exactes, la plus grande partie de notre tâche se trouve par cela même accomplie.

Nous passerons successivement en revue :

Les différents modes d'administration des eaux minérales, et les stations thermales les mieux indiquées.

A. *Modes d'administration.*

L'usage *interne* des eaux minérales est tout à fait subordonné aux conditions générales de l'économie et à la nature des eaux minérales employées, et n'est afférent en rien à l'état de l'appareil utérin.

C'est le mode *externe* d'application des eaux minérales qui seul nous intéresse ici.

Les *bains* constituent, en effet, le mode thérapeutique essentiel des maladies de matrice. Ils doivent être considérés suivant leur composition, leur température et leur durée.

Lorsqu'on aura affaire à un état local très atonique, et qu'il conviendra d'insister sur l'action résolutive, on aura recours à des bains actifs par leur composition, c'est-à-dire par la nature et le degré de leur minéralisation.

Mais, dans les circonstances opposées, lesquelles sont de beaucoup les plus communes, on redoutera les bains trop actifs, et sans parler ici du choix des eaux minérales, on s'efforcera d'atténuer autant que possible, en les étendant ou en les adoucissant par des mélanges, l'activité de celles que l'on aura à administrer. C'est ainsi qu'à *Vichy* les bains de la source de l'*Hôpital* sont tout particulièrement affectés aux maladies de la matrice, parce qu'ils sont moins excitants que ceux du *Grand-Établissement*, ce qui leur a valu à tort une réputation de spécialité d'action dans ces sortes de maladies.

La température des bains est très importante à considérer. Une température élevée dispose très directement aux congestions utérines, et est généralement fort difficile à supporter aux femmes affectées de métrite chronique. M. Vergé fait remarquer, à ce sujet, qu'il peut quelquefois résulter une certaine contradiction entre l'indication des bains (minéraux) chauds, que réclament les sujets lymphatiques ou rhumatisants, et celle des bains frais et tempérés qui conviennent à la plupart des affections utérines (1). Il me suffit de signaler de telles circonstances, qui ne se prêtent qu'à une appréciation tout individuelle.

Nous mentionnerons encore l'utilité très générale des bains prolongés; aussi, les bains de piscine conviennent-ils par excellence aux maladies de matrice.

(1) Vergé, *Notice sur les eaux d'Ussat.* Foix, 1844, p. 30.

L'application des *douches* externes, ou à percussion, et des douches vaginales, est un des points les plus délicats de la thérapeutique thermale des métrites chroniques.

Il est ressorti d'une discussion engagée à ce sujet à la *Société d'hydrologie médicale de Paris*, et dans laquelle tous les orateurs se sont montrés d'accord sur ce point : que les douches vaginales peuvent exercer l'action la plus nuisible dans la métrite chronique, et qu'il n'est permis de les employer que rarement et avec beaucoup de surveillance. M. Gerdy les a presque entièrement bannies de sa pratique à *Uriage*. M. de Puisaye a reconnu que « l'eau sulfureuse, portée ainsi directement sur les organes malades, déterminait une stimulation qui n'avait pas, comme dans l'état catarrhal proprement dit, l'heureux privilége d'amener à sa suite la réduction de la phlegmasie, mais qui, au contraire, l'aggravait considérablement sans bénéfice pour la malade. » M. Gaudet proscrit, d'une manière presque absolue, l'usage des douches vaginales ou lombaires avec de l'eau de mer. M. de Laurès, qui en a fait un plus grand usage à *Néris*, leur a vu déterminer des accidents sérieux et insiste sur la surveillance qu'elles exigent. Nous-même avons dû renoncer à peu près à leur emploi à *Vichy*. M. Otterbourg a encore signalé les conséquences fâcheuses qui ont souvent suivi l'usage des fameuses douches ascendantes d'*Ems*, dont les malades, il faut le dire, sont toujours fort disposées à abuser (1).

Sans doute, il n'y a rien d'absolu dans ces remarques. Dans les états très atoniques de l'utérus, et surtout quand l'état catarrhal domine ou s'il s'agit de résoudre des engorgements indolents, dans l'aménorrhée, les douches vaginales peuvent rendre de grands services. Mais la majeure

---

(1) *Annales de la Société d'hydrologie médicale de Paris*, t. I, 1854-1855. — Discussion sur l'action des eaux minérales dans le traitement des maladies de l'utérus, p. 88, 91, 99, 106.

partie des cas que nous étudions ici sont trop complexes pour se prêter sans danger à un moyen auquel tant d'observateurs ont reconnu de sérieux inconvénients.

Nous en dirons autant des douches à percussion, lombaires, hypogastriques, que nous avons vues produire de très fâcheux effets dans des cas même où elles semblaient devoir être le mieux tolérées.

M. de Puisaye emploie avec avantage, à *Enghien*, des douches dites *révulsives*, c'est-à-dire dirigées loin du siége du mal, sur les épaules ou les extrémités inférieures (1). Ces douches sont d'abord données tièdes, puis graduellement refroidies jusqu'à la température de 18 à 20 degrés. M. Bouland, s'appuyant sur les observations de M. Schedel et de M. L. Fleury (2), emploie surtout les douches froides, combinant ainsi l'hydrothérapie avec les eaux sulfureuses (3).

Nous ferons remarquer en passant que, dans les cas où l'élément fluxionnaire domine et doit être directement combattu, c'est l'hydrothérapie qui se trouve indiquée, et non pas les eaux minérales.

M. Boullay nous paraît avoir bien résumé les principes qui doivent diriger dans l'application de l'hydrothérapie aux cas de ce genre, dans les deux propositions suivantes : applications générales, déterminant une contre-fluxion du centre à la périphérie (action révulsive), de courte durée pour amener de puissantes réactions ; applications locales exerçant une action résolutive, prolongées de manière à éviter ces mêmes réactions (4).

(1) De Puisaye et Leconte, *Des eaux d'Enghien au point de vue chimique et médical*, p. 345.
(2) L. Fleury, *Mémoire sur l'action des douches froides appliquées aux engorgements et aux déviations de l'utérus.*
(3) Bouland, *Études sur les propriétés des eaux d'Enghien*, p. 130.
(4) *Annales de la Société d'hydrologie médicale de Paris*, t. I, p. 90.

B. *Stations thermales.*

Eaux sulfurées. — Les eaux *sulfurées*, en vertu de leur appropriation aux diathèses que l'on retrouve le plus souvent dans la pathogénie des métrites chroniques, de leurs propriétés reconstitutives, de leur thermalité, des qualités tempérées qu'un certain nombre d'entre elles paraissent devoir à leur dégénération et à la présence d'une grande proportion de matière organique, représentent d'une manière très complète les indications relatives aux maladies qui nous occupent. Nous trouverons cependant, dans les autres classes, quelques stations thermales dont les qualités paraissent, dans certaines circonstances, supérieures à celles des eaux sulfurées.

Les eaux sulfurées sont d'abord indiquées dans les maladies utérines qui se rattachent à la diathèse herpétique : sur ce terrain même elles ne peuvent guère être suppléées. Les relations de la métrite chronique avec la diathèse herpétique sont dignes d'un intérêt tout particulier. M. Noël Gueneau de Mussy rapproche certaines métrites granulées de l'angine glanduleuse, dont la liaison avec l'herpétisme n'est pas douteuse (1). Astrié, dans des observations recueillies sous les inspirations du savant médecin que nous venons de nommer, a reconnu la liaison fréquente de l'engorgement utérin et de ses ulcérations granuleuses avec des éruptions eczémateuses, érythémateuses et acnoïdes (2).

Ces faits méritent d'autant plus d'être signalés à votre attention, que leur nature ou leur origine ne se manifeste

---

(1) Noël Gueneau de Mussy, *Traité de l'angine glanduleuse*, 1857, p. 21.
(2) Astrié, Thèse citée sur *la médication thermale sulfureuse appliquée*, p. 275.

pas toujours aux yeux avec la même évidence que dans l'état lymphatique ou scrofuleux.

Dans ces derniers cas, les eaux sulfurées seront généralement préférées aux chlorurées sodiques. L'état de l'utérus devant contre-indiquer, dans la plupart des cas, l'emploi d'eaux fortement minéralisées, les eaux sulfurées douces nous paraissent plus efficaces que des eaux chlorurées faibles. Nous avons, du reste, plus souvent affaire ici au lymphatisme qu'aux scrofules elles-mêmes, et nous renvoyons à l'étude que nous avons faite précédemment de l'application des eaux sulfurées aux constitutions de ce genre.

Les eaux de *Saint-Sauveur* et les *Eaux-Chaudes* sont essentiellement les eaux sulfurées propres aux métrites chroniques. Elles seront surtout recherchées pour les formes névropathique ou hystérique.

Après *Saint-Sauveur*, nous signalerons les sources douces de *Luchon*, de *Cauterets* (source du *petit Saint-Sauveur*), probablement la plupart des eaux des Pyrénées-Orientales, *la Preste* et *Molitg* en particulier.

M. Dufresse de Chassaigne indique avec soin le mode d'administration des eaux de *Bagnols* (Lozère) qui convient le mieux : ainsi, les bains de 30 à 32 degrés, de une à deux heures, l'usage interne indispensable dans les cas de vice herpétique ou lymphatique, l'usage de douches internes avec certaines précautions dans leur usage (1). Mais quand nous voyons celles-ci conseillées pour tous les cas, avec cette seule restriction de ne leur laisser tout leur développement qu'après cinq ou six jours, et sans qu'aucune contre-indication soit proposée au traitement, nous ne

---

(1) Dufresse de Chassaigne, *Guide des malades aux eaux de Bagnols*, p. 329.

pouvons plus accepter, sans toutes sortes de réserves, les conseils de notre honorable confrère. Cet oubli des contre-indications diminue beaucoup l'utilité et l'autorité de ces exposés thérapeutiques. C'est ainsi que les quelques observations rapportées par M. Fabas à propos des eaux de *Saint-Sauveur* (1), si importantes à ce sujet, ne nous éclairent en aucune façon sur les applications de ces eaux minérales.

M. Blanc conseille les eaux d'*Aix-en-Savoie* pour les maladies utérines liées au vice rhumatismal ou scrofuleux (2).

M. de Puisaye fait remarquer que si les eaux sulfurées, dans le catarrhe utérin, ne déterminent pas en général de stimulation locale, ce qui n'était ici que l'exception devient pour ainsi dire la règle dans les congestions sanguines chroniques de l'utérus. Les eaux sulfurées sont donc contre-indiquées toutes les fois qu'il existe de ces douleurs annonçant un état aigu ou subaigu (3). Aussi M. de Puisaye insiste-t-il sur l'usage des eaux à l'extérieur, appliquées le plus loin possible des organes malades, c'est-à-dire par la méthode dite révulsive, que nous avons exposée plus haut. Les eaux sulfurées, ajoute le même auteur, ont d'autant plus d'efficacité dans ces phlegmasies chroniques, que celles-ci coïncident avec la présence du tempérament lymphatique, ou qu'elles sont elles-mêmes une manifestation de la diathèse herpétique.

Eaux chlorurées sodiques. — Je doute que les eaux *chlorurées sodiques* puissent être considérées comme d'une

(1) Fabas, *Nouvelles observations sur les eaux de Saint-Sauveur*, 1852, p. 248.
(2) Blanc, *Rapport sur les eaux d'Aix-en-Savoie*, 1856, p. 44.
(3) De Puisaye et Leconte, *Des eaux d'Enghien au point de vue chimique et médical*, p. 345.

application générale aux maladies qui nous occupent.

Les eaux chlorurées sodiques fortes agissent très vivement sur le système utérin, dans le sens fluxionnaire. Il en résulte que, très efficaces sans doute dans le cas d'aménorrhée ou d'atonie, il faut en redouter l'usage dans toutes les circonstances où une telle action physiologique nous a paru contre-indiquée.

L'eau d'*Uriage*, dit M. Gerdy, exerce sur le système utérin une action extrêmement prononcée. Elle excite puissamment la menstruation (1). M. Le Bret n'a jamais pu faire supporter les eaux de *Balaruc* aux femmes affectées de métrite chronique. Ces eaux déterminent chez elles une aggravation des symptômes utérins avec tendance à la métrorrhagie.

Cependant, en faisant la part de cette action, qui doit être commune à toutes les eaux chlorurées fortes, à celles en particulier qui présentent une haute température, ce qui constitue une contre-indication formelle dans beaucoup de cas, une difficulté d'application dans beaucoup d'autres, il faut faire attention que la plupart des auteurs insistent sur les propriétés résolutives que ces eaux possèdent au sujet des engorgements utérins, et qui peuvent être mises à profit.

Les eaux de *La Motte* sont en particulier très employées dans ce sens, ce qui tient sans doute plus à la pratique que l'on s'est attaché à développer près de cette station thermale qu'à leurs propriétés spéciales.

M. Dorgeval-Dubouchet a publié, sur le traitement des maladies de matrice à *La Motte*, une série d'observations qu'il est difficile d'utiliser, parce que l'auteur n'a pris la peine ni de les résumer, ni de faire ressortir les indica-

---

(1) V. Gerdy, *Études sur les eaux d'Uriage*, p. 415.

tions ou les contre-indications de la médication qu'il mettait en usage (1). Nous remarquerons cependant qu'une partie des femmes affectées d'ulcérations ou d'érosions du col utérin qui ont subi une heureuse influence du traitement thermal, avaient présenté des symptômes névralgiques qui ne paraissent nullement en avoir été aggravés. Toutes ont été soumises aux injections vaginales.

M. Buissard a adressé, à la *Société d'hydrologie médicale de Paris*, des renseignements plus précis sur l'application des eaux de *La Motte*. Il établit d'abord que les engorgements de la matrice étant très rarement essentiels, et les désordres pathologiques presque toujours entretenus par quelque influence morbifique, comme un état chlorotique ou lymphatique exagéré, par une diathèse syphilitique, herpétique, rhumatique, variqueuse, etc., il a toujours dirigé la médication par les eaux de *La Motte* et contre l'état diathésique et contre le mal local. C'est ainsi que, modifiant le traitement suivant chacune de ces indications générales, il emploie les douches très chaudes, avec sudations, contre la diathèse herpétique, les préparations iodurées ou mercurielles dans la diathèse syphilitique, l'eau ferrugineuse d'*Oriol* chez les chlorotiques, etc. (2). Tout cela témoigne d'une pratique très intelligente, mais a le tort de ne pas définir les applications spéciales de *La Motte*, ce qui nous intéresse surtout ici.

M. Gerdy regarde les eaux d'*Uriage* comme contre-indiquées toutes les fois que le corps même de la matrice est le siége d'un engorgement prononcé et d'un travail un peu actif. Quand le col seul est affecté, les ressources du traitement sont plus puissantes. S'agit-il d'une ulcération du

(1) Dorgeval-Dubouchet, *Maladies de l'utérus et de ses annexes, observations recueillies aux eaux thermales de La Motte.*

(2) *Annales de la Société d'hydrologie médicale de Paris*, t. I, p. 91.

museau de tanche, par le traitement général et par les douches ascendantes on peut en obtenir, assez rapidement parfois, la guérison complète (1). Nous ferons remarquer que, depuis l'époque où il écrivait ceci, M. Gerdy, comme il résulte d'un passage cité plus haut (2), aurait reconnu des inconvénients aux douches et en aurait fort restreint l'usage.

M. Kuhn ne paraît appliquer l'action résolutive des eaux de *Niederbronn* qu'aux engorgements proprement dits du corps ou du col (3).

Nous connaissons peu l'application que l'on fait, en Allemagne, des eaux chlorurées sodiques fortes aux maladies de matrice. Quelques passages du docteur Wiesbaden pour les eaux de *Kreuznach* (4), du docteur Granville pour les eaux de *Kissingen* (5), etc., seraient sans intérêt à reproduire. Ce dernier insiste beaucoup sur l'action du *bain tranquille* (*Wannen*) froid à *Kissingen*, des douches de gaz carbonique dans les métrites chroniques (6). Mais nulle part nous ne trouvons signalées les conditions spéciales de l'application de ces moyens à ces maladies.

Il me paraît résulter de tout cela que les eaux chlorurées sodiques se recommandent surtout par leurs propriétés résolutives; qu'il faut craindre surtout de les administrer dans les cas, non pas seulement de persistance d'un état aigu, mais encore de disposition au retour des accidents aigus, disposition que beaucoup de femmes conservent d'une manière permanente, et contre laquelle l'ancienneté de la ma-

(1) Gerdy, *loc. cit.*, p. 419.
(2) Voyez page 641.
(3) Kuhn, *Les eaux laxatives de Niederbronn*, p. 137.
(4) Wiesbaden, *Kreuznach et ses eaux minérales*, 1844, p. 100.
(5) Granville, *Traitement par les nouveaux bains à Kissingen*, 1855, p. 102.
(6) Granville, *eod. loc.*, p. 118.

ladie ne met nullement à l'abri. La médication chlorurée sodique paraît s'accommoder beaucoup plus aisément à l'état névropathique et aux accidents spéciaux qui en peuvent résulter.

Nous en dirons autant des *bains de mer*. « Il ne faut jamais oublier, dit M. Gaudet, que les *bains de mer*, dans les lésions du tissu de l'utérus, sont d'une application délicate, et exigent toujours les plus grandes précautions ; les inconvénients sont ici voisins des avantages, et on est pour cela obligé, faut-il dire, de louvoyer dans leur administration (1). »

Ces inconvénients sont un écoulement d'apparence menstruelle, l'exaspération des douleurs, la réapparition d'un état aigu, la fièvre même, toutes circonstances qui, dans une certaine mesure, préparent aux effets salutaires du traitement, mais qui sont toujours toutes prêtes à aller au delà, surtout dans une médication aussi difficile à régler. Il faut avoir recours à des bains très courts et suffisamment espacés, éviter en général les injections et les douches d'eau de mer. On voit, sous l'influence de ces bains, les femmes pâles, faibles et lymphatiques, les seules pour lesquelles nous les considérons comme indiqués, reprendre de la force, du bien-être, une marche plus facile ; quant aux résultats relatifs à l'état de l'utérus lui-même, ils apparaissent surtout consécutivement.

Parlerons-nous maintenant des eaux chlorurées sodiques douces? Il est difficile de se représenter exactement la nature de l'intervention de ces eaux dans les maladies qui nous occupent. Elles ne sauraient posséder les propriétés résolutives des eaux chlorurées sodiques fortes, ni les propriétés reconstituantes du bain de mer ou des eaux de *Vichy*

(1) Gaudet, *Recherches sur l'usage... des bains de mer*, p. 228.

que nous allons étudier tout à l'heure, ni l'action spéciale des eaux ferrugineuses (si ce n'est *Luxeuil*, qui possède des sources ferrugineuses et manganiques remarquables), ni celle plus spéciale encore des eaux sulfureuses.

M. Boirot-Desserviers ne mentionne, en fait de maladies de l'appareil génital chez la femme, que l'hystérie, qu'il appelle une *névrose de la génération*, et la chute de la matrice, lésion qui me semble devoir être mieux traitée partout ailleurs qu'à *Néris*. Cependant une communication, faite par M. de Laurès à la *Société d'hydrologie médicale de Paris*, donne à penser que les eaux de *Néris* peuvent, dans quelques circonstances, être plus utilement employées. Il s'agirait surtout des cas où les règles sont douloureuses, et de la forme spéciale de dysménorrhée qui se trouve ainsi caractérisée. Les eaux de *Néris* présentent encore quelques applications relatives aux ulcérations du col, sur lesquelles nous nous arrêterons un instant.

M. de Laurès a trouvé que, sous l'influence des eaux de *Néris*, les cautérisations, inutilement essayées jusqu'alors, pouvaient devenir efficaces. « J'ai observé, dit-il, que la cicatrisation marchait plus vite, que la cicatrice était plus solide, que l'engorgement se dissipait plus promptement, lorsqu'on associait le traitement thermal à la cautérisation (1). » M. de Laurès pense naturellement qu'un pareil effet est dû à ce que la vitalité du col se trouve modifiée par le traitement thermal. M. Bouland, qui a fait une observation analogue à *Enghien*, c'est-à-dire qui a vu la cautérisation ne réussir qu'à la suite du traitement thermal, attribue cette circonstance à la résolution de l'engorgement utérin ; les eaux agissent sur l'engorgement, dit-il, et rendent ainsi la cicatrisation possible par le cautère (2).

(1) *Annales de la Société d'hydrologie médicale de Paris*, t. II, p. 96.
(2) Bouland, *Études sur les propriétés des eaux d'Enghien*, 1850, p. 134.

Il ne faudrait pas trop se hâter de généraliser ces observations, du moins au point de vue de la combinaison des cautérisations avec le traitement thermal. J'ai fait plusieurs fois un semblable essai à *Vichy*,, avec de grandes précautions, et je ne m'en suis pas bien trouvé. Quant à l'efficacité des cautérisations consécutives, je pense qu'elle peut être rapprochée de tous les traitements thermaux.

Eaux bicarbonatées sodiques. — Nous ne trouverons guère à mentionner dans cette classe que *Vichy* et *Ems*, représentant l'un et l'autre deux médications fort différentes à ce sujet.

Les eaux de *Vichy* nous paraissent agir surtout ici à titre de médication générale et reconstituante. Mais voici en quoi elles diffèrent de celles que nous avons précédemment étudiées.

Nous avons exposé que les femmes affectées de métrite chronique, auxquelles on avait à appliquer la médication thermale, se trouvaient presque toujours placées sous l'empire d'un état constitutionnel vicieux, primitif ou consécutif à l'affection utérine, et sous la dépendance duquel celle-ci se trouvait, soit lui reconnaissant une influence pathogénique, soit liée avec lui par cette solidarité qui, dans l'organisme, unit si habituellement la cause à l'effet.

Les eaux sulfureuses s'adaptent parfaitement à ces conditions pathogéniques ou préexistantes, telles que lymphatisme, scrofules, herpétisme, rhumatisme.

Les eaux de *Vichy* se rapportent surtout aux conditions constitutionnelles consécutives, c'est-à-dire à cet état anémique et de dyspepsie qui accompagne presque toujours les métrites chroniques de longue durée, et qui, par son existence même, empêche de guérir ces mêmes altérations sous l'influence desquelles il s'est développé.

C'est alors que *Vichy* constitue une médication d'une grande puissance, mais aussi difficile, aussi délicate que les précédentes, à mettre en œuvre.

Il est facile de se représenter les circonstances où les eaux de *Vichy* se trouvent indiquées ; mais il importe de préciser celles où elles se trouvent contre-indiquées.

Nous signalerons d'abord un état névropathique très développé, mais surtout sous les deux formes suivantes : hystérie ou névralgie utérine. Nous n'oserions guère conseiller *Vichy* dans les cas en apparence les mieux indiqués, lorsque l'un ou l'autre de ces deux antécédents est accusé par les malades. Nous avons presque toujours vu ces accidents, rappelés par le traitement thermal, rendre la continuation de celui-ci impossible.

Les eaux de *Vichy*, bien que comme toutes les eaux thermales elles facilitent et accélèrent en général l'apparition des règles, ne disposent nullement aux hémorrhagies utérines. Elles ne sont pas nettement fluxionnaires comme paraissent l'être les eaux chlorurées sodiques. Mais, pour peu qu'il y ait de susceptibilité de l'appareil utérin, et qu'elles soient un peu trop vivement administrées, elles y déterminent alors très aisément une irritation qui se traduit par de la dysurie, des cuissons vulvaires, une leucorrhée plus âcre ou même par de la vulvite, de la vaginite, des douleurs utérines. Ce sont les mêmes inconvénients et les mêmes difficultés que nous avons signalées dans le traitement du catarrhe vésical chez l'homme.

J'ai fait, à ce sujet, la remarque suivante. C'est que le traitement thermal déterminait surtout ces effets d'irritation ou d'inflammation locale, ou de réaction névropathique, chez les femmes affectées de métrites chroniques avec érosion ou ulcération du col, lorsque ces femmes n'avaient encore subi aucun traitement, et en particulier aucune cautérisation. J'ai fait une pareille observation dans deux circonstances différentes : d'abord, chez des femmes envoyées à *Vichy* pour de telles altérations, avant tout traitement préalable ; ensuite, chez des femmes considérées comme simplement dyspeptiques avec dysménorrhée, et chez qui le traitement venait, en développant précisément les symptômes utérins, fixer l'attention sur le fait pathologique dominant.

Je ne veux pas dire qu'il en soit toujours ainsi, et que par cela seul que l'utérus se trouvera vierge de tout traitement, les eaux de *Vichy* seront nécessairement mal supportées ; mais j'ai reconnu que les choses se passaient généralement de cette manière, et on comprend aisément que l'application antérieure de moyens appropriés, que la modification substitutive des surfaces au moyen de cautérisations, enlève aux parties malades une susceptibilité propre à de tels organes, et si facile à mettre en jeu par un traitement stimulant.

Mais, lorsque ce sera l'état de la santé générale, non pas une diathèse spéciale, mais un état de langueur, d'atonie, d'anémie, de dyspepsie, d'où résulte un type tout particulier, familier aux femmes atteintes de métrite chronique, qui frappera de stérilité les moyens les plus rationnels, alors l'intervention des eaux de *Vichy*, de ses sources ferrugineuses en particulier, en ranimant les fonctions languissantes, en corrigeant la constitution du sang, en rétablissant les digestions, rendra et aux moyens thérapeutiques appropriés, et à l'organisme lui-même, le pouvoir de résoudre ces altérations locales.

Les eaux d'*Ems*, telles au moins qu'elles sont mises en usage, nous offrent une médication toute différente. Nous empruntons quelques détails sur ce sujet au docteur Spengler (1). Cet auteur expose le traitement de l'*aménorrhée*

(1) Spengler, *Études balnéologiques sur les thermes d'Ems*, p. 51.

torpide, de l'*engorgement* ou *induration chronique de l'utérus*, de la *dysménorrhée névralgique* et des *blennorrhées de l'utérus*. Nous ferons remarquer qu'il n'est question ni d'ulcérations ni d'érosions du col.

Partant de ce principe que, dans ces sortes d'affections, il n'y a rien de plus efficace que les moyens locaux, M. Spengler rattache le traitement de tous ces états morbides à l'emploi de la *douche ascendante naturelle d'Ems*, autrement dite *Source aux Garçons*; ce n'est autre chose qu'un jet d'eau naturel alimenté par une des sources thermales, jaillissant à 1 mètre environ de hauteur sur un diamètre d'environ 5 lignes, à 25° R. Cette source possède une réputation particulière contre la stérilité, réputation contre laquelle protestent en vain les médecins d'*Ems*, réclamant inutilement que l'autorité vienne mettre un frein à l'ardeur inconsidérée et dangereuse avec laquelle les femmes viennent s'y soumettre (1).

M. Spengler ne paraît se préoccuper en aucune façon de l'action constitutionnelle du traitement. « L'emploi des eaux d'*Ems*, dit-il, associé à l'usage de la douche thermale, procurera les plus heureux effets, lorsque l'engorgement et l'induration chroniques sont liés à une aménorrhée, à une dysménorrhée ou à une menstruation plus abondante... L'administration énergique et prolongée de notre douche constitue encore un moyen local des plus efficaces. Plus la constitution est torpide, l'induration considérable, la dysménorrhée ou l'aménorrhée rebelle, plus il faut élever la température de la douche et la force du jet d'eau (2). »

Le point de vue sous lequel nous envisageons en France le traitement thermal des métrites chroniques, me paraît

---

(1) *Traité sur les eaux minérales du duché de Nassau; les sources thermales d'Ems*, par le docteur Ibell, p. 260.

(2) Spengler, *loc. cit.*, p. 57.

beaucoup plus rationnel et plus vrai. En résumant l'action thérapeutique des bains d'*Ems* dans la *douche ascendante*, on ne fait plus une médication thermale proprement dite : on emploie un moyen hydrothérapique qui, grâce à sa température surtout, doit offrir souvent de sérieux inconvénients.

Il nous semble que les eaux d'*Ems*, prises sous forme de traitement général, usage interne et bains avec ou sans l'inévitable *Bubenquelle*, devraient emprunter à la douceur de leur action physiologique, tellement vantée par les médecins allemands, une indication importante dans beaucoup de cas où la réaction fluxionnaire ou névropathique de l'utérus est à craindre. En effet, le docteur Ibell recommande beaucoup les eaux d'*Ems* dans l'hystéricisme, dans l'hypertrophie simple de l'utérus accompagnée de symptômes hystériques, enfin dans tous les désordres nerveux du système utérin (1). Les eaux de *Schlangenbad* sont également vantées en pareil cas (2). Elles doivent être plutôt applicables dans les troubles purement fonctionnels que dans les lésions de tissus.

Eaux sulfatées.—Les eaux sulfatées, et sulfatées calcaires en particulier, pourraient bien être les eaux les plus spéciales dans la métrite chronique. Cependant, il faut s'entendre sur le caractère de cette spécialité. Peut-être n'est-ce autre chose que la faculté qu'elles auraient d'être tolérées dans les circonstances où nous avons vu que la plupart des autres eaux minérales étaient d'une application difficile ou impossible.

En effet, les eaux sulfatées sont certainement inférieures aux précédentes pour la plupart des indications auxquelles

(1) *Traité sur les eaux minérales du duché de Nassau*, p. 277.
(2) *Eod. loc.*, p. 176.

nous les avons adressées. Elles ne sauraient combattre aussi efficacement que les eaux sulfurées l'état lymphatique ou la diathèse herpétique ; elles ne sauraient corriger, ainsi que les eaux ferrugineuses, l'anémie ou la chlorose ; elles ne sauraient prétendre à cette action reconstitutive que nous avons reconnue aux eaux de *Vichy* ; enfin, il n'est point permis de leur attribuer les propriétés directement résolutives que nous offrent les eaux chlorurées sodiques. Mais elles paraissent s'adapter parfaitement à cette susceptibilité qui, chez les femmes affectées de métrite chronique, est toujours prête à réveiller ou à exaspérer un état névropathique ou une fluxion hémorrhagique, ou un état inflammatoire.

Voici comment s'exprime à ce sujet le docteur Vergé : « Les eaux d'*Ussat*, douces et sédatives, conviennent-elles à toutes les variétés et à toutes les périodes des maladies de l'utérus ?... Je crois que leur action est plus ou moins salutaire, selon leurs périodes et surtout selon la constitution de la femme. Plus le sujet est nerveux, irritable, et la *maladie récente*, plus on doit, je crois, espérer des résultats favorables. Quand, au contraire, l'état chronique est bien assis, que la maladie est entée sur une organisation lymphatique, et qu'il faut avoir recours aux moyens propres à favoriser la résolution en déterminant vers le bassin un peu d'excitation, les eaux d'*Ax*, si voisines des nôtres et destinées à se prêter un mutuel secours, viendront avantageusement suppléer, par leur activité, aux eaux d'*Ussat* (1). »

Ce passage, bien qu'un peu court, n'en est pas moins significatif. Il est même rare que nous trouvions des indications comparatives aussi nettement formulées. Les circonstances

---

(1) Vergé, *Notice sur les eaux d'Ussat*. Privas, 1842, p. 30.

où les eaux d'*Ussat* se montrent insuffisantes, sont précisément celles où d'autres eaux minérales plus actives sont propres à remplir des indications très précises. Mais elles sont indiquées précisément alors que ces dernières se trouvent le mieux applicables. On notera en particulier cette circonstance que signale M. Vergé, lorsqu'il dit que, plus la maladie sera récente, et mieux les eaux réussiront ; ce qui veut dire qu'elles peuvent s'administrer utilement au voisinage ou pendant la persistance d'un certain degré d'acuité, qui suffit pour écarter toute intervention de la part de la plupart des eaux minérales.

Jusqu'à quel point les eaux sulfatées calcaires (1) ou mixtes (2), qui se rapprochent par leur composition des eaux d'*Ussat*, se prêteraient-elles à cette médication, c'est ce que nous ne saurions exprimer ici. Les eaux de *Foulon* et de *Salut*, à *Bagnères-de-Bigorre*, sont celles qui paraissent se rapprocher le plus, dans leurs applications, de celles d'*Ussat*. Mais les médecins qui ont écrit sur toutes ces eaux minérales, et ils ne sont pas nombreux, sont fort peu explicites au sujet des maladies qui nous occupent : ce qui s'explique en partie, il faut l'avouer, par la difficulté qu'ils peuvent souvent éprouver à examiner suffisamment les femmes qui passent sous leurs yeux.

M. le docteur Lemonnier considère surtout les eaux de *Bagnères-de-Bigorre* à titre de ferrugineuses, et on ne peut douter que la combinaison des sources ferrugineuses de *Bagnères-de-Bigorre*, avec les eaux de *Foulon* et de *Salut*, ces eaux dont les propriétés sédatives, suivant cet auteur, « expliquent leur très heureuse influence dans la plupart des affections particulières au sexe féminin (3), » ne

(1) Voyez page 206.
(2) Voyez page 221.
(3) Lemonnier, *Cinq années d'études sur les eaux de Bagnères-de-Bigorre*, 1845, p. 64.

vienne ajouter de puissantes ressources à ces dernières.

Plombières doit être certainement rangée au nombre des eaux applicables aux conditions pathologiques que nous venons d'étudier; mais nous ne saurions spécialiser comme il conviendrait les indications qui doivent se rapporter à son usage.

II.

DÉPLACEMENTS ET PROLAPSUS UTÉRINS.

Les eaux minérales sont certainement impuissantes à replacer l'utérus, dévié ou abaissé, dans ses conditions normales de situation.

Mais lorsque ces déplacements sont accompagnés d'un état de faiblesse ou d'inertie des organes suspenseurs de la matrice, elles peuvent atténuer sensiblement ces conditions vicieuses et améliorer ainsi la situation des malades.

Il m'est arrivé plusieurs fois de voir des femmes, affectées de prolapsus ou de déviations utérines avec relâchement des parois abdominales et nécessité de porter une ceinture hypogastrique, qui, après avoir suivi le traitement thermal de *Vichy* pour quelque maladie étrangère à cela, pouvaient abandonner leur ceinture, et se trouvaient délivrées d'une partie des incommodités que ces déplacements, portés à un certain degré, entraînent avec eux.

La plupart des eaux minérales peuvent déterminer de semblables résultats.

Je pense qu'il faut les attendre surtout des eaux fortement minéralisées, bicarbonatées ou chlorurées sodiques.

Lorsque la santé générale se trouvera altérée en quelque chose, il est vraisemblable que les eaux minérales les mieux appropriées dans la circonstance seront en même temps les plus propres à corriger l'état de l'appareil utérin;

ainsi les eaux ferrugineuses, s'il règne un état chloro-anémique. M. Regnault dit s'être très bien trouvé, dans des cas d'abaissement considérable de la matrice, de l'emploi de douches écossaises vaginales, combinées avec l'usage interne de l'eau ferrugineuse de *Jonas* (1).

III.

TUMEURS UTÉRINES ET OVARIQUES.

On constate parfois, sur quelque point du corps de la matrice, des tumeurs qu'il est difficile de rapporter à autre chose qu'à des *tumeurs fibreuses*. Elles ne sont aucunement douloureuses, et ne provoquent qu'un degré de gêne inséparable de leur volume ou de leur pesanteur. La santé générale n'en paraît en rien altérée; et les fonctions utérines elles-mêmes, lorsque l'époque de la ménopause n'est point dépassée, n'offrent souvent aucun trouble.

Si la plupart des tumeurs fibreuses que l'on rencontre sur le cadavre, et que l'on a décrites, offrent des caractères qui ne paraissent guère se prêter à la supposition d'un travail possible de résolution, il faut admettre que, lorsque ces tumeurs sont de date récente et lorsqu'elles se sont développées rapidement, il n'en est pas toujours de même; on peut admettre encore qu'il n'en est pas de même des parties les plus extérieures et le plus récemment formées des tumeurs anciennes.

L'action résolutive de certaines eaux minérales peut être utilement adressée à ces sortes de tumeurs.

On peut voir, sous son influence, des tumeurs récentes et peu développées disparaître; on peut obtenir une cer-

(1) Regnault, *Précis sur les eaux de Bourbon-l'Archambault*, p. 73.

taine diminution de tumeurs plus volumineuses; on peut enfin établir un temps d'arrêt dans l'accroissement de tumeurs dont les dimensions elles-mêmes ne peuvent être modifiées.

Bien que cette action résolutive soit fort limitée dans ses résultats, alors qu'on l'adresse à une altération qui doit souvent par sa nature lui échapper entièrement, je n'hésite pas à affirmer que l'apparition de semblables tumeurs indique toujours les eaux minérales, à moins qu'elles n'existent depuis longtemps et qu'elles n'aient cessé de s'accroître, surtout si elles n'occasionnent point de gêne notable.

Les effets que l'on obtient à *Vichy* dans de semblables traitements, sans être fort considérables par eux-mêmes, sont très importants si l'on en rapproche l'impuissance absolue du reste de la thérapeutique en pareille circonstance. Lorsque les progrès incessants et rapides de tumeurs remplissant déjà la cavité du bassin viennent à s'enrayer, par suite de traitements, réitérés tous les ans s'il le faut, l'on a obtenu un résultat très précieux pour des malades qui conservent ainsi, à un degré très supportable, une altération dont les progrès les menaçaient d'une infirmité des plus pénibles.

Les eaux *chlorurées sodiques* partagent, avec les eaux bicarbonatées sodiques, les propriétés résolutives qu'il s'agit ici de mettre en jeu.

La Motte, Bourbonne, Nauheim, Kissingen, offrent-ils des ressources plus étendues que *Vichy* ou que *Vals?* Il m'est impossible de répondre à cela. J'ai obtenu moi-même à *Vichy* des résultats que j'ai trouvés remarquables, et je sais que les médecins de Lyon attribuent aux eaux de *La Motte* une efficacité notable dans les cas de ce genre.

Mais, s'il n'est pas encore possible d'établir de distinction entre ces différentes eaux minérales, au point de vue de leurs propriétés résolutives elles-mêmes, il faut rappeler qu'elles ne conviennent pas également à toutes les conditions de santé ou de constitution.

Les eaux chlorurées sodiques seront préférées chez les femmes molles et lymphatiques; les eaux bicarbonatées sodiques chez les femmes pléthoriques; les premières conviendront mieux s'il existe un état névropathique déterminé; elles seront, au contraire, soigneusement évitées s'il existe une certaine disposition aux métrorrhagies. *Vichy* sera employé, dans cette dernière circonstance, avec beaucoup plus de sécurité.

Nous ne pourrions que répéter ce que nous venons de dire, à propos des *tumeurs ovariques*, c'est-à-dire des engorgements de l'ovaire; car, pour les *kystes ovariques*, je ne pense pas que la médication thermale puisse leur être appliquée avec quelque efficacité.

RÉSUMÉ.

I. Les femmes affectées de *métrite chronique* opiniâtre (catarrhe utérin, engorgement, érosions ou ulcérations du col) doivent, dans un grand nombre de cas, l'origine ou la persistance de cette affection à quelque état constitutionnel ou diathésique préexistant, lymphatique, scrofuleux, herpétique ou rhumatismal.

II. Dans d'autres cas, il existe un état constitutionnel consécutif à l'affection utérine, état d'anémie et de dyspepsie pouvant revêtir même une apparence cachectique, et qui, une fois établi, s'oppose, par une sorte de cercle vicieux, à la guérison des altérations utérines, à la persistance desquelles il devait souvent son origine.

III. Le traitement thermal doit presque exclusivement s'adresser à ces états constitutionnels, primitifs ou consécutifs.

IV. Il faut prendre garde qu'un traitement thermal trop actif peut favoriser le développement de phénomènes fluxionnaires, et par suite hémorrhagiques ou inflammatoires vers l'appareil utérin ; ou bien de phénomènes névropathiques, hystériformes, ou de névralgie utérine, par exemple.

V. Les indications déduites de ce qui précède réclament suivant les cas :

Une médication *diathésique*,
Une médication *reconstituante*,
Une médication *sédative*.

VI. Cependant on peut encore utiliser l'action résolutive que quelques eaux minérales peuvent exercer sur l'engorgement utérin, et peut-être l'action cicatrisante que certaines d'entre elles peuvent exercer sur les érosions ou ulcérations du col.

VII. Il n'existe point d'eaux minérales spéciales dans le traitement de la métrite chronique.

VIII. La médication *diathésique* des maladies de matrice se rapporte aux eaux spécialement appropriées aux diathèses existantes, eaux *sulfurées*, eaux *chlorurées sodiques*, eaux à *température élevée ;*

La médication *reconstituante*, spécialement aux eaux *bicarbonatées sodiques* et *ferrugineuses ;*

La médication *sédative* aux eaux *faiblement minéralisées* et très spécialement aux eaux *sulfatées*.

IX. L'usage interne des eaux, et surtout les bains prolongés, sont les modes d'administration qui conviennent le mieux aux métrites chroniques. Les bains chauds sont en général nuisibles.

Il faut, dans la plupart des cas, redouter l'usage des douches, soit ascendantes, soit à percussion.

Dans les cas où l'élément fluxionnaire domine, l'hydrothérapie est souvent préférable aux eaux minérales.

X. Les eaux *sulfurées*, qui sont formellement indiquées dans la diathèse herpétique, très avantageuses aussi chez les femmes lymphatiques, seront choisies parmi les moins excitantes : *Saint-Sauveur, Eaux-Chaudes*, sources douces de *Cauterets, Luchon, Ax, la Preste, Molitg, Olette,* etc.

XI. Les eaux *chlorurées sodiques* fortes sont difficilement applicables à la métrite chronique dans beaucoup de circonstances. Si elles paraissent se prêter assez bien à la prédominance d'un état névropathique, elles favorisent beaucoup la disposition hémorrhagique. Les eaux chlorurées sodiques faibles nous paraissent moins avantageuses, en général, que les sulfurées douces. Cependant *Néris* convient très bien dans les cas de menstruation douloureuse, et très spécialement dans les dysménorrhées ainsi caractérisées.

XII. Les eaux *bicarbonatées sodiques*, et *Vichy* en particulier, sont indiquées à titre de médication reconstituante, lorsque, dans le cours de ces métrites chroniques, les malades sont tombées dans un état général de langueur, avec chloro-anémie, dyspepsie, atonie générale, qui ne permet plus aux moyens thérapeutiques les mieux appropriés de s'adresser efficacement à l'état utérin lui-même.

XIII. Chez les femmes hystériques ou affectées de névropathies utérines, les eaux d'*Ems* pourront remplacer les eaux de *Vichy*, mal applicables alors.

XIV. Les eaux sulfatées, et particulièrement *Ussat, Plombières, Bagnères-de-Bigorre (Foulon* et *Salut)*, paraissent les plus propres à s'accommoder aux conditions particulières de susceptibilité de l'appareil utérin, qui rendent souvent si difficile l'application de la plupart des eaux minérales au traitement des métrites chroniques.

XV. Les eaux chlorurées sodiques (*La Motte, Bourbonne*, etc.) et bicarbonatées sodiques (*Vichy, Vals*) possèdent des propriétés résolutives que l'on peut opposer utilement aux tumeurs fibreuses de la matrice. Il est certain que cette action résolutive se trouvera souvent limitée par la nature de ces tumeurs; mais on peut voir disparaître des tumeurs peu volumineuses, diminuer des tumeurs récentes, s'arrêter dans leur développement des tumeurs anciennes et volumineuses.

XVI. Les mêmes observations peuvent s'appliquer aux engorgements de l'ovaire. Quant aux kystes ovariques, il ne paraît pas que les eaux minérales puissent y être appliquées avec quelque efficacité.

VINGT-TROISIÈME LEÇON.

PARALYSIES.

L'application des eaux minérales au traitement de la paralysie doit être étudiée séparément à propos de l'hémiplégie et à propos de la paraplégie.

L'*hémiplégie* suppose, en général, une altération matérielle de quelque point du cerveau ou du cervelet.

A la *paraplégie* répondent non-seulement les paralysies résultant d'une lésion de la moelle épinière, mais encore, et c'est là le point de vue que nous devons surtout faire ressortir, des paralysies diathésiques et purement fonctionnelles.

Nous commencerons par nous occuper de l'*hémiplégie*.

I.

HÉMIPLÉGIE.

§ I*er*. — Indications.

La paralysie n'est autre chose qu'un symptôme d'une altération quelconque du système nerveux central ou périphérique. Il faut donc, avant de poser les indications relatives au traitement de la paralysie, s'attacher à déterminer avec précision les circonstances pathologiques dont celle-ci dépend. Mais il peut arriver que ce symptôme vienne à dominer la condition organique sous la dépendance de laquelle il est apparu, à ce point qu'il constitue, à proprement parler, la maladie, et que le traitement doive exclusivement s'adresser à lui.

Et, chose singulière, c'est surtout alors que la paralysie est liée à une altération anatomique très caractérisée des centres nerveux, qu'elle se montre comme phénomène essentiel et devient l'objet exclusif de la thérapeutique; tandis que c'est alors qu'elle est le moins afférente à des altérations organiques déterminées, qu'elle se montre comme un phénomène secondaire et disparaît en grande partie sous l'influence des conditions pathologiques dont elle relève.

Ces deux exemples répondent : le premier aux paralysies liées à l'existence d'un kyste ou d'une cicatrice dans le cerveau; le second aux paralysies que l'on peut appeler diathésiques, telles que la paralysie syphilitique, hystérique, chlorotique, rhumatismale, etc.

On ne peut traiter que la paralysie dans le premier cas; on ne doit traiter à peu près que la syphilis, l'hystérie, la chlorose, etc., dans le second.

Le traitement de la paralysie par les eaux minérales s'adresse surtout aux hémiplégies suites d'apoplexie. Ceci peut étonner, lorsque l'on réfléchit aux conditions où se présentent la plupart des paralysies de ce genre, se rattachant à des changements organiques absolument indélébiles, et dont les manifestations fonctionnelles se prêtent en général, dans de si étroites limites, à une action thérapeutique quelconque.

C'est que, dans les autres paralysies, ce n'est pas, en général, la paralysie elle-même qu'il faut traiter, mais la condition pathogénique qui la tient sous sa dépendance. Ainsi, qu'il s'agisse d'une paralysie syphilitique, hystérique, chlorotique, c'est, nous l'avons dit tout à l'heure, à l'existence de la syphilis, de l'hystérie, de la chlorose, que se rapportent les indications. La thérapeutique ordinaire offre ici des ressources qui seront cherchées et épuisées d'abord, et les eaux minérales ne seront généralement employées que comme un complément du traitement ; elles ne seront même utilement administrées, ou même tolérées, que si elles se trouvent très directement adaptées à l'état morbide auquel appartient la paralysie ; à ce titre, la paralysie rhumatismale rentrera donc dans la médication thermale, celle-ci convenant en général parfaitement au rhumatisme, sous la plupart de ses formes.

On comprend combien les cas dont je viens de parler diffèrent des paralysies suites d'apoplexies.

Voici ce qui se passe dans ces derniers cas :

L'apoplexie est liée à l'existence d'une altération déterminée de l'encéphale, dans la plupart des cas hémorrhagie ou ramollissement. La paralysie lui succède. Mais cette altération, subissant un travail de réparation ou de cicatrisation, qui amoindrit successivement le désordre matériel dont le cerveau s'est trouvé le siége, jusqu'à un point où un retour plus complet est impossible, comme il arrive d'une cicatrice aux parties du corps où nous pouvons suivre des phénomènes du même genre, les fonctions, abolies d'abord, présentent une période de retour parallèle au travail de réparation anatomique qui s'opère dans le cerveau, et s'arrêtant, comme ce dernier, à un certain degré au delà duquel de nouveaux progrès sont impossibles.

Telle est l'histoire ordinaire et bien connue de ces paralysies.

Les eaux minérales peuvent être appliquées à leur traitement à deux époques et sous deux points de vue différents : soit pendant cette période de retour et de cicatrisation, soit alors que celle-ci est achevée, c'est-à-dire soit pour hâter et faciliter la réparation des désordres cérébraux, soit pour rappeler directement les fonctions abolies dans les membres paralysés.

Ces deux derniers points de vue auront toujours un certain caractère hypothétique, bien qu'il convienne de les envisager avec attention et que la direction du traitement en dépende dans une certaine mesure. Ils ne sont pas, d'un autre côté, sans une réelle corrélation avec la question de l'époque où le traitement est employé ; mais cette dernière est beaucoup plus précise : elle touche de fort près aux indications elles-mêmes de la médication thermale, et l'on devine quelle signification différente doit appartenir à un traitement employé pendant la période de retour, anatomique et fonctionnel, et à une époque tantôt très rapprochée du début, tantôt aussi éloignée que possible, ou bien à un traitement adressé seulement à cette paralysie que laisse encore le dernier achèvement de la réparation d'un foyer hémorrhagique ou d'un ramollissement.

Il ne faut pas croire que l'on puisse toujours suivre avec précision la correspondance de ces deux séries de phénomènes, la réparation de la lésion anatomique et le retour des fonctions lésées, ou bien apprécier exactement la part suivant laquelle le traitement s'adresse à l'une ou à l'autre. Cependant nous essayerons, comme il faut bien le faire dans la pratique, de suivre de loin ce que nous ne pouvons analyser de plus près.

L'indication du traitement thermal, pendant la période de réparation des lésions cérébrales, se comprend parfaitement. La médication thermale, considérée dans son ensemble, accroît l'activité organique, et, si elle ne dépasse pas la mesure, nous paraît propre à favoriser et hâter ces phénomènes de réparation, en même temps qu'elle active, par une action directe, le retour des fonctions lésées. Il nous semble légitime d'admettre que les choses se passent ainsi, et l'on conçoit que, cette action favorable se rencontrant avec la marche formelle et spontanée de l'organisme dans le même sens, on observe des résultats très frappants et très satisfaisants de la médication thermale vis-à-vis la paralysie.

Il est très vrai que la coïncidence de ce travail de la nature, en ne permettant pas d'attribuer au traitement tout le mérite de la cure, permet en même temps de lui dénier tout influence effective, en rapportant uniquement au travail spontané de l'organisme tous les résultats obtenus.

Mais il serait injuste d'en tirer des conclusions défavorables à la médication thermale elle-même. Une médication de ce genre ne réussit guère qu'à la condition de marcher dans une sorte de consensus avec la tendance curative de l'organisme. Qu'elle développe cette tendance, ou qu'elle l'aide seulement, nous croyons à ce principe : que l'excellence d'une médication peut se juger à cela seul qu'elle puisse être confondue dans son action avec la marche spontanée de l'organisme, dans le sens de la curation. S'il en résulte quelque confusion dans notre analyse, et si nous ne savons pas au juste ce qu'il faut attribuer au traitement ou rapporter à l'organisme, c'est un inconvénient, mais secondaire, et l'important, c'est que les résultats que l'on obtient soient aussi satisfaisants que possible.

Mais ici se présente une question fort importante. Ce traitement, que nous entendons associer à la marche naturelle de l'organisme vers la réparation des lésions anatomiques et vers le retour des fonctions, faut-il l'appliquer à une époque rapprochée ou, au contraire, éloignée de l'attaque d'apoplexie ?

Ici nous rencontrons des opinions très formelles et fort inattendues, qui ont été présentées l'année dernière, dans une discussion fort intéressante, à la *Société d'hydrologie médicale de Paris* (1).

Les deux médecins fort distingués qui sont attachés à l'établissement thermal de *Bourbon-l'Archambault*, M. Regnault et M. Caillat, et dont l'un, M. Regnault, fait justement autorité en hydrologie médicale, déclarent que, dans les hémiplégies apoplectiques, le traitement est d'autant plus efficace qu'il est appliqué à une époque plus rapprochée de l'accident.

M. le docteur Le Bret, inspecteur à *Balaruc*, bien que moins explicite, incline visiblement vers cette pratique, contraire aux idées généralement adoptées sur ce sujet.

M. Renard, au contraire, inspecteur des eaux de *Bourbonne*, la condamne entièrement, et M. Villaret, qui a dirigé pendant quelques années, avec beaucoup de distinction, l'hôpital militaire de Bourbonne, professe à peu près la même opinion.

(1) *Annales de la Société d'hydrologie médicale de Paris*, t. II, p. 76 et suiv.

Il ne faut pas voir uniquement, dans de telles divergences, les difficultés qui peuvent en résulter : il est possible d'en tirer quelques lumières, se trouvant toutes exprimées par des observateurs éclairés et consciencieux.

M. Regnault déclare donc que, plus on applique le traitement thermal (de *Bourbon*) à une époque rapprochée de l'apoplexie, et plus il est efficace.

Il doit effectivement en être ainsi, puisque ce traitement est employé précisément à l'époque où le retour des fonctions abolies s'opère naturellement avec le plus de facilité. Il est évident qu'il faut tenir compte de cette coïncidence dans l'appréciation des faits. Mais il faut savoir si l'amélioration obtenue par les hémiplégiques, ou si leur guérison est, sous l'influence des eaux, plus rapide et plus complète.

Ce fait est implicitement exprimé d'une manière affirmative dans la proposition émise par M. Regnault (1); et, en effet, il y a tout lieu de croire qu'il en est ainsi. Mais cela ne suffit pas; il s'agit encore de savoir s'il n'y a pas des inconvénients ou des dangers à employer le traitement thermal à une époque très rapprochée de l'apoplexie, c'est-à-dire aussitôt que le malade est en état de le supporter.

Ceci est une question de fait et d'observation. Or, M. Regnault et M. Caillat déclarent qu'ils n'ont jamais vu d'accidents suivre cette pratique.

Cependant, nous ne pensons pas qu'il faille se hâter d'adopter d'une manière aussi explicite les conclusions de nos honorables collègues. Il ne suffit pas, pour affirmer qu'une médication n'offre aucun danger, de savoir que, dans un certain nombre de cas, elle n'a point entraîné de conséquences fâcheuses. M. de Laurès nous apprend qu'à

---

(1) On trouvera des observations dans ce sens, dans Buissard, *Eaux de La Motte, études cliniques,* 1854.

Balaruc, on a eu longtemps l'habitude de doucher la tête des paralytiques avec de l'eau minérale à près de 50° centigrades.

Personne assurément ne se fera scrupule de traiter une telle médication de dangereuse, et cependant, si elle eût souvent entraîné des accidents manifestes, elle n'eût pas eu de raison d'exister. L'innocuité absolue du traitement hâtif des paralysies par les eaux minérales, au moins par celles de *Bourbon*, ne nous paraît donc pas devoir être encore acceptée, malgré l'incontestable valeur des témoignages qui l'appuient.

Il est impossible, d'ailleurs, qu'il n'y ait pas des distinctions à faire entre les différentes apoplexies, au point de vue de l'opportunité d'un traitement thermal immédiat.

Les suites d'apoplexie peuvent être dangereuses, en raison de diverses circonstances.

Quelquefois les malades ne parviennent pas à surmonter l'atteinte profonde subie par le système nerveux.

D'autres fois, la lésion cérébrale tend à s'accroître progressivement, ce qui n'arrive guère à la suite de l'hémorrhagie, mais ce qui sert à caractériser une des formes symptomatiques du ramollissement.

D'autres fois enfin, les phénomènes congestifs qui ont présidé au développement de l'apoplexie ont de la tendance à se reproduire et à redoubler l'apoplexie, pour ainsi dire, ou s'ils réapparaissent sous une forme moins foudroyante, à amener des infiltrations séreuses, etc.

Il est impossible d'établir le pronostic et d'instituer le traitement d'une apoplexie, sans tenir compte de toutes ces circonstances.

La tendance aux congestions nouvelles, par exemple, n'existe pas au même degré chez tous les apoplectiques, par cette raison même que la congestion encéphalique n'a pas pris la même part à toutes les apoplexies. Il est des individus chez qui l'apoplexie (considérée dans son élément anatomique) paraît surtout reconnaître pour cause l'existence d'un travail moléculaire dans la substance cérébrale; il en est d'autres chez qui l'élément fluxionnaire paraît avoir joué le principal rôle. Or, lorsque M. Regnault émet cette proposition, si intéressante et si instructive, que moins les apoplectiques ont été traités et saignés en particulier, et plus ils ont la chance de guérir, et guérissent rapidement, observation déjà faite par M. Rousset à *Balaruc* (1), il n'entend pas sans doute en conclure que la saignée doive être absolument proscrite dans toutes les apoplexies.

Nous croyons que bien des difficultés seront surmontées, si l'on veut bien prendre pour base de sa conduite la proposition suivante :

Le traitement thermal est indiqué, lorsqu'à la suite d'une apoplexie la marche des symptômes annonce que la lésion cérébrale est en voie de retour ou de réparation.

Ce principe, qui peut n'être pas absolu (qu'y a-t-il d'absolu en thérapeutique?), tient compte de toutes les circonstances qui peuvent décider de l'opportunité ou de l'inopportunité du traitement thermal.

D'abord il préserve de baser la médecine sur une question de diagnostic, presque toujours fort difficile, souvent impossible à poser. On pense généralement, et l'on a plus d'une fois exprimé, que tout traitement thermal est contre-indiqué dans le ramollissement cérébral. Cette règle ainsi généralisée est erronée. Il est vrai qu'il en est ainsi dans le ramollissement à marche croissante. Mais dans le ramollissement à forme apoplectique, qui simule parfaitement l'hémorrhagie cérébrale, il est tout aussi bien indiqué que

(1) Rousset, *Eaux thermales de Balaruc, comptes rendus des paralysies*, etc., 1839, p. 111.

dans cette dernière, dès que la maladie paraît être entrée franchement dans la période de retour. Nul doute que parmi les apoplectiques heureusement traités chaque année à *Bourbon-l'Archambault* à *Bourbonne* et à *Balaruc*, il n'y ait un certain nombre de ramollissements. Si les eaux minérales étaient contre-indiquées par le seul fait de l'existence d'un ramollissement, il faudrait renoncer à les appliquer à aucune apoplexie.

Si l'on attend, pour commencer le traitement thermal, que la maladie soit entrée dans la période de retour, qui nous paraît seule se prêter à son emploi, on se préserve d'appliquer un traitement, toujours plus ou moins perturbateur, pendant cette première période des apoplexies, toujours pleine de périls, où il importe de ne point troubler les premiers efforts réparateurs de l'organisme, et où les accidents ou complications qui peuvent survenir réclament des moyens prompts, énergiques, et auxquels les eaux minérales ne sauraient suppléer.

Combien peut durer cette période? Il est impossible de la fixer par des chiffres. Il est des individus chez qui la maladie prend avec une grande rapidité cette direction que nous exigeons; d'autres chez qui elle tarde à se décider. C'est sans doute à des individus qui se trouvaient dans le premier cas, que M. Regnault a eu plusieurs fois affaire; c'étaient, pour la plupart au moins, nous pouvons en juger par les quelques développements donnés à ce sujet par notre excellent et très distingué collègue, des gens de la campagne, sujets chez lesquels l'action curative et spontanée de l'organisme a généralement plus de force et d'empire que chez les habitants des villes.

Dans tous les cas, les assertions de M. Regnault et les observations de M. Caillat ne nous permettent pas de douter qu'il n'y eût beaucoup d'exagération dans la crainte que l'on ressentait en général de livrer à un traitement thermal une hémiplégie très récente, et nous croyons faire une part équitable et à la prudence et à l'observation de nos honorables collègues, en concluant : que le traitement thermal peut être considéré comme opportun, dès que la maladie est entrée dans une voie formelle de retour ; et en ajoutant que tout porte à croire que, plutôt on recourra au traitement thermal, et plus celui-ci pourra exercer une influence déterminée sur la marche ultérieure de la maladie.

Maintenant, quelle sera cette influence ? Il est évident qu'elle se trouvera toujours bornée par les modifications organiques qui auront déterminé l'apoplexie. Hâter et mener aussi loin que possible le retour des fonctions lésées, voici tout ce qu'on peut demander à un traitement quelconque de l'apoplexie.

Nous avons dit que les eaux minérales pouvaient être usitées à une époque toute différente de la paralysie, alors que l'apoplexie, ayant suivi diverses périodes, il ne reste plus que sa dernière trace, la paralysie.

Or, si l'on se représente que cette dernière n'existe plus qu'en raison d'une lésion indélébile de la substance cérébrale, on comprendra qu'il y a peu de ressources alors à attendre d'un traitement quelconque. On sait combien la strychnine et l'électricité, appliquées à ces paralysies, suites d'apoplexies éloignées, sont, en général, inutilement employées : n'est-il pas probable qu'il en sera ainsi des eaux minérales ?

Cependant, il est un point de vue sous lequel leur action pourra être invoquée avec raison.

Il ne faut pas seulement considérer, parmi les causes qui entretiennent les paralysies suites d'apoplexie, l'altération cérébrale, kyste, induration ou cicatrice. Il arrive aussi que les fonctions, si profondément troublées au début de la maladie, ne se relèvent qu'incomplétement de l'atteinte qu'elles ont subie, et qu'il faille s'attaquer directement à elles pour leur rendre tout ce qu'elles sont susceptibles de récupérer, placées qu'elles sont sous l'empire de lésions organiques persistantes. Le traitement ordinaire des paralysies suites d'apoplexie tient compte de ces circonstances. Or, les eaux minérales paraissent parfaitement propres à remplir cette indication, et l'on peut croire que la somme de torpeur qu'aura laissée après elle une apoplexie, soit dans l'action cérébrale elle-même, soit dans les nerfs considérés comme agents de transmission, soit enfin dans les muscles et dans 'épanouissement du système nerveux, cédera complétement à leur emploi : les eaux minérales agiraient alors spécialement comme stimulantes.

C'est dans ce but qu'elles peuvent être utilement employées dans des paralysies déjà un peu anciennes. C'est en agissant ainsi que sans doute elles ont opéré les succès qu'on leur a dus.

Et comme il est fort difficile, dans la plupart des cas au moins, de distinguer ce qui, dans une paralysie persistante, peut tenir encore à cet état que nous désignons, faute d'un terme meilleur, sous le nom de torpeur de l'innervation, mais qui exprime un fait observé par tout le monde, il est extrêmement difficile d'apprécier d'avance ce que l'on en pourra obtenir, ou, en d'autres termes, ce que l'action médicatrice de l'organisme leur aura laissé faire.

§ II. — Traitement.

Les eaux *chlorurées sodiques* sont les eaux les plus spéciales dans le traitement des paralysies.

Elles se présentent sous deux formes très différentes :

Eaux chlorurées sodiques *fortes*, c'est-à-dire très minéralisées (*Balaruc, Bourbonne, Bourbon-l'Archambault, La Motte, Wiesbaden*, etc.);

Eaux chlorurées *faibles* (*Néris, Luxeuil, Bourbon-Lancy, Wildbad, Gastein*, etc.), paraissant agir spécialement par l'élévation de leur température, et dont se rapprochent, dans ce cercle particulier d'applications, des eaux faiblement minéralisées et appartenant à d'autres classes (*Tœplitz, Plombières*, le *Mont-Dore*, etc.).

Du reste, les indications que nous avons présentées réclamant simplement une double action excitante et résolutive, s'adressent aux propriétés les plus générales de la médication thermale, plutôt qu'à une action spéciale, propre à telle ou telle classe.

Ce n'est donc pas en vertu d'une spécialisation réelle que les eaux chlorurées sodiques et quelques autres s'appliquent utilement aux paralysies : c'est parce que, parmi toutes les eaux minérales, c'est elles qui paraissent le mieux s'adapter aux conditions particulières dans lesquelles se présentent habituellement les hémiplégiques.

Les eaux *sulfureuses* sont rangées, en général, parmi les eaux minérales qui conviennent aux paralysies; mais je pense que c'est à tort. Le contraire semble résulter assez formellement des communications apportées à la *Société d'hydrologie médicale de Paris*, dans la discussion que nous avons déjà citée, et des réticences non moins que des déclarations précises, rencontrées dans les monographies sur les eaux sulfureuses.

Les eaux faiblement minéralisées trouvent surtout à s'appliquer aux paraplégies.

A quoi donc les eaux chlorurées sodiques fortes paraissent-elles devoir leur spécialité d'action dans les hémiplégies ou paralysies cérébrales, ou, pour parler des cas les plus ordinaires, les paralysies dépendantes d'une altération organique?

Elles paraissent la devoir à leurs propriétés résolutives, qui les distinguent parmi toutes les autres classes d'eaux minérales, et à leur mode excitant qui, tout en s'adressant très activement à la périphérie, réagit peu sur les centres nerveux, comme nous avons déjà eu occasion de le remarquer dans d'autres circonstances, et en particulier à propos des maladies de matrice. Il n'en est pas de même des eaux sulfureuses, qui sont des eaux très peu résolutives, en dehors de certaines applications spéciales, et certainement plus stimulantes, au moins pour les eaux sulfurées actives (1). Il faut encore tenir compte de l'action purgative que les eaux chlorurées sodiques exercent à des degrés divers.

Les stations thermales où se fait d'une manière très spéciale le traitement des paralysies hémiplégiques, sont celles de *Balaruc, Bourbon-l'Archambault, Bourbonne* et *La Motte*.

Ces eaux sont toutes très chaudes, entre 48 et 60 degrés, assez inégalement minéralisées, et présentent : *Bourbon-l'Archambault*, environ 4 gr.; *La Motte* et *Bourbonne*, environ 7, et *Balaruc* 9, de principes minéralisateurs, parmi lesquels le chlorure de sodium domine d'une manière absolue.

L'eau de *Bourbon* est la seule qui soit franchement gazeuse, étant la seule qui présente une proportion un peu élevée de bicarbonates alcalins. Les eaux de *Bourbonne*, de

---

(1) M. le docteur Aulagnier, médecin militaire, a insisté sur les dangers qui accompagnaient l'usage des eaux de *Baréges* dans les hémiplégies. « Le bien qu'on peut en attendre n'est pas en rapport avec les dangers qu'elles font courir. » (*Mémoires de médecine, de chirurgie et de pharmacie militaires*, t. LI, p. 167 et 190.)

La Motte et de *Balaruc* sont, de leur côté, formellement bromurées.

Maintenant, entre ces eaux qui, semblables par leurs qualités générales, varient dans une proportion notable pour leur composition, leur qualité gazeuse et leur température, quelle distinction thérapeutique y a-t-il à faire? Voici ce que nous ne saurions dire, attendu que les médecins qui en ont observé les effets ne se sont pas attachés à cette étude comparative, et ne nous ont pas fourni les moyens de suppléer à cette lacune dans leurs observations.

Et pour montrer combien il est difficile d'y suppléer par l'appréciation du médicament lui-même, nous ferons remarquer que l'eau de *Bourbon-l'Archambault*, qui paraîtrait s'être le mieux prêtée jusqu'ici aux applications de la méthode, pour le traitement des apoplexies récentes, circonstance dans laquelle l'analyse thérapeutique semble faire prévaloir l'indication résolutive sur l'indication stimulante, est précisément celle dans laquelle les éléments chimiques sont en moindre proportion.

Voici quelques renseignements sur la manière dont ces eaux sont administrées.

Le traitement de *Balaruc* était, il y a quelques années encore, dirigé suivant des principes tout autres que ceux qui y président aujourd'hui.

Il se composait de cinq ou six bains, pris à plusieurs jours d'intervalle, bains chauds ou tempérés, suivant qu'on les prenait à la source, dans l'eau minérale à sa chaleur native (au delà de 40 degrés), ou bien dans des baignoires, avec l'eau minérale refroidie (1). Des douches très chaudes,

---

(1) Rousset, *Eaux thermales de Balaruc* (*Comptes rendus*), Montpellier, 1839.

combinées avec le massage, le tout assez brutalement administré, et l'usage de l'eau à l'intérieur, complétaient le traitement.

M. le docteur Le Bret suit une marche toute différente. Il fait un usage très restreint des douches et emploie surtout les bains et l'eau minérale à l'intérieur. Les bains, pris à 28 ou 30° centigrades, ne sont eux-mêmes commencés qu'après que l'eau minérale, prise pendant quelques jours, à la dose de 4 à 6 verres, a produit un effet laxatif, lequel se continue en général pendant toute la durée du traitement, et va quelquefois jusqu'à la superpurgation. Quelques douches, cinq à six, sont prises, à la fin du traitement, à une température modérée. M. Le Bret ne s'attache pas à les adresser aux membres paralysés, mais les dirige surtout sur les extrémités inférieures, tandis que la tête est couverte d'applications froides.

Sous l'influence d'un pareil traitement, M. Le Bret n'a jamais vu survenir de ces accidents congestifs, quelquefois mortels, qui, sous le régime précédent, se montraient de temps en temps à *Balaruc*. Mais il a obtenu des résultats très satisfaisants, au point de vue de la diminution de la paralysie, rapide et évidemment dépendante du traitement et persistante dans les périodes consécutives (1).

Innocuité absolue, et résultats aussi effectifs que possible vis-à-vis d'accidents de cette nature, telles sont les conséquences du mode de traitement adopté par notre honorable collègue et ami, près des eaux de *Balaruc*.

A *Bourbon-l'Archambault*, le traitement, au début, est essentiellement dérivatif et révulsif. Les douches intérieures, l'eau thermale mélangée d'eau de *Jonas* (ferrugineuse et froide) en boisson, la douche tempérée sur les extrémités et

---

(1) *Annales de la Société d'hydrologie médicale de Paris*, t. II, p. 59.

sur la langue, en même temps que des irrigations froides sur la tête, le massage, les cornets (ventouses dont on fait un grand usage à *Bourbon*) à la nuque et le long des membres, en font généralement partie.

« Les hémiplégies et les paralysies générales suite d'apoplexies, dont le nombre est si considérable à *Bourbon*, ajoute M. Regnault, exigent dans l'application des eaux thermales le plus grand discernement et la plus vigilante circonspection ; le plus souvent, en effet, il y a là à combattre non-seulement la maladie actuelle, mais une tendance continuelle à la récidive (1). »

M. Caillat formule ainsi le traitement thermal de *Bourbon-l'Archambault* dans les hémiplégies : Boisson d'eau thermale, de 1 à 4 verres par jour ; bain de piscine, de 34 ou 35° centigr. pendant dix minutes ou un quart d'heure ; douche sur les membres paralysés, de dix minutes à une demi-heure, d'une hauteur de 2 mètres, et de 33 à 34° ; bain de jambes le soir, dans l'eau minérale, de 44 à 47° (2).

Sur 390 hémiplégiques par suite d'apoplexie, 26 ont été complétement guéris, 317 ont été notablement soulagés, et 47 traités sans succès ; un seul a succombé pendant le traitement (Regnault).

A *Bourbonne*, on emploie surtout les douches. « Je m'en tiens presque exclusivement aux douches, dit le M. le docteur Villaret, à la température de 32 à 35° centigr., et dont la durée ne dépasse guère 20 à 25 minutes (3). »

« La douche, dit M. Renard, est la forme la plus efficace de l'administration de nos eaux (4). »

(1) Regnault, *Précis sur les eaux de Bourbon-l'Archambault*, Moulins, 1842, p. 54.
(2) *Annales de la Société d'hydrologie médicale de Paris*, t. II, p. 84.
(3) *Annales de la Société d'hydrologie médicale de Paris*, t. II, p. 98.
(4) *Eod. loc.*, p. 104.

Un semblable traitement est plutôt hydrothérapique que médicamenteux, et il est permis de se demander quelle part y prennent les propriétés des eaux de *Bourbonne* elles-mêmes.

M. Villaret a combiné avec les douches le massage des parties paralysées, et l'électricité par l'application de l'appareil de M. Duchenne (de Boulogne).

Les deux auteurs que nous venons de citer font sans doute quelque usage des bains, mais froids et de peu de durée. M. Villaret faisait prendre l'eau minérale en boisson, à la dose de 4 à 5 verres par jour. M. Renard paraît redouter davantage l'action excitante de ces eaux à l'intérieur, et ne compte pas beaucoup sur leur action laxative, car il recommande d'entretenir la liberté du ventre par de légers purgatifs.

Il résulte de tout cela que l'eau minérale de *Bourbonne* ne saurait être considérée par elle-même comme très efficace dans le traitement des hémiplégies. M. Mathieu est encore plus explicite à ce sujet. Il n'a constaté dans ce traitement que des insuccès (1), et croit qu'il n'est applicable « qu'à la suite d'une hémorrhagie cérébrale légère, après résorption complète, et lorsque la paralysie n'existe plus par compression, mais par habitude. » Ceci est peut-être un peu exagéré. Cet auteur n'a du reste séjourné à *Bourbonne* que pendant un temps insuffisant pour se prononcer d'une manière absolue.

Les eaux de *La Motte* sont administrées sous une forme assez particulière, et que nous retrouverons surtout en parlant des paraplégies, c'est-à-dire à une température très élevée, en bains et en douches, avec sudation.

---

(1) Mathieu, *Des eaux thermales de Bourbonne et de leurs effets thérapeutiques*, Thèses de Paris, 1853, p. 24 à 27.

M. Buissard n'a pas exposé les règles de ce traitement, mais il a publié une série d'observations qui permettent de l'apprécier exactement. Ces observations portent sur des hémiplégies, consécutives à des attaques d'apoplexie, datant, la plupart, de 6 à 18 mois, et de causes variées, ou plutôt inappréciées, dans la plupart des cas. Les malades étaient soumis, en général, à l'usage de bains de 35 à 37° centigr., d'une durée de trois quarts d'heure ou moindre, et de six à douze douches générales de 45 à 48°, suivies d'emmaillottement dans une couverture de laine et de sudation. Pendant ce temps, ils prenaient l'eau minérale à la dose de quelques verres, avec un effet purgatif quelquefois très considérable.

Sur 14 hémiplégiques dont l'histoire est rapportée, 4 ont été guéris, 5 très soulagés, 3 un peu soulagés, et 2 n'ont obtenu aucun effet appréciable (1). Il n'est nullement question d'accidents, et les contre-indications ne sont pas davantage signalées.

Les eaux de *Niederbronn* se distinguent des précédentes en ce qu'elles sont froides, et, quoique plus faiblement minéralisées, elles sont plus formellement laxatives. Il paraît, en effet, que les propriétés laxatives des eaux chlorurées sodiques sont loin de se trouver en rapport exact avec leur degré de minéralisation générale, ou en chlorures.

M. Kuhn préconise, dans tous les états congestifs de l'encéphale et dans les paralysies suite d'apoplexie, la méthode laxative dans sa plus simple expression, c'est-à-dire l'usage interne de l'eau minérale à dose modérée. Il n'admet les bains et les douches que dans des cas exceptionnels, et à part, de peur d'exercer une action perturbatrice en employant simultanément tous ces moyens; les bains seule-

(1) Buissard, *Eaux thermales de La Motte, études cliniques*, 1854, p. 77.

ment à mi-corps, et au-dessous de la température indifférente (1).

On voit que les traitements mis en usage auprès de chacune de ces stations thermales diffèrent beaucoup entre eux. La plupart ne répondent que très imparfaitement, et d'une manière tout artificielle, aux indications que nous avons posées : action résolutive et excitante.

Dans trois d'entre elles : *Niederbronn*, *Balaruc* et *La Motte*, l'action purgative des eaux est mise à profit et paraît, à *Niederbronn*, constituer le fond même du traitement. Elle se combine, à *La Motte*, avec des sudations. Ce n'est qu'à *Balaruc* que nous lui voyons prendre part à un traitement thermal proprement dit.

A *La Motte*, en effet, c'est en réalité un traitement hydrothérapique par l'eau chaude. La sudation dans le maillot suit le bain et la douche, comme dans l'hydrothérapie par l'eau froide. Seulement, dans celle-ci, la sueur s'obtient par l'effet d'une réaction consécutive qui n'a pas lieu dans le premier cas, où la sudation est la conséquence directe et immédiate des moyens usités.

A *Bourbonne*, on n'emploie guère que la douche ; l'usage de l'eau minérale en boisson paraît tout à fait secondaire. A peine peut-on dire que ce soit là un traitement thermal. Ce traitement est beaucoup plus complet à *Bourbon-l'Archambault*, bien que la douche y tienne encore une grande place.

Nous pouvons donc caractériser ainsi ces différents traitements.

Balaruc. — Traitement thermal proprement dit, bains tempérés, eau minérale en boisson, peu de douches, action purgative.

(1) Kuhn, *Les eaux laxatives de Niederbronn*, 1854, p. 141.

Bourbon-l'Archambault. — Douches, douches ascendantes, ventouses, eau minérale en boisson, bains de courte durée.

Bourbonne. — Usage de l'eau en boisson, mais surtout et presque exclusivement en douches.

La Motte. — Hydrothérapie chaude ; bains et douches à température élevée, sudation, eau minérale en boisson; action purgative.

Niederbronn. — Usage interne de l'eau minérale ; action purgative.

Si nous cherchons maintenant à apprécier ces divers traitements, il nous semble que ceux qui se recommandent le plus sont ceux où la médication présente elle-même les caractères les plus complets d'une médication thermale, ainsi *Balaruc* et *Bourbon-l'Archambault*.

Il est évident que les eaux de *Niederbronn*, telles qu'elles sont administrées, ne peuvent exercer une action bien radicale sur les organes lésés dans leur texture ou dans leurs fonctions. Elles paraissent convenir aux individus très disposés aux congestions actives, et chez qui un traitement dérivatif se trouve indiqué avant tout.

Il nous est difficile de nous prononcer au sujet du traitement subi à *La Motte*. Au premier abord l'usage de bains et de douches à une température aussi élevée, chez des apoplectiques, paraît un peu effrayant : il est vrai que l'action purgative et la sudation doivent exercer une dérivation très énergique. Néanmoins nous ne saurions approuver en principe une médication aussi formellement perturbatrice, dans des cas de ce genre. Quant aux résultats effectifs du traitement, nous avons déjà fait remarquer que ce ne sont pas les quatorze observations de M. Buissard qui peuvent nous édifier sur ce sujet.

Les médecins de *Bourbonne* paraissent eux-mêmes assez

peu satisfaits de la médication qu'ils emploient à la suite des apoplexies. Ils semblent ne l'administrer qu'avec crainte. M. Renard redoute même l'usage interne de l'eau minérale, et s'en tient à peu près aux douches.

Je ne puis m'empêcher d'opposer à cette pratique de *Bourbonne*, celle de *Bourbon l'Archambault* et de *Balaruc*. Ces deux dernières stations thermales sont celles où le traitement se trouve employé de la manière la plus simple et la moins artificielle. *Balaruc* surtout, où les douches sont peu usitées, tandis qu'elles tiennent une assez grande place à *Bourbon*. Or, il semble que ce soit précisément à *Balaruc* et à *Bourbon*, que les eaux soient employées avec le plus de sécurité et avec les résultats les plus satisfaisants. Ce sont surtout les médecins de *Bourbon* et de *Balaruc*, MM. Regnault et Le Bret, qui conseillent le traitement thermal à une époque rapprochée de l'attaque.

Il y a là matière à réflexion. Cette question des paralysies a été étudiée avec beaucoup de soin, à la *Société d'hydrologie médicale de Paris*, au point de vue des indications : mais elle ne l'a pas été suffisamment au point de vue des procédés thérapeutiques. Nous venons d'exposer les matériaux de cette étude. En attendant que les conséquences pratiques en soient formellement posées, les praticiens sauront certainement mettre à profit les détails que nous leur plaçons sous les yeux.

II.

PARAPLÉGIE.

La *paraplégie* comporte, d'une manière générale, l'idée d'une paralysie dépendante d'une altération de la moelle épinière, comme l'*hémiplégie*, d'une paralysie dépendante d'une altération cérébrale.

Mais il y a de grandes différences entre les paralysies spinales et les paralysies cérébrales.

Envisagées au point de vue des lésions anatomiques siégeant dans les organes centraux de l'innervation, nous trouvons un premier contraste.

La plupart des lésions cérébrales sous la dépendance desquelles existent des hémiplégies, possèdent une tendance très déterminée à se circonscrire et à se réparer. Ceci s'applique aux hémorrhagies et aux ramollissements encéphaliques, cause ordinaire des hémiplégies persistantes.

Les lésions organiques de la moelle spinale n'offrent pas la même tendance. On rencontre bien dans la moelle des ramollissements ou des indurations qui ont pu s'arrêter dans leur marche; mais il est très rare que ces altérations présentent ces caractères de réparation ou de cicatrisation dont le cerveau nous montre chaque jour des vestiges.

Les hémiplégies et les paraplégies nous offrent des contrastes encore bien plus tranchés dans leur pathogénie.

Les hémiplégies dépendent presque toujours d'altérations organiques formelles de l'encéphale, nous pourrions dire toujours, tant sont rares les exceptions.

Les paraplégies, au contraire, se montrent très fréquemment à titre de lésions purement fonctionnelles, dans lesquelles on doit souvent faire intervenir la moelle spinale elle-même, sans qu'il soit permis de supposer une altération matérielle définissable de cet organe. Nous devons ajouter que, grâce à l'incertitude qui plane encore aujourd'hui sur les fonctions de la moelle épinière, il n'est pas toujours facile de discerner si la paraplégie doit être rapportée à la moelle elle-même, ou simplement aux nerfs qui en dérivent.

Il résulte de là que les hémiplégies, paralysies cérébrales, peuvent toujours se définir par la lésion organique à laquelle on les rapporte, tandis qu'un certain nombre de paraplégies ne peuvent se définir que par les causes qui leur ont donné naissance.

Il résulte encore de là que, dans l'hémiplégie, les effets du traitement se trouvent nécessairement bornés par la présence d'une lésion organique ineffaçable ; tandis que dans un grand nombre de paraplégies il n'y a rien de semblable, et que le traitement ne rencontre précisément dans son action, aucun obstacle nécessairement insurmontable.

Enfin une dernière considération peut résumer ce qui précède : c'est que le traitement thermal est surtout symptomatique dans l'hémiplégie, et surtout étiologique, ou mieux pathogénique, dans la paraplégie.

On sait combien l'histoire des maladies de la moelle épinière est imparfaite, et l'étude des paraplégies difficile.

L'histoire de l'application des eaux minérales à la paraplégie, bien plus féconde en résultats que leur application à l'hémiplégie, s'en est ressentie : elle est fort peu précise et en général très brièvement traitée par les auteurs. Nous l'exposerons en suivant un ordre pathogénique analogue à celui qu'a adopté M. Raoul Leroy d'Étiolles, dans son excellent *Traité des paraplégies* (1).

Ce chapitre, qu'il ne faut considérer que comme une réunion de documents sur la question, appartient pour la plus grande partie à un travail encore inédit que M. le docteur Le Bret a bien voulu nous communiquer, et aux auteurs allemands qui ont beaucoup mieux étudié que nous la question des paralysies.

Paraplégie rhumatismale. — La *paraplégie rhumatismale* est une de celles qui réclament avec le plus de certi-

---

(1) Raoul Leroy d'Étiolles, *Des paralysies des membres inférieurs, ou paraplégies*, 1856.

tude la médication thermale. Ce que nous disons ici de son traitement peut s'appliquer parfaitement à toutes les paralysies partielles qui peuvent se développer sous une influence rhumatismale.

Les eaux de *Tœplitz* (Bohême) jouissent, en Allemagne, d'une grande réputation dans le traitement des paralysies. Il est donc intéressant de savoir sous quel point de vue leur action thérapeutique est envisagée dans un ouvrage fort estimable, consacré à cette médication spéciale : « Le principal rôle (dans le traitement des paralysies par les eaux de *Tœplitz*), dit le docteur Schmelkes, appartient à la température. Pour que la paralysie soit surmontée, alors qu'il faut réveiller et activer l'innervation motrice, dans les cas de production morbide rhumatismale et goutteuse interrompant l'action d'un courant nerveux isolé, pour stimuler les fonctions de la peau, c'est de leur haut degré de température que ces eaux tirent leur efficacité renommée (1). »

Cet auteur insiste sur l'influence exercée par les bains pris au-dessus de la température ordinaire du corps, et principalement sur les « éclatants résultats » que l'on obtient à la piscine commune, où l'eau se trouve de 35 à 36° R., et à laquelle, ajoute-t-il, « *Tœplitz* doit en grande partie son renom dans le traitement des paralysies. » A propos du choix qu'on pourrait faire entre les diverses sources avoisinant Tœplitz, il dit, en propres termes, que « l'efficacité de toutes les eaux identiques et leur action diverse doivent se caractériser d'après leurs différents degrés de chaleur (2), » et il insiste beaucoup sur la préférence à donner à la température acquise dans le sein de la terre, par rapport à celle qu'on obtient artificiellement.

(1) Schmelks, *Tœplitz gügen Lehmungen* (*Tœplitz contre les paralysies*), Dessau, 1855, p. 71.
(2) *Eod. loc.*, p. 72.

L'administration des bains est ainsi formulée :

Bains de 28 à 30° R., simple excitation de la peau, une demi-heure de durée ; bains au-dessus de 30° R., stimulation vive, 15 minutes au plus.

Du reste, le docteur Schmelkes tient compte des circonstances individuelles : idiosyncrasie, tempérament, menaces de congestions, d'hémorrhagies, soupçon d'altérations organiques, hyperesthésie, etc., d'après lesquelles on doit graduer la température des bains avec circonspection.

Le rôle que l'on attribue, à *Tœplitz*, à la température élevée des eaux, est digne de remarque : les passages que nous venons de citer ne s'attribuent pas, du reste, exclusivement au traitement de la paralysie rhumatismale, mais au traitement des paralysies en général. Nous rappellerons ici ce que nous avons rapporté plus haut de la pratique également suivie à *Tœplitz* dans le traitement de la goutte (1), pratique qui semble ne s'attacher à mettre en jeu que la thermalité des eaux.

M. Bertrand ne conseillait que des bains tempérés aux hémiplégiques qu'il avait à traiter au *Mont-Dore*. Mais dans les paralysies rhumatismales, en général des paraplégies, il ne craignait pas d'employer le *grand bain* de 39 à 42° centigrades (2).

Que cette thermalité soit mise en œuvre dans un but thérapeutique, rien de mieux ; mais je pense qu'il serait inexact de ne considérer qu'elle seule et de faire abstraction de l'eau minérale, bien qu'il ne s'agisse en ce moment que d'une eau faiblement minéralisée, ainsi que celles que nous mentionnerons tout à l'heure. Lorsque le docteur Schmelkes faisait une remarque que nous croyons très juste, au sujet

---

(1) Voyez page 514.

(2) Bertrand, *Recherches sur les propriétés des eaux du Mont Dore*, 1823, page 421.

de la préférence à donner à la température native des eaux minérales sur une température artificiellement obtenue, il est vraisemblable qu'il faisait allusion, non pas à un caractère spécifique attaché à la température propre des eaux, mais à leur intégrité, qu'altère toujours à un certain degré leur élévation artificielle de température, quel que soit le procédé mis en usage.

Les eaux minérales appropriées au rhumatisme peuvent être considérées comme généralement applicables aux paralysies rhumatismales, en ayant très scrupuleusement égard aux indications que nous avons développées au chapitre du *Rhumatisme*. Cependant les eaux faiblement minéralisées nous paraissent devoir être tout spécialement recommandées ici. Les médecins d'*Aix-en-Savoie* repoussent les paralysies du cercle d'applications de ces eaux, et ne font guère d'exception que pour les paralysies rhumatismales (1). Mais ce sont surtout des eaux, assez analogues à *Tœplitz*, qui nous paraissent indiquées ici, telles que le *Mont-Dore*, *Chaudesaigues*, *Luxeuil*, *Bourbon-Lancy*, *Plombières*, etc.

« Les paralysies de cause rhumatismale, si fréquentes dans nos montagnes, dit M. Bertrand, sont celles contre lesquelles les eaux du *Mont-Dore* réussissent le mieux. Ce sont ordinairement des sueurs abondantes, ou le retour des anciennes douleurs, qui sont les avant-coureurs du rétablissement. Souvent encore, dans des cas analogues, comme dans les paralysies cutanées, j'ai vu des plaques d'un aspect inflammatoire, ou des éruptions de différente nature, se manifester sur les membres perclus, quelquefois avec des symptômes fébriles qui n'empêchent pas, à moins qu'ils ne soient très forts, de continuer le traitement (2). » M. Rérolle

---

(1) Blanc, *Rapport sur les eaux d'Aix en Savoie*, 1856, p. 46. — Vidal, *Essai sur les eaux d'Aix en Savoie*, 1854, p. 77.

(2) Bertrand, *loc. cit.*, p. 121.

parle également de paralysies « déterminées par une métastase rhumatismale ou herpétique, et dans le traitement desquelles le médecin peut et doit employer sans crainte toute l'activité, toute la puissance des eaux minérales (1). »
M. Revilliout rapporte une observation de *paralysie universelle*, due à un très grand froid, et datant de huit mois chez un individu de trente-deux ans, laquelle, ayant été inutilement traitée par les bains *tempérés* à *Luxeuil*, fut radicalement guérie par les bains *chauds* (2). A *Plombières* le traitement est dirigé, dans les paralysies rhumatismales, de manière à obtenir des sueurs abondantes (3).

Ces citations, toutes courtes qu'elles soient, sont instructives. Elles nous apprennent que l'élévation de la température est la condition essentielle de réussite des eaux minérales dans le traitement de la paralysie rhumatismale. N'est-ce pas pour cela que les eaux les moins minéralisées paraissent suffisantes, et même préférables aux autres, dans ces sortes de traitements ?

Paralysie hystérique. — Suivant M. Le Bret, la *paralysie hystérique*, et, d'une manière générale, toute paralysie *névropathique* doit être bannie des eaux excitantes (notes inédites), c'est-à-dire des eaux chlorurées actives.

« Les paralysies hystériques, dit M. Helfft, comptent pour beaucoup dans le nombre des maladies traitées aux stations thermales, et s'y présentent sous des formes variées. » L'auteur allemand désigne sous ce titre non-seulement des névroses essentielles, mais tout dérangement de l'innervation dépendant des états morbides de l'utérus. Il

---

(1) Rérolle, *Notice sur les eaux de Bourbon-Lancy*, 1849, p. 59.

(2) Révilliout, *Recherches sur les propriétés des eaux de Luxeuil*, 1838, p. 112.

(3) Lhéritier, *Eaux de Plombières, clinique médicale, des paralysies*, 1854, p. 259.

recommande dans les cas de ce genre, *Ems*, *Landeck* et *Plombières*, et lorsque la chloro-anémie domine les accidents, les sources ferrugineuses de *Pyrmont* et de *Spa* (1). La paralysie hystérique, proprement dite, n'a pas trouvé de place dans le résumé de la clinique de *Plombières* publié par M. Lhéritier. Cet auteur rapporte seulement, sous la dénomination *d'irritation spirale*, une série d'observations présentant des phénomènes névropathiques, quelquefois hystériformes, et liés à des troubles fonctionnels ou organiques de la matrice (2).

M. Raoul Leroy d'Étiolles conseille les eaux minérales sulfureuses dans la paraplégie hystérique ou chloro-hystérique, et s'arrête en particulier sur l'efficacité des eaux de *Baréges* dans les paralysies, et les paralysies rhumatismales surtout (3). Je ne doute pas que la plupart des eaux sulfurées des Pyrénées ne puissent être utilement appliquées au traitement des paralysies rhumatismales : mais il ne faut pas se hâter d'en déduire leur indication dans les paralysies hystériques. Le même traitement ne saurait convenir dans les deux cas, et *Baréges*, en particulier, me paraît devoir être tout à fait écarté de ces dernières. C'est seulement à *Saint-Sauveur*, au *Petit-Saint-Sauveur* de *Cauterets*, à *Molitg*, *Olette* peut-être, enfin aux sources de ce genre qu'il peut être permis d'adresser de semblables paralysies.

Schlangenbad est très conseillé dans l'hystérie et toutes les affections hystériques (4). Mais je ne sais si l'on peut y trouver une médication suffisante dans la paraplégie hystérique.

(1) Helfft, *Handbuch der Balneotherapie*, p. 406.
(2) Lhéritier, *loc. cit.*, p. 138.
(3) Raoul Leroy d'Étiolles, *Des paralysies des membres inférieurs, ou paraplégies*, p. 234.
(4) *Traité des eaux minérales du duché de Nassau*, p. 172.

Paraplégie essentielle des enfants. — M. Le Bret a obtenu à *Balaruc* des résultats très remarquables dans les *paraplégies* dites *essentielles de l'enfance*, quoique ayant presque toujours succédé à une affection de forme convulsive.

« Ces paraplégies, dit M. Le Bret, que nous citons textuellement, s'adressent essentiellement à la propriété reconstituante des eaux chlorurées sodiques chaudes, qu'on peut alors utiliser dans leur double influence, *thermale* et d'excitation par rapport à l'innervation suspendue ou troublée.

» Il y a alors une véritable lésion périphérique du système nerveux encéphalo-rachidien. Peut-être aurait-on théoriquement affaire ici à l'action réflexe, sujet encore peu abordable en présence des contradictions que les doctrines de Ch. Bell et les expériences de Brown-Sequard soulèvent sur les fonctions de la moelle.

» Toujours est-il qu'en prenant la paralysie essentielle des enfants pour type des résultats obtenus dans une série de faits plus ou moins analogues, on est frappé de la rapidité avec laquelle la sensibilité tactile et la motilité se recouvrent par l'usage, en bains et en douches, des eaux chlorurées sodiques, alors même, comme j'en ai vu un exemple, que des moyens *purement excitants*, boutons de feu, électrisation, strychnine, avaient complétement échoué. C'est même là un fait bien probant en faveur de la médication thermo-minérale, laquelle, en pareille circonstance, a le bénéfice de ne provoquer aucune surexcitation fâcheuse. » (Notes inédites.)

Cette appropriation des eaux de *Balaruc*, et, sans doute, d'eaux minérales analogues au traitement de la paralysie essentielle des enfants, est intéressante à rapprocher des résultats contraires que l'on obtiendrait de ces mêmes eaux dans la paralysie hystérique.

Paraplégies par épuisement. — Je range sous cette dénomination certaines paralysies qui ne peuvent être définies que par un usage en excès, et par suite un véritable épuisement du système nerveux. Ainsi, les paraplégies suites d'excès vénériens, certaines paralysies séniles, ou encore de ces paralysies liées à certaines cachexies, comme le *scorbut de l'armée d'Orient*, si bien étudié par M. Le Bret (1), ou bien ce que les Anglais ont décrit sous le nom de maladie (*disease*) de la tranchée, et qui peuplait les hôpitaux de la Crimée et de Constantinople de sujets épuisés par un excès de veilles et de travaux.

Dans ces derniers cas, les eaux chlorurées sodiques fortes réussissent parfaitement. M. Le Bret a observé à *alaruc* ce que Galien et Pline avaient désigné du nom de *scélotyrbe*, « une espèce de paralysie dans laquelle le malade ne pouvant marcher droit, est obligé en marchant de tourner le corps ou de gauche à droite ou de droite à gauche : souvent même il ne saurait lever le pied ; mais il le traîne comme lorsqu'on a à monter quelque pente roide ; » Strabon appelait également ainsi la privation de l'usage des jambes chez des soldats scorbutiques.

Voici sous quelle forme M. Le Bret administrait les eaux de *Balaruc* dans les cas de ce genre : bains de piscine, de 38 à 40 degrés, ou plutôt immersions, depuis quelques secondes de durée jusqu'à quinze ou vingt minutes au plus ; au sortir du bain, chaque malade était enveloppé d'une couverture de laine, et transporté, s'il ne pouvait marcher, dans son lit, où il ne tardait pas à ressentir les effets d'une forte réaction. Les douches n'ont pas été fréquemment utilisées, et l'eau en boisson n'a dû être prescrite qu'à très petites doses aux individus très cachectiques (2).

(1) *Annales de la Société d'hydrologie médicale de Paris*, t. III, p. 194.
(2) *Eod. loc.*, p. 216.

Il est possible que les eaux sulfurées soient utilement applicables aux cas de ce genre.

Les *paralysies séniles* sans lésion organique, caractérisées par un affaiblissement général de la contractilité, surtout prononcé aux membres inférieurs, avec paralysie de la vessie et du rectum, sont quelquefois remarquablement modifiées, par les eaux chlorurées sodiques fortes : il se fait alors une véritable restauration de l'organisme. M. Le Bret possède plusieurs observations de ce genre, recueillies à *Balaruc*, et très frappantes pour la netteté des résultats obtenus.

Les eaux chlorurées sodiques fortes nous paraissent mieux indiquées alors que les eaux faibles, assez généralement recommandées dans les cas de ce genre.

Quant aux paraplégies consécutives aux *excès vénériens*, il a paru résulter des communications adressées à la *Société d'hydrologie médicale de Paris*, dans la discussion déjà plusieurs fois citée, que les eaux minérales étaient assez généralement impuissantes contre elles.

M. Helfft recommande alors les eaux *réputées indifférentes* (indifferenten thermen), telles que *Wildbad*, *Gastein*, *Pfeffers* et *Ragatz*, analogues à nos eaux de *Plombières*, *Néris*, *Luxeuil*, *Bourbon-Lancy*, etc. Dans ces localités, ajoute M. Helfft en parlant des stations de l'Allemagne, l'air vivifiant des montagnes contribue à la reconstitution et à la réparation de l'organisme (1).

Il faut distinguer ici les cas où il existe des pertes séminales de ceux où l'on n'a affaire qu'à un simple affaiblissement du système nerveux.

Dans cette dernière circonstance, si les accidents ne sont pas de trop ancienne date, si la paraplégie n'est pas absolue,

---

(1) Helfft, *loc. cit.*, p. 405.

si la constitution originelle était bonne, la médication thermale peut réussir. Mais lorsque des pertes séminales viennent compliquer la paralysie, il faut compter fort peu sur leur action, malgré les récits merveilleux que l'on a répandus sur les résurrections opérées à *Wildbad* et à *Gastein*.

Quelques résumés d'observations communiqués par MM. Gillebert d'Hercourt et Boulay donneraient à penser que l'hydrothérapie présente alors des ressources plus puissantes que les eaux minérales (1).

Nous ne possédons que fort peu de renseignements sur les paraplégies qui se montrent liées à la cachexie *syphilitique*. Nous noterons seulement que M. Le Bret n'a obtenu en pareil cas aucun résultat des eaux de *Balaruc*, et que M. Helfft n'en parle que pour constater l'impuissance des eaux minérales à leur égard. Il est évident que dans de pareilles circonstances, la première indication consiste à épuiser les ressources du traitement spécifique, et que les eaux minérales ne sauraient suppléer en rien à ce dernier.

Nous devons encore mentionner ici les paraplégies consécutives aux *fièvres graves*. Il est probable qu'un grand nombre d'eaux minérales, chlorurées sodiques fortes, sulfurées, ou bien faiblement minéralisées, mais d'une haute thermalité, seraient utilement applicables ici. M. Bertrand emploie le *grand bain*, au *Mont-Dore* (de 30 à 40°), dans les paralysies consécutives aux fièvres éruptives, vermineuses, gastro-adynamiques (2). Il est probable que *Plombières, Bourbon-Lancy, Tœplitz*, ne seraient pas moins

(1) *Annales de la Société d'hydrologie médicale de Paris*, t. II, p. 197 et 212.

(2) Bertrand, *Recherches sur les propriétés des eaux du Mont-Dore*, p. 421.

efficaces alors que le *Mont-Dore*. Les eaux de cette catégorie nous paraissent les mieux indiquées, lorsque le traitement thermal sera employé à une époque encore rapprochée de la maladie primitive. Il est bon de s'abstenir d'une médication trop énergique, alors que le système tout entier vient d'être aussi profondément altéré. Les eaux de *agnoles* (Orne) ont été plusieurs fois employées en pareil cas avec grand succès (1).

Mais si la maladie primitive date d'une époque un peu éloignée, et que l'on n'ait plus affaire qu'à une paralysie persistante, il y aura tout avantage à recourir d'abord aux eaux chlorurées sodiques fortes, *Balaruc*, *Bourbonne*, *Bourbon-l'Archambault*, *La Motte*, *Uriage*, *Wiesbaden*, *Kissingen*, etc.

Les paralysies *métalliques*, saturnines, mercurielles, arsénicales, peuvent être très avantageusement traitées par les eaux *chlorurées sodiques* ou les eaux *sulfureuses* à haute température. M. Wetzlar a obtenu d'excellents résultats des eaux d'*Aix-la-Chapelle* (2).

Paraplégies suites de couches. — Nous rencontrons, dans les auteurs allemands, quelques passages intéressants sur ce sujet; nous les reproduisons à titre de documents.

« Dans les paralysies des extrémités inférieures, dit le docteur Helfft, dues à quelque cause traumatique ou succédant à l'accouchement, comme résultant de la pression de la tête dans un bassin étroit, soit que la maladie paraisse dans les derniers mois de la grossesse, soit qu'elle coïncide avec le travail ou lui soit consécutive à plus ou moins de

---

(1) *Annales de la Société d'hydrologie médicale de Paris*, t. III, p. 328.
(2) Wetzlar, *Traité pratique des propriétés curatives des eaux d'Aix-la-Chapelle*, Bonn, 1856, p. 50.

distance, parmi tous les moyens qu'on peut opposer ici, les eaux minérales rendent de grands services, comme rappelant l'énergie motrice. Les eaux de *Tœplitz* ont en particulier acquis une grande réputation dans de telles circonstances, et sont fort prônées par le professeur Siebold. Si la guérison n'est pas toujours obtenue, les malades sont du moins améliorées par le traitement thermal.

» Schmelkes a vu une paralysie des extrémités inférieures, survenue après un accouchement laborieux, disparaître complétement au moyen de dix-sept bains. Dans un second cas, après un travail pénible, pendant lequel la tête volumineuse de l'enfant était restée enclavée dans un bassin étroit, une paralysie des membres inférieurs existait avec inflexion des genoux, tuméfaction œdémateuse et douloureuse au niveau du creux poplité, accidents qui persistèrent sans changement pendant neuf mois. La contracture cessa dès les premiers bains ; successivement la sensibilité se réveilla, et avec elle le mouvement volontaire. Au bout d'un traitement de huit semaines, la malade put retourner à son pays natal, sans béquilles.

» B..... a observé à *Landeck* une malade qui, quatre ans auparavant, était devenue paraplégique à la suite de ses premières couches, et qui depuis était encore accouchée deux fois. Ce médecin a rencontré, dans tous les cas de ce genre, un trouble très prononcé de la sensibilité, se traduisant par des attaques convulsives pour la moindre cause d'irritation. Les évacuations alvines sont généralement paresseuses, mais la miction de l'urine n'est point troublée. Il y a en même temps défaut de nutrition dans les extrémités. Les menstrues apparaissent régulièrement, mais toujours mêlées à des flueurs blanches.

» Schmelkes insiste sur ce que le traitement thermal doit être administré après que la contractilité électro-musculaire, profondément altérée ou tout à fait perdue, est de nouveau reconquise. Les malades doivent d'abord être soumis à la faradisation, et ensuite aux bains. Cet auteur développe l'avantage d'une telle pratique, qui rend aux muscles atrophiés leurs conditions normales de texture et d'aptitude fonctionnelle, et permet alors d'agir plus efficacement sur l'innervation (1). »

Paraplégies symptomatiques d'une lésion organique de la moelle épinière. — Ce sujet est assurément celui sur lequel il nous est le plus difficile de présenter quelque chose de formel. Comment établir les indications de la médication thermale d'après l'état pathologique de la moelle elle-même, alors que le diagnostic en est si difficile à préciser? Si les eaux minérales produisent si souvent des résultats considérables dans les paraplégies, c'est précisément parce que celles-ci ne se relient pas, dans un grand nombre de cas, à une altération de la moelle elle-même ; mais lorsqu'il existera quelque chose de semblable, quelle pourra être l'issue du traitement?

Les monographies sur les eaux minérales mentionnent souvent les résultats heureux de traitements adressés à des cas d'irritation spinale, de congestion spinale, de myélite surtout. Mais le diagnostic de ces états morbides est le plus souvent fort difficile. On peut presque dire que chacun entend à sa manière l'irritation ou la congestion spinale; et quant à la myélite, nul doute qu'on n'en ait souvent appliqué la dénomination à des cas de rhumatisme, de névropathie ou d'autres, où l'existence d'un état d'inflammation chronique de la moelle n'était rien moins qu'avérée.

Les eaux minérales paraissent généralement contre-indiquées dans les cas où l'abolition du mouvement peut être

---

(1) Helfft, *loc. cit.*, p. 410.

attribuée à une cause mécanique : déplacement des vertèbres, tumeurs intra ou extra-rachidiennes, etc. Cependant, M. Lhéritier rapporte quelques observations, en fort petit nombre, où les eaux de *Plombières* ont été employées avec avantage dans des paraplégies dépendantes de déviations rachidiennes ou de caries vertébrales (1). Ces faits sont à noter, mais ne permettent encore de rien conclure.

Schmelkes considère l'existence d'hyperesthésie comme le fait le plus propre à déterminer la contre-indication des eaux minérales.

M. Le Bret nous paraît avoir assez nettement indiqué les conditions d'application des eaux minérales dans la myélite :

« A la suite de certaines myélites aiguës, régulièrement et efficacement traitées par les moyens thérapeutiques habituels, lorsqu'il reste un défaut d'harmonie dans la locomotion, ou, pour ainsi dire, un manque d'équilibre entre le système musculaire de relation et l'incitation nerveuse, avec un certain degré de paresse de l'intestin ou de la vessie;

» Dans certaines myélites chroniques, à condition sous-entendue qu'il n'y ait point d'altération avancée de la moelle épinière, ou que, s'il en a existé, elle se trouve en voie de réparation, comme il est permis de le soupçonner à l'absence de douleur à l'exploration des apophyses épineuses, au retour des fonctions de l'intestin et de la vessie, et chez des sujets bien constitués et de bons antécédents. » (Notes inédites.)

Les eaux chlorurées sodiques fortes, ou les eaux sulfatées ou chlorurées sodiques faibles et à haute température, paraissent indiquées suivant que l'on supposera quelque chose

---

(1) Lhéritier, *loc. cit.*, p. 101 et 117.

d'actif encore, ou de purement passif dans l'état morbide de la moelle opinière.

M. Gaudet a administré les bains de mer à un assez grand nombre de paraplégiques, avec des résultats divers ; mais il est assez difficile de tirer un parti utile de ses observations, parce qu'il n'a pas tenu compte des circonstances étiologiques que nous croyons être la seule base possible des indications. Nous noterons seulement que les bains de mer paraissent exercer une action rapide et prononcée sur le retour des fonctions de la vessie paralysée.

Nous ajouterons encore la citation suivante : « Il est venu aux bains de mer des adultes qui avaient eu, à quelque date peu éloignée, une myélite aiguë, depuis laquelle ils conservaient quelques symptômes légers de paraplégie, tels que faiblesse marquée des jambes, surtout dans l'immobilité de la station verticale, quelque endolorissement de la région dorso-lombaire, etc. De tels individus ont toujours retiré des avantages marqués d'une saison de bains de mer froids, accompagnés de copieuses affusions (1). »

RÉSUMÉ.

I. Les eaux minérales peuvent être appliquées au traitement des *hémiplégies* à deux époques et sous deux points de vue différents : soit pendant la période de retour et de cicatrisation de la lésion cérébrale, soit alors que cette période est achevée, c'est-à-dire soit pour hâter et faciliter la réparation des désordres cérébraux, soit pour rappeler directement les fonctions abolies dans les membres paralysés.

(1) Gaudet, *Recherches sur l'usage et les effets des bains de mer*, 1844, p. 294.

II. Le traitement thermal est indiqué, à la suite d'une apoplexie, lorsque la marche des symptômes annonce que la lésion cérébrale est en voie de retour ou de réparation.

III. L'opportunité du traitement thermal se décidera donc plutôt d'après la marche et le caractère des accidents, que d'après le degré d'éloignement de l'attaque.

IV. Les eaux *chlorurées sodiques* sont les mieux appropriées au traitement des hémiplégies, non en vertu d'une spécialisation réelle, mais parce qu'elles paraissent s'adapter mieux que les autres aux conditions particulières dans lesquelles se présentent habituellement les hémiplégiques.

V. Il y a les eaux chlorurées sodiques fortes, telles que *Balaruc*, *Bourbonne*, *Bourbon-l'Archambault*, *La Motte*, *Wiesbaden*, etc. ; les eaux chlorurées sodiques faibles, telles que *Néris*, *Luxeuil*, *Bourbon-Lancy*, *Wildbad*, *Gastein*, etc. ; enfin quelques eaux faiblement minéralisées, rapprochées des précédentes par leur haute température, *Tœplitz*, *Plombières*, *le Mont-Dore*, etc.

VI. Les eaux chlorurées sodiques fortes, paraissent surtout applicables aux hémiplégies, à titre d'eaux résolutives et excitantes.

VII. La comparaison des modes d'administration des eaux, très différemment suivis près des stations chlorurées sodiques fortes (*Balaruc*, *Bourbon-l'Archambault*, *Bourbonne*, *La Motte*, *Niederbronn*), nous montre qu'à B*alaruc* et à *Bourbon-l'Archambault* seulement, le traitement présente les véritables caractères d'une médication thermale.

VIII. Il semble également que ce soit auprès de ces deux stations thermales que le traitement soit administré avec le plus de sécurité, ou suivi des résultats les plus complets.

IX. Les indications, dans le traitement de la paraplégie,

ne peuvent se déduire que des causes auxquelles celle-ci peut-être attribuée, rhumatisme, hystérie, épuisement, myélite, etc.

X. Dans la paralysie *rhumatismale*, toutes les eaux minérales indiquées dans le rhumatisme peuvent être utilement employées ; mais celles qui paraissent réussir le mieux, sont des eaux faiblement minéralisées et à température très élevée, telles que *Tœplitz, Mont-Dore, Plombières, Bourbon-Lancy, Luxeuil, Chaudesaigues*, etc.

XI. La paralysie *hystérique* se prête beaucoup moins que la paralysie rhumatismale, à la médication thermale ; des eaux peu actives telles que *Saint-Sauveur*, les *Eaux-Chaudes, Schlangenbad*, etc., peuvent être essayées.

XII. Les eaux de *Balaruc* ont fourni de très bons résultats dans la paralysie *essentielle des enfants*.

XIII. Les paraplégies par *épuisement*, lorsqu'elles peuvent s'attribuer à des fatigues excessives et à de longues privations sont très avantageusement traitées par les eaux *chlorurées sodiques fortes*. Les *paraplégies séniles* pour lesquelles on a fort recommandé *Wildbad* et *Gastein*, trouveront probablement une indication plus efficace dans les eaux *chlorurées sodiques fortes*.

Les eaux minérales paraissent offrir peu de ressources contre les paraplégies consécutives aux *excès vénériens*, lorsqu'elles sont accompagnées de pertes séminales. L'*hydrothérapie* est peut-être alors plus efficace. Lorsqu'il n'y a point de pertes séminales, on peut tenter avec quelques chances de succès l'usage des eaux de *Wildbad*, de *Gastein*, de *Pfeffers*, de *Luxeuil*, de *Bourbon-Lancy*, etc.

XIV. Les eaux de *Plombières*, de *Bourbon-Lancy*, du *Mont-Dore*, de *Bagnoles* (Orne), et probablement beaucoup d'autres sont très efficaces dans les paraplégies suites de *fièvres graves*. Si ces paraplégies sont d'ancienne date, on recourra de préférence aux eaux chlorurées fortes, *Balaruc, Bourbonne, Kissingen*, etc.

XV. Les paralysies *métalliques*, saturnines, mercurielles, arsénicales, indiquent les eaux *chlorurées sodiques* ou *sulfureuses* à *haute température*.

XVI. Les eaux de *Tœplitz* sont fort vantées par les médecins allemands, dans les paraplégies suites de couches.

XVII. La difficulté du diagnostic et le défaut de précision dans la plupart des observations publiées empêchent de formuler les indications de la médication thermale, dans les paraplégies dépendantes de *lésions organiques* de la moelle épinière.

Les eaux chlorurées sodiques fortes, ou les eaux sulfatées ou chlorurées sodiques faibles et à haute température paraissent indiquées suivant que l'on supposera quelque chose d'actif encore, ou de purement passif, dans l'état morbide de la moelle épinière.

VINGT-QUATRIÈME LEÇON.

SYPHILIS.

§ Ier. — Indications.

L'application des eaux minérales au traitement de la syphilis est un sujet sur lequel le plus grand accord paraît régner parmi les observateurs, au moins à très peu de chose près. M. Lambron a pu terminer un travail étendu et plein d'intérêt sur cette question, par des conclusions qui résument, en même temps que ses propres observations, celles de Bordeu, d'Angladă, de MM. Fontan, Dassier, James, Astrié, Pégot (1). Nous n'aurons donc besoin nous-même que de présenter un exposé succinct des principaux faits admis sur un sujet qu'il serait possible de formuler en quelques propositions.

A. *Les eaux minérales ne constituent point une médication spécifique de la syphilis.*

Tous les observateurs paraissent d'accord sur ce point. Leur action favorable s'adresse aux conséquences de la maladie, mais non à la maladie elle-même ; et, loin d'éteindre les manifestations syphilitiques, elles tendent au contraire, en général, à les rappeler et à les exaspérer. Cette dernière circonstance n'est cependant pas constante, et se rencontre plutôt à propos de la syphilis larvée ou latente qu'à propos de manifestations syphilitiques régulières et en pleine évolution.

M. Helfft, après avoir exprimé qu'il n'est pas une source minérale qui n'ait été vantée comme efficace contre la dyscrasie syphilitique, et que, si des guérisons de syphilis sont notées dans les monographies balnéologiques, c'est qu'il y a au fond de ces faits des erreurs de diagnostic, ajoute : « Sigmund, que recommande une grande expérience sur ce sujet, a vu sans doute, après l'emploi des bains sulfureux et des eaux des Alpes: *Gastein*, *Wildbad*, *Pfeffers*, *Neuhaus*, les manifestations syphilitiques s'amoindrir (condylômes, papules, squames, ulcérations et autres lésions de la peau ou des muqueuses) ; mais le virus syphilitique n'était pas détruit, et se reconnaissait, immédiatement ou plus tard, par la nature des symptômes (2). »

Les eaux minérales sont donc insuffisantes elles-mêmes vis-à-vis d'accidents secondaires ou tertiaires ; seulement

---

(1) *Annales de la Société d'hydrologie médicale de Paris*, t. III, p. 168.
(2) Helfft, *Handbuch der Balneotherapie*, p. 507.

elles peuvent, comme nous le dirons tout à l'heure, apporter un aide important à l'action des agents spécifiques.

Il est cependant arrivé quelquefois que la disparition formelle des manifestations syphilitiques et une guérison avérée suivissent directement leur emploi. « On a pu constater, dit M. Lambron, que ces effets se produisaient chez des sujets qui, antérieurement au traitement thermal, avaient pris, pendant longtemps et avec une certaine régularité, des préparations mercurielles en quantité notable. Or, dans ces cas, ne semble-t-il pas certain que le mercure, qui traverse avec tant de peine certains organes parenchymateux, s'était arrêté dans la trame organique, faits expérimentalement constatés par Orfila et M. Flandin, et que les eaux n'ont paru avoir *seules* des effets curatifs que parce qu'elles ont rendu à ces composés albumino-hydrargyriques la fluidité qui leur manquait pour continuer ou achever la guérison... (1). »

M. Pégot croit également que les guérisons apparentes par les eaux sulfureuses se sont probablement produites chez des individus saturés déjà de préparations mercurielles (2).

L'explication donnée par M. Lambron est peut-être exacte; mais nous avons toujours quelque peine à accepter ces interprétations, en apparence si faciles, de phénomènes dont les éléments sont si complexes. M. C. James rapporte, d'après M. Pagès, deux exemples de salivation et de stomatite d'apparence mercurielle survenues, sous l'influence des eaux de *Baréges*, chez des individus qui n'avaient pas pris de mercure depuis dix-huit et quatorze mois ; un autre exemple semblable chez un individu qui n'avait pas pris de mercure depuis dix ans, observé par M. Hartung à *Aix-la-*

---

(1) *Annales de la Société d'hydrologie médicale de Paris*, p. 170.

(2) Pégot, *Essai clinique sur l'action des eaux de Bagnères-de-Luchon dans le traitement de la syphilis*, 1854, p. 41.

Chapelle (1). Faut-il admettre, dans ces cas-là, l'arrêt du mercure en nature dans la trame organique?

B. *Les eaux minérales exercent sur les accidents secondaires ou tertiaires de la syphilis, si ces accidents viennent à persister avec opiniâtreté, une action favorable et qui vient les replacer sous l'empire de la médication spécifique.*

Il est des individus qui, par suite de conditions constitutionnelles sans doute, quelquefois en conséquence de traitements tardivement ou mal dirigés, présentent une résistance opiniâtre à l'action des médicaments spécifiques. La maladie tend sans cesse à s'accroître, les symptômes syphilitiques se multiplient et surtout se fixent obstinément, et un véritable état cachectique finit par se développer, et quelquefois les conduire au tombeau.

Il paraît hors de doute que la combinaison des eaux minérales avec les préparations mercurielles ou iodurées est parfaitement propre à faire cesser cette inertie de la médication. M. Pégot (2) et M. Dassier (3) ont rapporté des observations très convaincantes à ce sujet, et M. C. Despine cite cet exemple comme un des plus propres à démontrer qu'il ne faut pas toujours craindre d'ajouter aux eaux minérales quelque modification concomitante (4). C'est de l'iodure de potassium que M. Wetzlar fait exclusivement usage, en pareille circonstance, à *Aix-la-Chapelle.*

---

(1) C. James, *Guide pratique du médecin et du malade aux eaux minérales*, 1854, p. 541.

(2) Pégot, *loc. cit.*, p. 58.

(3) Dassier, *De l'emploi des eaux sulfureuses comme élément essentiel du traitement de la syphilis constitutionnelle*, p. 4.

(4) C. Despine, *Manuel de l'étranger aux bains d'Aix-en-Savoie*, 1850, p. 217.

C. *Les eaux minérales modifient avantageusement cette altération profonde de la constitution qu'entraîne la cachexie syphilitique.*

La médication thermale n'est pas seulement utile alors pour rendre aux spécifiques les propriétés qu'ils semblaient avoir perdues. Elle agit encore, dans ces cachexies, à titre de médication reconstituante, en rendant aux grandes fonctions de l'économie, languissantes et prêtes à s'éteindre, quelque activité ; elles semblent enrayer la marche fatale imposée à l'organisme, et lui imprimer une direction nouvelle. M. Pégot a publié des exemples très curieux de la puissance des eaux minérales appropriées en pareille circonstance (1). M. Engelmann paraît avoir fait des observations analogues à *Kreuznach* (2).

D. *Les eaux minérales paraissent s'opposer très efficacement à l'apparition des accidents mercuriels, et en déterminer rapidement la disparition lorsqu'ils s'étaient déjà montrés.*

« Un fait très remarquable dans la médication par les eaux et le mercure, dit M. C. Despine, c'est l'absence presque constante de la salivation, malgré les doses souvent énormes de ce métal introduit dans le corps. Il ne peut s'expliquer que par l'abondance des sueurs.... (3). »

Suivant M. Lambron, pendant le même traitement hydrothermal, la salivation apportée aux eaux, sous l'influence du mercure, se tarit bientôt, et on ne la voit point se produire tout le temps de l'usage simultané de ces deux agents

---

(1) Pégot, *loc. cit.*, p. 64.
(2) Engelmann, *Sur l'usage des eaux de Kreuznach dans le traitement des affections syphilitiques.* Francfort, 1849, p. 21.
(3) C. Despine, *Manuel de l'étranger aux eaux d'Aix-en-Savoie*, 1850, p. 217.

thérapeutiques. Ceci cependant ne serait pas sans exception, car le même auteur a vu survenir quelquefois de véritables stomatites mercurielles, quoique sans salivation ; d'autres fois il a vu les préparations hydrargyriques produire leur action irritante et purgative sur les intestins (1).

E. *Les eaux minérales peuvent déterminer l'apparition des manifestations spécifiques, dans les syphilis latentes, et servir à caractériser les syphilis larvées, alors que la physionomie de celles-ci est obscure et difficile à reconnaître.*

Nous savons déjà que les eaux minérales ont pour propriété de rappeler et d'activer les manifestations diathésiques, celles qu'elles sont propres à guérir, comme celles vis-à-vis lesquelles elles ne possèdent point d'action spéciale. C'est ce que M. Patissier appelle *dégager l'inconnue*. Cela s'observe surtout dans la syphilis et dans l'herpétisme, c'est-à-dire dans les diathèses auxquelles appartiennent de préférence les manifestations cutanées spéciales ; d'un autre côté, cela s'observe surtout près des eaux minérales qui sont douées d'une activité particulière à l'endroit de la peau. Ces remarques tendent à faire refuser toute idée d'action spéciale, à cette propriété qu'ont les eaux minérales de rappeler certaines manifestations diathésiques, et considérer cette dernière comme le résultat d'une action physiologique commune à la plupart des eaux minérales.

La syphilis et l'herpétisme se montrent souvent combinés ensemble. Les effets du traitement thermal permettent alors de distinguer ce qui appartient à l'une et ce qui appartient à l'autre ; car, une fois une première période d'excitation traversée, la manifestation herpétique ne tarde pas en général

(1) *Annales de la Société d'hydrologie médicale de Paris*, t. III, p. 173.

à subir à un certain degré l'action curative du traitement, tandis que la dermatose spécifique demeure au même point ou ne fait que s'exaspérer (1).

Cette propriété attribuée aux eaux minérales de rappeler les manifestations de la syphilis serait, suivant quelques auteurs, entre autres MM. Pégot, James, Lambron, absolue : c'est-à-dire que, quelque ancienne que fût la syphilis, du moment qu'elle n'était pas guérie, elle ne manque jamais, sous leur influence, de réapparaître sous une forme quelconque. Aussi ces auteurs nomment-ils les eaux minérales *la pierre de touche* de la syphilis. C'est un moyen de vérification infaillible, et l'on voit souvent aux eaux sulfureuses des individus qui, sur le point de se marier, viennent s'assurer de la réalité de leur guérison.

On ne saurait contester que les choses ne se passent généralement ainsi. Mais est-ce là un effet immanquable, et la réalité de la guérison d'une syphilis peut-elle être absolument garantie par l'épreuve des eaux minérales? M. Ricord n'est pas de cet avis : « Les eaux sulfureuses, dit-il, ont été données comme pierre de touche, en l'absence de manifestations syphilitiques : la question est grave. Il est évident que les eaux minérales peuvent mettre en mouvement les manifestations d'une diathèse éteinte; mais il n'y a rien d'absolu dans cette action, et on ne saurait accepter aucune conclusion définitive sur ce sujet. J'ai vu des malades qui, après deux, trois ou quatre ans consacrés à des traitements par les eaux minérales, ont vu apparaître une exostose à l'improviste, et d'autres qui, malgré un traitement complet, n'ayant rien accusé ici pendant les poussées, ni dans les mois qui suivent, ont subi une réapparition des symptômes l'été d'après (2). »

(1) Pégot, *loc. cit.*, p. 104.
(2) *Annales de la Société d'hydrologie médicale de Paris*, t. III, p. 179.

Ces réserves de M. Ricord nous semblent fort sages, même en dehors des faits particuliers qu'il a pu observer. En effet, il est difficile d'admettre qu'une action physiologique, telle que celle mise en jeu dans le phénomène en question, ne puisse jamais rencontrer au dedans ou au dehors de l'organisme, aucune circonstance propre à l'enrayer dans son évolution, et par conséquent à en empêcher la manifestation.

M. Ricord n'est pas seul à refuser aux propriétés manifestantes des eaux minérales le caractère absolu que leur prêteraient les affirmations des auteurs cités plus haut. M. Gerdy admet bien qu'en général, en déterminant une poussée, les eaux minérales tendent à faire manifester la syphilis latente; mais il a rencontré plus d'une exception à ce fait (1). Et M. Helfft dit, à propos de l'importance attribuée aux eaux sulfureuses comme criterium du diagnostic de la syphilis dans les cas obscurs ou douteux, que jusqu'ici cette théorie ne s'est pas confirmée. »

Les indications des eaux minérales dans la syphilis doivent donc se déduire :

De la résistance de la maladie aux agents spécifiques, alors que ceux-ci paraissent frappés d'inertie dans les propriétés qui leur sont inhérentes ;

De l'altération générale de la constitution, que celle-ci semble due à l'atteinte profonde imprimée à l'organisme par la diathèse elle-même, ou à un usage excessif ou irrationnel de la médication spécifique ;

De la combinaison de la syphilis avec quelque diathèse concomitante, herpétique, rhumatismale, ou surtout scrofuleuse ;

---

(1) *Annales de la Société d'hydrologie médicale de Paris*, t. III, p. 184.

Enfin, de la supposition d'une syphilis latente ou mal caractérisée.

§ II. — Traitement.

Le traitement de la syphilis, bien que l'on ait fait à son sujet quelques applications des eaux *chlorurées sodiques*, appartient jusqu'ici très spécialement aux eaux *sulfureuses*. Mais cette spécialisation nous paraît jusqu'à un certain point artificielle.

Nous distinguons, dans l'application des eaux minérales à la syphilis, deux actions que nous pouvons appeler, l'une *thérapeutique*, l'autre simplement *physiologique*.

La première est une action reconstituante, destinée à restaurer l'organisme affaibli, soit dans le but de rendre aux médications méthodiques l'action qu'elles avaient perdue, soit à réparer l'atteinte profonde exercée par la maladie elle-même, ou par une médication excessive ou irrationnelle.

La seconde nous représente un mouvement imprimé à l'organisme par une médication excitante, entraînant une tendance à appeler ou à reproduire vers la surface cutanée les manifestations diathésiques.

La première action est la seule curative; mais elle n'offre rien de spécial, dans ce sens qu'elle ne s'adresse pas à la maladie elle-même, mais à quelques-unes des conditions qui en résultent ou qui peuvent l'accompagner. Nous pourrions dans quelques circonstances comparer l'intervention des eaux minérales dans une syphilis qui résisterait opiniâtrement à l'action des médicaments spécifiques, aux moyens excitants que nous employons pour aider à la résolution ou à la cicatrisation d'un chancre indolent.

Il semble, au premier abord, que la plupart des eaux minérales doivent agir efficacement dans ce sens, et nous ne pouvons nous empêcher de rappeler ici l'action reconstituante si formelle de *Vichy*, par exemple, dans certaines tendances cachectiques, à la suite des maladies utérines, de dyspepsies invétérées, de fièvres intermittentes.

Mais il n'en est pas tout à fait ainsi. Nous sommes obligés de reconnaître que les eaux sulfureuses présentent des conditions excellentes d'appropriation à l'état de l'organisme qu'entraîne la cachexie syphilitique ou la cachexie mercurielle. C'est là une question de fait et d'observation qu'il faut accepter dans ce qu'elle a de vrai, et dont il faut s'attacher à apprécier exactement la portée, tout en se gardant de lui attribuer un caractère exagéré de spécialité.

Quant à la propriété que possèdent les eaux sulfureuses de développer les manifestations d'une syphilis latente, elle nous paraît encore moins spéciale. Elle est principalement due, sans doute, à l'activité particulière que les eaux sulfureuses sont aptes à solliciter dans les fonctions de la peau, et peut-être obtiendrait-on des résultats analogues en utilisant la thermalité de certaines eaux minérales plutôt qu'en s'adressant à leur constitution particulière.

J'ai observé, de concert avec M. Otterbourg, un cas où deux fois, chez une même personne, les eaux de *Plombières* et celles de *Vichy*, prescrites pour une maladie hépatique, ont déterminé d'une manière fort inattendue la réapparition d'une syphilis tertiaire.

Fleckles (*Esquisses balnéologiques sur la saison de* 1853), cité par Helfft, a plusieurs fois fait l'observation que, chez les malades atteints de la goutte auxquels on administre les bains de *Carlsbad*, le virus syphilitique sommeillant et non encore complétement éteint se réveillait, et de nouvelles manifestations se produisaient, auxquelles il convenait d'opposer un traitement mercuriel. Après la mise à l'écart de la syphilis, les eaux recouvraient leur action habituelle (1).

Suivant M. Gibert, les eaux minérales n'agissent pas, en pareil cas, autrement que les bains de vapeur, et même les commotions physiques et morales à l'occasion desquelles on voit souvent le vice vénérien faire une explosion subite (2).

Il résulte de tout cela qu'il doit être difficile d'assigner à telle ou telle eau sulfureuse une application plus particulière au traitement de la syphilis. Si *Luchon* semble posséder à ce sujet une certaine suprématie, cette station thermale nous paraît le devoir plutôt aux observations qui y ont été recueillies et aux travaux importants dont elles ont été l'occasion qu'à une supériorité réelle d'application.

Les deux seules considérations qui nous semblent propres à distinguer les eaux sulfureuses entre elles pour le sujet qui nous occupe dépendent : 1° de l'activité physiologique ou du degré des propriétés excitantes, 2° de la température.

C'est ainsi que *Saint-Sauveur*, les *Eaux-Chaudes*, les sources douces de *Cauterets*, de *Luchon*, d'*Ax*, se trouveront bien moins applicables ici que les sources les plus fortes de ces mêmes stations thermales : *Baréges*, *Bagnols*, *Olette*, *Allevard*, *Weilbach*, *Schinznach*, *Aix-en-Savoie*, *Viterbe*, *Acqui*.

C'est ainsi que les eaux sulfurées froides ne nous semblent nullement applicables à cette thérapeutique, et si les eaux d'*Aix-en-Savoie* paraissent fort appropriées, elles le doivent moins à leur action propre, qui est assez faible, qu'à leur thermalité et à la manière dont on les emploie.

(1) Helfft, *loc. cit.*, p. 508.
(2) Gibert, *Traité pratique des maladies spéciales de la peau*, 1840, p. 469.

Nous avons dit que les eaux *chlorurées sodiques* avaient été employées dans les circonstances que nous étudions en ce moment.

Entre elles et les eaux sulfureuses, nous trouvons les eaux d'*Uriage* et celles d'*Aix-la-Chapelle*, à la fois chlorurées sodiques et sulfureuses. M. Gerdy (1) et M. Wetzlar (2) paraissent avoir obtenu près de ces deux stations thermales des résultats identiques avec ceux que nous avons déjà exposés.

Les eaux d'*Aix-la-Chapelle* jouissent à ce qu'il paraît, en Allemagne, d'une réputation considérable et fort exagérée, pour le traitement de la syphilis. M. Wetzlar s'exprime à leur sujet d'une manière très explicite, et qui prouve que son expérience est de tout point conforme à celle des médecins des Pyrénées : « Les thermes d'*Aix-la-Chapelle*, dit-il, ont été célébrés pour les affections syphilitiques secondaires et tertiaires ; mais je ne puis les recommander que sous certaines conditions. Je partage entièrement l'opinion d'autres observateurs, que les eaux ne sont d'aucun avantage dans la syphilis elle-même, mais qu'elles portent infiniment de bien à des infirmités d'origine syphilitique qui ont résisté à l'usage répété du mercure ou s'en sont même aggravées. Il paraît que quelques formes de syphilis et certaines constitutions ne tolèrent pas le mercure..... La maladie se montre très souvent sous de tels symptômes, que le diagnostic devient chancelant quand il s'agit de décider si l'on a affaire à la syphilis ou à une affection mercurielle. Ce sont précisément les cas pour les eaux d'*Aix-la-Chapelle*, et ce n'est que pour leur efficacité sous de telles circonstances qu'elles ont gagné leur réputation

---

(1) Gerdy, *Études sur les eaux d'Uriage*, 1849, p. 368.
(2) Wetzlar, *Traité pratique des propriétés curatives des eaux sulfureuses d'Aix-la-Chapelle*, 1856, p. 76.

dans la syphilis. Car, en détruisant ici les effets du mercure, elles achèvent la cure si la syphilis est déjà éteinte, ou font paraître celle-ci sous des symptômes non équivoques, s'il y a encore du virus latent. »

Je ne sais pas si les eaux *chlorurées sodiques* ont été employées en France dans le traitement de la syphilis : elles l'ont été quelquefois en Allemagne. Voici quelques renseignements à ce sujet.

On traite à *Wiesbaden* les syphilis constitutionnelles. *Wiesbaden* ne constitue pas un spécifique proprement dit contre les diverses périodes de la syphilis. Toutefois des malades qui ont été soumis longtemps et sans aucun succès à l'usage des mercuriaux; qui sont réduits à un état de faiblesse générale; qui sont pris de contractures, de gonflements articulaires, de paralysies partielles, de névralgies, ces malades ne tarderont pas à trouver un soulagement considérable après l'emploi de ces thermes, d'autant plus qu'on peut, tout en suivant le traitement thermal, administrer simultanément, selon l'indication spéciale, l'iode et les autres agents antisyphilitiques, les mercuriaux exceptés (1).

M. Rotureau nous apprend que les syphilides sont traitées par les eaux de *Nauheim*, et que, dans la syphilis larvée, les eaux sont d'un grand secours pour la confirmation du diagnostic (2).

M. le docteur Engelmann, de *Kreuznach*, nous paraît avoir très bien exposé les circonstances particulières d'application des eaux de ce caractère aux syphilitiques : c'est lorsque la syphilis se trouve combinée avec la scrofule. La syphilis est surtout opiniâtre et rebelle chez les scrofuleux.

---

(1) *Traité des eaux minérales du duché de Nassau*, 1852, p. 132.
(2) Rotureau, *Études sur les eaux de Nauheim*, 1856, p. 120.

Dans les cas de ce genre, les eaux de *Kreuznach* avec les eaux mères me paraissent fort supérieures aux sulfureuses. M. Engelmann parle surtout des enfants affectés de syphilis constitutionnelle héréditaire. Nous avons signalé dans un autre chapitre la parfaite appropriation de la médication par les eaux mères aux enfants scrofuleux : les enfants syphilitiques ont besoin de bains encore plus forts que les scrofuleux, et les supportent parfaitement (1).

VINGT-CINQUIÈME LEÇON.

CHLOROSE ET ANÉMIE.

§ Ier. — Indications.

L'auteur d'un mémoire très soigneusement écrit sur les eaux de *Schwalbach* (2) commence par exposer avec détails le rôle du fer dans l'économie, ses propriétés oxygénantes en particulier, qui semblent faire des globules sanguins le véritable aliment organique, et après avoir énuméré les états morbides nombreux dans lesquels l'élément globulaire, c'est-à-dire l'élément ferrugineux du sang fait défaut, montre les eaux ferrugineuses prêtes à introduire dans l'économie le principe qui lui manquait.

Nous présenterons à notre tour, sur la médication ferrugineuse, quelques considérations qui sembleront un peu faire la contre-partie des précédentes, mais qui nous pa-

---

(1) Engelmann, *Sur l'usage des eaux de Kreuznach dans le traitement des affections syphilitiques.* Francfort, 1849, p. 12 et 26.

(2) *Traité des eaux minérales du duché de Nassau*, par le docteur Genth. Schwalbach, 1852, p. 216.

raissent plus propres à faire apprécier cette médication à sa juste valeur.

L'étude des eaux ferrugineuses, et l'appréciation de leur action thérapeutique, paraissent au premier abord beaucoup plus simples que celles des eaux mentionnées jusqu'ici dans ce travail.

Les eaux minérales ferrugineuses sont usitées dans des maladies, ou dans des états simplement constitutionnels, où le sang présente un appauvrissement de son élément ferreux ou globulaire. Il semble donc que, dans l'usage de ces eaux minérales, comme dans celui de tout traitement ferrugineux, on n'ait d'autre objet en vue que d'apporter directement au sang l'élément qui lui fait défaut. Cependant la thérapeutique de la chlorose et de l'anémie n'est point là tout entière.

Ce serait évidemment se faire une idée inexacte de ces conditions de l'économie, que de les considérer exclusivement au point de vue de l'insuffisance des globules et de l'élément ferreux du sang.

Ce qui fait alors défaut à l'organisme, ce n'est point le fer, qu'il est toujours facile d'introduire en quantité très suffisante par l'alimentation ; c'est la *faculté de l'assimiler* : c'est là ce qui frappe si souvent d'impuissance toute médication ferrugineuse.

Dans une anémie accidentelle, déterminée par une hémorrhagie traumatique ou bien provoquée dans le cours d'une maladie aiguë, les ferrugineux sont le plus souvent inutiles pour rendre au sang le fer qu'il a perdu. Cet élément se reproduit aisément par l'aide seule de l'alimentation ; ou si l'on juge convenable d'en introduire thérapeutiquement, celui-ci contribue aisément à hâter la reconstitution du sang, parce que rien ne vient s'opposer à son assimilation.

Il pourra en être de même dans les chloroses légères, où la disposition contraire de l'organisme est facile à surmonter.

Mais dans les chloroses, ou chloro-anémies profondes et constitutionnelles, il n'en est plus ainsi : vous avez beau encombrer l'estomac de fer, sous quelque forme que ce soit, vous ne parvenez pas à en faire des globules sanguins. Ici la thérapeutique chimique vient échouer devant l'organisation et la vie. Mais ce que l'on n'obtient pas du fer, on l'obtient de traitements plus complets, de l'emploi de toniques variés, de moyens hydrothérapiques, de bains de mer, des voyages, du changement de climat, de circonstances intellectuelles ou affectives, de moyens hygiéniques enfin. S'il peut être utile alors d'employer concurremment les ferrugineux, c'est que ceux-ci, indépendamment de la question de leur pénétration et de leur maintien dans le sang, exercent peut-être une action tonique salutaire ; et ensuite qu'ils se trouvent ainsi toujours prêts à pénétrer au moment plus favorable où l'organisme, modifié par d'autres circonstances, consentira à se prêter à leur assimilation.

Envisagée sous ce point de vue, l'administration des eaux minérales ferrugineuses exige sans doute, autant que pour toutes les autres, afin d'être efficace, l'intervention de modificateurs généraux de l'économie. Il est vraisemblable, en effet, que si vous aviez échoué jusqu'alors dans tous les traitements ferrugineux, ce ne serait pas la peine d'envoyer un malade à *Forges* ou à *Spa*, uniquement pour y trouver du fer, et que dans ce dernier cas vous ne réussiriez pas davantage.

J'admets bien que la forme sous laquelle existe le fer dans les eaux minérales présente une perfection à laquelle nos préparations médicamenteuses ne sauraient atteindre. D'un autre côté cependant, il est difficile de croire que, s'il ne s'agissait que d'introduire dans le sang un élément qui lui ferait défaut, les progrès que la thérapeutique a réalisés dans le maniement des préparations ferrugineuses, ne parvinssent pas à rivaliser avec l'infiniment faible proportion que les eaux minérales permettent d'introduire dans l'économie.

Veuillez remarquer en passant que les sources les plus notables, comme eaux ferrugineuses, atteignent à peine et ne dépassent presque jamais 5 centigrammes de fer, c'està-dire de sels de fer, par litre, et que la plupart d'entre elles, plutôt calcaires que sodiques, ne se prêtent guère, à moins qu'elles ne se trouvent fortement chargées d'acide carbonique, à un usage un peu considérable.

D'un autre côté, la plupart des eaux ferrugineuses sont très peu minéralisées, en prenant l'ensemble de leur constitution. Sur 85 sources ferrugineuses bicarbonatées, 15 seulement atteignent ou dépassent 2 grammes de minéralisation totale, et elles constituent généralement par elles-mêmes d'assez faibles agents thérapeutiques.

Et il est assez remarquable que les eaux minérales ferrugineuses, malgré leur grand nombre, bien que le fer soit un des médicaments les plus usités et dont l'indication se rencontre le plus communément, et bien que les maladies où on l'emploie soient fréquemment d'une opiniâtreté désespérante, il est remarquable que les eaux ferrugineuses soient, de toutes les classes d'eaux minérales, les moins recherchées. Si l'on en excepte *Spa*, que la mode et l'agrément du séjour désignent peut-être plus encore que l'activité thérapeutique, et encore *Schwalbach*, les eaux minérales ferrugineuses sont généralement délaissées, alors même que la médication thermale jouit de la plus grande faveur.

Voici pourquoi il en est ainsi :

C'est que, si les eaux ferrugineuses n'avaient à agir que

par le fer qu'elles contiennent, elles n'offraient guère à la thérapeutique qu'une formule de plus à ajouter à toutes celles qui composent déjà la médication ferrugineuse.

Ce que l'on aurait donc à attendre de l'usage thermal des eaux ferrugineuses, ce serait une médication beaucoup plus complexe, empruntée : à la combinaison des éléments minéralisateurs unis au fer ; aux moyens hydrothérapiques entrant dans toute médication thermale complète ; aux conditions hygiéniques que comporte habituellement une telle médication.

Mais il arrive que la plupart des eaux qui méritent la désignation de *ferrugineuses* sont faiblement minéralisées, et ne paraissent pas, pour la plupart du moins, compenser par une qualité particulière la faible proportion qui leur appartient ; mais il arrive que la plupart d'entre elles, froides (12 thermales sur 80) et peu abondantes, ne se prêtent nullement aux ressources que l'usage externe, les bains et les douches, viennent ajouter aux eaux minérales les mieux caractérisées ; il arrive enfin que les conditions de déplacement, de distraction, d'exercice, que comporte la médication thermale cherchée au loin, se rencontrent aussi bien près d'autres eaux minérales, et dans des circonstances fort supérieures sous le rapport hygiénique, les eaux ferrugineuses appartenant presque toutes à la région du nord de la France et de l'Europe et aux pays de plaine.

Ce sont toutes ces raisons qui ont singulièrement amoindri le rôle des eaux ferrugineuses. Une dernière considération complétera le tableau.

On doit entendre par eaux *ferrugineuses*, en hydrologie médicale, non pas toutes les eaux où il existe du fer en une proportion quelconque, mais seulement celles où, tandis que le fer existe en proportion thérapeutique, les autres principes se trouvent en proportion trop faible pour imprimer à ces eaux des caractères spéciaux.

Mais la plupart des eaux minérales renferment du fer en une proportion quelconque, sulfurées, bicarbonatées ou chlorurées sodiques.

On rencontre donc près d'elles des médications plus complètes et plus variées, où il peut être bon de retrouver du fer, mais où celui-ci n'agit plus que secondairement, et n'emprunte peut-être une efficacité propre qu'aux circonstances qui l'environnent et permettent à l'économie de l'utiliser mieux.

Ainsi, dans les eaux ferrugineuses, comme dans les autres, il peut arriver que l'on ait exclusivement affaire au principe qui les domine, considéré en lui-même, et il est vrai qu'en général c'est simplement une médication ferrugineuse que l'on va chercher auprès d'elles.

Ce qui leur assigne cependant une place à part dans cette médication, c'est qu'elles offrent un complément nécessaire pour que le traitement ferrugineux, inerte ou insuffisant jusque-là, réussisse; c'est qu'ici le fer n'est plus que la partie d'un tout, qui recommence le traitement sous une forme nouvelle, et emprunte en quelque sorte son importance précisément à ce qu'il offre d'étranger au fer lui-même.

Mais d'un autre côté, ce qui réduit en général la valeur thérapeutique de la médication thermale suivie près des eaux ferrugineuses, c'est que la partie de la médication étrangère au principe ferrugineux lui-même est souvent peu développée, d'une faible activité, et que la plupart des eaux de cette classe, trop strictement réduites à leur élément caractéristique, n'offrent pas les ressources nouvelles que l'impuissance de la thérapeutique ordinaire engage à leur aller demander, et que l'on rencontre si souvent près des autres classes d'eaux minérales.

La conclusion de tout ceci, c'est que la médication de la chlorose et de l'anémie n'appartient pas aussi spécialement qu'on pourrait le penser aux eaux ferrugineuses proprement dites, et qu'elle peut appartenir, dans des limites différentes, à la plupart des eaux minérales.

Il faut, en effet, ne pas perdre de vue ce qui suit.

Le simple fait du déplacement, du changement, que comporte le séjour près d'une station thermale, surtout si celle-ci présente certaines conditions de topographie, d'altitude, si l'on y trouve le genre de vie habituel des pays de montagne, suffit pour apporter une modification considérable dans l'état de beaucoup d'individus anémiques ou chlorotiques. Ils arrivent à assimiler le fer, alimentaire ou thérapeutique, qu'ils n'assimilaient point auparavant.

Les propriétés excitantes de la plupart des eaux minérales, l'activité qu'elles développent, par l'usage interne vers l'appareil digestif, par les procédés externes vers la peau, viennent encore ajouter des conditions favorables.

Beaucoup d'eaux sulfurées, la plupart des chlorurées sodiques, toutes les bicarbonatées sodiques, renferment du fer: en petite quantité il est vrai. Mais, pour ce médicament surtout, ce n'est pas la quantité qui importe, c'est l'usage qu'en fait l'économie. En outre, un grand nombre de ces stations thermales possèdent accessoirement des sources ferrugineuses proprement dites. On sait combien les sources de ce genre sont communes : on en trouve presque toujours lorsqu'on les recherche.

Ainsi, circonstances hygiéniques favorables, procédés de la médication thermale salutaires par eux-mêmes, présence d'un peu de fer dans la plupart des eaux minérales, adjonction fréquente de sources ferrugineuses proprement dites, telles sont les raisons qui tendent à étendre bien en dehors de la classe des eaux ferrugineuses les applications de la médication thermale à l'anémie et à la chlorose.

Pourquoi est-ce que je poursuis cet ordre d'idées qui semble quelque peu hostile à la classe des eaux ferrugineuses ?

En voici la raison :

Il est rare que les dérangements de la santé du genre de ceux que nous étudions en ce moment, soient tout à fait simples. Lorsque l'on a affaire à un individu affecté d'anémie ou de chlorose, il ne suffit pas toujours de saisir le fait pathologique qui correspond à l'amoindrissement des globules du sang : il faut analyser avec soin l'ensemble de la santé, et l'on trouvera presque toujours quelque circonstance, afférente ou non à l'état en question, et qui réclame sa part dans les indications. Cette circonstance touche ou à l'hérédité, ou à la constitution originelle, ou aux maladies antérieures, ou à la prédominance de certains troubles fonctionnels, ou à quelque complication.

Il ne faut donc pas seulement chercher du fer pour l'état du sang, il faudra chercher une médication complexe qui s'accommode aux circonstances accessoires ou capitales dont nous supposons l'existence.

Mais les eaux ferrugineuses, comme nous l'avons dit tout à l'heure, offrent pour la plupart une médication ferrugineuse, exclusive ou tout à fait prédominante ; tandis que près d'un grand nombre d'autres eaux minérales, on trouve, en même temps que du fer et les conditions favorables énoncées plus haut, des médicaments variés et faciles à adapter aux autres conditions de l'économie.

C'est dans ce sens que les applications des eaux ferrugineuses proprement dites, malgré la netteté des indications qu'elles sont appelées à remplir, nous semblent devoir être assez réduites dans la pratique.

§ II. — Traitement.

Essayons maintenant de donner une idée des ressources que les différentes classes d'eaux minérales peuvent offrir dans la chlorose et dans l'anémie.

« Que peuvent les eaux *sulfureuses*, dit Astrié, dans les anémies produites par des hémorrhagies, des saignées, la diète prolongée, les évacuations excessives et fréquentes, l'alimentation insuffisante, les fatigues considérables, la privation d'une radiation solaire habituelle ; alors que les malades sont faibles, languissants, décolorés, digérant mal, pris d'essoufflement ou de palpitations pour la moindre cause, les femmes mal réglées ou disposées aux hémorrhagies, en proie à des phénomènes variés de mobilité nerveuse et d'éréthisme ; enfin, dans tous ces cas qui peuvent se résumer en deux mots : diminution de l'élément ferrique globulaire et de la plasticité du sang d'une part ; anervie de l'autre ?

» Que peuvent pour eux les eaux sulfureuses ? Beaucoup, si elles sont légèrement alcalines et ferro-manganésiennes ; si les conditions hygiéniques d'air pur, vif et léger, de large radiation solaire, de chaleur tempérée par des brises fraîches, sans fortes agitations atmosphériques ; si les excursions dans les forêts d'arbres résineux et sur des pelouses remplies de plantes aromatiques dont les vives senteurs stimulent et fortifient l'innervation pulmonaire et l'hématose ; si un régime analeptique et varié, des bains tempérés et fixes à douce stimulation diffusible, viennent se joindre aux salutaires influences de la boisson minérale. Le voisinage ou la présence dans la localité de sources ferrugineuses, augmentera beaucoup la valeur d'une station sulfureuse dans le traitement des anémies et des convalescences.

» Dans le traitement des anémies, on préférera parmi les eaux sulfureuses celles des Pyrénées, et parmi celles-ci, les sources douces et ferro-manganésiennes d'*Ax*, les sulfurées faibles de *Luchon*, de *Vernet*, des *Eaux-Chaudes*, de *Cauterets*, de *Vinca*, de *la Preste*, de *Molitg*, etc. Dans les cas légers, on pourra choisir presque indifféremment toute eau froide ou chaude qui réunira de bonnes conditions hygiéniques, car ces dernières ont ici la part la plus large dans les bons effets des eaux.

» Pour ce qui concerne le traitement sulfuro-thermal appliqué à la chlorose, il est un puissant auxiliaire de la médication spécifique par les ferrugineux ; son action stimulante de l'appareil digestif, son mode reconstituant et la détermination de l'époque ménorrhagique qu'il provoque si souvent, en font un précieux succédané des préparations ferriques, quand celles-ci sont mal supportées ou ne suffisent plus à prévenir les récidives. C'est surtout dans les chloroses de lymphatiques, ou liées à la suppression, à l'irrégularité du flux menstruel, que ces eaux auront les effets les plus prompts et les plus sûrs.

» Les eaux d'*Ax*, de *Saint-Sauveur*, du *Vernet*, les *Eaux-Chaudes*, les *Eaux-Bonnes*, *Cauterets*, *Luchon*, *Gréoulx*, *Uriage*, *Viterbe*, *Aix-en-Savoie*, etc., seront parfaitement indiquées. Les eaux tempérées et faibles de *Saint-Sauveur* et d'*Ax* conviennent très bien aussi aux chloroses des femmes nerveuses (1). »

M. Petit a écrit « qu'il est peu d'affections contre lesquelles les eaux de *Vichy* aient un effet plus salutaire que

---

(1) Astrié, *De la médication thermale sulfureuse appliquée au traitement des maladies chroniques*, Thèses de Paris, 1852, p. 218 et suiv.

contre la chlorose (1). » Ceci nous paraît un peu exagéré. Les eaux de *Vichy* sont extrêmement favorables dans les anémies accompagnant des états pathologiques auxquels elles se trouvent utilement applicables elles-mêmes. Elles sont très salutaires pour ces anémies de jeunes enfants, avec pâleur, essoufflement, anorexie, céphalalgie surtout; les effets en sont généralement alors très rapides. Elles s'appliquent également très bien à ce que les Allemands ont appelé *chlorose de l'âge de retour*.

J'ai trouvé les eaux de *Vichy* beaucoup moins efficaces chez les jeunes filles dans la chlorose pure et simple. Mais les eaux ferrugineuses réussissent-elles plus sûrement dans les cas de ce genre?

M. Petit employait exclusivement, je ne sais par suite de quelles préoccupations, dans la chlorose, l'eau de la source des *Célestins*, à peine ferrugineuse (0,001 fer), à l'exclusion des sources ferrugineuses de *Vichy*. Cette action d'une eau bicarbonatée sodique, simple ou à peu près, est digne de remarque. Mais les sources ferrugineuses de *Vichy*, celles de *Mesdames*, *Lardy*, de *Cusset*, fournissent une médication beaucoup plus sûre et plus complète.

Voici un autre point de vue sous lequel les eaux d'*Ems* sont envisagées dans le traitement de la chlorose : *Ems* serait utile comme traitement de préparation contre la chlorose, au double titre de moyen agissant sur le système digestif et sur le système utérin. Lorsqu'après un séjour à Ems ces malades sont soumis à la médication par les ferrugineux, ou bien lorsqu'ils sont envoyés dans un climat où l'air et le soleil deviennent des succédanés du fer, alors les résultats sont admirables (2).

(1) Petit, *Du mode d'action des eaux de Vichy*, 1850, p. 150.
(2) *Traité sur les eaux minérales du duché de Nassau, eaux d'Ems*, par le docteur Ibell, p. 275.

L'utilité des eaux *chlorurées sodiques* me paraît très bien spécifiée par le passage suivant emprunté au docteur Thilénius de *Soden*, et qui exprime le même ordre d'idées que celui qui vient d'être cité : « L'anémie, et sa forme chronique la plus caractéristique, la chlorose, lorsqu'elles sont bien développées et étendues, ne trouvent pas dans les eaux de *Soden* un moyen parfaitement approprié, mais réclament pour disparaître l'administration des sources ferrugineuses. Pour déterminer les indications de ces eaux dans ces deux maladies, nous rappellerons seulement ici que très souvent l'obstacle à la composition normale du sang réside dans l'affection de certains organes particuliers, qui contribuent à la sanguification (par assimilation ou par excrétion), d'où résulte un état anémique. Dans ces cas, il faut faire précéder l'emploi des moyens directement toniques, tels que les ferrugineux, par un traitement de préparation, qui a pour but de régulariser le travail de la digestion et de détruire les influences qui entretiennent la maladie. On y arrive par nos sources acidulées salines ferrugineuses, dont on connaît les propriétés réparatrices sur l'appareil de la digestion. Aussi *Soden* convient-il parfaitement comme traitement de préparation, avant un traitement principal par les sources ferrugineuses, afin de disposer les organes digestifs à recevoir l'eau ferrugineuse, et afin de diminuer autant que possible l'irritabilité nerveuse qui se montre si souvent dans la chlorose et qui empêche l'emploi continuel des moyens fortifiants (1). »

Il paraît que les eaux de *Nauheim* sont appliquées d'une manière beaucoup plus formelle et plus explicite au traitement de la chlorose. « L'action des sources de Nauheim sur les chloro-anémiques, dit M. Rotureau, est si puissante

---

(1) *Traité sur les eaux minérales du duché de Nassau*, p. 56.

qu'elle détruit rapidement cette altération du sang, sans qu'il soit besoin d'avoir recours à l'emploi simultané des ferrugineux. Des faits nombreux prouvent que l'ingestion de l'eau du *Kurbrunnen* ou du *Salzbrunnen* et les bains des sources du *Grosser-Sprudel* suffisent, au bout de quinze à vingt jours, pour donner les couleurs et la santé aux jeunes filles arrivées au dernier degré de l'anémie chlorotique (1). » Ceci ne peut encore s'accepter qu'avec beaucoup de réserve.

Enfin, nous devons ajouter que les *bains de mer*, combinés avec les préparations ferrugineuses, constituent une des médications les plus efficaces auxquelles puissent être soumis les enfants anémiques et les jeunes filles chlorotiques. Cette médication emprunte une partie de ses ressources à l'action purement hydrothérapique de l'eau froide (2), et une autre non moins importante à l'inhalation de l'air marin.

Quant aux eaux ferrugineuses, nous persistons à les considérer comme le meilleur mode thérapeutique d'administrer le fer, mais comme une médication distincte des précédentes, en ce qu'elle est en général exclusivement ferrugineuse. Il faut cependant considérer aussi l'action de l'acide carbonique, très salutaire surtout au point de vue du rétablissement ou de l'animation des fonctions digestives, et qui doit faire rechercher très spécialement les sources ferrugineuses bicarbonatées et notablement gazeuses.

Les eaux ferrugineuses sont très nombreuses. Nous signalerons les suivantes, en déclarant que nous ne saurions assigner de distinction au sujet de leurs applications spéciales : *Neyrac* (Ardèche), *Sylvanès* (Aveyron), *Saint-Par-*

(1) Rotureau, *Étude sur les eaux minérales de Nauheim*, 1856, p. 112.
(2) L. Fleury, *Traité pratique et raisonné d'hydrothérapie*, 2ᵉ édit., 1856, p. 218 et 240.

doux (Allier), *Charbonnières* (Rhône), *La Malou* (Hérault), *Andabre* (Aveyron), *Rennes* (Aude), *Campagne* (Aude), *Barbotan* (Gers), *Orezza* (Corse), *Bussang* (Vosges), *Sulzbach* (Haut-Rhin), *Château-Gontier* (Mayenne), *Forges* (Seine-Inférieure), *Ouioun-Sekhakhna* ou *Frais-Vallon* (Alger), *Spa* (Belgique), *Schwalbach* (Nassau), *Pyrmont* (Westphalie), etc.

Enfin, nous devons faire une mention particulière des sources manganésiennes de *Cransac* et surtout de *Luxeuil* (1).

FIÈVRES INTERMITTENTES.

Les eaux minérales ne sauraient être considérées précisément comme un moyen de traitement de la fièvre intermittente elle-même.

M. Le Bret nous a bien rapporté que, lorsque les habitants du voisinage de *Balaruc* sont pris de fièvre intermittente, ils se rendent à l'établissement thermal et se gorgent d'eau minérale pendant trois ou quatre jours : ils subissent une superpurgation, et se débarrassent ainsi de la fièvre sans avoir pris de sulfate de quinine. C'est là une méthode perturbatrice qui peut effectivement réussir à rompre le cours d'une fièvre intermittente, mais qui ne constitue pas un traitement thermal.

Il peut arriver cependant que certaines eaux minérales interviennent utilement dans le cours de ces fièvres intermittentes, longues et opiniâtres, dans lesquelles on a vu le sulfate de quinine perdre successivement de son efficacité, n'apportant d'abord que des répits de moins en moins prolongés, ou même cessant d'exercer aucune influence sur la marche de la maladie.

(1) Billout, *Notice sur les eaux minérales thermales de Luxeuil, et spécialement sur le bain ferrugineux et manganique*, 1837.

Les eaux minérales agissent alors par leurs propriétés reconstituantes, et jusqu'à un certain point altérantes. Il arrive ici ce que nous avons déjà remarqué à propos de la syphilis. Il y a des constitutions qui ne tolèrent pas le mercure, ou bien près desquelles ce médicament paraît avoir perdu ses propriétés spécifiques. Sous l'influence d'un traitement thermal, on voit l'économie le supporter et se replacer sous son empire. La même chose arrive à propos du sulfate de quinine. L'économie, modifiée par les eaux minérales, tolère mieux le sulfate de quinine, et remontée, reconstituée par elles, retrouve des forces suffisantes pour réagir contre le génie morbide qui la dominait, et s'en débarrasser.

Je crois que la plupart des eaux minérales peuvent agir de cette manière. J'ai obtenu de semblables résultats à *Vichy*, mais non d'une manière constante ; les eaux chlorurées sodiques fortes, les eaux sulfurées actives, peuvent certainement en faire autant. Les eaux de *Campagne*, sulfatées magnésiques, bicarbonatées et ferrugineuses, et les eaux d'*Encausse*, sulfatées calcaires, paraissent posséder une efficacité particulière contre les fièvres intermittentes prolongées.

Mais c'est surtout contre les conséquences des fièvres intermittentes, les engorgements viscéraux du foie, de la rate surtout ; c'est contre la cachexie paludéenne, que les eaux minérales fournissent une médication importante, on pourrait presque dire une médication indispensable.

Ici encore, il s'agit moins d'une médication spéciale que d'un ensemble de circonstances favorables, que l'on trouve réunies au plus haut degré près des stations thermales appropriées.

On y trouve d'abord le changement de milieu, l'éloignement des conditions parmi lesquelles la fièvre intermittente s'est développée ou s'est maintenue. On s'attachera donc à rechercher des conditions topographiques aussi opposées que possible à celles au milieu desquelles se trouvait le malade.

Ensuite on s'adressera de préférence aux eaux *bicarbonatées sodiques* ou aux eaux *chlorurées sodiques*, ou aux eaux *ferrugineuses*, suivant les circonstances.

Quand le dérangement et l'affaiblissement des fonctions digestives domineront, en même temps qu'il existera des engorgements du foie ou de la rate, les eaux *bicarbonatées sodiques*, *Vichy*, *Vals*, et leur congénère *Carlsbad*, seront surtout indiquées; quand on aura simplement affaire à des engorgements abdominaux, les eaux *chlorurées sodiques*, *Bourbonne*, *Uriage*, *Niederbronn*, *Kissingen*, *Wiesbaden*, seront préférées; enfin s'il y a surtout un état d'anémie, les eaux *ferrugineuses* dont nous avons parlé dans le chapitre précédent. Nous ajouterons seulement que les sources ferrugineuses de *Vichy* nous paraissent généralement mieux applicables aux cas de ce genre que la plupart des eaux ferrugineuses proprement dites.

VINGT-SIXIÈME LEÇON.

ALBUMINURIE.

Nous n'avons à présenter sur ce sujet que le résultat de nos observations personnelles à *Vichy*, résultat que nous pouvons résumer dans les propositions suivantes :

Les eaux de *Vichy* n'exercent qu'une action très faible, souvent insensible, sur l'albumine contenue dans l'urine.

Lorsqu'il n'existe pas de signes d'un état aigu ou subaigu du foie, que la maladie se montre dans cette période, fort inégale chez les différents individus, surtout caractérisée par l'amaigrissement et l'affaiblissement général, sans symptômes d'hydropisie, sauf un peu de bouffissure, les eaux de *Vichy* peuvent exercer sur l'ensemble de l'organisme une action très prononcée, en rappelant les forces et ranimant les fonctions languissantes.

Il est possible qu'elles parviennent effectivement alors à enrayer la marche de la maladie.

Lorsqu'une fois il existe de l'hydropisie, anasarque proprement dite ou ascite, les eaux de *Vichy* sont impuissantes et peuvent être nuisibles.

Nous n'avons trouvé, au sujet de l'application des eaux minérales à l'albuminurie, qu'une courte indication du docteur Helfft, qui croit que les eaux *ferrugineuses* peuvent être employées quand le malade présente un état de cachexie anémique (1).

Assurément cette question, que des difficultés de diagnostic ont fort obscurcie jusqu'ici, réclame une étude toute particulière. Cependant il ne paraît pas probable que la médication thermale fournisse jamais de grandes ressources au traitement de l'albuminurie.

DIABÈTE.

Il ne nous paraît point nécessaire d'insister ici sur la pathogénie du diabète. Ce que nous savons, à ce sujet, n'est point de nature à nous guider dans les indications thérapeutiques, au point de vue des eaux minérales.

La théorie de M. Mialhe, relative à l'insuffisance de l'al-

---

(1) Helfft, *loc. cit.*, p. 454.

calinité du sang pour que la destruction du sucre puisse s'opérer dans l'organisme suivant les conditions normales, avait semblé trouver sa confirmation dans l'appropriation des eaux de *Vichy* au traitement du diabète. Mais les faits nouveaux, introduits dans la science par notre éminent physiologiste Cl. Bernard, ne permettent plus de s'arrêter à cette théorie, qui a d'ailleurs été fortement battue en brèche sur son propre terrain, la chimie spéculative ; nous appelons ainsi les applications directes de la chimie des laboratoires aux phénomènes de l'organisme. Nous ne voulons pas dire cependant qu'il ne doive rien rester des ingénieux aperçus de notre honorable confrère M. Mialhe ; mais nous croyons que ceux-ci prendront place plutôt dans l'histoire du diabète que dans la constitution pathologique de cette maladie.

Les indications de la thérapeutique du diabète nous paraissent pouvoir se résumer actuellement dans les considérations suivantes : écarter le plus possible de l'organisme les conditions de reproduction du phénomène morbide essentiel, la non-destruction du sucre, en supprimant l'introduction des principes sucrés ; assurer l'accomplissement le plus régulier possible des fonctions digestives ; activer les fonctions cutanées, et tout ce qui peut concourir à l'oxygénation du sang.

Aussi le traitement du diabète est-il un traitement plutôt hygiénique que thérapeutique. A ce seul titre, on ne saurait douter de l'appropriation des eaux minérales aux indications que nous avons pu déterminer.

Cependant la médication thermale n'a encore été appliquée effectivement aux diabétiques que sous deux formes : *eaux de Vichy* et *bains de mer*. Nous disons eaux de *Vichy* et non pas eaux *bicarbonatées sodiques*, parce que nous devons nous en tenir ici aux données de l'expérience acquise : or, *Vichy* est la seule station thermale dans laquelle le traitement des diabétiques ait encore été fait avec quelque suite, en France. Nous devons donc à peu près concentrer cette étude dans l'appréciation des résultats que fournit la médication par les eaux de *Vichy*. Nous parlerons ensuite des *bains de mer*, puis de quelques autres applications des eaux minérales qui sont venues à notre connaissance.

Eaux de Vichy. Les détails que je vais exposer sont le résumé des observations que j'ai pu faire depuis dix ans, sur des diabétiques soumis au traitement thermal de *Vichy*. Il importe d'ajouter que mes propres observations sont entièrement conformes, pour leurs résultats, avec celles de M. Petit (1), et avec celles que j'ai trouvées consignées dans des notes inédites de Prunelle.

Le premier effet du traitement par les eaux de *Vichy* est, en général, de diminuer la proportion du sucre contenu dans l'urine. Cet effet ne manque presque jamais de se faire sentir dans la première semaine, quelquefois dès le second jour ; il n'y a que peu d'exceptions à cela.

Cette action sur les conditions chimiques de l'urine est habituellement persistante pendant toute la durée du traitement, à moins d'écart de régime ; mais elle ne l'est pas au même degré dans les périodes consécutives.

Lors même que le sucre avait complétement disparu à *Vichy*, nous l'avons toujours vu se montrer de nouveau, au moins chez les malades que nous avons retrouvés ; mais cette réapparition du sucre, qui n'a quelquefois lieu que plusieurs mois après, s'opère en général dans de moindres proportions qu'auparavant.

A mesure que le sucre diminue, les divers symptômes diabétiques diminuent en général dans la même proportion.

(1) Petit, *Du mode d'action des eaux de Vichy*, 1850, p. 449,

D'abord la quantité de l'urine ; en même temps celle-ci se colore et reprend un peu d'odeur urineuse. Elle perd aussi rapidement que dans les autres maladies l'acidité que nous lui avons toujours trouvée avant de commencer le traitement, et elle nous a paru prendre plus constamment des caractères franchement alcalins. Nous avons quelquefois trouvé dans l'urine des diabétiques une certaine proportion d'albumine. Nous n'avons pas remarqué que celle-ci fût influencée d'une manière notable par le traitement ; elle persistait au même degré, malgré la diminution ou même la disparition du sucre.

La soif et la sécheresse de la bouche sont ordinairement les premiers symptômes qui paraissent modifiés par le traitement thermal. Les malades accusent sous ce rapport un soulagement immédiat, que traduisent aussitôt leur prononciation et leur physionomie. En même temps que la soif s'apaise, que le besoin de rendre les urines s'éloigne, le sommeil reparaît, l'agitation nouvelle de la plupart des diabétiques se calme, et leur moral ne tarde pas à se relever.

Nous n'avons guère eu occasion d'observer l'action du traitement thermal sur l'appétit désordonné des diabétiques. Plus souvent nous avons vu, sous l'influence des eaux, le dégoût qu'inspirait le régime exclusivement animal diminuer, les digestions lourdes et pénibles se régulariser, l'appétit reparaître. Quand à l'haleine nauséabonde et pénétrante qu'exhalent certains diabétiques, dont les appartements où ils ont passé quelques minutes conservent encore des traces au bout de plusieurs heures, nous ne l'avons jamais vue céder au traitement thermal, lors même que celui-ci amenait des changements notables dans la composition de l'urine, et même dans la santé générale. Mais il faut ajouter que les diabétiques qui présentent cette cir-

circonstance sont en général affectés à un très haut degré, et ne se trouvent guère susceptibles que d'un retour très imparfait. En un mot, c'est là un symptôme d'un pronostic certainement fâcheux.

L'action du traitement thermal sur les fonctions de la peau mérite d'être étudiée avec attention.

Chez la plupart des diabétiques la peau ne fonctionne presque plus. La sécheresse extrême de la surface cutanée, sa rudesse, constituent un caractère important du diabète, mais non pas un caractère essentiel, c'est-à-dire constant. Plusieurs de nos diabétiques, bien que la maladie offrit chez eux une durée déjà longue et un degré considérable, n'avaient point cessé de transpirer, et la peau ne présentait pas de caractères particuliers. La plupart se présentaient, sous ce rapport, dans les conditions ordinaires de la maladie.

Nous avons été plusieurs fois frappé d'un fait, que l'on a peut-être signalé du reste; c'est que, de tous les symptômes diabétiques, la sécheresse de la peau est celui qui résiste le plus au traitement ordinaire, et principalement diététique, du diabète. La soif, la sécheresse de la bouche diminuent, l'abondance et les caractères sucrés des urines s'amoindrissent, les forces reparaissent même; mais la peau ne reprend pas ses fonctions, ou ne les reprend que dans une moindre proportion. Dans les cas légers ou récents, il n'est pas très difficile en général de rétablir les fonctions de la peau; mais nous voulons parler des cas où la maladie est prononcée, c'est-à-dire du degré auquel on la rencontre le plus souvent dans la pratique, car le diabète ne sera sans doute jamais une maladie que l'on ait communément à traiter dès son début.

Or, un bon nombre de nos malades arrivaient à Vichy après avoir subi, pendant un temps plus ou moins long, le traitement ordinaire, et particulièrement diététique, de cette maladie. Ils se portaient mieux, le sucre avait diminué, et l'ensemble des symptômes était avantageusement modifié; mais ils avaient la peau rude, sèche, parcheminée comme auparavant, ou à peu de chose près.

Sous l'influence du traitement thermal, au contraire, on voit peu à peu la peau s'adoucir, s'assouplir, s'humecter enfin. Nous n'avons presque jamais vu de sueurs abondantes s'établir : les eaux de Vichy n'agissent pas précisément à la manière de diaphorétiques ; mais, comme dans tant d'autres maladies chroniques où l'atonie de la peau est un des caractères et devient un des éléments de la maladie, les fonctions si importantes de ce système se rétablissent lentement et graduellement.

La constipation est ordinaire chez les diabétiques, une constipation opiniâtre, et qui paraît tenir surtout à l'amoindrissement des sécrétions intestinales. Les eaux de *Vichy* n'agissent que très lentement, et secondairement, sur ces sortes de constipations ; mais on obtient d'excellents résultats des douches ascendantes, qui, continuées avec un peu de suite, parviennent quelquefois à rétablir définitivement, en partie du moins, les fonctions du gros intestin.

Quant à l'état général, quant au rétablissement des forces musculaires, du moral, du sommeil, il suit de très près et d'une manière très prononcée les changements subis par l'urine et par les symptômes essentiels du diabète. C'est ce retour considérable et rapide qui caractérise surtout le traitement thermal, et c'est principalement sous ce rapport que celui-ci est si souvent nécessaire pour compléter l'action insuffisante du traitement purement diététique.

Ce tableau, qui reproduit d'une manière très exacte, je crois, les résultats généraux qu'il faut attendre du traitement thermal de *Vichy* chez les diabétiques, comprend des cas très différents au point de vue du degré de la maladie;

de la proportion de sucre contenue dans l'urine ; mais il est surtout relatif aux cas de diabète les plus simples. Il est des circonstances où le traitement thermal de *Vichy* nous paraît contre-indiqué.

M. le professeur Bouchardat, dont les observations sur les effets définitifs des eaux minérales chez les diabétiques (1) sont généralement fort conformes aux nôtres, a reconnu que le type des diabétiques auxquels les eaux de *Vichy* conviennent le mieux, sont les diabétiques obèses; c'est-à-dire des diabétiques d'une telle constitution, et qui n'en ont pas encore perdu les caractères.

D'un autre côté, aux diabétiques qui sont parvenus à un certain degré d'épuisement du système nerveux, les eaux de *Vichy* ne sont plus applicables.

Un même degré de faiblesse peut être atteint par une série d'individus, sans que les mêmes éléments organiques y prennent une part égale chez tous. Quand la faiblesse a son point de départ radical dans le système nerveux, en un mot dans les cas d'épuisement du système nerveux, les eaux de *Vichy* réussissent mal. Ceci est d'une appréciation délicate peut-être, mais importante. Ces eaux s'appliquent victorieusement aux cachexies paludéennes les plus profondes; elles sont utilement tolérées, tout en pouvant se trouver insuffisantes, dans un degré très avancé de l'anémie; mais dans l'épuisement nerveux, dont nous trouvons pour type les abus vénériens, circonstance qui se rencontre chez quelques diabétiques, ces eaux sont mal supportées et ne font peut-être qu'ajouter à l'état de débilitation du système. N'est-ce pas pour cela que les eaux de *Vichy*, avec leur température élevée, leurs propriétés éminemment reconsti-

---

(1) Bouchardat, *Annuaire de thérapeutique*, 1841, 1842, 1846 et 1848; — *Du diabète sucré ou glucosurie, son traitement hygiénique*, in-4, 1851.

tuantes, l'élément ferrugineux qu'elles renferment, ne sont nullement applicables aux paralysies auxquelles les eaux chlorurées sodiques s'adaptent si bien?

En dehors de ce que nous pouvons définir dans le mode d'action des eaux minérales, il se rencontre donc des conditions d'appropriation spéciale qu'il importe de discerner.

L'application de ces remarques sera faite à la question de l'appropriation des eaux de *Vichy* aux diabétiques. Voici quelques détails sur les contre-indications de ces eaux, empruntés à nos observations personnelles :

Il est des diabétiques chez lesquels dominent les phénomènes nerveux : c'est ce qu'on pourrait appeler la *forme nerveuse* du diabète. Mais nous ne sommes pas en mesure de décider si cette apparence appartient au fond même de la maladie, ou se trouve purement accidentelle. Des phénomènes amaurotiques et d'affaiblissement paralytique des membres en sont les caractères les plus saillants. Notre savant ami, M. le docteur Landouzy, fait remarquer, dans sa clinique, que les troubles amaurotiques de la vision, qui sont généralement primitifs dans l'albuminurie, sont toujours consécutifs dans le diabète. Ils paraissent annoncer, dans ce dernier cas, une atteinte profonde subie par l'organisme, bien qu'ils soient encore susceptibles de quelque retour sous l'influence d'un traitement approprié. Quant à l'affaiblissement des membres, cette circonstance, constante chez les diabétiques, prend quelquefois un caractère tout particulier, et par le degré d'intensité qu'elle acquiert, et par sa limitation, ordinairement aux membres inférieurs, simulant alors une véritable paraplégie.

L'existence de phénomènes de ce genre, si elle ne contre-indique pas formellement le traitement thermal de *Vichy*, paraît diminuer singulièrement les ressources que l'on peut tirer de son emploi. Les malades supportent assez difficilement les eaux; le retour graduel et continu, que l'on observe dans la plupart des cas, n'a lieu chez eux qu'incomplétement et par secousses, et nous avons vu, circonstance assez remarquable, l'urine subir les changements les plus favorables au point de vue de la diminution du sucre, sans que les autres symptômes en paraissent le moins du monde influencés.

L'existence de phénomènes fébriles réguliers ou irréguliers constitue une contre-indication plus formelle au traitement. Nous en dirons autant des symptômes thoraciques annonçant l'existence ou seulement l'imminence de tubercules pulmonaires.

Le traitement thermal de *Vichy* se compose de bains, de douches générales, et de l'usage interne de l'eau minérale à dose généralement assez élevée : huit ou dix verres quelquefois, empruntés à des sources variées, suivant les circonstances. Les sources froides (*Célestins*) et surtout ferrugineuses (de *Mesdames, Lardy*), seront le plus souvent préférées.

Le régime diététique indiqué doit être scrupuleusement suivi pendant les premières périodes du traitement. Plus tard, on peut s'en relâcher dans de certaines limites, mais avec une grande surveillance, car l'usage actuel des eaux de *Vichy*, quelque influence qu'il ait exercée d'abord sur la constitution de l'urine, ne préserve pas toujours d'une intolérance absolue pour les féculents.

Les *bains de mer* sont très usités dans le diabète; mais les effets que l'on en obtient n'ont pas le caractère direct et spécial des résultats les plus habituels du traitement par les eaux de *Vichy*.

M. Gaudet, lorsqu'il a publié son excellent ouvrage sur les *bains de mer*, paraissait n'attacher que très peu de valeur à la médication marine dans le diabète. Il avait vu l'appétit augmenter, les progrès de l'affaiblissement se suspendre, une apparence de santé se montrer, mais sans que la soif et l'hypersécrétion urinaire eussent été modifiées un seul instant (1). M. Gaudet n'avait vu à cette époque qu'un petit nombre de diabétiques. Mais, dix ans plus tard, il n'était pas beaucoup plus explicite sur ce sujet. Les faits qu'il avait observés jusqu'alors n'étaient encore ni assez nombreux ni assez complets pour lui permettre de poser des conclusions formelles sur la portée thérapeutique de cette médication. Cependant il a obtenu plusieurs fois des modifications favorables dans les degrés moyens de la maladie, et il a remarqué au contraire de l'aggravation dans les degrés extrêmes. « Les *bains de mer*, dit-il ne doivent être considérés, dans les cas de ce genre, que comme un auxiliaire excellent à la reconstitution de l'état général, quand on est en mesure de l'obtenir. »

M. Bouchardat exprime parfaitement l'indication des *bains de mer*, en disant qu'ils ne doivent être employés que chez les diabétiques capables de réagir. La réaction ne s'obtient pas seulement par les forces intrinsèques de l'organisme ; elle s'obtient aussi par les conditions dont on entoure les malades. C'est ainsi qu'un exercice très actif est indispensable en faisant usage des *bains de mer*. Il ne faut donc pas prescrire ces derniers chez des diabétiques incapables de prendre un exercice suffisant.

Quelques observations isolées, relatives à des diabètes traités favorablement par des eaux minérales autres que *Vichy*, ont été communiquées à la *Société d'hydrologie médicale de Paris* ; M. Niepce a fait part de deux observa-

---

(1) Gaudet, *Recherches sur l'usage et les effets des bains de mer*, 1844, p. 343.

tions recueillies à *Allevard* ; M. Le Bret, d'une observation recueillie à *Balaruc* ; M. Regnault, d'une autre à *Bourbonl'Archambault* (1). Ces applications se rapprochent peut-être moins de l'action certainement plus spéciale des eaux de *Vichy*, que de l'action des conditions hygiéniques dont l'influence sur le diabète ne saurait être contestée. Le docteur Keith-Jonray a rapporté plusieurs cas de guérison du diabète par l'influence des pays chauds. Il s'appuie sur l'action de la chaleur sur les fonctions cutanées, et sur ce fait d'observation que cette maladie y est très rare, et même n'existe pas dans les pays tropicaux. Il parle d'un jeune homme de vingt-cinq ans qui, après avoir lutté inutilement pendant plusieurs mois contre une affection diabétique grave, se rendit à la Jamaïque où, au bout de trois mois, il était guéri complétement (2). Il y a évidemment quelque chose à rechercher dans ce sens.

Le docteur Helfft n'a consacré que quelques lignes au diabète, ce qui donne à penser que les eaux minérales ne sont pas fort employées en Allemagne contre cette maladie. C'est, dit-il, surtout près des eaux alcalines et des thermes de *Carlsbad*, qu'on a constaté quelques effets thérapeutiques. Le même auteur conseille quelquefois aussi les eaux ferrugineuses, et *Pyrmont* en particulier (3).

Il paraîtrait résulter de communications que je dois à l'obligeance de M. le docteur Gans, de *Carlsbad*, que les résultats obtenus près de ces eaux minérales seraient fort semblables à ceux que nous avons exposés plus haut au sujet de *Vichy*, et envisagés, par les médecins de Carlsbad, sous le même point de vue que par nous-même.

(1) *Annales de la Société d'hydrologie médicale de Paris*, t. I, p. 42.
(2) *Journal de médecine et de chirurgie d'Édimbourg*, février 1841;
t Costes, *Quelques réflexions sur le diabète sucré*, Bordeaux, 1846.
3) Helfft, *Handbuch der Balneotherapie*, p. 452.

En résumé, les eaux minérales ne nous offrent point de médication curative, ni chimiquement spécifique, du diabète.

Les eaux de *Vichy* constituent cependant une médication très efficace, bien que simplement palliative, alors qu'elle se trouve appliquée d'une manière opportune. Nous ne faisons même pas de difficulté de l'appeler, comme le veut notre excellent et savant collègue, M. l'inspecteur Alquié, une médication *spéciale*, bien que nous ne croyons pas qu'on soit en mesure de définir cette spécialité.

Malgré quelques exemples isolés, la médication thermale du diabète demeure encore concentrée dans les eaux de *Vichy*, peut-être également dans les eaux de *Carlsbad*.

Les *bains de mer*, salutaires dans beaucoup de circonstances, paraissent exercer, sur les phénomènes caractéristiques du diabète, une action beaucoup plus éloignée que les eaux minérales appropriées.

APPENDICE.

EAUX MINÉRALES D'USSAT (ARIÉGE) (1).

Nous avons donné l'analyse d'*Ussat* d'après Figuier (1810). Voici une analyse récente de M. Filhol (1856) qui vient de nous être communiquée :

Analyse séparative.

Un litre d'eau d'*Ussat* renferme :

	gr.
Chlore.	0,0310
Acide sulfurique.	0,2790
Acide carbonique.	0,3546
Potasse.	0,0090
Soude.	0,0477
Chaux.	0,4708
Magnésie.	0,0740
Oxyde de fer	traces
	1,2661

Analyse hypothétique.

M. Filhol propose de représenter comme il suit la composition de l'eau d'*Ussat* :

	gr.
Acide carbonique.	16,57
Azote.	20,38
Oxygène.	1,05
	38,00

(1) Voyez page 208.

Carbonate de chaux............	0,6995
— de soude...........	0,0381
— de magnésie.........	traces
— de fer............	Id.
Sulfate de magnésie...........	0,1791
— de soude............	0,0583
— de potasse...........	0,0200
— de chaux............	0,1920
Chlorure de magnésium.........	0,0420
Matière organique et perte.......	0,0471
	1,2761

Nous avons annoncé (1) que la *Société d'hydrologie médicale de Paris* avait chargé une commission de ses membres de vérifier l'analyse des eaux de *Neyrac* (Ardèche).

Voici le résumé du travail de cette commission (2) :

« En résumé, du contrôle des expériences de M. Mazade, et des différents moyens d'analyse indiqués par les auteurs, il résulte la preuve pour la commission :

» 1° Que l'eau de Neyrac et ses dépôts naturels et artificiels ne contiennent pas d'acides *tantalique* et *titanique*, et que les réactions signalées par M. Mazade doivent être exclusivement rapportées à l'acide silicique ;

» 2° Que M. Mazade a pris pour des sulfures de *tungstène* et d'*étain* du sulfure de platine provenant du vase dans lequel s'est faite l'opération ;

» 3° Que toutes les expériences entreprises pour découvrir la *glucyne* dans l'eau et les dépôts de Neyrac ont été infructueuses ;

» 4° Que M. Mazade a confondu le sulfate double de *cé-*

(1) Voyez page 230.
(2) Cette commission était composée de MM. *Chevallier, O. Henry père, Gobley, Reveil* et *Lefort*, rapporteur.

rium et de potasse avec le phosphate et le sulfate de chaux imprégnés d'oxyde de fer, et qu'en suivant exactement le procédé indiqué par ce chimiste pour la recherche de l'*yttria*, on n'obtient qu'un résultat négatif;

» 5° Que le précipité produit par l'acide chlorhydrique dans une dissolution de sulfhydrate d'ammoniaque supposée contenir du sulfure de *molybdène*, consiste en soufre pur, provenant du réactif employé;

» 6° Que non-seulement M. Mazade n'a pas reconnu dans l'eau de Neyrac la présence de l'acide *mellitique*, mais encore que le procédé qu'il indique à ce sujet est impraticable, et que celui conseillé par les auteurs ne fournit que des résultats négatifs, même en opérant avec plusieurs litres d'eau;

» 7° Que les réactions qui avaient permis à M. Mazade et à l'un des membres de la commission de conclure à l'existence du *nickel* et du *cobalt*, devaient être rapportées au cuivre qui existe accidentellement dans quelques-uns des dépôts;

» 8° Que tous les procédés employés pour reconnaître la *zircone* ont donné des résultats négatifs;

» 9° Que, contrairement à l'opinion de M. Mazade, les différents modes opératoires décrits dans les auteurs pour séparer les nouveaux corps dont il a signalé l'existence dans l'eau de Neyrac sont parfaitement suffisants;

» 10° Qu'en faisant des mélanges artificiels de tous les corps signalés par M. Mazade, et en les soumettant à l'analyse qualitative à l'aide des procédés usités dans cette circonstance, on parvient sans peine à les séparer et à les distinguer les uns des autres (1). »

(1) *Annales de la Société d'hydrologie médicale de Paris*, t. III, p. 362.

FIN.

TABLE ALPHABÉTIQUE

DES

EAUX MINÉRALES CITÉES DANS CET OUVRAGE.

(Les chiffres en caractère gras indiquent les analyses chimiques.)

Classes d'eaux minérales.

Eaux sulfureuses, **67, 70, 101**. — Scrofules, 300, 342. Dermatoses, 350. Catarrhe bronchique, 379. Phthisie, 403, 419, 422. Rhumatisme, 450. Goutte, 489. Dyspepsie, 537. Gravelle, 618. Métrite, 643. Syphilis, 712.

Eaux chlorurées sodiques, **114, 152**. — Scrofules, 287. Dermatoses, 343, 357. Phthisie, 405, 407, 431. Rhumatisme, 450. Atrophie musculaire, 468. Goutte, 506. Engorgements du foie, 595. Métrite, 645. Hémiplégie, 675. Chlorose, 716. Diabète, 732.

Bains de mer, **119**. — Scrofules, 292, 298, 309, 318, 326. Dermatoses, 344, 355, 364. Phthisie, 406. Métrite, 649. Paraplégie, 701. Chlorose, 729. Diabète, 734, 741, 742.

Eaux bicarbonatées, **155, 157, 176, 187**. — Dermatoses, 358. Catarrhe bronchique, 384. Phthisie, 420, 431. Rhumatisme, 451. Goutte, 491. Dyspepsie, 540, 545. Gastralgie, 559. Entérite, 570. Engorgements du foie, 591. Calculs biliaires, 603. Gravelle, 612. Métrite, 651. Tumeurs utérines, 660. Diabète, 732, 734.

Eaux sulfatées, **192, 194, 206, 217, 221**. — Dermatoses, 354. Catarrhe bronchique, 383. Phthisie, 404. Rhumatisme, 451. Goutte, 503. Dyspepsie, 547. Engorgements du foie, 594. Gravelle, 618. Catarrhe vésical, 626. Métrite, 655. Fièvre intermittente, 731.

Eaux ferrugineuses, **225, 250**. — Dyspepsie, 546. Chlorose, 717, 729. Albuminurie, 733.

TABLE ALPHABÉTIQUE DES EAUX MINÉRALES.

Stations thermales.

Acqui (Piémont), **112**. — Dermatoses, 353, 354. Rhumatisme, 450. Syphilis, 714.
Aix (Bouches-du-Rhône), **184**. — Rhumatisme, 460.
Aix (Savoie), **98**. — Scrofules, 305, 318. Dermatoses, 352, 362. Phthisie, 403, 426. Rhumatisme, 449, 452, 455. Goutte, 490, 513. Métrite, 644. Paraplégie, 690. Syphilis, 714. Chlorose, 626.
Aix-la-Chapelle (Prusse), **153**.—Scrofules, 297, 305, 318. Dermatoses, 344, 350, 360, 362, 368. — Rhumatisme, 451, 453, 460, 463. Atrophie musculaire progressive, 468. Goutte, 491, 508, 511, 512, 513. Paraplégie, 697. Syphilis, 706, 715.
Alet (Aude), **183**.
Allevard (Isère), **106**. — Scrofules, 305. Dermatoses, 353, 354. Catarrhe, 382, 393. Phthisie, 412, 419, 425. Goutte, 490. Syphilis, 714. Diabète, 742.
Amélie ou Arles (Pyrénées-Orientales), **94**. — Scrofules, 305, 325. Dermatoses, 352. Catarrhe, 382, 390. Phthisie, 412, 424. Dysentérie, 574.
Andabre (Aveyron), **234**. — Dyspepsie, 547. Chlorose, 730.
Audinac (Ariége), **209**.
Aulus (Ariége), **210**.
Aumale (Seine-Inférieure), **244**.
Auteuil (Seine), **242**.
Auzon (Gard), **104**.
Avène (Hérault), **190**.
Ax (Ariége), **90**. — Scrofules, 304, 305, 315, 318, 325. Dermatoses, 350, 361, 363, 366, 369. Rhumatisme, 450, 452, 456. Goutte, 490. Chlorose, 726.

Baden (Suisse), **216**. — Scrofules, 306, 307, 318. Dermatoses, 353, 354. Rhumatisme, 451, 460.
Baden-Baden (Grand-Duché de Bade), **147**. — Scrofules, 297, 318. Rhumatisme, 451, 460.
Bagnères-de-Bigorre (Haute-Pyrénées), **206**. — Scrofules, 307, 311, 319. Rhumatisme, 451, 456, 460. Goutte, 511. Entéralgie, 577. Métrite, 657.
Bagnères-Saint-Félix (Lot), **220**.
Bagnoles (Orne), **212**. — Dyspepsie, 547, 551. Gastralgie, 563. Dysentérie, 575. Paraplégie, 697.
Bagnols (Lozère), **81**. — Scrofules, 304, 325. Dermatoses, 352. Phthisie, 425. Rhumatisme, 450, 452, 456. Goutte, 490, 513. Métrite, 644. Syphilis, 714.
Bains (Vosges), **200**. — Rhumatisme, 451, 456, 460. Goutte, 513. Gastralgie, 561.
Balaruc (Hérault), **128**. — Scrofules, 294, 295. Rhumatisme, 451, 453, 460, 462, 463. Atrophie musculaire progressive, 472. Engorgement du foie, 595. Hémiplégie, 677, 678, 684. Paraplégie, 693, 694, 696, 697. Fièvres intermittentes, 730. Diabète, 742.
Barbazan (Haute-Garonne), **221**.
Barbotan (Gers), **235**. — Chlorose, 730.

Baréges (Hautes-Pyrénées), **85**. — Scrofules, 304, 305, 318, 325. Dermatoses, 352, 361, 362. Rhumatisme, 450, 452, 460. Syphilis, 706, 714.
Bath (Angleterre), **224**. — Rhumatisme, 451. Goutte, 515.
Bex (Suisse), **123**.
Bio (Lot), **214**.
La Bonne-Fontaine (Moselle), **239**.
Bonnes (Basses-Pyrénées), **88**. — Scrofules, 305. Catarrhe, 390, 392. Phthisie, 399, 403, 409; 412, 413, 415, 419, 421, 424. Dyspepsie, 537, 538. Chlorose, 726.
Borcette (Prusse), **139**.
Le Boulou (Pyrénées-Orientales), **173**.
Bourbon-Lancy (Saône-et-Loire), **133**. — Scrofules, 298, 318. Rhumatisme, 451, 454, 456. Paraplégie, 690, 697.
Bourbon-l'Archambault (Allier), **132**. — Scrofules, 293, 318, 325. Rhumatisme, 450, 453, 460, 462, 464. Goutte, 508, 511, 513. Hémiplégie, 677, 679, 684. Paraplégie, 697. Diabète, 742.
Bourbonne (Haute-Marne), **131**. — Scrofules, 293, 318, 325. Dermatoses, 362. Rhumatisme, 450, 453, 460, 462. Goutte, 512, 513. Engorgement du foie, 595. Tumeurs utérines, 660. Hémiplégie, 677, 680, 684. Paraplégie, 697. Fièvres intermittentes, 732.
La Bourboule (Puy-de-Dôme), **127**. — Scrofules, 297. Rhumatisme, 451.
Bourrassol (Haute-Garonne), **236**.
Bulgnéville (Vosges), **186**.
Bussang (Vosges), **237**. — Dyspepsie, 547. Catarrhe vésical, 627. Chlorose, 730.
Buxton (Angleterre). — Goutte, 515.

Cambo (Basses-Pyrénées), **105**. — Scrofules, 31.
Campagne (Aude), **235**. — Chlorose, 730. Fièvres intermittentes, 731.
Capvern (Hautes-Pyrénées), **210**.
Carlsbad (Bohême), **202**. — Goutte, 489, 503, 510, 511. Dyspepsie, 547, 550. Diarrhée, 573. Engorgement du foie, 588, 591, 592, 594. Calculs biliaires, 603. Gravelle, 618. Syphilis, 713. Fièvre intermittente, 732. Diabète, 743.
Cassuéjoulx (Aveyron), **232**.
Casteljaloux (Haute-Garonne), **246**.
Castera-Verduzan (Gers), **105**. — Scrofules, 311.
Cauterets (Hautes-Pyrénées), **83**. — Scrofules, 304, 311, 318. Dermatoses, 351, 360. Catarrhe, 382, 390. Phthisie, 403, 412, 419, 424. Rhumatisme, 450. Goutte, 513. Dyspepsie, 537. Métrite, 644. Paraplégie, 692. Chlorose, 726.
Cauvalat (Gard), **105**.
Celles (Ardèche), **182**.
Challes (Savoie), **100**. — Scrofules, 305, 315.
Le Chambon (Puy-de-Dôme), **189**.
Charbonnières (Rhône), **232**. — Chlorose, 729.
Château-Gonthier (Mayenne), **240**. — Dyspepsie, 547. Chlorose, 730.
Châteauneuf (Puy-de-Dôme), **168**. — Rhumatisme, 451, 458. Dyspepsie, 545.
Châteldon (Puy-de-Dôme), **180**. — Dyspepsie, 546.
Châtelguyon (Puy-de-Dôme), **195**.

Chaudes Aigues (Cantal), **169**. — Rhumatisme, 451, 458, 465. Gastralgie, 561. Entéralgie, 576. Paraplégie, 690.
Cheltenham (Angleterre), **151**.
Clermont (Puy-de-Dôme), **182**.
Condillac (Drôme), **185**. — Dyspepsie, 546.
Contrexéville (Vosges), **222**. — Goutte, 509. Gravelle, 620, 621. Catarrhe vésical, 626, 627.
Cransac (Aveyron) **250**. — Chlorose, 730.
Crèches (Saône-et-Loire), **238**.

Dax (Landes), **221**. — Rhumatisme, 451, 461.
Digne (Basses-Alpes), **108**.

Eaux-Chaudes (Basses-Pyrénées), **89**. — Scrofules, 305, 325. Dermatoses, 352. Rhumatisme, 450, 456, 464. Goutte, 491. Métrite, 644. Chlorose, 726.
Eger (Bohême), **205**.
Ems (Nassau), **173**. — Dermatoses, 359, 363, 369. Catarrhe, 385, 387, 394. Phthisie, 399, 403, 412. Rhumatisme, 459. Goutte, 501. Dyspepsie, 545. Gastralgie, 561. Engorgements du foie, 590, 595. Calculs biliaires, 603. Gravelle, 617. Calculs vésicaux, 622. Catarrhe vésical, 626, 628. Métrite, 641, 653. Paraplégie, 692. Chlorose, 727.
Encausse (Haute-Garonne), **208**. — Fièvres intermittentes, 731.
Enghien (Seine-et-Oise), **109**. — Scrofules, 303, 305, 315, 318, 325. Dermatoses, 343, 346, 353, 354, 360, 362, 363, 366. Catarrhe, 382. Phthisie, 403, 412, 414, 419, 420. Rhumatisme, 464. Dyspepsie, 538. Métrite, 642, 650.
Escaldas (Pyrénées-Orientales), **96**.
Euzet (Gard), **104**.
Evaux (Creuse), **197**. — Rhumatisme, 451, 460.
Evian (Suisse), **191**. — Dyspepsie, 546. Gastralgie, 563. Calculs vésicaux, 622. Catarrhe vésical, 626, 628.

Foncaude (Hérault), **181**. — Gastralgie, 562, 575. Entéralgie, 576.
Foncirgue (Ariége), **183**.
Fonsanche (Gard), **181**.
Forbach (Moselle), **135**.
Forges (Seine-Inférieure), **242**. — Dyspepsie, 547. Chlorose, 730.
Forges-sur-Briis (Seine-et-Oise), **243**. — Scrofules, 285.
La Gadinière (Ain), **223**.

Gastein (Autriche), **149**. — Dermatoses, 358. Paraplégie, 695. Syphilis, 705.
Ginoles (Aude), **215**.
Gournay (Seine-Inférieure), **244**.
Gréoulx (Basses-Alpes), **107**. — Dermatoses, 353, 354. Rhumatisme, 450, 460. Chlorose, 726.
Guagno (Corse), **98**.
Guillon (Doubs), **109**.
Guitera (Corse), **98**.

Hamman-Melouane (Algérie), **137**.
Hamman-Mez-Coutin (Algérie), **137**.
Harrogate (Angleterre), **113**.
Heilbronn (Wurtemberg), **150**.
Hombourg (Hesse), **145**. — Goutte, 507, 511. Engorgement du foie, 595.

Ischel. — Phthisie, 419.
Ischia (golfe de Naples), **152**.

Jenzat (Allier), **171**.

Kissingen (Bavière), **146**. — Phthisie, 408. Goutte, 507, 513, 515. Engorgement du foie, 595. Métrite, 648. Tumeurs utérines, 660. Paraplégie, 697. Fièvre intermittente, 732.
Kreuznach (Prusse), **123, 140**. — Scrofules, 291, 295, 312, 315, 325. Dermatoses, 358, 362, 369. Phthisie, 408, 432. Goutte, 507 Engorgement du foie, 595. Métrite, 648. Syphilis, 716.
Kronthal. — Goutte, 508.

Lac-Villers (Doubs), **239**.
Laifour (Ardennes), **239**.
La Malou (Hérault), **233**. — Rhumatisme, 456, 460, 464. Dyspepsie, 547. Chlorose, 729.
La Motte (Isère), **130**. — Rhumatisme, 451, 460, 463. Atrophie musculaire progressive, 471. Métrite, 646. Tumeurs utérines, 660. Hémiplégie, 677, 681, 684. Paraplégie, 697.
Lavey (Suisse), **224**. — Scrofules, 290, 307, 315, 316, 317, 318. Dermatoses, 358, 368.
Loeche (Valais), **215**. — Scrofules, 307. Dermatoses, 343, 344, 360.
Lons-le-Saulnier (Jura), **123**.
Luchon (Haute-Garonne), **81**. — Scrofules, 304, 305, 311, 315, 318, 325. Dermatoses, 346, 350, 360, 361, 366. Catarrhe, 382, 392, 424. Rhumatisme, 450, 452. Goutte, 490, 513. Métrite, 644. Syphilis, 714. Chlorose, 726.
Lucques (Toscane), **217**.
Luxeuil (Haute-Saône), **134, 252**. — Scrofules, 298. Rhumatisme, 451, 456, 460. Goutte, 513. Métrite, 650. Paraplégie, 690, 691. Chlorose, 730.

Mâcon (Saône-et-Loire), **238**.
Marienbad (Bohême), **204**. — Engorgement du foie, 591.
Marlioz (Savoie), **99**.
Martigné-Briant (Seine-Inférieure), **240**.
Medague (Puy-de-Dôme), **188**.
Miers (Lot), **200**.
Molitg (Pyrénées-Orientales), **96**. — Scrofules, 325. Dermatoses, 352. Goutte, 491. Gravelle, 618, 628. Métrite, 644. Paraplégie, 692. Chlorose, 726.
Le Monestier de Briançon (Hautes-Alpes), **211**.
Le Monestier de Clermont (Isère), **191**.
Montbrison (Loire), **170**.

Mont-Dore (Puy-de-Dôme), **166**. — Catarrhe, 385, 386, 394. Phthisie, 399, 412, 418, 420, 431. Rhumatisme, 451, 458, 464. Goutte, 501. Entéralgie, 576. Paraplégie, 689, 690, 696.
Monte-Catini (Toscane). — Engorgement du foie, 588.
Montégut-Sécla (Haute-Garonne), **184**.
Montlignon (Seine-et-Oise), **244**.
Montmirail (Vaucluse), **106, 218**.

Nauheim (Hesse-Électorale), **124, 141**. — Scrofules, 290, 295, 312, 315, 316. Dermatoses, 358, 362. Phthisie, 408. Dyspepsie, 552. Tumeurs utérines, 660. Syphilis, 716. Chlorose, 728.
Néris (Allier), **124**. — Dermatoses, 358. Rhumatisme, 451, 454, 456, 460, 464. Goutte, 509, 511, 513. Gastralgie, 561. Entéralgie, 576. Métrite, 641, 650.
Neyrac (Ardèche), **230**. Chlorose, 729, 246.
Niederbronn (Bas-Rhin). **134**. — Scrofules, 294, 297. Dermatoses, 360. Dyspepsie, 551, 552. Engorgement du foie, 593, 595. Métrite, 648. Hémiplégie, 681. Fièvre intermittente, 732.

Olette (Pyrénées-Orientales), **95**. Scrofules, 305, 311, 318, 325. Dermatoses, 352, 361. Rhumatisme, 450, 456. Gastralgie, 561. Dysentérie, 575. Gravelle, 618. Catarrhe vésical, 628. Paraplégie, 692. Syphilis, 714.
Orezza (Corse), **236**. Dyspepsie, 547. Chlorose, 730.
Oriol (Isère), **237**.
Ouïoun-Sekhakhna (Algérie), **246**. Chlorose, 730.

Passy (Seine), **241**.
Pfeffers (Suisse), **223**. — Dermatoses, 358. Paraplégie, 695. Syphilis, 705.
Pierrefonds (Seine-et-Oise), **110**. — Phthisie, 405, 432.
Pietrapola (Corse), **97**. — Rhumatisme, 450.
Plan-de-Phazy (Hautes-Alpes), **131**.
Plombières (Vosges), **198**. — Rhumatisme, 451, 454, 456, 460, 464. Dyspepsie, 547, 548. Gastralgie, 561, 563. Entéralgie, 577. Engorgement du foie, 595. Catarrhe vésical, 626. Métrite, 658. Paraplégie, 690, 691, 692, 696, 700.
Pornic (Loire-Inférieure), **240**.
Porta (Corse), **237**.
Pougues (Nièvre), **179**. — Dyspepsie, 545. Gastralgie, 561, 563. Gravelle, 613, 621. Calculs vésicaux, 622. Catarrhe vésical, 626, 627.
Pouillon (Landes), **129**.
Préchac (Landes), **129**.
La Preste (Pyrénées-Orientales), **95**. — Goutte, 491. Gravelle, 618. Calculs vésicaux, 622, 627, 628. Métrite, 644. Chlorose, 726.
Propiac (Drôme), **211**.
Provins (Seine-et-Oise), **245**.
Pullna (Bohême), **220**.
Pyrmont (Westphalie), **249**. — Goutte, 513. Paraplégie, 692. Chlorose, 730. Diabète, 743.

Rançon (Seine-Inférieure), **244**.
Renaison (Loire), **183**.

Rennes (Aude), **234**. — Chlorose, 730.
Rieumajou (Hérault), **236**.
Rivière de Saltz (Aude), **130**.
La Roche-Posay (Vienne), **214**.
Rosheim (Bas-Rhin), **185**.
Roucas-Blanc (Bouches-du-Rhône), **131**.
Rouen (Seine-Inférieure), **243**.
Rouzat (Puy-de-Dôme), **189**.
Royat (Puy-de-Dôme), **187**.
Ruillé (Sarthe), **245**.

Sail-sous-Couzon (Loire), **171**.
Saint-Alban (Loire), **165**. — Phthisie, 433. Rhumatisme, 452. Goutte, 501. Calculs biliaires, 603. Gravelle, 617. Calculs vésicaux, 622.
Saint-Amand (Nord), **213**. — Rhumatisme, 451, 461. Dyspepsie, 544. Gastralgie, 561. Engorgement du foie, 595.
Saint-Christophe (Saône-et-Loire), **239**.
Saint-Denys-lès-Blois (Loir-et-Cher), **245**.
Saint-Galmier (Loire), **180**. — Dyspepsie, 546.
Saint-Gervais (Savoie), **201**. — Dermatoses, 353, 354. Rhumatisme, 451, 460.
Saint-Honoré (Nièvre), **80**. — Phthisie, 405.
Saint-Laurent (Ardèche), **170**. — Rhumatisme, 451, 460. Entéralgie, 576.
Saint-Jullien (Hérault), **233**.
Sainte-Madeleine-de-Flourens (Haute-Garonne), **246**.
Sainte-Marie-et-Siradan (Hautes-Pyrénées), **211**.
Saint-Martin-de-Fenouilla (Pyrénées-Orientales), **173**.
Saint-Myon (Puy-de-Dôme), **172**.
Saint-Nectaire (Puy-de-Dôme), **127**. — Scrofules, 297. Rhumatisme, 465.
Saint-Pardoux (Allier), **232**. — Dyspepsie, 547. Chlorose, 729.
Saint-Sauveur (Hautes-Pyrénées), **87**. — Scrofules, 305, 319, 325. Dermatoses, 352. Catarrhe, 382. Phthisie, 405. Rhumatisme, 450, 456. Goutte, 491. Catarrhe vésical, 628. Métrite, 644. Paraplégie, 692. Chlorose, 726.
Salces (Pyrénées-Orientales), **130**.
Salies (Béarn), **289**.
Salins (Jura), **123, 135**. — Scrofules, 289, 295, 296, 312, 315, 316. Dermatoses, 362.
Saubuse (Landes), **129**.
Sauxillange (Puy-de-Dôme), **172**.
Saxon (Suisse), **186**. — Scrofules, 306, 315.
Schinznach (Suisse), **111**. — Scrofules, 304, 306, 311. Dermatoses, 343, 353, 358, 362. Catarrhe, 382. Rhumatisme, 452. Goutte, 513.
Schlangenbad (Nassau), **175**. — Dermatoses, 359, 363, 369. Catarrhe vésical, 628. Métrite, 655. Paraplégie, 692. Syphilis, 714.
Schwalbach (Nassau), **248**. — Dermatoses, 363. Dyspepsie, 547. Chlorose, 730.
Sedlitz (Bohême), **220**.
Segray (Loire), **245**.
Seidchutz (Bohême), **220**.
Selters (Nassau), **150**. — Dyspepsie, 546.

Sermaize (Marne), **219**. — Dyspepsie, 547, 551. Gastralgie, 563.
Soden (Nassau), **144**. — Phthisie, 403, 408, 410. Chlorose, 728.
Soulieux (Isère), **219**.
Soulzmatt (Vosges), **172**. — Dyspepsie, 546.
Soultz-les-Bains (Bas-Rhin), **135**.
Sotteville (Seine-Inférieure), **137**.
Spa (Belgique), **247**. — Goutte, 513. Dyspepsie, 547. Paraplégie, 692. Chlorose, 730.
Sultzbach (Haut-Rhin), **238**. — Dyspepsie, 547. Chlorose, 730.
Sylvanès (Aveyron), **231**. — Dyspepsie, 547. Chlorose, 729.

Teissière-les-Boulies (Cantal), **190**.
Teniet-el-Had (Algérie), **247**.
Tercis (Landes), **129**.
Tœplitz (Bohême), **175**. — Rhumatisme, 451. Goutte, 513, 514. Paraplégie, 688, 697, 698.

Uriage (Isère), **152**. — Scrofules, 294, 296, 305, 325. Dermatoses, 343, 344, 350, 360. Rhumatisme, 451, 453, 460. Métrite, 641, 646, 647. Paraplégie, 697. Syphilis, 715. Chlorose, 726. Fièvres intermittentes, 732.
Ussat (Ariége), **208**. — Métrite, 656, 745.

Vals (Ardèche), **164**. — Goutte, 491. Dyspepsie, 544. Calculs biliaires, 603. Tumeurs utérines, 660. Fièvres intermittentes, 732.
Vernet (Pyrénées-Orientales), **93**. — Scrofules, 305. Dermatoses, 352. Catarrhe, 382, 390. Phthisie, 412, 424. Rhumatisme, 456. Goutte, 501. Chlorose, 726.
Versailles (Seine-et-Oise), **244**.
Veyrasse (la) (Hérault), **190**.
Vic-le-Comte (Puy-de-Dôme), **171**. — Dyspepsie, 544.
Vic-sur-Cère (Cantal), **170**. — Dyspepsie, 544.
Vichy (Allier), **161**. — Dermatoses, 359, 363. Rhumatisme, 457, 462, 465. Goutte, 473, 489, 491, 505, 510, 513. Dyspepsie, 540, 545, 548. Gastralgie, 559, 561, 562. Entérite, 567, 570. Dysenterie, 574. Entéralgie, 577. Engorgement du foie, 590, 591, 594. Calculs biliaires, 603. Gravelle, 612, 614, 621. Calculs vésicaux, 622. Catarrhe vésical, 625, 627, 628. Métrite, 640, 641, 651. Prolapsus utérin, 658. Tumeurs utérines, 660. Syphilis, 713. Chlorose, 726. Fièvres intermittentes, 731, 732. Albuminurie, 732. Diabète, 734, 735, 741.
Viterbe (États-Romains), **112**. — Dermatoses, 367. Rhumatisme, 450. Syphilis, 714. Chlorose, 726.
Vittel (Vosges), **222**.

Weissembourg (Suisse), **216**. — Catarrhe, 383. Phthisie, 404.
Wiesbaden (Nassau), **142**. — Rhumatisme, 451, 453. Goutte, 489, 505, 510, 512, 513, 515. Dyspepsie, 552. Paraplégie, 697. Syphilis, 716. Fièvres intermittentes, 732.
Wildbad (Wurtemberg), **148**. — Scrofules, 298, Dermatoses, 358. Rhumatisme, 457. Goutte, 513. Paraplégie, 695. Syphilis, 705.
Wildegg (Suisse), **151**. — Scrofules, 306, 315. Dermatoses, 358.

FIN DE LA TABLE ALPHABÉTIQUE DES EAUX MINÉRALES.

TABLE

DES

MALADIES ÉTUDIÉES DANS CET OUVRAGE.

Abcès scrofuleux, 316.
Abdominale (pléthore), 583, 588.
Acné, 362.
Aigreurs, 531.
Albuminurie, 732.
Anémie, 717.
Angine, 389.
Apoplexie, 666.
Arsenicale (paralysie), 697.
Articulaire (rhumatisme), 459.
Articulations (maladies scrofuleuses des), 319.
Articulations (épanchements dans les), 321.
Asthme, 392, 425, 433.
Atonie, 730.
Atrophie musculaire rhumatismale, 402.
Atrophie musculaire progressive, 468.

Biliaires (calculs), 597.
Bilieuse (diarrhée), 573.
Bilieux (état), 596.
Bronchique (catarrhe) (indications), 372.
— — (traitement), 379.
Bulleuses (dermatoses), 463.

Cachexie paludéenne, 731.
Calculs biliaires (indications), 597.
— — (traitement), 603.
Calculs vésicaux, 619, 621.
Caries scrofuleuses, 321, 324.

Catarrhe bronchique (indications), 372.
— — (traitement), 379.
Catarrhe laryngé, 389.
— utérin, 631, 641.
— vésical, 621, 624.
Chlorose, 556, 717.
Cœur (maladies du), 403, 589.
Colique hépatique, 599, 600.
— néphrétique, 612, 614, 616.
Congestion encéphalique, 682, 684.
Couches (paraplégie suite de), 697.
Couperose, 362.
Crampes d'estomac, 555, 558, 559.

Déplacements utérins, 658.
Dermatoses, 330.
Diabète, 733.
Diarrhée, 572.
Diathèse herpétique, 330.
— rhumatismale, 439, 440, 443.
— scrofuleuse, 279.
Dysentérie, 573.
Dyspepsie (causes), 520.
— (indications), 520.
— (traitement), 534.
Dyspeptique (état), 389, 441, 457, 634, 651.

Eczéma, 360.
Engorgements du foie (indications), 581.
— — (traitement), 591.

TABLE DES MALADIES.

Engorgement ganglionnaire, 312.
— de la prostate, 625.
— de l'utérus, 631.
Enfants (paralysie essentielle des), 693.
Entéralgie, 575.
Entérite (indications), 567.
— (traitement), 570.
Épuisement, 730.
— (paralysie par), 694.
Érosions du col de l'utérus, 631, 650, 653.
Estomac (maladies de l'), 518.
— (altérations organiques), 564.
Excès vénériens (paraplégie par), 695.

Favus, 364.
Fièvre intermittente, 730.
Fièvres graves (paraplégie suite de), 696.
Fistules scrofuleuses, 316.
Foie (affections diverses du), 596.
— (engorgement du), 581.
— (maladies du), 579.

Ganglionnaires (engorgements), 313.
Gastralgie (indications), 555.
— (traitement), 559.
Goutte (indications), 472.
— (traitement), 489.
— aiguë, 480, 483, 510.
— chronique, 485, 486, 512.
— (contre-indications), 487.
Goutteuse (cachexie), 504.
Goutteux (engorgements), 500, 507.
Gravelle, 606.
Gravelle oxalique, 600, 621.
— phosphatique, 629.
— urique (indications), 607.
— (traitement), 612.
Graviers, 610, 612.

Hectique (fièvre), 416.
Hémiplégie (indications), 665.
— (traitement), 675.
Hémoptysie, 413, 421.
Hépatique (colique), 599, 600.
Herpétique (diathèse), 330.
Herpétisme, 385, 387, 391, 632, 643, 709.
Hydropisie, 590.

Hystérique (état), 637, 652, 655, 692.
Hystérique (paraplégie), 691.

Ictère, 589, 596.
Impétigo, 361.
Intermittente (fièvre), 730.
Intestins (maladies des), 565.

Laryngé (catarrhe), 389.
Lichen, 369.
Lymphatisme, 280, 299, 302, 308, 311, 405, 452, 577, 632, 649.

Marche de la phthisie, 416.
Matrice (déplacement et prolapsus), 658.
Matrice (engorgements), 631.
— (érosions), 631, 650, 653.
— (maladies de la), 631.
— (tumeurs), 659.
Mentagre, 362.
Mercurielle (paralysie), 697.
Mercuriels (accidents), 708.
Métastase rhumatismale, 439, 445.
Métrite chronique (indications), 631.
— (traitement), 638.
Métrorrhagie, 636, 646.
Myélite, 699, 700.

Nécroses scrofuleuses, 321, 324.
Néphrétique (colique), 612, 614, 616.
Névropathique (état), 284, 297, 455, 562, 577, 637, 647.

Os (maladies scrofuleuses des), 319.
Ovaire (kystes de l'), 661.
— (tumeurs de l'), 659.
Oxalique (gravelle), 600, 621.

Paludéenne (cachexie), 730.
Papuleuses (dermatoses), 361.
Paralysies, 664, 674.
Paraplégie, 685.
— suite de couches, 697.
— essentielle des enfants, 693.
— par épuisement, 694.
— par excès vénériens, 695.
— suite de fièvres graves, 696.
— hystérique, 691.
— métallique, 697.

— rhumatismale, 687.
— sénile, 695.
— symptomatique d'une lésion de la moelle, 699.
— syphilitique, 696.
Peau (maladies de la) (indications), 330.
— traitement, 340.
Pemphigus, 363.
Pertes séminales, 695.
Phosphatique (gravelle), 629.
Phthisie pulmonaire (indications), 395.
— traitement, 418.
— prophylaxie, 405.
— marche, 416.
Pityriasis, 368.
Pléthore abdominale, 583, 588.
Prolapsus utérin, 659.
Prophylaxie de la phthisie, 405.
— des scrofules, 311.
Prostate (engorgement), 625.
Prurigo, 369.
Psoriasis, 364.
Pulmonaires (engorgements), 399.
Pustuleuses (dermatoses), 361.

Ramollissement des tubercules, 414.
Respiratoire (maladies de l'appareil), 372.
Rétrécissement de l'urèthre, 625.
Rhumatisme (indications), 437.
— traitement, 447, 561, 576.
Rhumatisme articulaire, 459.
— diathésique, 452.
— goutteux, 445, 461, 490.

Rhumatismale (paraplégie), 687.
Rumination, 532.
Rupia, 363.

Saturnine (paraplégie), 697.
Scrofules (indications), 279.
— prophylaxie, 311.
— traitement, 284, 405.
Séminales (pertes), 695.
Sénile (paralysie), 695.
Squameuses (dermatoses), 364.
Syphilis (indications), 704.
— traitement, 712.
Syphilitique (paraplégie), 696.

Teignes, 364.
Tubercules pulmonaires, 396, 399, 402, 408, 411, 414.
Tuberculeux (engorgements), 314.
Tuberculisation, 411.
Tumeurs utérines et ovariques, 656.

Ulcères scrofuleux, 316.
Urèthre (rétrécissement de l'), 625.
Urique (gravelle) (indications), 607.
— (traitement), 612.
Utérus (maladies de l'), 631.

Vésicaux (calculs), 619, 621.
Vessie (catarrhe de la), 621, 624.
— paralysie de la, 625, 701.
Vieillards (catarrhe des), 378, 384.
Vomissements, 532, 542.

FIN DE LA TABLE DES MALADIES.

Qualités des EAUX.	GIONS	Désignations.		Qualités des EAUX.
C. C. t	3.	Lautarets,.........	H. Alpes.....	S. r. C. fr.
F. fr.	2.	Lavardens,........	Gers.....	C. C. th.
S. r. C. th.	2.	Lho et Ouez,.....	Pyr. Or.le	S. t. S. th.
F. fr.	3.	La Liche,.........	H. Alp.....	S. r. C. th.
S. r. S. th.	2.	Luchou,..........	B. Pyr.....	S. r. S. th.
C. S. th.	4.	Luxeuil,..........	Hte Saône..	Ch. th.
F. fr.	1.	Lyon,.............	Rhône.....	F. fr.
S. t. C. th.	4.	Macon,............	Saône et L..	F. fr.
C. S. fr.	6.	Matigne-Briant,	Maine et L..	
F. fr.	1.	Médague,.........	Puy.de.D...	C. mix. fr.
F. fr.	4.	Mézières,.........	Ardenn.....	Ch. fr.
Ch. fr.	8.	Miers,............	Lot.....	S. t. C. fr.
S. r. C. fr.	2.	Molitg,...........	P. Or.les	S. r. S. th.
Ch. fr.	3.	Montbrun,.........	Drôme.....	S. r. C. fr.
C. mix. th.	3.	Monestier-de-Br.on	H. Alpes.....	S. t. C. th.
S. r. S. th.	3.	Monestier-de-Cl.mt	Isère.....	C. mix. tk.
S. r. C. fr.	1.	Montbrison,.......	Loire.....	C. S. fr.
S. t. C.	1.	Mont-Dore,........	Puy. de D...	S. S. th.
S. t. M. fr.	7.	Montlignon,.......	Seine et Oi..	F. fr.
S. t. C. th.	7.	Mortefontaine,....	Oise.....	S. r. C. fr.
S. r. S.	4.	Nancy,............	Meurthe.....	F. fr.
S. r. S.	1.	Nexio,............	Allier.....	Ch. th.
Ch. th.	4.	Neuville,.........	H. Saône..	S. r. C. fr.
S. t. mix. th.	1.	Neyrac,...........	Ardèche.....	F. th.
F. th.	2.	Nyer,.............	Pyr. Or.....	S. r. S. th.
C. S. th.	2.	Olette,...........	Pyr. Or.....	S. r. S. th.
S. r. S. th.	3.	Orezza,...........	Corse.....	F. fr.
S. r. S. fr.	3.	Oriol,............	Isère.....	F. fr.
F. fr.	8.	Panassou,.........	Dordogne..	S. r. C. fr.
S. r. C. fr.	3.	Paute (la),.......	Isère.....	S. r. C. fr.
F. fr.	7.	Pierrefonds,......	Oise.....	S. r. C. fr.
S. t. S. fr.	3.	Pietrapola,.......	Corse.....	S. r. S. th.
F. fr.	3.	Plan de Phaxy,	H. Alpes.....	Ch. th.
F. fr.	4.	Plombières,.......	Vosges.....	S. t. S. th.
S. r. C. th.	1.	Pont-Gibaud,......	Puy. de D...	C. S. fr.
F. fr.	3.	Porta,............	Corse.....	F. fr.
F. th.	1.	Pougues,..........	Nièvre.....	C. C. fr.
Ch. th.	2.	Préchac,..........	Landes.....	Ch. th.
Ch. th.	2.	Preste (la),......	Pyr. Or.....	S. r. S. th.
Ch. th.	3.	Propiac,..........	Drôme.....	S. t. C. fr.
C. S. th.	7.	Provins,..........	Seine et M..	F. fr.
S. r. C. fr.	3.	Puzzichello,......	Corse.....	S. r. S. th.
S. mix. th.				
S. C. th.		bad près Francfrt.		F. fr.

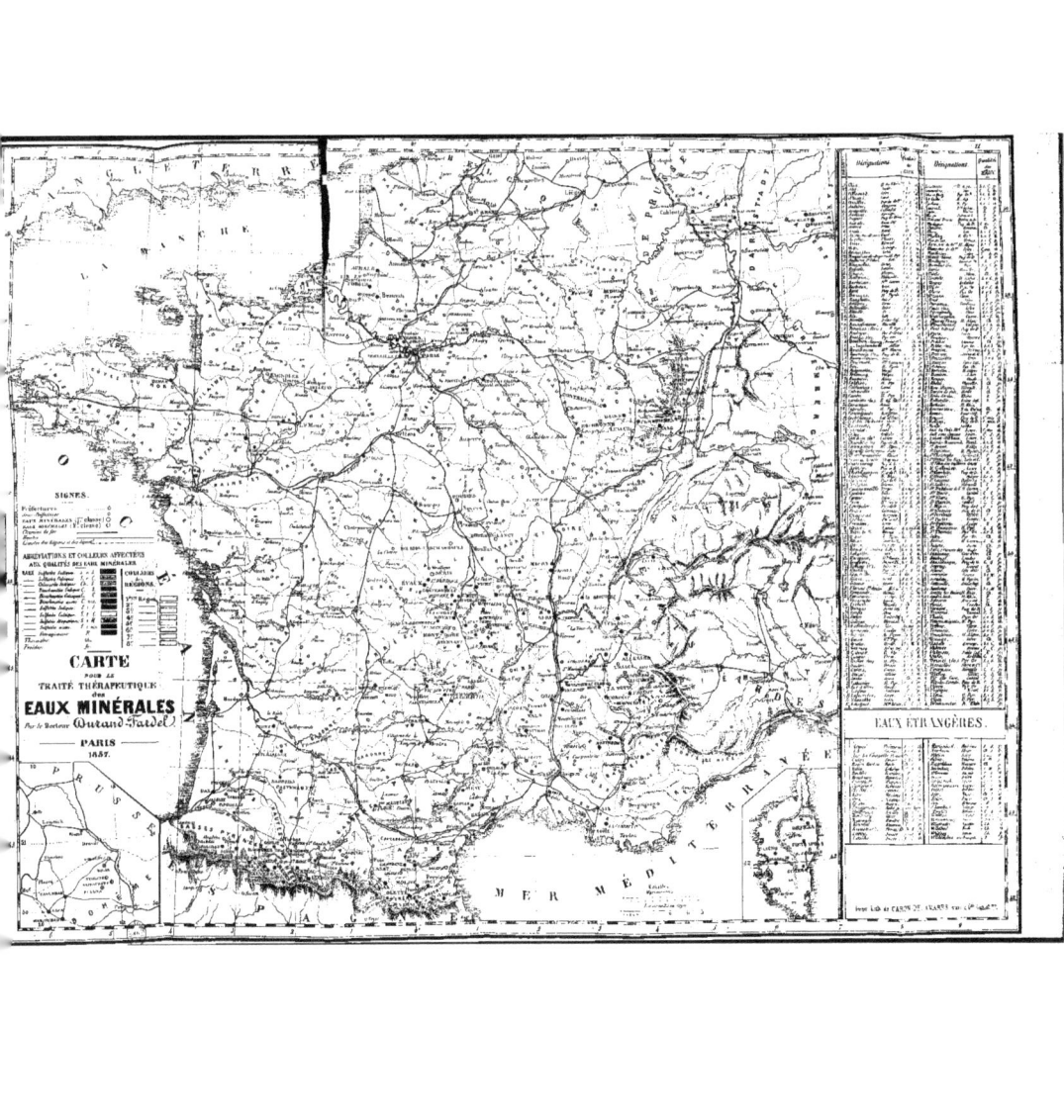

www.ingramcontent.com/pod-product-compliance
Lightning Source LLC
Chambersburg PA
CBHW071658300426
44115CB00010B/1244